AF368601

CHIRURGIE CLINIQUE

DE MONTPELLIER.

CHIRURGIE CLINIQUE

DE MONTPELLIER,

OU

OBSERVATIONS ET RÉFLEXIONS

TIRÉES DES TRAVAUX

DE CHIRURGIE CLINIQUE DE CETTE ÉCOLE;

Par le Prof.^r Delpech,

Conseiller-Chirurgien ordinaire du ROI ; Chirurgien ordinaire de S. A. R. Monseigneur Duc D'ANGOULÈME ; Chevalier de l'Ordre Royal de la Légion d'Honneur ; Professeur de Chirurgie Clinique en la Faculté de Médecine de Montpellier ; Chirurgien en chef de l'Hôpital St-Éloi de la même Ville ; Membre-Correspondant de l'Académie des Sciences de l'Institut Royal de France ; de l'Académie Royale de Médecine de Paris ; Associé-Honoraire des Sociétés de Médecine de Marseille et de Toulouse ; Membre-Correspondant de la Société Médico-Chirurgicale de Londres, de celle des Sciences, Inscriptions et Belles-Lettres de Toulouse, de celle de Médecine du Gard ; Membre-Titulaire de celle de Montpellier, etc., etc., etc.

TOME PREMIER.

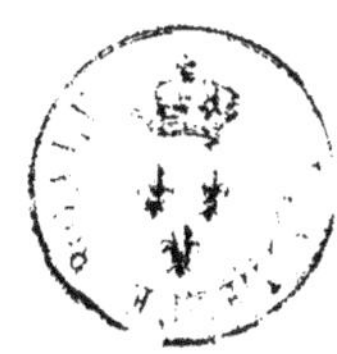

PARIS ET MONTPELLIER,

CHEZ GABON ET COMPAGNIE, LIBRAIRES.

1823.

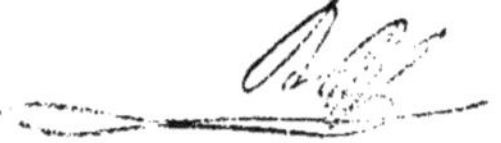

MONTPELLIER, IMPRIMERIE DE JEAN MARTEL LE JEUNE.

Aux Mânes de mon Père.

Tu fus trop tôt ravi à la tendresse et à la vénération d'un fils; et l'étude d'une science qui pouvait prolonger ta précieuse existence, ne put porter assez promptement des fruits utiles pour t'arracher à une mort douloureuse! Si du moins, du séjour paisible des justes, tu prends quelque intérêt au sort de tes enfans, ô mon Père! tu dois reconnaître ton sang; il est encore digne de toi: ton fils n'a point oublié tes sages préceptes; il est bien plus sensible aux charmes de la vérité, qu'à ceux de la gloire.

J. DELPECH.

AVANT-PROPOS.

En nous chargeant de l'enseignement clinique de la Chirurgie, nous formâmes le dessein de recueillir et de conserver tous les faits intéressans que nous aurions occasion de voir. Nous avions trop senti, jusque-là, l'importance de l'observation, pour négliger un semblable soin ; nous avions été trop nourri par nos Maîtres, dans le goût de cette étude, pour ne pas lui consacrer tout notre temps et toute notre application. Mais nous connaissions aussi toutes les difficultés dont elle est hérissée ; nous savions bien qu'il n'est pas aussi aisé d'observer qu'on se le persuade. Il ne suffit pas, en effet, d'avoir de bons organes, de les avoir exercés, d'avoir des occasions et de la bonne volonté ; il faut encore

a

de la patience, une aptitude particulière, une
grande pénétration, beaucoup d'habitude,
des lumières positives en Anatomie, en Phy-
siologie et en Pathologie; il faut un bon esprit, un jugement droit, une assez grande
idée de l'immense variété des opérations de
la nature et de l'admirable simplicité de ses
procédés, pour n'être étonné de rien, et pour
ne pas repousser un fait ou une conséquence,
pour leur apparente puérilité, ou à cause de
leur contradiction manifeste; il faut pouvoir
faire abnégation complète de tout amour-
propre, qui pourrait empêcher de renoncer
à des idées préconçues, ou d'être juste envers
d'autres observateurs; il faut être doué d'une
candeur telle, qu'il n'en doive rien coûter
pour avouer une faute, si cet aveu doit conduire à la connaissance de la vérité; il faut
avoir le courage de reconnaître et de signaler cette dernière, au péril de son propre
repos ; etc., etc. Ces considérations nous
firent prendre la résolution d'observer publiquement, d'inspirer à nos disciples le goût

de ce même travail, et de les associer à nos propres efforts.

Ce parti nous parut le seul capable de nous préserver de quelques erreurs : non pas qu'il ne dût nous en échapper beaucoup encore, quoique nous n'eussions pas craint de tenir ouverts, même les yeux de l'envie, persuadé, comme nous le sommes, que les conseils les plus utiles ne peuvent nous venir que de nos ennemis ; mais, avec ces précautions, nous pouvions nous égarer moins fréquemment. Nous avons donc formé, des élèves qui suivent les exercices de Chirurgie-clinique, une sorte de corps d'observateurs, dirigés dans leurs travaux par les plus anciens et les plus éclairés d'entre eux ; nous leur avons distribué les malades, afin que leur attention pût se concentrer sur un petit nombre d'objets et les approfondir ; nous leur avons laissé l'initiative dans la formation du diagnostic, dans la détermination des indications ; et quelquefois, nous leur avons mis l'instrument à la main, pour les faire opé-

rer en public et sur le vivant, soit à l'impro-
viste , soit après mûre réflexion. Dans tous
les cas sérieux , non-seulement nous con-
sultions les élèves attachés au même malade, pour l'exactitude des détails observés ,
mais encore tous les assistans, afin de leur
apprendre à n'être indifférens sur rien , et
pour être sûr nous-même , que rien de ce qui
pouvait être aperçu , ne nous était échappé.
Après avoir comparé les remarques de chacun,
les notes du jour étaient écrites publiquement
sur le cahier de visite , tenu par le chef de
clinique. Telle est la méthode par laquelle
nous avons voulu attacher les jeunes gens
aux travaux de la clinique chirurgicale, leur
inspirer le goût de l'observation, et obtenir
de leurs efforts réunis, des faits d'une authenticité et d'une exactitude complète, si tant
est que la chose soit possible.

Nous l'avouerons de bonne foi, et nous
ferons sur ce point , un appel à la probité
de tous les observateurs : combien n'est-il
pas arrivé à chacun, de s'en laisser imposer,

par quelques apparences, même grossières! La
préoccupation du moment influe plus qu'on
ne pense sur le jugement que l'on porte.
Quel est celui qui, revoyant quelque temps
après, les détails d'un fait, en jugera exactement de la même manière? Quelque circonstance avait été omise, ou présentée d'une
manière défavorable : le temps redonne à
chaque objet sa véritable valeur, et les conséquences ne sont plus les mêmes. Qui peut
se flatter d'avoir tout connu, même dans
un fait qui inspire un grand intérêt? Que
de détails échappés aux yeux les plus vigilans!
Que d'influences inaperçues et nullement
indifférentes, dans les hôpitaux même, dont
la bonne organisation peut garantir la conservation de la hiérarchie, en sorte que les
conseils puissent être exécutés avec une
grande fidélité! Que de zèle intempestif, que
de commisération mal entendue, de soins
déplacés et clandestins, capables, quelquefois,
de changer notablement et même totalement
l'état des choses! Nous n'avons qu'à nous

louer de la franche coopération des Adminis-
trateurs de l'hôpital S.¹-Éloi, où la plupart
de nos observations ont été faites : dès qu'ils
ont été convaincus de l'utilité d'un objet
réclamé, ils se sont empressés de l'accorder ;
et néanmoins, que d'erreurs n'aurions-nous
pas commises, sans le soin avec lequel nous
ne cessons de nous en défendre ! La surcharge
du travail et les équivoques qu'elle entraîne ;
le zèle charitable et quelquefois trop empressé
des Filles du Ciel, qui servent et consolent
les malheureux; l'empressement obséquieux
de disciples enthousiastes, qui jurent par la
parole du maître, ou qui croient donner une
grande idée de leur sagacité, ou de leur attachement, en répétant précisément ce qu'ils
ont entendu ou cru entendre, sont autant
de sources d'erreurs qu'il est bien difficile
d'éviter. La publicité des travaux prépara-
toires nous a paru l'unique remède praticable ; et nous avons lieu d'espérer que nous
aurons approché de l'exactitude rigoureuse ,
autant que la chose soit possible.

Nous avons poussé le soin, dans l'intérêt de la vérité, jusqu'à nous imposer la loi de ne jamais faire usage d'un fait observé, aussitôt qu'il est acquis : heureux celui qui peut se défendre du puéril empressement de publier une observation récente, nécessairement encore mal connue, et qui le sera mieux avec un peu plus de temps ! Cette vérité, dont l'expérience nous a pleinement démontré toute l'importance, nous a fait adopter le principe d'attendre, avant de le publier, que le souvenir d'un fait ait mûri dans notre esprit, et que le temps soit venu nous apprendre sa valeur réelle et les circonstances que nous aurions pu ignorer d'abord. C'est en nous conformant à ces principes, que nous commençons aujourd'hui la publication de faits déjà bien connus des nombreux disciples qui ont fréquenté cette École depuis dix ans. Nous continuerons cette publication, pour laquelle nous possédons des matériaux abondans, en y mettant le même soin et la même circonspection.

Nos études se sont trouvées dirigées, fortuitement, vers les lésions organiques, et nous avons eu de nombreuses occasions de sentir ce qui reste encore à faire sur ce point. Pour donner une idée des objets qui nous ont plus particulièrement occupé, nous avons eu besoin des secours de la gravure, que nous avons également employée pour exposer quelques procédés opératoires, et leurs résultats ; mais nous nous sommes contenté d'emprunter à cet art précieux, l'utilité dont il peut être envers la science, sans aucune sorte de luxe : ce dernier nous a paru aussi déplacé dans un ouvrage scientifique, que pourrait l'être l'éloquence.

Nous poursuivrons nos publications sur les mêmes principes et dans la même forme, tant que nous pourrons nous appuyer sur des faits : en ce moment, les matériaux que nous possédons sont nombreux, et les livraisons pourront être assez rapprochées.

OBSERVATIONS ET RÉFLEXIONS

SUR

LA LIGATURE

DES PRINCIPALES ARTÈRES.

OBSERVATIONS.

L'observation a fait faire de grands progrès à la question importante de l'oblitération des principaux vaisseaux artériels , par les procédés de l'art , à l'occasion des hémorragies provenant des blessures de ces mêmes organes, ou des lésions organiques dont ils peuvent être le siége et qui conduisent aux mêmes résultats. Il subsiste encore des contestations intéressantes sur ce même sujet , entre les Praticiens les plus célèbres , qui ne pourront être vidées que par l'observation : il est donc utile que tous ceux qui ont pu recueillir des faits de ce genre en publient les résultats; car , ils peuvent servir à éclaircir quelques doutes , et à étendre les préceptes susceptibles d'application à la pratique. C'est dans cette vue que nous publions les faits suivans : ils nous ont paru propres à confirmer des doctrines fondamentales qui ont déjà en leur faveur le témoignage de l'expérience , quoiqu'elles soient contestées ; à fonder des préceptes nouveaux , pour l'établisse-

Tom. I.   1

ment desquels on manquait encore de faits positifs ; enfin , à
développer quelques traits de l'histoire de la pourriture d'hôpital ,
que nous n'avons pu qu'esquisser rapidement , dans le travail
que nous avons publié sur cette matière. Si dans les réflexions
que ces faits pourront nous suggérer , nous sommes quelquefois
obligé d'attaquer les opinions d'hommes célèbres , dont le nom
seul est un éloge , et pour lesquels nous professons avec l'Europe
entière , un respect profond et l'admiration la plus juste, nous
avons la confiance que notre zèle pour la Science sera le seul
mobile que l'on pourra assigner à notre conduite , et que l'on
rendra justice à la franchise et au désintéressement de nos
opiuions.

OBSERVATION PREMIÈRE.

Le nommé *Benette ,* sergent au 21.ᵉ régiment d'infanterie
légère , fut reçu par évacuation à l'Hôpital St.-Éloi , le 15 mars
1814. Il venait de l'armée de Portugal , et avait été blessé plus
de deux mois auparavant , par un coup de feu qui avait traversé
d'avant en arrière la partie interne du bras gauche. La balle
était passée entre l'humérus d'une part, les muscles biceps et
coraco-brachial et l'artère humérale de l'autre , sans qu'aucun
de ces organes parût avoir été atteint d'une manière notable ;
il n'y avait pas eu , surtout , d'hémorragie sérieuse.

Dans le long séjour que le malade avait été obligé de faire
dans les hôpitaux , alors surchargés et infectés du typhus noso-
comial et de blessures entachées de la pourriture d'hôpital , il
n'avait pu échapper à la contagion de cette dernière affection :
aussi la plaie était-elle dans un grand désordre , et l'ensemble
des fonctions profondément altéré.

Le malade racontait que sa plaie , qui avait d'abord peu
d'étendue , avait été dilatée à son orifice antérieur seulement ,

par deux légères incisions, placées, l'une à la partie supérieure, l'autre à la partie inférieure; que n'ayant pas trouvé de corps étrangers dans le trajet de la balle, pas même des pièces de ses habits, lesquels n'avaient pas éprouvé de perte de substance (1), on ne poussa pas plus loin les recherches, et l'on ne jugea pas à propos de faire d'autres incisions, que l'on pouvait craindre d'ailleurs, à cause du voisinage d'un vaisseau majeur. Les pansemens furent simples et le traitement méthodique ; en sorte que dans les premiers temps, et avant que le malade ne fût exposé, comme il le fut dans la suite, à deux principes très-actifs d'infection, les incisions furent bientôt cicatrisées, le trajet de la balle presque effacé et ses orifices très-réduits.

Ce fut environ un mois après, que se trouvant dans un hôpital trop resserré pour le nombre de malades qu'il contenait, et qui affluaient de toutes parts, il éprouva dans les deux orifices de sa blessure des douleurs qui troublèrent bientôt le sommeil et l'appétit, et qui furent le prélude des désordres qui ne tardèrent pas à survenir. Les plaies se couvrirent d'une couche

____

(1) Ce cas n'est pas le seul où l'on peut s'assurer que, quelquefois, la balle n'entraîne pas avec elle la portion des habits sur laquelle son action immédiate s'est exercée : on y observe alors, une section demi-circulaire correspondante à la moitié du diamètre de la balle, avec une déviation du lambeau, conforme à la direction de ce projectile. Il est impossible de ne pas admettre, d'après de pareilles observations, que la balle, comme tous les projectiles de guerre lancés par la poudre à canon, ont, en outre du mouvement de projection, un mouvement de rotation quelquefois complexe, et dépendant des frottemens que la masse mise en mouvement, a dû éprouver de la part du cylindre qui la contenait. Il a été fait à cet égard des recherches qui n'ont pas donné des résultats aussi positifs, parce qu'on les a bornées aux phénomènes éprouvés par le canon, et faute d'avoir étudié pareillement les modes variés de l'action du projectile. (Voy. *Mém. de l'Acad. des Scienc. de Paris, Tome dernier.*)

d'abord blanche, puis grisâtre, et s'agrandirent considérablement. Les deux orifices de la blessure prirent une disposition infundibuliforme, et devinrent de plus en plus profonds, à mesure qu'ils s'étendaient en circonférence. Le trajet de la balle fut enfin envahi dans sa totalité par la pourriture ; et la perte de substance qui en résulta, permettait de voir les objets d'un côté à l'autre, à travers cette grande plaie. Depuis peu, il y avait eu à trois reprises, une légère hémorragie, qui s'était arrêtée spontanément.

Depuis long-temps le malade éprouvait une fièvre rémittente quotidienne, dont les rehaussemens s'annonçaient aux approches de la nuit, par une augmentation considérable de la chaleur et de la soif et par une petite toux sèche, et se terminaient sur le matin par des sueurs abondantes et fétides. La peau était décolorée, la face triste, l'œil éteint, la langue muqueuse et grisâtre et le moral affaissé.

Nous reconnûmes dans l'ensemble des phénomènes généraux, un tableau qui ne nous était devenu que trop familier, celui des effets symptomatiques de la pourriture d'hôpital ; et l'expérience nous avait déjà surabondamment démontré l'utilité du feu pour arrêter les progrès de l'affection locale, et pour faire cesser en même temps les conséquences générales qu'elle était capable de produire, et que l'on ne pouvait méconnaître dans le malade qui nous occupait. Mais une artère principale était comprise dans le côté interne du trajet de la plaie ; il était évident que la totalité de ce trajet lui-même était atteinte par l'infection : l'engorgement profond et pâteux de tout le bras l'aurait suffisamment démontré, quand bien même la perte de substance n'aurait pas donné la facilité de s'en assurer. Il fallait donc, en cédant à l'impérieuse nécessité, et sous peine d'être bientôt réduit à l'inévitable sacrifice du membre, se résoudre à porter le feu dans toute l'étendue de la blessure, au risque d'intéresser l'artère elle-même. Le danger de ce dernier accident devait être précisément en raison de l'urgence du moyen par lequel nous avions l'intention de borner la pourriture. Si cette dernière affection n'avait pas encore approché du vaisseau, nous pouvions espérer de le préserver, et de faire avec le feu une escarre dans laquelle l'artère ne serait pas intéressée ; mais dans le cas contraire, il était presque impossible que le feu ne l'altérât pas. Cependant la gravité et la profondeur de l'affection contagieuse étaient trop grandes pour espérer le moindre succès par tout autre moyen ; et dans l'alternative d'une lésion artérielle qui pouvait être produite incessamment par les progrès de la pourriture, ou par l'action du feu, nous nous décidâmes pour ce dernier parti, parce qu'il nous offrait quelques chances de succès.

Dès le surlendemain de l'arrivée du malade, et après nous être donné le temps d'examiner de près son état et de le caractériser ; tout en faisant, dans nos leçons de clinique, le tableau des dangers auxquels il fallait s'attendre, et des doutes que nous devions naturellement conserver par rapport aux moyens que la loi de la nécessité nous contraignait d'employer, nous appliquâmes le cautère actuel sur toute l'étendue de la plaie : nous nous servîmes de deux platines épaisses pour les deux orifices, et d'un cylindre pour le trajet. Le cautère actuel fut appliqué d'une main ferme sur les parties superficielles de la plaie, mais nous prolongeâmes peu son action dans la partie profonde, n'ayant pu nous défendre d'un sentiment de crainte relatif à l'artère voisine. Cependant, la suite démontra que cette action passagère avait été suffisante pour arrêter la marche de la pourriture, ce qui peut servir à démontrer que cette infection ne s'étendait pas au delà des surfaces et ne pénétrait pas plus loin, dans le tissu cellulaire inter-musculaire. En effet, l'engorgement du bras se dissipa en grande partie, les douleurs diminuèrent progressivement , la fièvre disparut , et avec elle l'abattement dans lequel le malade était tombé.

Tandis que nous avions attendu dans la plus grande anxiété les résultats de la cautérisation, et que parvenu au huitième jour , nous observions avec satisfaction la détumescence du bras et la disparition progressive, mais lente , des phénomènes généraux et locaux qui caractérisent la pourriture d'hôpital , il survint une hémorragie. Comme nous n'étions pas sans inquiétude à cet égard , parce que les escarres n'étaient pas entièrement séparées , le malade était surveillé de près. Nous fûmes averti sur-le-champ ; et rendu auprès de lui en peu d'instans, nous pûmes nous assurer aisément que le sang qui s'écoulait était artériel , et qu'il provenait de l'artère humérale. Cependant l'hémorragie était médiocre , ce qui venait sans doute, de ce que la séparation de l'escarre était encore imparfaite ; et une compression exercée vers l'aisselle , par les doigts d'un aide , suffisait pour suspendre la perte du sang , ce qui nous donna le temps de réfléchir au parti qu'il convenait de prendre.

Dans toute autre circonstance de *lésion directe* d'un vaisseau artériel et *d'hémorragie apparente et immédiate ,* nous n'aurions pas balancé à découvrir le vaisseau dans le lieu même de son altération, pour le lier au-dessus et au-dessous : ce parti nous aurait paru d'autant plus naturel , que le bras n'étant nullement infiltré de sang , il était évident que la lésion artérielle devait se trouver très-près , et en communication directe avec le trajet de la balle agrandi par les effets de la pourriture. Mais les progrès de cette dernière affection étaient-ils solidement arrêtés ? Nous avions encore alors plusieurs motifs d'en douter , parmi lesquels, surtout, un reste d'engorgement pâteux à la partie supérieure du bras. Pouvait-on penser à porter le bistouri dans la plaie au milieu des parties tuméfiées , et qui paraissaient

encore entachées de pourriture , dans l'intention de placer les
ligatures autour du vaisseau ? Pouvait-on se fier suffisamment
à l'état vraisemblable du tissu cellulaire, pour l'exposer au contact de l'air par des incisions telles que le rendait nécessaire la
dissection du vaisseau , et pour s'en rapporter à ce même tissu
pour le travail de l'oblitération de l'artère ? Ces questions ne
nous parurent pas suffisamment résolues par l'état présent des
choses ; et dans la crainte de pratiquer une opération importante et délicate dans des organes infectés d'une contagion propre à les détruire incessamment, nous prîmes le parti de découvrir et lier le vaisseau au-dessus de la plaie , dussions-nous être
amené ensuite à la nécessité de réitérer cette même opération
au-dessous, pour éviter le reflux du sang par les parties inférieures.

Le malade étant couché horizontalement en face de la lumière , la compression de l'artère sous-clavière fut exercée au
moyen des doigts d'un aide , sur la première côte, derrière la
clavicule , et entre les portions antérieures du muscle scalène,
au point de suspendre totalement l'hémorragie par la plaie.
Le bras fut fixé dans l'élévation la plus étendue, placé à côté
de la tête, et de manière à présenter à nu la région axillaire.
Nous fîmes à une égale distance des muscles grand pectoral
et grand dorsal, et dans la direction de l'axe du bras , une
incision de deux pouces de long , à la faveur de laquelle
nous découvrîmes l'artère axillaire, au-dessous de l'origine de
l'artère scapulaire commune. Nous arrivâmes droit au vaisseau principal , en poursuivant perpendiculairement la première incision, et divisant tout le tissu cellulaire libre qui le
recouvrait. Il fut aisé alors, surtout à la faveur de l'état naturel
des parties et du défaut absolu de tout engorgement, de passer
sous l'artère découverte, une sonde cannelée en argent, légèrement recourbée sur sa cannelure, et dont le bout était suffisam-

ment aplati et aminci pour se faire jour à travers le tissu cellulaire, sans risquer de blesser ni l'artère ni ses veines satellites. Le vaisseau battait sur cet instrument, lorsque ce dernier fut placé de la sorte, et tandis que nous faisions suspendre la compression sur la clavicule. Un stylet d'argent flexible, percé à l'une de ses extrémités en forme d'aiguille, terminé par un bouton olivaire à l'extrémité opposée, armé d'un cordon de fil ciré double, et recourbé à l'instar de la sonde cannelée, fut glissé le long de la cannelure de cette dernière, et par conséquent au-dessous du vaisseau. Les deux instrumens furent retirés ensemble et la ligature laissée sous l'artère.

Peu convaincu encore de l'inutilité et surtout du danger des ligatures d'attente, nous réitérâmes cette même manœuvre un peu plus haut, et nous plaçâmes ainsi une seconde ligature autour de la même artère, un pouce au-dessus de la première. Nous serrâmes circulairement celle-ci, sans aucune interposition, et nous l'assujétîmes par deux nœuds simples. La seconde ligature fut laissée étalée au-dessous du vaisseau artériel, de manière à n'exercer sur ce dernier aucune sorte de violence. La plaie ne fut point réunie immédiatement ; mais recouverte mollement de charpie, afin de nous laisser la liberté de serrer au besoin la ligature d'attente. Le bras fut placé sur des oreillers, le coude et le poignet plus élevés que l'épaule, et entourés de flanelles et de sachets de sable chaud.

Immédiatement après l'opération, le sang ne coulait plus par la première plaie ; la température du bras avait sensiblement baissé, quoique le membre eût conservé toute sa sensibilité, et que les mouvemens musculaires ne fussent gênés que par un léger engourdissement ; les pulsations de l'artère radiale avaient entièrement disparu. Le malade qui avait peu souffert et avec une grande résignation, montrait un calme parfait et une confiance entière.

A midi et le soir, l'appareil que nous avions, à dessein, fait très-léger, n'était nullement teint de sang, quoique l'on ressentît un léger frémissement dans l'artère radiale.

Le second jour, la température du membre était remontée au degré de celle du reste du corps. On observait une légère distension des veines sur le dos de la main, propre à constater que la circulation sanguine continuait. Le pouls était un peu accéléré et vif, et le malade éprouvait de la soif et de la chaleur. Il fut tenu à l'usage des bouillons légers pour toute nourriture, et de l'eau de veau pour boisson.

Le troisième jour, les battemens de l'artère radiale étaient un peu plus distincts, les veines plus sensiblement distendues et la température du membre évidemment au-dessus de celle du corps : la main pouvait même distinguer aisément la vapeur halitueuse de la peau du bras et de l'avant-bras. Le sentiment d'engourdissement avait beaucoup diminué, et le malade faisait mouvoir à volonté les doigts et la main. La première plaie, qui avait paru pâle et moins humide les deux jours précédens, était colorée et couverte de pus de bonne qualité, et nullement ensanglantée. La fièvre était un peu plus marquée, la soif plus intense et le visage coloré ; mais la face ne présentait plus l'accablement que l'on y observait, lorsque la pourriture d'hôpital existait, et le peu d'engorgement que la partie supérieure du bras conservait encore lorsque l'hémorragie était survenue, avait entièrement disparu.

Le quatrième et le cinquième jours se passèrent aussi paisiblement : les battemens de l'artère radiale devinrent de plus en plus sensibles, la fièvre se dissipa, le malade pouvait mouvoir la totalité du membre. La plaie ancienne se dégorgeait, ses bords s'affaissaient, le trajet antéro-postérieur devenait plus étroit, et rien n'annonçait le reflux du sang artériel par cette voie ; la nouvelle plaie fut découverte, attendu que l'appareil

était humecté de pus : elle était vermeille et recouverte de bourgeons celluleux, qui cachaient déjà l'artère et le nœud de la
ligature qui avait été serrée. Les deux extrémités de la ligature
d'attente qui avaient été assujetties séparément avec des emplâtres agglutinatifs, afin qu'elle ne pût exercer aucune violence sur
l'artère, n'avaient point souffert de déplacement. Nous accordâmes
deux potages au malade, et nous prescrivîmes une infusion de
kina, dans l'intention de soutenir les forces digestives, que
l'influence de la pourriture d'hôpital avait fort débilitées.

Du cinquième au huitième jour de l'opération, tout concourait à donner les plus grandes espérances : il ne restait plus de
traces de la fièvre ni de la pourriture; l'appétit se déclarait et
l'état des forces digestives s'améliorait sensiblement ; les deux
plaies étaient en pleine suppuration et la première se resserrait
considérablement; la ligature inférieure était solide et rien ne
pouvait faire craindre une hémorragie, quoique la circulation
fût pleinement rétablie dans tout le membre pectoral. Nous
balançâmes pour supprimer la ligature d'attente, que nous
laissâmes cependant en place, par un excès de prévoyance.
Nous avions permis l'usage de quelques alimens solides, depuis
le sixième jour, et l'état du malade en avait paru amélioré.

Le neuvième jour au matin, tout était dans l'état le plus
satisfaisant : le malade avait reposé, et ne doutait plus d'une
guérison prochaine. Vers midi, nous fûmes informé que le
sang avait paru à la plaie supérieure. Nous accourûmes et nous
trouvâmes l'appareil pénétré et environ cinq à six onces de sang
répandu autour du malade. Après avoir fait placer les doigts du
seul aide dont nous pussions disposer en ce moment, derrière
la clavicule, de manière à pouvoir comprimer l'artère sous-
clavière sur la première côte, au premier signal que nous don-
nerions, nous découvrîmes les deux plaies : l'inférieure n'avait
éprouvé aucun changement, et n'était recouverte que de pus

de bonne qualité ; la supérieure avait évidemment fourni seule
l'hémorragie, et le sang en découlait encore, quoique médiocrement. En considérant la date de l'opération, nous pensâmes
que la ligature que nous avions serrée avait opéré la section
de l'artère avant son entière oblitération ; et nous félicitant alors
d'avoir conservé la ligature d'attente, nous nous mîmes en devoir d'en faire usage. Mais, à notre grand étonnement, tandis
que nous serrions ce lien sans effort, il se détacha entièrement
des parties qu'il embrassait ; et nous vîmes s'élancer de la voie
qu'il abandonnait un jet de sang artériel de cinq à six lignes
de diamètre. La compression fut exercée tout aussitôt, et suspendit l'hémorrhagie. Nous visitâmes la ligature inférieure, qui
parut très-solide, et il demeura démontré que la ligature d'attente avait déterminé l'ulcération de l'artère qu'elle ne comprimait pas, mais qu'elle embrassait seulement, et que telle
était l'origine de l'hémorragie foudroyante que nous venions de
reconnaître.

Nous n'avions pas la liberté de délibérer longuement : l'aide
qui comprimait l'artère allait être fatigué incessamment ; il fallait prendre un parti décisif sur-le-champ, et nous nous déterminâmes à pratiquer la ligature de l'artère sous-clavière, selon
un procédé opératoire que nous avions enseigné publiquement
à Paris, décrit dans le Dictionnaire des Sciences médicales (1),
et pratiqué souvent sur le cadavre. Malgré les accidens antérieurs dont le bras avait été le sujet, la blessure et la destruction opérée par la pourriture d'hôpital n'avait pas empêché le
succès de la ligature de l'artère axillaire ; nous étions, cette
fois, obligé de lier le même vaisseau au-dessus de l'origine de
l'artère scapulaire commune, et par conséquent, nous allions
être privé de cette importante ressource pour le rétablissement

____

(1) Art. *Aisselle.*

de la circulation ; mais d'abord, il n'était pas sûr que la dilatation que cette branche avait dû éprouver par les suites de la
première opération ne dût pas tourner au profit de la seconde ;
en second lieu , nous avions en faveur de notre nouvelle entreprise, des exemples de succès après l'oblitération de ce même
vaisseau ; enfin , le bras ne nous paraissait pas assez dégradé
pour renoncer à l'espérance de le conserver , et pour nous porter à l'amputation dans l'articulation scapulaire.

Dans la position où se trouvait le malade , c'est-à-dire , couché horizontalement , et l'aide continuant la compression de la
sous-clavière , nous fîmes aux tégumens une incision de deux
pouces et demi de long, qui descendait obliquement de la clavicule vers l'humérus , en suivant la ligne de séparation entre
les muscles deltoïde et grand pectoral. En poursuivant perpendiculairement cette première coupe , nous séparâmes ces deux
muscles ; et parvenu sur l'extrémité coracoïdienne du muscle
petit pectoral , nous coupâmes en entier cette même partie , tout
près de son insertion à l'omoplate. Le doigt indicateur de la main
gauche fut alors porté dans le fond de la plaie , et suivit la surface du muscle grand dentelé , jusqu'à ce que son extrémité
fut arrêtée par l'omoplate. Alors , l'index fut recourbé et ramené
en devant , en suivant la surface intérieure du muscle sous-
capulaire, jusque sous la lèvre externe de la plaie des tégumens.
Dans ce trajet , que le doigt avait parcouru sans résistance, parce
qu'il n'avait dû intéresser que du tissu cellulaire, il avait circonvenu
tout le plexus brachial; et la masse entière des vaisseaux et
des nerfs qui se trouvent réunis immédiatement au-dessous de
la clavicule, se trouva transportée sans obstacle au niveau des
parties extérieures , entre les lèvres de la plaie des tégumens ,
et fixée sur le doigt indicateur. On découvrait au premier coup-
d'œil , un peu au-dessus du doigt qui servait de point d'appui,
l'artère sous-clavière immédiatement avant son immersion ,

entre les racines du nerf médian. C'est là qu'il nous fut aisé de glisser au-dessous d'elle, et sans intéresser les parties environnantes, une sonde cannelée, qui, s'appuyant par ses deux extrémités sur les deux lèvres de la plaie, servît à suspendre le vaisseau et le fixer en dehors, à soulager l'aide qui faisait la compression, à nous donner la liberté de dégager notre doigt indicateur, et par conséquent, à nous rendre l'usage des deux mains (1). Un stylet boutonné, fenêtré, portant une ligature double, fut glissé dans la cannelure de la sonde, et la ligature serrée circulairement et sans interposition, et fixée par un double nœud. La sonde cannelée fut retirée alors, ce qui permit au plexus et à l'artère de reprendre leur situation naturelle. Les lèvres de la plaie furent rapprochées et maintenues ainsi par des emplâtres adhésifs, les bouts de la ligature furent fixés vers l'angle inférieur, et l'aisselle fut garnie d'une masse de charpie soutenue par un appareil convenable, dans l'intention de prévenir les épanchemens et l'inflammation du tissu cellulaire de cette région.

La suspension solide de l'hémorragie, l'engourdissement du bras et de la main, le refroidissement des mêmes parties, et la suppression complète des battemens de l'artère radiale, attestaient suffisamment que la ligature qui venait d'être faite, interceptait totalement le cours du sang par le vaisseau principal. Cependant les veines ne cessèrent pas d'être chargées de sang, et la chaleur naturelle fut restituée dans tout le membre, dès le soir même; ce qui suffit pour démontrer que la circulation se faisait déjà par les communications collatérales.

La chose fut bien plus évidente le lendemain, lorsque l'on put constater une élévation de la température du bras au-

____

(1) Voyez Planche XIII.

dessus de celle du reste du corps , et surtout lorsque l'on vit reparaître les battemens de l'artère radiale. Le malade avait été agité dans la nuit; il avait le pouls faible et précipité ; il avait été débilité autant par la terreur que l'hémorragie lui avait inspirée , que par le sang qu'il avait perdu et les souffrances réitérées qu'il avait essuyées. Il fut nourri de bouillon de viande, à la dose de trois onces toutes les deux heures; nous prescrivîmes l'usage d'un vin généreux et celui d'une potion tonique, dont l'extrait de kina faisait la base.

Le troisième jour de la seconde opération , les forces étaient en meilleur état ; le malade un peu rassuré , avait passé une assez bonne nuit; il souhaitait de la nourriture, et nous permîmes d'ajouter des jaunes d'œuf et de la semouille à ses bouillons. Les battemens de l'artère radiale étaient bien évidens , et la sensibilité du bras et de la main complétement rétablie , aussi bien que la faculté des mouvemens. Mais nous observâmes avec chagrin un engorgement du tissu cellulaire de l'aisselle, accompagné de douleurs dans cette partie, qui nous firent renoncer à la compression que nous y avions exercée d'abord , et qui nous fit présager la formation d'un abcès , auquel il nous sembla évident que les forces du malade ne pourraient pas suffire. Nous entr'ouvrîmes la plaie par laquelle nous avions lié l'artère sous-clavière , dans l'intention de donner issue à un épanchement , s'il en existait dans la région axillaire ; mais notre précaution fut vaine : il n'y avait pas de collection formée , et l'intumescence de l'aisselle provenait uniquement de l'engorgement inflammatoire du tissu cellulaire.

Le cinquième jour , le malade avait reposé la nuit , quoiqu'il eût eu plus de soif et de chaleur qu'à l'ordinaire. Dans la journée, il eut des frissons vagues, et un rehaussement de fièvre vers le soir. Il fallut avoir recours aux cataplasmes émolliens, pour calmer les douleurs de l'aisselle.

Jusqu'au huitième jour, les accidens augmentèrent, et il se manifesta un abcès fluctuant au côté interne de l'aisselle, qu'il fallut vider par une ponction. Le pus évacué était bien élaboré ; le bras était en bon état ; les deux premières plaies suppuraient et présentaient encore une assez bonne apparence, tout démontrait que la circulation se faisait pleinement dans toute l'étendue du membre pectoral. Cependant le malade s'affaiblissait, surtout par l'abondante suppuration de l'abcès axillaire.

Enfin, le dixième jour de la seconde opération, le malade succomba évidemment aux progrès de la débilité occasionée par le phlegmon de l'aisselle et par les accidens antécédens, sans que rien eût pu faire douter du rétablissement complet de la circulation dans le bras et sans la moindre marque de gangrène dans toute l'étendue du membre.

A l'ouverture du cadavre, nous trouvâmes que la ligature qui avait été serrée lors de la première opération, et qui était encore en place, avait embrassé l'artère deux pouces au-dessous de la naissance de la scapulaire commune ; qu'elle avait rompu les tuniques interne et fibreuse du vaisseau principal, et rapproché circulairement son enveloppe celluleuse que le lien embrassait encore, et qui formait une sorte de cordon ligamenteux d'environ un pouce d'étendue et de plus de deux lignes d'épaisseur, sans cavité intérieure. En poursuivant le vaisseau au-dessous, on le trouvait oblitéré jusqu'à la plaie provenant de la blessure, et comme rempli d'une substance fibreuse blanche, qui fut reconnue pour un caillot de sang décoloré. La suite de l'artère au-dessous de la blessure était plus évidemment oblitérée dans l'étendue de près d'un pouce, par un caillot de sang très-adhérent aux parois. Vis-à-vis la plaie l'artère paraissait interrompue, autant que les difficultés de la dissection pouvaient permettre d'en juger. Au-dessus de la première ligature que nous avions conservée en place, le lieu qu'avait occupé la ligature d'attente présentait une intersection évidente de l'artère , dont la cavité était encore existante et libre ; tandis qu'au-dessous et vis-à-vis la première ligature , le vaisseau était absolument imperméable , soit par l'union intime des parois de son enveloppe celluleuse , soit par l'interposition d'un caillot sanguin , adhérent , décoloré et dur par sa partie voisine de la ligature , rouge , plus mou et flottant par son extrémité opposée. La ligature placée sur l'artère sous-clavière , n'embrassait exactement que ce vaisseau. Elle avait opéré la section ou rupture circulaire et complète des tuniques interne et fibreuse, lesquelles étaient repliées vers la cavité de l'artère , et s'étaient ainsi éloignées de part et d'autre de la ligature. Cette dernière embrassait une sorte de cordon de consistance fibro-celluleuse , de trois à quatre lignes de long , formé par la tunique celluleuse du vaisseau , laquelle paraissait avoir été séparée violemment de la tunique fibreuse , et dont les parois épaissies par l'inflammation paraissaient s'être confondues mutuellement à la faveur du contact qu'elles avaient éprouvé , et avoir intercepté de la sorte la cavité de l'artère. En outre , un caillot court , épais , décoloré en grande partie , adhérait solidement à la partie supérieure de la rupture des tuniques de l'artère , et fortifiait d'autant l'imperméabilité du vaisseau dans ce point. Le tissu cellulaire de l'aisselle était abreuvé de pus séreux , surtout vers le côté interne où l'infiltration s'étendait le long du muscle grand dentelé. Il n'y avait nulle part la moindre trace d'infiltration sanguine dans le tissu cellulaire. Le plexus brachial n'avait pas sensiblement souffert , et paraissait étranger au phlegmon. On ne put constater aucune dilatation des branches artérielles : à la vérité, elles n'avaient pas été injectées.

OBSERVATION II.

Le nommé *Régnier*, sergent au 55.ᵉ régiment d'infanterie de ligne, fut reçu à l'Hôpital St.-Éloi, le 29 juillet 1814. Ce militaire, dont nous aurons occasion de parler ailleurs, avait été blessé depuis long-temps, d'un coup de feu qui avait fracassé la partie supérieure de l'humérus, jusques et compris l'extrémité articulaire de cet os. La colliquation dans laquelle il tombait, nous avait forcé de prendre un parti, malgré l'épidémie meurtrière de pourriture et de fièvres nosocomiales qui nous désolait. L'articulation scapulaire paraissant seule affectée, nous conçûmes la possibilité de conserver le bras, en faisant la résection de l'extrémité supérieure de l'humérus, en formant du deltoïde un lambeau propre à recouvrir la nouvelle articulation. Cette opération fut exécutée ; mais l'expérience ne nous ayant pas démontré encore le danger des ligatures des vaisseaux interposés entre les lèvres d'une plaie, dont les bords étaient tenus rapprochés, cette seule circonstance donna lieu à l'inoculation de la pourriture : nous observâmes les premiers progrès de cette affection, que nous vîmes commencer, en effet, par les trajets que les ligatures parcouraient. Il nous fut inutile de chercher à arrêter la marche de cette infection par l'application des acides et par l'action des caustiques, et notamment du nitrate d'argent, que nous introduisîmes fort avant et à plusieurs reprises, dans chacun des nouveaux sinus : les progrès de la maladie furent plus rapides que nos efforts, et bientôt la destruction du lambeau formé par le deltoïde, celle des parties molles de la face interne du bras, nous forcèrent à renoncer à la conservation du membre et à terminer l'amputation, ce qui ne nécessitait que la section de quelques parties molles. Ce sacrifice nous fut d'autant plus douloureux, que dans l'état des choses, il était

impossible de conserver des parties molles pour faire un lambeau propre à recouvrir l'angle de l'omoplate et la plaie : il fallut même , après avoir lié l'artère axillaire , porter le feu sur tout
ce qui se trouvait entaché.

Nous multipliâmes autour de ce malade, les précautions
propres à assurer le succès des efforts que nous venions de
faire , et à prévenir de nouveaux ravages de l'infection locale ;
mais tout fut inutile : soit que la saturation de l'air par des
miasmes contagieux, que nous nous efforcions de détruire ,
fournît constamment de nouveaux alimens à la pourriture,
soit, et bien plus probablement , que l'inégalité , les anfrac-
tuosités de la surface entachée ne nous permissent pas de
porter l'action du feu dans tous les points où l'infection locale
avait déjà pénétré , il fut impossible de se défendre des nouveaux progrès de cette infection , qui non-seulement minait
les forces du malade et devait évidemment le faire succomber ,
mais encore opérait une destruction rapide des organes qui se
trouvaient à nu.

En peu de jours , une hémorragie se déclara : elle était
abondante ; et quelques recherches eurent bientôt démontré
qu'elle provenait de l'artère axillaire , que la pourriture venait
d'attaquer. Nous étions absent alors ; mais notre premier aide ,
le docteur *Gallié* , auquel était confié le service , enhardi par
l'observation précédente , prit la résolution courageuse de lier
l'artère sous-clavière sur la première côte. Tandis que des aides
suspendaient l'hémorragie par une compression exercée directement sur l'ouverture du vaisseau , l'opérateur fit au-dessus et
attenant la clavicule , derrière l'extrémité inférieure du muscle
sterno-mastoïdien , et parallèlement au bord postérieur de ce
dernier , une incision verticale d'environ deux pouces , qu'il pour-
suivit en divisant les muscles *peaucier* et *omo-hyoïdien,* jusqu'à
ce que l'artère sous-clavière fut mise à découvert , entre les

deux portions antérieures du muscle scalène. Ce vaisseau fut aisément entouré d'une seule ligature , et selon nos préceptes , serré circulairement par un seul lien , jusqu'à ce que l'on eût distingué la secousse par laquelle on acquiert la certitude que les deux tuniques propres sont rompues. On put même , malgré la profondeur de l'artère , distinguer au même instant le double bourrelet que ces deux membranes rompues et refoulées haut et bas par l'action de la ligature , forment tout aussitôt au-dessus et au-dessous de cette dernière. A l'instant, l'hémorragie fut arrêtée solidement. La ligature fut assujettie par un second nœud ; les bouts du fil qui la composait furent coupés tout près de l'artère et la plaie réunie immédiatement. Après cette opération qui ne fut ni longue ni difficile , on porta de nouveau le cautère actuel sur les points de l'ancienne plaie encore entachés de pourriture d'hôpital.

Cette dernière tentative bien digne d'un meilleur sort , n'eut pas des résultats plus heureux que les précédentes : le malade était trop affaibli , pour pouvoir profiter de secours aussi intrépides ; il succomba trois jours après , ce qui nous donna la liberté de nous assurer de l'état du vaisseau. La ligature faite à son extrémité lors de l'amputation , était solide , et n'avait pas donné lieu à l'hémorragie secondaire ; mais les effets de la pourriture et ceux du cautère actuel ne permettaient pas de rien inférer de l'état des choses dans ce point. Un pouce plus haut , était une ulcération formée par la pourriture , laquelle avait perforé une paroi de l'artère , et causé, sans doute , l'hémorragie. L'artère sous-clavière était liée seule , vis-à-vis le bord externe de la première côte, entre les deux portions antérieures du muscle scalène. Le lien était comme enseveli dans la tunique celluleuse de l'artère , engorgée , épaissie , d'une consistance bien supérieure à celle qui lui est propre dans l'état naturel , et confondue avec le tissu cellulaire commun environnant. Le

Tom. I.   5

lien logé de la sorte dans une rainure profonde , ne pressait
pourtant pas les parties qu'il embrassait , et formait autour
d'elles une sorte de collier mobile. Cependant, ce que la ligature
embrassait ainsi , n'était que la tunique celluleuse de l'artère ,
mise en contact avec elle-même par l'action du lien , et convertie en une sorte de cordon solide pas les effets de l'inflammation que la ligature avait provoquée. On voyait encore dans
toutes les parties environnantes , et dans les mailles du tissu
cellulaire , l'injection capillaire et l'infiltration albumineuse ,
qui sont les conséquences les plus prochaines de l'inflammation.
Dans le point correspondant à l'action de la ligature , les deux
tuniques propres de l'artère étaient rompues circulairement et
dans toute leur épaisseur : les bords de cette rupture étaient
repliés de part et d'autre vers l'intérieur du vaisseau , plissés
dans le sens de l'axe de la cavité , et en contact avec eux-mêmes ;
en cet état, ces mêmes bords se trouvaient plongés dans une masse
albumineuse déjà organisée et qui régnait jusqu'à l'oblitération
opérée par la ligature. Au-dessus de cette masse albumineuse ,
du côté du cœur, elle se confondait avec un caillot sanguin de
peu de consistance , coloré et adhérent aux parois du vaisseau.

OBSERVATION III.

Le nommé *Pierre Benoît* , âgé de 25 ans , voltigeur , fut
blessé , à la bataille d'Orthez , par un coup de feu qui traversa
le métacarpe de la main gauche , en fracturant le troisième os
de cette région : la balle était entrée par le dos de la main , et
sortie par le point central de la région palmaire , sans intéresser
les artères du même nom. Six semaines après, il fut reçu à l'Hôpital
St.-Éloi de Montpellier , portant sur le dos de la main une
plaie médiocre , une autre plus étendue sur la face opposée ,
et par laquelle il s'était échappé plusieurs séquestres osseux ;

l'une et l'autre plaie étaient en bon état , et le blessé jouissait d'une assez bonne santé. Il voulut se rendre utile auprès de ses camarades , dont la plupart étaient grièvement blessés et presque tous affectés de pourriture d'hôpital , et déjà trop nombreux pour n'être pas entassés dans des espaces insuffisans. Cet acte d'humanité l'ayant mis en rapport plus intime avec les émanations contagieuses, il contracta lui-même l'infection qui nous donnait déjà tant de sollicitudes ; mais elle fut légère , et telle que nous pûmes en arrêter les progrès avec des lotions et des fomentations de bon vinaigre.

Le rétablissement du bon état de la plaie , correspondait à l'époque où voyant l'insuffisance de tous les établissemens de Montpellier servant d'hôpitaux militaires, et les dangers que les malades encouraient en les entassant dans des espaces disproportionnés , l'administration militaire prit la résolution d'établir des lieux de dépôt où l'on pût envoyer les militaires les moins blessés , afin de pouvoir suffire aux blessures graves qui affluaient de toute part. Ce militaire fut envoyé au dépôt de Pézenas, où il passa plus d'un mois , pensant lui-même les deux orifices de sa plaie. Les malades y étaient logés dans des casernes spacieuses , et bien situées; mais la pourriture d'hôpital les y suivit : soit que, contre les instructions qui avaient été données , l'on eût désigné pour les premières évacuations quelques malades déjà entachés , soit que les habits de quelqu'un d'entr'eux fussent pénétrés du *contagium* , ce qui est fort probable, en particulier pour celui qui nous occupe ; car , ayant fait presque le service d'infirmier , ses effets n'avaient pas été déposés au magasin, et il s'en servait habituellement dans les salles.

A son retour à Montpellier , son état était bien changé : il avait beaucoup maigri, sa face était pâle et cirée , ses yeux avaient perdu leur éclat, et l'expression de sa physionomie était celle du chagrin et du découragement ; la langue était blanche et peu humide, la température du corps plus élevée, le pouls vif, fréquent et petit ; le malade éprouvait tous les soirs un réhaussement de fièvre, et des frissons vagues dans la journée ; le sommeil était nul ou fort agité, le dégoût presque complet, et les évacuations alvines rares et fétides. Un tel état nous fit mal augurer de la plaie, que nous trouvâmes, en effet, prodigieusement étendue sur l'une et l'autre faces de la main, et profondément affectée de pourriture. Nous remarquâmes avec chagrin, un engorgement considérable de l'avant-bras et de la paume de la main, dont on exprimait par la compression des quantités considérables d'un ichor brun et fétide, qui s'échappait alors par l'orifice palmaire de la plaie de la main. Il était impossible de se méprendre à ces phénomènes : nous n'avions que trop appris à les reconnaître comme les signes certains de l'existence d'un grand sinus pratiqué par la pourriture elle-même, dans le tissu cellulaire de l'avant-bras, au-dessous de l'aponévrose.

Quelques dégradations que la pourriture eût déjà faites dans l'avant bras, quelque grandes que fussent celles que l'art devait inévitablement causer encore pour arrêter les progrès d'une affection aussi grave, nous ne pûmes nous résoudre à l'amputation du bras, qu'il aurait été peut-être plus avantageux de pratiquer dès-lors, malgré la nécessité où l'on aurait été de couper au-dessus du coude. Nous recourûmes à un autre parti, auquel nous devions depuis peu la conservation d'une jambe tout aussi maltraitée par la pourriture d'hôpital : un coup de feu transversal entre les os de la jambe et le tendon d'Achille, avait donné lieu à l'extension de la pourriture dans le tissu cellulaire qui règne entre les deux couches des muscles de la face postérieure de la jambe ; nous fendîmes le mollet par une incision verticale, pour porter le feu dans ce sinus, et nous obtînmes un succès éclatant. Nous prîmes le même parti pour

l'avant-bras de *Benoit* : après avoir cautérisé avec le fer rouge
les plaies de la main , une incision longitudinale fut pratiquée
sur la face palmaire , depuis le carpe jusques vers le milieu
de l'avant-bras , et poursuivie en séparant les muscles sans les
couper, jusqu'à ce que nous eûmes pénétré dans le foyer putride. Ce dernier était fort étendu , et il nous fallut prolonger
l'incision supérieurement pour atteindre ses limites de ce côté.
Nous portâmes alors le cautère actuel sur toute l'étendue des
parois de la cavité que nous venions de découvrir ; mais nous
sentîmes bientôt qu'il serait difficile que les irrégularités de cette
même cavité ne dérobassent pas à l'action du feu , quelques
points trop éloignés pour être aperçus, ou trop étroits pour être
pénétrés par le fer rouge.

En peu de jours , nous devions voir ces doutes se vérifier
ou s'évanouir. En effet , quoique la destruction de la plus
grande partie de l'infection eût rendu au malade le calme ,
le sommeil , eût dissipé la fièvre et la plupart des symptômes
graves qui existaient auparavant, nous n'étions pas tranquille
sur l'avenir , parce que quelques points de ce vaste sinus n'a-
vaient pu être desséchés complétement , et qu'il restait encore
une partie de l'engorgement de l'avant-bras. Le huitième jour
de la cautérisation , il survint une hémorragie qui était arrêtée ,
lorsque nous arrivâmes auprès du malade. Le lendemain , pendant le pansement du matin , le sang parut de nouveau , et
nous ne pûmes douter qu'il était fourni par la partie supérieure
de l'artère radiale , atteinte par la pourriture d'hôpital ; car
c'était de ce côté que cette dernière se montrait de nouveau.
Nous ne pouvions nous dispenser d'attaquer encore avec le
feu ce même point, mais nous ne pouvions compter sur ce
moyen pour nous rendre maître du sang. Nous pouvions aussi
peu songer à lier le vaisseau lésé, au milieu de l'altération organique grave qui l'environnait. Nous liâmes donc , de préfé-

rence, l'artère humérale vers le milieu du bras, ce qui suspendit sans retour l'hémorragie et donna la liberté d'arrêter de même les progrès de la pourriture d'hôpital. L'artère ayant été mise à nu par une incison de deux pouces, une sonde cannelée fut passée au-dessous d'elle; un stylet boutonné portant une ligature composée de deux brins de fil ciré, fut glissée dans la cannelure de la sonde, et le vaisseau fut soumis seul à une compression circulaire, au moyen d'un nœud simple qui fut serré jusqu'à ce que les deux tuniques propres de l'artère fussent rompues; ce que l'on reconnut à une secousse particulière, à la formation soudaine de deux bourrelets dans l'artère, correspondans au-dessus et au-dessous du lien, enfin, à la situation profonde de ce dernier, qui sembla aussitôt enseveli dans le tissu cellulaire qu'il embrassait. Le lien assujetti par un second nœud fut coupé tout près de ce dernier, et les lèvres de la plaie rapprochées immédiatement et maintenues par des bandelettes agglutinatives.

Le sang ne reparut pas, et cette fois nous parvînmes à nous rendre maître de la pourriture; mais soit que le malade eût contracté la fièvre nosocomiale, qui était alors fort commune, soit que la longue durée de la pourriture eût saturé ses humeurs d'émanations septiques propres à donner les mêmes résultats, les symptômes du typhus se déclarèrent et le malade y succomba le dixième jour après l'opération, sans qu'il eût éprouvé d'autre hémorragie, et sans aucun symptôme de gangrène dans le membre affecté. A l'ouverture du cadavre, nous trouvâmes la plaie du bras réunie pour la plus grande partie. L'anneau que formait la ligature, embrassait, sans le comprimer, un cordon rougeâtre, consistant, long de cinq lignes, épais de trois, sans cavité intérieure, uni au tissu cellulaire environnant, excepté sous la ligature même où il y avait une très-petite surface suppurante : ce cordon était formé par la tunique celluleuse de l'artère. Dans l'intérieur le vaisseau était oblitéré au-dessus de la ligature, dans l'étendue d'un pouce, par l'interposition d'un corps blanchâtre, fibreux, adhérent, se laissant séparer à la faveur de quelques efforts, et que l'on pouvait reconnaître pour la fibrine du sang décolorée, par conséquent, pour les restes d'un caillot. Un autre caillot encore rouge, occupait une certaine étendue de la cavité de l'artère, au-dessous de la ligature. Après avoir enlevé ces organisations, on pouvait facilement retrouver les traces de la rupture des tuniques interne et fibreuse, sous le point où l'action de la ligature avait dû s'exercer. Une cicatrice et une masse d'albumine que l'absorption n'avait pas encore fait entièrement disparaître, unissaient les bords de cette rupture avec la gaîne celluleuse, épaisse et disposée en forme de cordon imperméable. Il n'y avait aucun signe de putréfaction dans l'avant-bras et la main.

OBSERVATION IV.

Le 2 juillet 1815, je fus prié par mon collègue, feu le Professeur *Montabré*, d'aller examiner au quartier des vénériens, dont il faisait alors le service, un militaire âgé de 27 ans, qui venait d'éprouver trois hémorragies successives et très-graves. Ce jeune homme doué d'une constitution assez forte, mais très-altérée par les fatigues de la guerre, qu'il faisait depuis long-temps et d'une manière fort active, avait une taille avantageuse, des muscles grêles, une peau brune, un caractère doux et réfléchi. Sa jeunesse avait été heureuse et exempte de tout autre accident que quelques maladies éruptives. Pendant la durée de son service militaire, il n'avait éprouvé que quelques douleurs rhumatismales. Six mois avant de se rendre à Montpellier, il avait éprouvé, quelques jours après une cohabitation suspecte, de légères excoriations autour de la base du gland , qui lui donnèrent d'abord de l'inquiétude , mais qui se desséchèrent en peu de jours. Deux mois après , il éprouva une douleur vague dans la région de l'aine gauche, et bientôt après une petite tumeur se manifesta dans le même lieu , qui , d'après les indications du malade , répondait aux glandes inguinales inférieures : cette tumeur était petite , dure et peu mobile , et n'offrant aucune trace de battemens ; mais le malade racontait qu'il se ressouvenait que les douleurs qu'il éprouvait dans cette partie étaient une sensation de pulsations obscures et profondes, qu'il ne pouvait pourtant pas vérifier par le toucher. Le souvenir des excoriations du gland vint le troubler de nouveau ; et soit que les préventions du malade dussent influer sur le jugement qu'on en porta , ou que l'état des choses offrît réellement des vraisemblances suffisantes , cet état fut considéré comme syphilitique , et le malade envoyé , en conséquence, à l'Hôpital militaire de Montpellier.

A son arrivée , environ deux mois après l'apparition de la tumeur , cette dernière était du volume d'un œuf de poule , située transversalement dans la région inguinale, et s'étendait jusqu'à l'arcade crurale. Elle n'offrait pas des battemens, ou du moins on ne s'en aperçut pas alors ; et le malade racontait, lorsque nous le vîmes , que les sensations de pulsations qu'il éprouvait auparavant étaient devenues si obscures , à cette époque , qu'il n'y faisait plus aucune attention. On regarda comme suffisamment démontrée , l'existence d'une diathèse vénérienne et l'on procéda au traitement , qui consista en partie dans l'usage intérieur du sublimé , en partie dans celui des frictions mercurielles. Cependant la tumeur faisait des progrès considérables , sans que l'on pût déterminer plus exactement son caractère : elle avait acquis un volume double, un mois après l'arrivée du malade ; et son sommet élevé en pointe , rouge, légèrement ramolli, semblait annoncer une suppuration prochaine. Les douleurs devinrent alors beaucoup plus vives et s'étendaient à toute la cuisse et à une partie de la jambe. Le malade pour se les rendre plus supportables, était obligé de garder le repos, couché horizontalement, la jambe et la cuisse fléchies et fixées dans l'abduction. Cependant le sommeil et les digestions en étaient troublées ; on remarquait une légère fièvre continue avec un rehaussement vers le soir et des sueurs partielles et médiocres le matin. A cette même époque, il survint un empâtement du dos du pied, qui s'étendit bientôt à la jambe et même à la cuisse.

Plus tard, une escarre se manifesta sur le sommet de la tumeur, qui s'accroissait toujours, et devenait de plus en plus douloureuse, sans que le ramollissement fît des progrès dans les mêmes proportions. A la chute de l'escarre qui paraissait n'avoir intéressé que la peau, il s'écoula une petite quantité de pus blanc, inodore et assez bien élaboré ; mais il n'y eut qu'un très-léger affaissement du sommet de la tumeur, laquelle s'accrut même encore rapidement, en conservant la forme conique qu'elle avait toujours eue. Pendant une quinzaine de jours, l'ulcération que la chute de l'escarre avait découverte, s'étendit et mit à nu un fond brunâtre, sans consistance et dont il ne découlait qu'une humidité vineuse et fétide. En cet état, on trouva d'abord, au pansement du matin, l'appareil pénétré de sang, qui avait déjà cessé de couler et dont on ne découvrit pas la source. Quelques jours plus tard, il survint dans la journée une hémorragie abondante, qui causa une syncope profonde au malade : on se rendit maître du sang par une compression exercée sur la tumeur, dont les effets furent puissamment favorisés, sans doute, par l'extrême faiblesse du malade. A quelques jours de là, et la veille de celui où nous vîmes le malade pour la première fois, il survint encore une hémorragie plus grave que la précédente et que l'on eut bien de la peine à suspendre.

Nous trouvâmes le malade décoloré, très-faible et rempli d'effroi ; le pouls était faible et précipité ; la respiration haute et gênée par le spasme. Ayant fait découvrir la tumeur nous l'examinâmes attentivement : elle occupait la région inguinale, depuis l'épine du pubis jusques vers l'épine iliaque; elle s'étendait dans le sens opposé, d'une part bien au-dessous des glandes inguinales inférieures, de l'autre elle soulevait l'arcade crurale, et se prolongeait sensiblement au-dessus de ce ligament, le long de la ligne saillante qui sépare la fosse iliaque de l'excavation du bassin. Sa forme était celle d'un cône d'environ six pouces d'élévation et de plus de vingt pouces de circonférence, sans comprendre le prolongement abdominal, dont on ne pouvait apprécier l'étendue. L'ulcération du sommet avait détruit les tégumens dans un espace circulaire de trois pouces de diamètre : le fond de cette surface suppurante était formé par une substance brune, molle, chargée de taches où l'on reconnaissait les propriétés du sang récemment coagulé. En examinant avec beaucoup d'attention le profil de cette tumeur, on y voyait un mouvement insensible d'élévation et de développement, que l'on reconnaissait de même par le toucher : cette dernière épreuve était plus douteuse que la précédente ; cependant l'un et l'autre sens pouvaient, en s'entr'aidant, constater les pulsations et leur identité avec celles des artères : c'était, surtout, en appuyant sur deux points opposés de la base, et faisant effort comme pour les rapprocher, que l'on distinguait le mieux l'effort expansif de cette partie de la tumeur, si différent de celui par lequel une masse semblable aurait pu être soulevée par l'artère crurale, quand bien même elle n'aurait eu d'autres rapports avec elle que ceux de la situation. Malgré le prolongement abdominal de la tumeur, on sentait facilement les battemens de l'artère iliaque externe, et l'on pouvait la comprimer aisément contre la marge du bassin : alors la tumeur cessait de présenter des battemens; elle perdait une partie de sa rénittence et de son volume ; et ce dernier changement pouvait être rendu plus sensible par une compression générale exercée sur la masse entière. On ne pouvait observer commodément les effets d'une épreuve contraire, parce que l'infiltration énorme de la cuisse et de la jambe s'opposait à la compression exacte de l'artère poplitée, ou de l'artère fémorale au-dessous de la tumeur.

De ces remarques, il ne nous fut pas difficile de conclure que la tumeur était un anévrisme proprement dit, et fort avancé de l'artère crurale; que, quoique le prolongement intérieur de la tumeur ne démontrât pas que l'artère était lésée jusques dans l'intérieur du bassin, qu'il y eût même, dans l'histoire de la maladie de bonnes raisons de croire que, d'abord, l'altération organique de l'artère avait dû être bornée à la région inguinale, on ne pouvait pourtant pas dire jusqu'à quel point cette altération avait pu s'étendre supérieurement ou inférieurement ; que l'engorgement de la cuisse qui provenait évidemment de l'anévrisme, et qui s'étendait jusqu'à la base de la tumeur et se confondait avec elle, au point de rendre ses limites douteuses, ne permettait pas de savoir si le sac anévrismal ne se propageait pas dans les interstices des muscles de cette partie, et n'avait pas opéré des lésions graves dans ces organes et le tissu cellulaire; qu'il était vraisemblable qu'une bonne partie au moins, du prolongement intérieur de la tumeur, était le résultat pur et simple de la distension de l'extrémité supérieure du sac anévrismal ; qu'il était démontré même, que ce même prolongement ne recouvrait pas les vaisseaux iliaques, mais qu'il régnait le long de leur côté interne ; que les hémorragies provenaient évidemment du sac anévrismal, dont l'ouverture avait été opérée par le concours d'un abcès et d'une escarre, répon-

dant l'un et l'autre au sommet de la tumeur ; que la masse
des caillots avait dû soutenir l'effort du sang liquide après la
perforation des tégumens et du sac anévrismal cellulaire ,
jusqu'à ce que la fonte putride de ces mêmes caillots avait
ouvert une voie jusqu'au foyer du sang liquide; enfin , que les
hémorragies n'avaient été suspendues que par la formation de
nouveaux caillots , à la faveur de la faiblesse et même des syn-
copes ; mais qu'une digue aussi faible , altérée à chaque instant par l'action de l'air , ne pouvait manquer d'être incessamment surmontée , et par conséquent , qu'il fallait s'attendre à
chaque instant à de nouvelles hémorragies, qui seraient de plus
en plus embarrassantes et nécessairement mortelles.

La seule ressource qui se présentât était la ligature de l'artère iliaque externe , et ce que nous venons d'exposer démontre
qu'elle était extrêmement urgente. Il n'était pas invinciblement
démontré que cette ressource unique serait inefficace , malgré les
désavantages contre lesquels il fallait lutter; et la perte certaine
du malade ne pouvait qu'être très-prochaine. Sans doute , il
était très-fâcheux que la tumeur fût ancienne et accrue au point
de rendre incertaines ses veritables limites , d'avoir conduit
jusqu'à l'ulcération du sac anévrismal et à la décomposition
putride des caillots sanguins par le contact de l'air ; d'avoir
donné lieu à un grand désordre dans la circulation , d'où provenait l'infiltration du tissu cellulaire de tout le membre abdominal , le plus grand obstacle , peut-être , au rétablissement
de la circulation sanguine par les vaisseaux collatéraux ; enfin
et surtout , que la maladie fût avancée au point d'avoir donné
lieu à des hémorragies graves , d'où provenait une faiblesse
extrême ; mais encore une fois , il fallait s'attendre à une mort
très-prochaine et que rien ne pouvait détourner. Ainsi, malgré
toutes ces considérations, dont nous faisions part à nos disciples,
nous nous déterminâmes à lier l'artère iliaque externe; mais avant

de procéder , nous signalâmes une difficulté relative à l'exécution de notre projet , et dont la suite démontra bien l'importance. Quoique le prolongement abdominal de la tumeur ne recouvrît pas les vaisseaux iliaques, il les surmontait de plusieurs pouces et soulevait fortement les parois de l'abdomen ; en sorte qu'il devait être très-difficile de circonvenir l'artère avec un instrument qui agirait de dedans en dehors , comme la prudence le conseille. En le glissant d'abord entre ce vaisseau et la veine iliaque située à son côté interne, la saillie formée par la tumeur intérieure devait rendre très-pénible le mouvement de la partie extérieure de l'instrument destiné à cet usage , et de la main qui le conduirait ; et cependant, en procédant de dehors en dedans , et finissant par glisser la pointe de l'instrument entre les deux vaisseaux, d'arrière en avant , et sans pouvoir aucunement diriger son action , on s'exposait à blesser l'un ou l'autre, et à produire une hémorragie fort embarrassante. Ces réflexions servirent à porter notre attention sur toutes les difficultés que nous pouvions rencontrer et à nous préparer à tous les événemens. Pendant que nous approfondissions le problème difficile que nous avions à résoudre , le malade que l'on avait transporté au quartier des blessés , usait d'une potion antispasmodique opiacée , qui fit cesser la gêne de la respiration ; ce qui nous rassura sur la crainte que nous avions eue d'abord, que l'excès des hémorragies eût déjà produit des désordres irréparables et qu'il ne fallût s'attendre à des convulsions prochaines.

Vers midi le malade fut transporté avec le lit sur lequel il se trouvait placé dans la salle des opérations , et situé avantageusement par rapport à la lumière. Nous fîmes au moyen d'un bistouri convexe , une incision de trois pouces aux tégumens de l'abdomen , qui commençait immédiatement au-dessus du point central de l'arcade crurale, et s'élevait obliquement jusqu'à sept à huit lignes en avant de l'épine iliaque supérieure.

Sans déplacer les lèvres de cette incision, nous poursuivîmes avec le même instrument à travers l'aponévrose et les muscles oblique interne et transverse, dont nous coupions les fibres perpendiculairement, mais avec légèreté. Il nous fut aisé de pénétrer ainsi jusqu'au péritoine sans le blesser. Alors nous fîmes reconnaître par un aide instruit et expérimenté, les battemens de l'artère aorte ventrale, à travers les parois de l'abdomen, de sorte qu'il se tînt prêt à comprimer ce vaisseau contre le corps des vertèbres lombaires, au moindre signal. Nous soulevâmes ensuite le repli iliaque du péritoine, en déchirant le tissu cellulaire. Une aponévrose mince qui recouvrait les vaisseaux iliaques fut divisée, et aussitôt ils se trouvèrent à nu, au point que le doigt pouvait facilement reconnaître les battemens de l'artère. On pouvait vérifier aussi les rapports de ces vaisseaux avec la partie supérieure ou abdominale de la tumeur anévrismale ; et dans ce moment la saillie de cette tumeur nous parut telle, que nous crûmes absolument impossible de circonvenir l'artère de dedans en dehors. A notre grand regret, nous plongeâmes, avec beaucoup de précaution, l'extrémité de la sonde cannelée recourbée, dans le tissu cellulaire du côté externe de l'artère iliaque externe ; nous l'engageâmes ensuite derrière ce vaisseau, et nous servant du doigt indicateur de la main gauche, dont l'extrémité placée au-devant de l'artère et de la veine distinguait les battemens de l'une et le relief de l'autre, nous cherchâmes à insinuer avec les plus grands ménagemens, l'extrémité de cette même sonde, de derrière en devant entre les deux vaisseaux.

Malgré toutes nos précautions et la défiance avec laquelle nous agissions, nous ne pûmes échapper aux conséquences d'un procédé vicieux, dont l'état des choses semblait nous avoir imposé la loi : lorsque la sonde fut placée et engagée assez avant, un jet de sang artériel s'élança en suivant la cannelure de la sonde , et nous apprit que l'artère venait d'être blessée dans les efforts par lesquels nous avions ramené l'extrémité de l'instrument en devant. Nous ne balançâmes point sur le parti que nous devions prendre : laissant la sonde en place , comme pour servir de point d'appui et de guide , mais l'inclinant de manière qu'elle fût presque parallèle au vaisseau , nous portâmes dans le fond de la plaie le doigt indicateur et le pouce de la main gauche , pour saisir ensemble l'instrument et l'artère. Cette compression suffisait pour suspendre le cours du sang et empêcher toute hémorragie ; nous ne voulûmes point permettre que l'on exerçât celle qui était préparée pour agir sur l'artère aorte , parce que les battemens que nous sentions contre nos doigts, nous avertissaient de l'exactitude avec laquelle la circulation était interceptée , et devaient en même temps nous servir de guide pour le reste de l'opération.

Le pouce de notre main gauche comprimait l'artère iliaque et la sonde contre l'articulation de la dernière phalange du doigt indicateur ; et la sonde restée en place , occupant une partie de la lésion artérielle qu'elle avait faite , contribuait à l'exactitude de cette compression : en même temps, le vaisseau était un peu soulevé , ce qui n'était pas sans utilité pour ce qui nous restait à faire. Par cette disposition , la plus grande partie de la dernière phalange du doigt indicateur gauche était libre et susceptible de quelques mouvemens, sans nuire à l'exactitude de la compression , et son extrémité se trouvait toute placée sur le devant de l'intervalle de l'artère et de la veine iliaques. Cette partie servit de guide à l'extrémité d'une autre sonde cannelée, que cette fois nous portâmes entre les deux vaisseaux d'avant en arrière, pour la faire circuler ensuite de dedans en dehors, autour de l'artère seule ; ce qui fut accompli avec quelques difficultés , à cause de la saillie de la tumeur , mais du moins avec toute la sûreté désirable. Ayant la certitude que le vaisseau avait été entouré sans aucune lésion , un pouce au-dessus du lieu où nous avions fait la première tentative , les deux extrémités de la sonde dont nous nous étions servi en dernier lieu , furent appuyées sur les lèvres de la plaie des tégumens , et nous fîmes glisser par un aide dans la cannelure de la sonde , le stylet boutonné , chargé d'une ligature faite de quatre brins de fil ciré (1).

Le déplacement que le vaisseau avait subi, pour être ainsi entouré d'une ligature beaucoup plus haute qu'à l'ordinaire , nous parut trop grand pour oser risquer de le serrer circulairement , tandis qu'il était encore soutenu par la sonde : le tiraillement auquel serait exposé le tissu cellulaire après la rupture des tuniques propres , nous parut dangereux. Nous ôtâmes donc la sonde et laissâmes retirer le vaisseau : cependant, les bouts de la ligature furent engagés dans l'anneau d'un serre-nœud à polypes, au moyen duquel l'artère fut également soumise à un étranglement circulaire de la part du lien, de manière à rompre à dessein les tuniques interne et fibreuse , mais sans détourner le vaisseau de sa situation naturelle. L'artère avait été légèrement serrée de la sorte par un aide, ce qui donna la liberté de supprimer la première sonde devenue inutile , de dégager la main gauche, et de nous en servir pour soutenir le serre-nœud , tandis que nous tirions sur les clefs de la ligature. C'est alors que nous distinguâmes cette sorte de secousse, qui annonce la rupture des tuniques propres. Nous bornâmes là l'action du lien, dont les chefs furent arrêtés aux ailes du serre-nœud , et celui-ci fixé dans la plaie par la charpie dont il fut entouré. La plaie recouverte mollement , nous vérifiâmes l'état de la tumeur, dans laquelle il fut impossible de distinguer

______

(1) Voy. Planch. XIV , g.

aucun mouvement , et qui parut affaissée et moins rénittente.
Le membre parut d'abord froid et engourdi ; il fut recouvert
de flanelles et entouré de sachets de sable chaud , et frictionné
d'heure en heure avec de l'alkool camphré.

Immédiatement après cette opération , qui n'avait pas été
longue , et pendant laquelle il n'avait pas été répandu deux
onces de sang , le malade prit une potion antispasmodique avec
quarante gouttes de laudanum liquide de Sydenham. Nous
prescrivîmes un bouillon de viande de trois en trois heures ,
et alternativement avec addition d'un jaune d'œuf. L'eau de
veau nitrée fut prescrite pour boisson ordinaire.

Les douleurs de l'opération ne se prolongèrent pas au delà
d'une heure et demie , après quoi le malade goutta un sommeil de deux heures. Le soir , il était assez calme : le pouls
était un peu accéléré, la peau chaude et halitueuse , le malade
avait un peu d'altération ; mais la respiration était libre et égale ,
la confiance était rétablie , et le membre du côté de l'opération
offrait un peu plus de chaleur et de sensibilité. Point de sang
à l'appareil de la plaie nouvelle ; mais suintement abondant de
sang décomposé et fétide , par l'ulcération de la tumeur anévrismale , qui s'affaisse. La nuit fut bonne : le malade dormit
plus de deux heures par intervalles.

Le second jour de l'opération , le pouls était légèrement fébrile , la face plus colorée , la langue nette et rouge , mais
humectée ; le malade se plaignait de légères douleurs de tête
et d'un peu de chaleur ; point de sensations douloureuses à
l'abdomen ; le malade verse les urines à volonté et librement.
La plaie était fort peu douloureuse ; légère douleur au mollet
du membre affecté ; celui-ci avait recouvré la sensiblité et presque sa chaleur naturelle ; le malade remuait les orteils à volonté.
Nous changeâmes les premières couches de charpie de la plaie,
qui étaient humectées de sérosité, mais nullement ensanglantées.

Le pansement de la tumeur fut renouvelé : elle était encore plus affaissée par l'écoulement du sang décomposé; sur le côté externe de sa base, on remarquait une nouvelle escarre.

Le soir, le dos du pied, qui avait été exposé à l'air et dépouillé de sa flanelle, était un peu plus froid que le matin, mais bien sensible; il y avait des douleurs dans presque tout le membre; la fièvre était plus marquée. La nuit il y eut peu de sommeil : les douleurs du membre malade avaient été vives.

Le troisième jour au matin, le pouls était vif et assez consistant ; la tête légèrement douloureuse ; la langue nette et humide ; la respiration libre. Le membre offrait dans sa totalité une chaleur naturelle ; mais l'empâtement du tissu cellulaire persistait ; il y avait des douleurs assez vives au mollet. La plaie de l'abdomen fut entièrement dépouillée : elle fut trouvée humectée de sérosité purulente, mais point de sang. Le serre-nœud paraissait solide, et n'était plus agité par les battemens de l'artère. L'ulcération et l'affaissement de la tumeur faisaient des progrès. Une nouvelle escarre s'était manifestée au-dessous de la première, toujours sur la base de la tumeur. Le soir, le pied était froid et présentait une ecchymose sur la région dorsale. La nuit fut agitée et troublée par des songes.

Le quatrième jour, pouls faible et fréquent ; légères disparates dans les idées ; somnolence ; membre plus froid et pourtant douloureux ; escarre au dos du pied.

Le cinquième et le sixième, même état : la gangrène fait des progrès ; elle s'étend à tout le pied et une partie de la jambe. Fomentations d'acide muriatique étendu sur les parties gangrenées, dans l'intention de prévenir les émanations putrides ; fomentation sur la cuisse et la jambe avec une décoction de kina camphrée et chargée de muriate d'ammoniaque. Prescription à l'intérieur de l'extrait de kina, du camphre et de la décoction de serpentaire de Virginie. Limonade avec addition d'un tiers de vin de Saint George pour boisson.

Le septième, le huitième et le neuvième, progrès lents de la gangrène de la jambe ; mortification entière de la tumeur anévrismale, qui se vide d'une masse énorme de caillots anciens, la plupart décolorés, mais ramollis par la putréfaction. Affaiblissement progressif du malade.

Le dixième, la gangrène s'étend à la cuisse et le malade succombe vers le milieu de la nuit.

A l'ouverture du cadavre, malgré l'état des parties, on put s'assurer que l'artère crurale était détruite dans les deux tiers antérieurs de sa circonférence, depuis l'os pubis jusqu'à un pouce au-dessous de la naissance de l'artère fémorale profonde. Plus bas, la suite de l'artère crurale était fort rétrécie et presque oblitérée dans près de deux pouces : elle était occupée dans cette même étendue, par un caillot assez solide. La tumeur abdominale était une extension de celle de l'aine, formée à la faveur du tissu cellulaire qui accompagne les vaisseaux iliaques jusques au delà de l'arcade crurale : elle était circonscrite, ce qui démontre qu'elle s'était développée successivement, et qu'elle n'avait pas été le résultat de l'inondation soudaine de ce tissu cellulaire, à l'occasion de quelque rupture du sac anévrismal primitif. Les chefs de la ligature ayant été dégagés du serre-nœud, celui-ci fut retiré avec précaution : le lien fut trouvé embrassant la tunique celluleuse de l'artère, laquelle formait seule un cordon solide, sans cavité intérieure, de sept à huit lignes de long sur trois à quatre de large, un peu plus mince au point central où correspondait la ligature. Au-dessus et au-dessous, on distinguait la rupture des tuniques propres de l'artère : les bords ne présentaient ni rides, ni refoulement ; ils étaient arrondis et comme recouverts d'une cicatrice. Un caillot fort prolongé et adhérent occupait la cavité de

Tom. I.   5

l'artère supérieurement. Un pouce au-dessous de la ligature, on reconnaissait la blessure que la première sonde avait faite à la paroi postérieure de l'artère : l'engorgement du tissu cellulaire l'avait effacée à l'extérieur; mais intérieurement on voyait la membrane interne déchirée en forme de lambeau, et les fibres de la tunique moyenne, non-seulement séparées entre elles dans le sens circulaire, mais encore rompues dans le sens parallèle à l'axe. La veine iliaque n'avait nullement souffert. Le péritoine était exempt d'inflammation.

OBSERVATION V.

Le nommé *Jacques Boudet*, dit *Galon*, natif de Nantes, postillon, âgé de trente ans, doué d'une forte constitution, d'un tempérament sanguin, ayant des muscles très-développés, ayant long-temps servi dans les armées, fut rappelé en mai 1815. Il s'efforça de faire valoir auprès du conseil de recrutement des motifs de réforme qui ne furent pas trouvés suffisans. Ne pouvant éviter de reprendre les armes, il prit le parti d'aller noyer son chagrin dans le vin. Le 9 mai, dans son ivresse, il fut surpris par le sommeil au milieu d'un chemin assez fréquenté ; une charrette chargée de foin étant survenue, et le conducteur se trouvant alors éloigné des chevaux, une roue écrasa la jambe gauche de *Boudet*. Ses cris attirèrent des curieux qui le transportèrent de suite à l'Hôpital Saint-Éloi. Nous étions auprès de lui une heure après, et nous fûmes frappé d'un engorgement énorme et de la couleur marbrée que le membre avait acquis en si peu de temps. Les mouvemens que nous imprimâmes à la jambe, ne nous permirent pas de douter que les deux os ne fussent fracturés vers la partie moyenne, et de légères recherches suffirent pour nous assurer que la fracture était comminutive. Mais ce qui était bien plus

embarassant , la tuméfaction considérable et générale de la
jambe était accompagnée de battemens très-distincts , répondant
particulièrement vers le mollet , mais sensibles dans toute la circonférence du membre et conformes au rhythme du pouls. Ces battemens cessaient ou devenaient plus obscurs, lorsque l'on comprimait l'artère fémorale , selon que la compression était plus
ou moins exacte.

Il était évident qu'une artère , au moins, était rompue , et
qu'elle avait dû être déchirée par l'un des fragmens de la fracture : en effet , il y avait un épanchement sanguin dans une
cavité , puisqu'il y avait des battemens ; les fragmens de la
fracture avaient pu seuls former cette cavité, en déchirant les
muscles ou le tissu cellulaire; l'artère qui fournissait le sang
épanché dans cette cavité devait en être voisine, puisqu'il y conservait son état liquide et les impulsions du cœur. Par conséquent , les fragmens osseux devaient avoir rompu le vaisseau,
et la rupture devait être près du lieu de la fracture. Nous ne
fûmes pas fâché que l'ivresse extrême du malade nous laissât
la liberté de réfléchir sur une blessure aussi grave : le membre
fut placé dans un appareil à fractures compliquées , le malade
mis à la diète et à l'infusion du thé pour boisson , et nous
attendîmes le lendemain.

Nous devions nous attendre , d'après l'état des choses, à
une augmentation progressive de l'épanchement du sang , ce
qui constituait tout à la fois une hémorragie cachée, qui devait
singulièrement gêner dans les efforts à faire pour opérer la
réduction de la fracture , et une interposition de sang entre
les fragmens osseux, qui devait nuire beaucoup à leur réunion. Ces deux complications rendaient très-grave une fracture
qui l'était déjà par la comminution des os. Cependant , il n'y avait
point de plaie ; et si quelque moyen pouvait suspendre l'hémorragie , il était possible d'espérer ensuite une réunion , peut-être

défectueuse, et de sauver le membre. Mais pour supprimer
l'hémorragie, fallait-il découvrir le vaisseau blessé afin de le
lier dans le lieu même de sa lésion ? Il se présentait alors
deux grandes difficultés : la lésion du vaisseau qui fournissait
le sang épanché, ne pouvait être que dans le voisinage de
la fracture ; fallait-il pour le découvrir, mettre aussi à nu
la fracture, et produire à dessein une complication de plus,
qui ne résultait pas de l'accident? Quelle certitude pouvait-
on avoir du vaisseau blessé et de la situation de son altération ? Quelle garantie avait-on qu'un seul vaisseau était
intéressé, et que c'était tel ou tel autre ? Trois vaisseaux différens pouvaient avoir été lésés ; la fracture était comminutive,
par conséquent, on ne pouvait rien inférer du sens dans lequel
les pièces osseuses pouvaient avoir éprouvé le déplacement.
Enfin, l'extravasation était générale, et l'on sentait dans toute
la circonférence du membre des battemens qui annonçaient
la situation de l'épanchement liquide. En adoptant le projet de découvrir le vaisseau rompu pour le lier, on s'exposait donc à la nécessité de faire trois opérations pour
une ; car, il n'y avait pas de raison pour que l'on ne fît
pas deux erreurs de suite, avant de rencontrer la vérité,
puisque rien ne pouvait aider à la connaître à *priori*. Nous
n'avions à choisir qu'entre l'amputation du membre, qu'il
aurait fallu faire au-dessus du genou, à cause de l'infiltration
sanguine de la jambe, et la ligature de l'artère fémorale à la
partie supérieure de la cuisse. Le premier parti ne nous paraissait pas suffisamment motivé par une fracture très-grave, il est
vrai, mais qui pouvait être singulièrement simplifiée. Nous ne
doutions pas, comme nous le croyons encore, que la ligature
indirecte, c'est-à-dire, du tronc d'un vaisseau artériel lésé,
ne dût entraîner l'oblitération d'une branche blessée, même fort
éloignée, surtout lorsqu'une hémorragie cachée résulte de la

lésion ; nous avions lieu d'espérer que dans le cas actuel , la ligature de l'artère fémorale suspendrait l'effusion du sang , donnerait lieu à la coagulation de celui qui était déjà extravasé et même de celui qui se trouverait contenu dans le vaisseau blessé, dans le moment de la ligature du tronc : de là l'oblitération solide de l'artère rompue , l'absorption du sang épanché, la possibilité de réduire les fragmens de la fracture, et la suppression de tous les obstacles qui pouvaient nuire à la formation du cal. Enfin, nous connaissions un exemple de succès d'une semblable conduite dans un cas analogue , dans lequel, seulement, la fracture n'était pas comminutive.

Le lendemain le malade souffrait beaucoup , surtout par un effort de distension générale de la jambe , et par le sentiment de battemens obscurs et profonds , qui semblaient tendre à l'accroissement du volume du membre. Le malade avait un peu de fièvre et de soif. La jambe étant découverte fut trouvée plus tuméfiée que la veille , mais sans aucune trace d'inflammation ; elle était ecchymosée dans toute sa longueur , jusqu'au-dessus du genou ; les pulsations de la partie moyenne étaient aussi évidentes que la veille, et pouvaient être supprimées par la compression de l'artère crurale ; la sensibilité était obscurcie dans toute l'étendue du membre. Il fallait prendre un parti , et nous nous disposâmes à lier l'artère fémorale à la partie supérieure de la cuisse. Le malade situé en face du jour et couché horizontalement , nous fîmes un incision de deux pouces et demi, qui commençait au bord interne du muscle couturier, dans le lieu où commencent les rapports de ce muscle avec l'artère fémorale , et qui s'élevait en suivant la direction de ce même vaisseau. La peau , le tissu cellulaire sous-cutané , l'aponévrose *fascia lata ,* furent divisés dans ce même sens , jusqu'à ce que l'artère fut mise à nu, ce qui ne fut ni long ni difficile. Les battemens et la structure de ce vaisseau ayant été reconnus, nous recommandâmes à un aide dont nous avions fait choix pour cet emploi, de s'assurer de sa position sur la branche horizontale de l'os pubis, et de se tenir prêt à l'y comprimer au premier signal. Alors l'extrémité d'une sonde cannelée, flexible et recourbée, fut portée sur le côté interne de l'artère, et à la faveur de petits mouvemens en haut et en bas, l'instrument fut glissé dans le tissu cellulaire et conduit autour du vaisseau, en procédant de dedans en dehors. Un stylet d'argent portant une ligature triple, et recourbé comme la sonde, fut glissé dans la cannelure de cette dernière; et les deux instrumens ayant été retirés ensemble par le côté interne, la ligature se trouva placée sous le vaisseau. Nous nous assurâmes alors, en soulevant la ligature, portant un doigt au fond de l'anse du lien pour y exercer une compression suffisante, et faisant constater par les assistans la suppression des battemens dans la tumeur de la jambe, que la ligature était placée couvenablement et qu'elle n'embrassait que l'artère. Cette épreuve étant faite, nous fîmes un nœud simple aux chefs de la ligature, et nous le serrâmes immédiatement sur l'artère et sans aucune interposition, jusqu'à ce que nous eûmes distingué la secousse qui annonce la rupture des tuniques propres : le vaisseau lié étant placé très-superficiellement, il fut aisé de distinguer au même instant la formation de deux bourrelets au-dessus et au-dessous de la ligature, qui proviennent du refoulement des tuniques rompues. Le premier nœud de la ligature étant arrêté par un second, les chefs furent coupés tout contre les nœuds, et les lèvres de la plaie furent rapprochées *dans toute leur étendue* et maintenues dans un contact *exact* par des bandelettes agglutinatives. L'opération terminée, on ne put plus distinguer aucune trace de pulsations dans la jambe, laquelle fut replacée dans l'appareil arrosé d'eau de Goulard. Des pièces de flanelle enveloppèrent d'ailleurs tout le membre, pour y maintenir une températúre assez élevée. D'abord, le membre fut engourdi , et le malade se plaignait d'une sensation de froid que l'état du pied ne justifiait pas. Le régime fut léger : le malade fut nourri avec des crêmes de ris à l'eau, réitérées toutes les six heures , et l'eau de veau nitrée fut prescrite pour boisson.

Dans la journée , le malade éprouva de l'agitation et de la soif ; il se plaignait de douleurs assez vives au talon. Le pouls était plein , dur et fréquent. Sur le soir, il survint une forte douleur à la tête avec injection de la face. Les douleurs du membre opéré s'étendaient jusqu'au genou : la température de la cuisse et du pied paraissait supérieure à celle du reste du corps. Nous fîmes faire une saignée de douze onces. La nuit fut aussi agitée que le jour précédent : le malade ne goûta pas un instant de repos.

Le second jour de l'opération, le pouls était plus souple et moins fréquent que la veille ; la douleur de tête était beaucoup moindre; mais le malade se plaignait de celle du talon, qui paraissait dépendre de la position du membre : celles que le malade ressentait la veille vers le genou étaient dissipées et il n'y en avait presque point dans la plaie de la cuisse. La jambe fut découverte, et trouvée un peu moins volumineuse , plus colorée en bleu et en rouge foncé , plus consistante dans sa partie moyenne , lieu où avaient existé les pulsations dont on ne pouvait plus distinguer aucune trace. La température paraissait au moins aussi élevée que celle du reste du corps , et la sensibilité de la peau un peu moins obtuse. La pression , même légère , causait des douleurs dans toute l'étendue de la jambe. Elle fut enveloppée d'un cataplasme émollient arrosé d'eau de Goulard , et remise dans l'appareil des fractures compliquées.

Dans la journée suivante , il y eut encore des douleurs et de l'agitation , mais il y eut peu de fièvre et la tête se conserva bien libre. Au pansement du soir , le cataplasme fut renouvelé , et l'état de la jambe parut s'améliorer : la température de tout le membre parut plus élevée que dans l'état naturel. Dans la nuit, la douleur du talon devint assez vive pour nécessiter l'administration d'un grain et demi d'opium qui ne produisit pas de calme.

Le troisième jour , la jambe avait considérablement diminué : le mollet était moins volumineux et moins dur ; l'ecchymose s'étendait dans la cuisse et le pied. L'œdème que ce dernier avait contracté lorsque la tuméfaction de la jambe était la plus grande , avait beaucoup diminué. La température de tout le membre était assez élevée ; la sensibilité de la peau était moins obscure , et la pression exercée sur la jambe , moins douloureuse. Malgré que nous eussions pris le soin d'incliner la jambe en dehors , après l'avoir replacée dans l'appareil , le malade se plaignit toute la nuit et fut privé de sommeil par les douleurs du talon.

Le quatrième jour, peu de douleurs à la jambe ; elle devient souple et plus mince ; la peau devient jaune et perd la couleur bleuâtre que l'ecchymose lui avait communiquée ; la sensibilité des tégumens se rétablit et l'engourdissement que le malade éprouvait se dissipe. Quelques phlyctènes se montrent vis-à-vis le point fracturé du tibia , et vraisemblablement sur celui qui avait le plus souffert de la compression exercée par la roue qui avait produit la fracture ; mais au-dessous de l'épiderme, la peau paraît saine et bien conservée.

Jusqu'au dixième jour, l'état du malade s'améliore progressivement : la résolution du sang extravasé se fait rapidement, au point de permettre de distinguer les pièces de la fracture et de songer à sa réduction ; elle fut opérée en grande partie ce jour-là , et tout paraissait si satisfaisant , soit sous le rapport du maintien de la circulation sanguine , soit sous celui de l'inflammation que les fragmens osseux déplacés ou le sang extravasé auraient pu exciter , que nous ne balançâmes pas à supprimer le cataplasme pour embrasser la fracture de plus près et la contenir plus exactement par l'appareil ordinaire. La plaie de la cuisse que nous avions visitée plusieurs fois alors, était presque complétement réunie. Nous permîmes au malade quelques alimens légers.

Jusqu'au vingt-cinquième jour le membre fut examiné et l'appareil renouvelé de cinq en cinq jours : la réduction fut complétée, la résolution du sang extravasé s'acheva, et les fragmens de la fracture avaient contracté un commencement de réunion bien manifeste. La sensibilité naturelle de la jambe était entièrement rétablie et les muscles avaient recouvré la faculté contractile : le malade pouvait mouvoir les orteils et le pied à volonté. *Un point de la cicatrice de la plaie de la cuisse s'était rouvert à cette époque, la ligature en fut expulsée, et le lendemain ce même point était cicatrisé de nouveau.*

Jusqu'au soixante-unième jour, l'appareil ne fut renouvelé que de huit en huit jours. Alors nous trouvâmes le cal assez solide pour abandonner l'usage de l'appareil à bandelettes et des attelles de bois, et nous contenter d'un bandage roulé et quelques attelles de carton. Ce nouvel appareil par sa légèreté devait favoriser les mouvemens que l'on faisait exercer plusieurs fois tous les jours à l'articulation du genou et à celle du pied, et faciliter les premiers pas, que nous ne tardâmes pas à faire essayer au malade.

Le quatre-vingt-douzième jour, la guérison était complète : le malade marchait sans béquilles et sans aucun secours étranger ; la marche était assez libre, à cela près d'un peu de roideur dans l'articulation du pied ; le membre qui avait été affecté était plus sensible à l'action de l'air et avait besoin d'un vêtement plus chaud : il y avait une légère différence quant au volume, comparé à celui du côté opposé ; mais pas la moindre difformité sensible , provenant de la fracture. Il ne tarda pas à demander sa sortie, que nous lui accordâmes , en lui recommandant de revenir s'il survenait la moindre altération dans sa santé.

Deux ans après, nous rencontrâmes *Boudet* à Lodève , et nous voulûmes nous assurer de son état : il marchait avec une grande facilité , il venait même de faire un long voyage à pied; néanmoins , le léger amaigrissement de tout le membre inférieur, que nous avions remarqué immédiatement après la guérison , s'était maintenu sans augmenter; il y avait aussi un peu d'affaiblissement dans les muscles de ce côté ; car *Boudet* nous assura qu'il s'était efforcé en vain de reprendre sa profession de postillon. Il jouissait d'ailleurs, d'une très-bonne santé.

OBSERVATION VI.

Le sieur *H. Maigret* , lieutenant dans la légion de l'*Aveiron*, âgé de 21 ans , d'une stature moyenne et grêle, d'une constitution lymphatique , jouissant d'une fort bonne santé, reçut dans un duel , le 2 octobre 1816 , un coup d'épée qui traversa la partie moyenne de la cuisse gauche. L'arme qui avait fait cette blesssure, avait une lame étroite et à trois côtes ; elle avait pénétré vis-à-vis la partie moyenne du muscle couturier , qui en avait été traversé d'abord ; puis se portant derrière le fémur , elle était ressortie par la partie postérieure externe de la cuisse , plus bas que le lieu de son immersion. Dans le moment , il y eut une hémorragie remarquable par l'orifice antérieur de la plaie ; mais une compression assez forte que l'on exerça tout aussitôt, et surtout, les mouvemens qui durent déranger les rapports mutuels des organes de la cuisse , firent cesser l'effusion du sang , au point que le malade put se rendre à pied et presque sans secours , jusqu'à son domicile, assez éloigné du lieu du combat.

On ne prit d'abord d'autres mesures , pour prévenir les suites de cette blesssure , que de tenir le malade au lit pendant
huit jours , et d'appliquer autour de la cuisse quelques compresses trempées dans l'eau de Goulard. Au bout de ce temps
les deux orifices de la plaie étant cicatrisés , on permit au
malade de quitter le lit et de se promener dans son appartement :
dès le lendemain , il éprouva des douleurs dans le lieu
de sa blessure, surtout en devant, et l'on aperçut sous la cicatrice antérieure , une tumeur qui égalait déjà le volume d'une
noix. Le malade fut remis au lit, la cuisse fut recouverte d'un
cataplasme arrosé d'eau de Goulard , et l'on pratiqua une saignée du bras. Comme on n'était pas fixé sur le caractère de
la tumeur, le repos ne fut pas présenté comme bien important ,
en sorte que le malade ne l'observa que très-imparfaitement :
aussi la tumeur s'accrut-elle fort rapidement , et avec elle une
douleur assez vive , qui de la tumeur s'étendait dans toute la
longueur de la cuisse et à la face interne de la jambe. En cet
état des choses , il s'éleva une discussion entre les chirurgiens
qui soignaient le malade , et qui considéraient la tumeur comme
un abcès : l'un voulait l'ouvrir de suite , l'autre croyait qu'il n'en
était pas temps ; et c'est pour vider ce différent que nous fûmes
appelé , le quinzième jour de la blessure.

Nous trouvâmes le malade couché horizontalement , la jambe
et la cuisse légèrement fléchies et appuyées sur leur face externe : toute autre attitude était accompagnée de douleur ;
mais dans celle qu'il avait choisie , il n'éprouvait qu'un sentiment de distension et des pulsations incommodes dans la
tumeur , et un léger engourdissement à la jambe. Les deux
orifices de la plaie étaient solidement cicatrisés. Sous la cicatrice antérieure était une tumeur conique , placée manifestement sous l'aponévrose *fascia-lata* , d'environ cinq pouces
d'élévation à son centre , et de près de quinze pouces de circon-

férence à sa base , laquelle paraissait engagée dans l'épaisseur des muscles de la face interne de la cuisse. De semblables dispositions et l'historique des circonstances antérieures , rendaient bien intéressant de savoir si la tumeur ne présentait pas des battemens : nous ne négligeâmes rien pour nous en assurer , et voici ce que nous reconnûmes. La vue ne pouvait faire distinguer aucun mouvement dans la tumeur (1). Mais en appliquant deux mains en opposition sur sa base , on sentait de suite une impulsion qui tendait à la soulever. Une seule main ne pouvait pas distinguer cette sensation aussi fortement ; néanmoins , elle était fort distincte, et n'avait laissé aucun doute. Ces battemens étaient bien plus considérables lorsque l'on comprimait l'artère poplitée, au point d'y intercepter la circulation. Ils disparaissaient, au contraire , la tumeur s'affaissait, elle subissait une réduction encore plus grande si on la pressait , tandis que l'artère crurale était comprimée avec soin contre l'os pubis. Les battemens et le soulèvement de la tumeur reparaissaient du moment que la compression de l'artère crurale avait cessé. C'en était assez pour constater la blessure cachée de l'artère fémorale, l'oblitération passagère de son ouverture par un caillot qui avait dû se laisser déplacer le huitième jour , et la formation d'un épanchement sanguin autour de l'artère blessée.

Les progrès rapides de la tumeur annonçaient une blessure assez étendue, et peut-être double de l'artère ; car , il ne nous paraissait pas probable que les mouvemens qu'on avait laissé faire au malade avec tant d'imprudence et presque sans interruption , pussent suffire pour expliquer un accroissement aussi

---

(1) Dans d'autres cas de cette espèce, nous avons pu voir distinctement les battemens de la tumeur , en la considérant attentivement de profil.

grand et aussi rapide. Quoi qu'il en fût de la cause de ce phénomène , sa marche le rendait redoutable : il fallait s'attendre
avant peu, à une inondation de toute la cuisse ; les muscles,
le tissu cellulaire, la circulation du sang dans les vaisseaux
capillaires artériels, devaient en éprouver bientôt des altérations profondes et proportionnées à la distension de tous les
organes. En laissant subsister plus long-temps un semblable
état, il fallait renoncer à la possibilité de l'oblitération du vaisseau principal et du rétablissement de la circulation par les
communications des branches, puisque la marche naturelle
de la maladie compromettait à chaque instant ces mêmes ressources. Il était urgent de mettre fin le plus tôt possible aux
progrès de l'épanchement sanguin : cette conséquence de l'état
des choses était si évidente , qu'elle ne nous permettait point
de songer à tout autre moyen que la ligature de l'artère ; ils
auraient été tous accompagnés de l'inconvénient d'être incer-
tains dans leur action, et de nécessiter des délais qui devaient
tourner au désavantage du malade , si on ne réussissait pas ;
d'ailleurs l'expérience nous a donné une telle confiance dans la
ligature *indirecte,* que nous ne doutions nullement de son
succès , dans les conditions où se trouvait le malade. Nous
prîmes donc le parti de lier l'artère fémorale près de l'aine
sans toucher à la tumeur sanguine ; et nous déclarâmes notre
intention au malade, qui s'y soumit sans difficulté.

Après avoir fait les préparatifs convenables , nous procédâmes le jour même, de la manière suivante : le malade étant
couché horizontalement et en face du jour , et convenablement assujetti, nous fîmes aux tégumens de la partie antérieure
et supérieure de la cuisse une incision de deux pouces de
longueur , parallèle à l'axe du membre, et s'étendant depuis
trois pouces au-dessous de l'arcade crurale , jusqu'au point
où le bord interne du muscle couturier recouvre l'artère fémo-

rale. Dans de semblables rapports et dans une direction exactement verticale, cette incision se trouvait répondre précisément à l'artère crurale, dans le point le plus superficiel de sa longueur : aussi, n'eûmes-nous qu'à diviser le feuillet antérieur de l'aponévrose *fascia-lata*, une couche assez mince de tissu cellulaire, et à détourner quelques glandes lymphatiques inférieures, pour mettre le vaisseau à nu. Nous recommandâmes alors, à un aide, disposé tout exprès pour cet emploi, de reconnaître les pulsations de l'artère iliaque vis-à-vis la marge du bassin, et de se tenir prêt à la comprimer au besoin. La structure des parties que nous avions découvertes et que nous pouvions mettre absolument à sec, tant il coulait peu de sang, aussi bien que les battemens de l'artère, nous aidèrent à distinguer cette dernière de deux veines qui l'entouraient. Nous plongeâmes l'extrémité d'une sonde mousse cannelée et recourbée entre l'artère et la veine intérieure, à la faveur de leur tissu cellulaire commun. Cet instrument fut conduit de dedans en dehors autour des autres vaisseaux, ayant soin de n'intéresser que le tissu cellulaire, à la faveur de petits mouvemens en haut et en bas. Un stylet boutonné et recourbé, portant une ligature formée de trois brins de fil ciré, fut glissé dans la cannelure de la sonde, et les deux instrumens retirés ensemble par le côté interne laissèrent la ligature en place. Celle-ci fut serrée circulairement par un nœud simple, autour de l'artère, jusqu'à ce que nous distinguâmes la secousse qui annonce la rupture des tuniques propres, et que les spectateurs eurent aperçu la formation du bourrelet occasioné par le refoulement des tuniques propres rompues, au-dessus et au-dessous de la ligature : cette dernière fut arrêtée alors par un second nœud, et ses chefs fixés par un emplâtre agglutinatif, sur un côté de la plaie. Celle-ci fut refermée tout aussitôt, avec quelques bandelettes de diachylon gommé , et recouverte par un peu de charpie et quelques compresses en forme de bandelettes.

A l'instant où la ligature fut serrée sur l'artère , la tumeur perdit ses battemens et s'affaissa d'une manière très-notable ; en même temps , le malade éprouva un engourdissement dans tout le membre. Celui-ci fut placé dans une assez grande élévation à la faveur de coussins suffisans , légèrement fléchi , couché sur son côté externe, enveloppé immédiatement d'une flanelle et d'une fourrure , et entouré de sachets de sable chaud. Dans la journée , la jambe et le pied étaient à peine moins chauds que le reste du corps. Le malade se plaignait de fourmillemens douloureux autour du genou. Le pouls était dur , plein et un peu vif. Il y avait un peu d'oppression et des douleurs légères vers le sternum. La nuit fut agitée , plus par l'oppression et les douleurs de poitrine que par tout autre motif.

Le matin du deuxième jour la température du membre opéré était au-dessus de celle du reste du corps ; la cuisse, la jambe et le pied étaient aussi sensibles que dans l'état naturel, et tous les muscles aptes au mouvement. Il y avait quelques légers soubresauts du pied ; les fourmillemens du genou continuaient. Le pouls était fébrile et dur ; le malade éprouvait une soif assez intense et se plaignait plus que la veille de l'oppression et des douleurs sternales , mais sans aucune tendance à la toux. Il n'y avait aucune douleur ni à la tumeur ni à la plaie. Nous prescrivîmes une saignée du bras dans l'intention de dégager la poitrine de l'espèce de reflux sanguin qui paraissait s'être fait de ce côté; un régime sévère et l'eau de veau nitrée pour boisson. Dans la journée , la respiration devint plus libre et les douleurs de la poitrine disparurent. Il en survint d'autres au bas-ventre , que l'expulsion des gaz intestinaux soulageaient: on fit sur l'abdomen un liniment avec l'huile de camomille

camphrée et l'éther. Le soir, un peu de rehaussement de fièvre ; moins de douleurs et de gêne à la poitrine ; les coliques
sont calmées ; il y a des douleurs autour du genou ; la température
de tout le membre est fort satisfaisante, aussi bien
que la sensibilité et la contractilité des muscles. La nuit fut
moins agitée que la précédente.

Le troisième jour, la poitrine et l'abdomen étaient entièrement
dégagés ; la température du membre manifestement plus élevée
que celle du côté opposé ; les douleurs du genou presque
nulles ; une légère douleur au talon, provenant de la position
de la jambe, moins inclinée qu'à l'ordinaire sur son côté
externe; fièvre très-légère. La tumeur ne présente plus aucune
trace de mouvement : elle est sensiblement diminuée de volume et un peu plus consistante. Dans la nuit, quelques re-
tours des douleurs du genou, qui se calment ensuite ; le malade
a reposé plusieurs heures.

Le quatrième jour, plus de douleurs à l'abdomen ni à la
poitrine; un peu de toux : prescription d'un lok opiacé. La
fièvre est presque entièrement dissipée. Douleurs assez vives
par intervalles au genou, à la jambe et au talon. Le membre
est fort chaud et aussi sensible que dans l'état naturel; le malade peut en mouvoir à volonté toutes les parties. La plaie est
découverte : sa réunion s'opère, excepté dans le passage des
chefs de la ligature. La nuit a été calme. Le malade a eu cinq
heures de sommeil à diverses reprises.

Le cinquième jour, point de changement.

Le sixième jour, l'état du malade s'améliore sous tous les
rapports. La tumeur est encore sensiblement réduite et plus
dure. Le malade désire des alimens : on lui accorde trois
bouillons gras. Il nous fait remarquer des battemens très-
sensibles à la partie inférieure interne de la cuisse, qui doivent
provenir des derniers rameaux de l'artère fémorale profonde.

Le septième jour, l'état du malade était si satisfaisant que
l'on a supprimé les sachets de sable chaud : le membre n'en
a pas moins conservé une température fort élevée. Prescription
de quatre bouillons avec la semoule.

Jusqu'au treizième jour, amélioration progressive : la tumeur
est réduite à moins du tiers de son volume; ce qui en reste
est un noyau fort dur, mais indolent. La plaie est cicatrisée
à l'exception du passage des chefs de la ligature, qui tient
encore : on la tord pour accélérer sa chute. L'appétit est bien
prononcé et le malade digère facilement les alimens solides qu'on
lui accorde. On supprime les oreillers sur lesquels le membre
reposait et la fourrure dont il était enveloppé : il conserve
néanmoins une bonne température.

Le dix-septième jour, chute de la ligature. La tumeur diminue plus lentement qu'elle n'avait fait jusques-là.

Le vingtième la plaie est entièrement cicatrisée. Le membre
exécute facilement tous les mouvemens, excepté la flexion de
la jambe qui est un peu gênée par l'effet de l'immobilité dans
laquelle le genou a été tenu pendant long-temps.

Le vingt-unième le malade quitte son lit et fait quelques
pas. Il ne tarde pas à sortir, et avant le trentième jour il
faisait au dehors des promenades assez longues avec le secours
d'une canne.

Ce militaire n'a quitté la ville que plus de six mois après,
pour suivre sa légion à Toulon, où il a repris son service.
Au moment de son départ, il ne restait de la tumeur sanguine qu'un noyau fort dur, du volume d'une noix, et situé
assez profondément. La cicatrice de la plaie de la cuisse était
solide, linéaire, indolente et ne présentant aucune pulsation ;
on ne pouvait pas distinguer également des battemens, entre la
cicatrice et ce qui restait de la tumeur. Le membre exécutait
avec liberté toute sorte de mouvemens, jouissait à peu de

chose près de la même force et d'une sensibilité aussi exquise que toute autre partie du corps. La cuisse et la jambe étaient un peu plus maigres que le membre opposé: cependant cette différence , qui en suppose une dans la nutrition des muscles, n'a pas eu de conséquences sensibles quant à la force de ces mêmes organes (1).

OBSERVATION VII.

Dans les troubles qui éclatèrent à Montpellier , le 2 juillet 1815 , le nommé *Grandel* , âgé de trente ans , d'une taille assez élevée , d'une constitution forte , mais très-altérée par les fatigues de la guerre qu'il avait faite pendant long-temps , et encore plus par l'exercice de sa profession de maçon , qu'il avait été obligé de reprendre, malgré la gêne qu'il éprouvait par les suites d'une blessure grave qu'il avait reçu à la jambe droite, fut atteint, à cette même jambe , d'un coup de feu qui fracassa les deux os. Il fut transporté à l'hôpital Saint-Éloi , où nous le vîmes presque aussitôt.

Le cas était des plus graves pour trois raisons principales. D'abord cette même jambe avait déja été long-temps et dangereusement affectée par la première blessure : à en juger par les

---

(1) Au moment où nous écrivons cette observation (octobre 1818) , nous avons M. Maigret sous les yeux : il est présent à son corps (à Perpignan) , et voici son état actuel. Le membre est un peu plus maigre que celui du côté opposé; mais il n'est pas moins propre aux mouvemens : nous l'avons vu franchir des fossés d'une grande largeur avec beaucoup d'assurance. Il nous a accompagné sans lassitude et sans claudication , dans des promenades de plusieurs heures. La tumeur est entièrement dissipée. La cicatrice est parfaitement libre. On ne sent aucun battement sous cette dernière , non plus que sous la cicatrice de la blessure.

difformités qu'elle en avait conservées et par les cicatrices dont elle était couverte , on pouvait facilement s'assurer que le fracas des os et le désordre des parties molles avaient dû être énormes. En second lieu, cette fois les lésions n'étaient pas moins étendues : les deux os étaient brisés en éclats dans presque toute leur longueur , et les parties molles mâchées et déchirées dans une étendue de plus de cinq pouces , sur la région antérieure. Enfin , ce cas est un de ceux qui nous ont fourni l'occasion de reconnaître que, dans cette déplorable journée , les armes, de part et d'autre, avaient été chargées de plusieurs balles : nous en retirâmes quatre de la jambe de *Grandel*. Ces motifs étaient suffisans pour nous démontrer l'impossibilité de conserver le membre : nous proposâmes au malade l'amputation , à laquelle il consentit , et que nous pratiquâmes sur-le-champ , nous félicitant qu'aucun symptôme de commotion ne se fût montré , malgré tant de raisons propres à produire cette redoutable complication.

Quoique les délabremens qui résultaient de la nouvelle blessure s'étendissent beaucoup vers le genou, il nous parut possible de pratiquer l'amputation dans la continuité de la jambe; et les conséquences de la conservation du genou sont d'une si grande importance pour l'agilité d'un mutilé , que nous nous décidâmes pour l'opération immédiatement au-dessous de cette articulation. Selon notre usage , nous liâmes les artères une à une , en les isolant au moyen de la pince ; et comme l'amputation avait été faite très-haut , il n'y eut pas plus de trois ligatures à faire , dont une seule importante. La peau ayant été conservée en suffisante quantité , elle servit à recouvrir la totalité du moignon avec une telle exactitude , qu'il n'y avait que le passage des chefs des ligatures , où il n'y eût pas de contact immédiat entre les bords de la section des tégumens.

Tout prospérait au gré de nos désirs , jusqu'au 9 juillet ,

septième jour de l'opération : l'état général du malade ne laissait rien à désirer; aucun symptôme de commotion n'avait paru ;
à peine avait-on pu distinguer un léger mouvement de fièvre
durant les trois premiers jours ; le malade reposait presque
toute la nuit ; il souhaitait quelques alimens que nous lui avions
accordés; le moignon était presque indolent, la peau s'était complétement recollée sur la totalité de la nouvelle surface, la réunion
immédiate avait réussi partout , et il n'y avait plus de solution
de continuité que celle qu'entretenait l'interposition des chefs
des ligatures. En comprimant la partie postérieure du moignon ,
on exprimait par le trajet de la principale ligature , une petite
quantité de pus de bonne qualité , et c'était le seul qui eût
encore paru , et tout à la fois le seul phénomène qui méritât
notre attention : cependant il n'était ni assez marqué , ni assez
insolite pour nous arrêter long-temps. Les ligatures paraissaient solides ; elles ne furent pas violentées, et après un pansement très-simple , le moignon fut replacé sur des oreillers et
couché sur le côté externe du genou.

Le soir de ce même jour , nous fûmes étonné d'apprendre
que le malade perdait du sang : nous accourûmes et nous trouvâmes qu'une hémorragie fort abondante avait eu lieu par le
trajet de la principale ligature , qui tenait pourtant encore.
L'effusion du sang était suspendue par la compression qu'un
élève avait exercée vis-à-vis l'os pubis, du moment que l'hémorragie avait été connue ; mais celle-ci se reproduisait dès que
la compression était omise ; et la qualité du sang qui s'écoulait
alors , la rapidité de son effusion , aussi bien que son origne ,
tout servait à démontrer qu'il devait provenir de la principale
artère que le moignon renfermait , c'est-à-dire de l'extrémité
de la poplitée. Le malade avait éprouvé une vive émotion ;
mais il recouvra le calme propre à son caractère quand il nous
vit auprès de lui.

Il était évident que nous ne pouvions compter sur aucune des ressources accessoires que l'on a mis en usage en pareil cas : la compression directe telle que *Petit* l'avait employée avec succès sur l'extrémité du moignon , ne pouvait réussir, parce que le sang s'élançait avec trop de force , et que le vaisseau qui le fournissait était trop important. La compression latérale exercée dans le jarret, ou dans un point quelconque de la longueur de la cuisse , devait être insuffisante pour les mêmes motifs , et tout à la fois parce qu'elle agirait partout à une trop grande distance du vaisseau à comprimer , et parce qu'elle manquerait d'un point d'appui convenable, et surtout assez fixe ; elle aurait eu d'ailleurs l'inconvénient de causer un engorgement considérable du moignon. La compression de l'artère crurale contre l'os pubis ne pouvait être continuée long-temps encore ; car le malade en était déjà fort incommodé : il est peu de praticiens qui n'aient observé que cette compression est accompagnée de douleurs plus inquiétantes que vives , et qu'on ne la supporte que très-impatiemment, ce qui peut être attribué à ce qu'elle porte également sur les branches du nerf crural et sur les vaisseaux. Mais nous avions appris, autant par notre pratique que par celle des autres , combien il est dangereux de rouvrir un moignon pour y chercher le vaisseau qui fournit une hémorragie secondaire , et nous ne pouvions nous résoudre à détruire avec d'aussi grands périls , le travail que la nature avait déjà fait pour la réunion des parties molles , et à rentrer ainsi dans toutes les chances défavorables attachées à une amputation. Dans cet embarras , la ligature *indirecte* nous avait inspiré trop de confiance , pour ne pas se présenter comme une ressource précieuse , et nous en saisîmes l'idée avec assurance.

Les préparatifs convenables étant faits, le lit du malade fut exposé au grand jour ; et sans rien changer, ni à l'attitude du membre , ni à la compression qu'on n'avait cessé d'exercer depuis notre arrivée , sur l'artère crurale devant l'os pubis , nous découvrîmes l'artère fémorale, immédiatement au-dessus de son passage sous le muscle couturier, et par conséquent , dans le tiers supérieur de la cuisse. Une incision de deux pouces , qui n'intéressait que les tégumens et l'aponévrose *fascia-lata,* nous suffit pour mettre à nu , en quelques instans, le vaisseau que nous avions le dessein d'oblitérer. Nous plongeâmes sur son côté interne, à la faveur du tissu cellulaire , l'extrémité mousse d'une sonde cannelée recourbée ; et nous conduisîmes cet instrument de dedans en dehors , tout autour de l'artère , ne le faisant avancer qu'à mesure que nous déchirions le tissu cellulaire par de petits mouvemens en haut et en bas , c'est-à-dire , parallèles à l'axe du vaisseau. Un stylet boutonné , recourbé comme la sonde et portant une ligature composée de trois brins de fil ciré, fut glissé dans la cannelure du premier instrument ; et l'un et l'autre ayant été retirés ensemble par le côté interne de l'artère , la ligature se trouva placée sous le vaisseau. Ce lien fut serré immédiatement et circulairement par un nœud simple , jusqu'à ce que nous eûmes , ainsi que les assistans , la certitude que les tuniques propres de l'artère étaient rompues ; alors il fut arrêté par un second nœud. Nous procédâmes de suite au rapprochement immédiat des lèvres de la plaie par le moyen d'un emplâtre adhésif, laissant les bouts de la ligature interposés vis-à-vis le point central , et fixés par un emplâtre particulier.

A l'instant même de la constriction de l'artère par la ligature , le sang cessa de couler par le moignon, quoique la compression sur l'os pubis eût été supprimée ; et cette même compression ne fut point continuée comme une précaution importante au besoin , quoique la ligature parût violemment agitée par l'impulsion du sang : nous avions appris à placer plus de confiance dans les effets d'une ligature *seule, circu-laire et convenablement serrée*, ainsi que dans ceux de la réunion immédiate des parties molles qui environnent le point lié d'une artère. Il n'y eut presque pas de refroidissement ni d'engourdissement dans le membre ; mais le malade éprouva d'abord, dans le point de la ligature, une douleur vive qui fut calmée par une dose d'opium, au point que la nuit même, il dormit six heures.

Le second jour de cette dernière opération, le membre avait la température et la sensibilité naturelles, au point que nous pûmes nous contenter de l'envelopper d'une simple flanelle. Après avoir découvert le moignon, nous en exprimâmes, en le comprimant, surtout d'arrière en avant, quelques caillots qui s'échappèrent en faisant violence à la voie de la princi-pale ligature. La plaie de la cuisse était indolente ; le malade n'y éprouvait point de battemens, et on n'y sentait aucune impulsion.

Le cinquième jour, qui correspondait au douzième de l'am-putation, les deux ligatures accessoires du moignon se sépa-rèrent. Nous exprimions chaque jour une certaine quantité de pus de bonne qualité, par la voie de la principale ligature, qui tenait encore. La plaie de la cuisse se réunissait, et ne présentait ni douleurs ni battemens ; il y avait seulement un peu d'engorgement élastique dans le tissu cellulaire sous-cutané.

Le sixième jour, l'état du malade était si satisfaisant, que nous crûmes devoir céder à ses instances pour obtenir quel-ques alimens.

Le huitième jour, quinzième de l'amputation, la principale ligature du moignon se sépare : elle entraîne avec elle un lam-beau de tissu cellulaire mortifié ; en comprimant le moignon on en expulse deux autres moins considérables ; mais il ne s'échappe pas une goutte de sang.

Le treizième jour , la ligature de l'artère fémorale se sépare spontanément. On ne peut distinguer aucune pulsation dans le lieu que ce lien vient d'abandonner ; celles de la région inguinale paraissent même plus obscures. Le sinus formé par le séjour de la principale ligature du moignon est extrêmement réduit ; le lendemain il est complétement oblitéré.

Le vingt-quatrième jour, cicatrisation complète de toutes les plaies. La cuisse et le moignon de la jambe sont aussi volumineux que dans l'état naturel. Le malade fait quelques pas avec des béquilles.

Le soixantième , il marche librement sur une jambe de bois. Il sort de l'hôpital parfaitement guéri.

Ce blessé , qui a obtenu un emploi dans l'Octroi municipal de Montpellier , est journellement sous nos yeux : rien , jusqu'à ce jour , n'a pu faire douter de la solidité de l'oblitération de l'artère fémorale , et de celle de la poplitée dans le moignon. Aujourd'hui , plus de quatre ans après la blessure et les deux opérations qu'elle a nécessitées , les deux membres n'offrent pas la moindre différence , soit sous le rapport du volume , soit sous celui de la force.

OBSERVATION VIII.

Dans le même événement du 2 juillet 1815 , le nommé *Lecques* , âgé de 53 ans , d'une taille assez avantageuse , d'une forte constitution , mais détériorée par la débauche , fut atteint d'un coup de feu à la cuisse gauche , qui fracassa le fémur. Les parties molles de presque toute la face externe de la cuisse étaient mâchées et déchirées d'une manière horrible : il y avait à la face interne du même membre trois plaies du même genre, dont la moins étendue avait deux pouces dans tous les sens. Les doigts pénétraient par plusieurs voies jusqu'au fémur , que l'on trouvait comminué et réduit

en éclats de diverses dimensions, dans presque toute sa longueur , à l'exception des condyles, et d'environ un cinquième
dans sa partie supérieure. Il n'en fallait pas tant pour être
assuré de l'impossibilité de conserver le membre , pour être
certain que le malade périrait promptement si l'on entrepre-
nait le traitement d'une semblable fracture , et pour démontrer l'indispensable nécessité de procéder sur-le-champ à l'amputation de la cuisse. Mais le malade s'y refusait obstinément,
et sa femme nous conjurait, en versant des torrens de larmes , de ne pas couper la cuisse à son mari.

Ce fut avec les plus grands regrets , et en pronostiquant
la perte inévitable du malade, que nous nous mîmes en devoir
de débarrasser cette énorme blessure des fragmens osseux
qui tenaient le moins ; mais nous vîmes bientôt que notre
projet était inexécutable , et qu'il aurait fallu faire une dissection extrêmement prolongée pour le remplir. Cependant, dans
nos fouilles , nous rencontrâmes trois balles dont nous fîmes
l'extraction. Cette circonstance et l'énormité de la plaie, nous
aurait porté à croire que le blessé avait reçu plusieurs coups
de feu en même temps sur la même partie ; mais le malade
était dans une ivresse complète et hors d'état de nous fournir
aucun renseignement à cet égard. D'un autre côté , toutes les
blessures provenant du même événement avaient présenté les
mêmes caractères. Il n'y en eut presque pas une qui ne présentât des déchirures énormes , des plaies d'une dimension
effrayante , et des fracas osseux extrêmement étendus. En renonçant à de plus grandes recherches , nous plaçâmes le
membre dans un appareil à fractures compliquées , pour le
contenir et prévenir les vacillations des fragmens nombreux
du fémur , dont les moindres mouvemens devaient aggraver
l'état des parties molles déjà si maltraitées.

Le second jour , le malade était affaissé , le pouls lent ,

embarrassé et irrégulier ; la respiration inégale, la teinte de la
peau, pâle, mais point jaune ; la langue humide et un peu
rouge ; point d'envies de vomir, ni de douleurs à l'épigastre ;
le ventre déprimé ; il y avait eu plusieurs selles dans la nuit.
L'appareil de la cuisse était inondé d'un suintement sanguinolent ; mais il n'y avait pas eu d'hémorragie. Le membre, et
surtout les plaies, qui étaient frappés la veille d'un froid
remarquable, avaient recouvré la chaleur naturelle ; il y avait
encore peu d'engorgement. En renouvelant l'appareil nous
nous servîmes du tableau du désordre des parties, pour faire
de nouvelles instances au malade ; il fondit en larmes, mais
ne se rendit pas. Nous prescrivîmes une saignée du bras, qui
parut alléger un peu la circulation et la respiration. Le malade fut mis aux crêmes de riz pour toute nourriture, et à
l'usage d'une boisson chargée d'acide sulfurique.

Le troisième et le quatrième jours, il survint des symptômes
ataxiques qui nous obligèrent de recourir à l'usage intérieur
du camphre à haute dose, dont nous fûmes assez heureux
pour tirer un grand parti. L'engorgement du membre était
toujours médiocre ; mais des douleurs violentes annonçaient
qu'il allait bientôt devenir bien plus grand. Il n'y avait aucun
symptôme de gangrène. Nous réitérâmes nos instances ce jour-
là, et cette fois la douleur fut plus éloquente que nous : il fut
décidé que l'amputation serait faite le soir. La fracture s'étendait si haut, qu'à moins de désarticuler la cuisse, ce qui ne
paraissait ni indispensable ni prudent, il fallait pratiquer l'amputation dans une partie de la blessure. La plaie externe s'étendait presque jusqu'au niveau de l'extrémité inférieure du grand
fragment du fémur, qui comprenait environ le cinquième
supérieur de la longueur totale de cet os. Les plaies du côté
interne s'étendaient moins vers le haut : en sorte qu'en faisant une coupe circulaire qui passait au-dessus des plaies du

côté interne et qui tombait dans le point le plus élevé de celle du côté externe, l'extrémité inférieure de ce grand fragment devait se trouver à la profondeur d'environ deux pouces au milieu des parties molles. Malgré le désavantage de conserver dans la section des parties qui avaient participé à la blessure, il fallut mettre ce plan à exécution, parce que c'était celui qui simplifiait le plus l'opération ; chose d'une très-grande importance, chez un blessé qui avait éprouvé un délabrement aussi étendu, qui n'avait pu se résoudre qu'après quatre jours révolus à l'amputation, et qui, jusques-là, avait essuyé les souffrances énormes qui pouvaient être la conséquence d'un semblable état, et une partie de l'affection nerveuse qui succède le plus souvent à des blessures aussi graves. La cuisse fut donc amputée suivant le projet que nous avions formé ; et nous n'eûmes après la section des parties molles, qu'à retrancher d'un trait de scie, l'extrémité du grand fragment du fémur taillée en bec de flûte. Les ligatures furent aisées et peu nombreuses. Nous n'eûmes pas de peine à rapprocher les parties molles d'arrière en avant, et de les affronter exactement selon une ligne transversale. La peau fut retenue par quelques points de suture et le tout par des bandelettes agglutinatives, et un appareil très-simple. Le malade passa la nuit suivante bien plus tranquillement que les précédentes. Nous crûmes devoir contre notre usage, visiter le moignon dès les premiers jours, dans la défiance de l'engorgement dont il pouvait être entrepris.

Le deuxième jour de l'opération, cinquième de la blessure, il y avait, en effet, un peu d'intumescence au moignon ; mais peu de douleurs, même au toucher. En le comprimant d'avant en arrière, surtout dans le trajet de l'artère fémorale, on exprimait un peu de sérosité roussâtre, qui s'échappait par la voie de la principale ligature. Ce même suintement était fourni par d'autres points, mais en moindre quantité. La face du malade était plus colorée qu'à l'ordinaire ; sa langue était rouge, il éprouvait de la soif, le pouls était vif et dur, et la respiration fréquente. Nous fîmes faire une saignée du bras, et nous prescrivîmes l'eau de veau nitrée pour boisson.

Pendant les trois jours suivans, les soins furent les mêmes, et l'état du malade s'améliora : la fièvre avait diminué, la respiration était libre, le moignon se dégorgeait, et quoique en le comprimant on exprimât du pus par plusieurs points, et notamment par le trajet des ligatures, cependant on s'assurait aisément que la réunion s'opérait dans un grand nombre d'autres.

Le sixième jour, le malade, très-susceptible d'émotion, ne doutant plus du succès de son opération, et sentant d'autant plus vivement sa félicité qu'il s'était cru sans ressources, se livra sans modération à toute l'expression de sa joie, lorsque nous parûmes auprès de lui, et fit un mouvement brusque avec son moignon, pour nous montrer à quel point il était exempt de douleurs. Il en résulta une légère hémorragie qui était arrêtée lorsque le moignon fut à nu, et qui ne reparut pas pendant les neuf jours suivans, durant lesquels le malade fut plus circonspect, et garda le repos avec plus de soin. Pendant tout ce temps le moignon se dégorgea complétement ; les divers sinus desquels on exprimait du pus, les jours d'auparavant, s'étaient oblitérés, à mesure que les ligatures s'étaient détachées ; il n'en restait qu'un correspondant au trajet de la ligature principale, mais dont, à la vérité, il découlait encore une quantité de pus disproportionnée, s'il fallait ne l'attribuer qu'au séjour prolongé de la ligature. Il était évident d'ailleurs, que tout le reste était réuni ; et l'état du malade était si satisfaisant que nous lui avions permis des alimens qu'il mangeait avec empressement et qu'il digérait avec facilité.

Le seizième jour de l'opération , correspondant au vingt-unième de la blessure , vers les dix heures du matin , il survint une hémorragie très-grave , qui , en quelques instans, inonda l'appareil et le lit du malade. Prévenu tout aussitôt , nous accourûmes , et nous trouvâmes le malade fort effrayé ; mais l'hémorragie était suspendue par une compression que l'on avait exercée de suite sur l'artère crurale , devant la branche horizontale de l'os pubis. Le moignon étant découvert, il fut évident que le sang avait coulé par le trajet de la ligature principale qui n'était point encore tombée , mais qui se sépara dans ce moment , entraînant avec elle un lambeau de tissu cellulaire mortifié , lequel resta engagé dans la petite plaie , parce qu'il n'était pas entièrement séparé.

Nous prîmes notre parti sur-le-champ : après le fait précédent et le succès que nous avions obtenu en liant l'artère fémorale , nous ne pouvions pas balancer dans le cas actuel, où nous n'avions à conserver la circulation que dans un moignon fort court , et où la réunion des parties molles était bien plus avancée qu'elle ne pouvait l'être dans le moignon de la jambe, lorsque l'hémorragie survint. Après avoir fait disposer le lit du malade de manière qu'il se trouvât convenablement éclairé , nous fîmes placer les doigts de l'aide qui comprimait l'artère , un peu plus en arrière ; en sorte que , l'aponévrose du muscle oblique externe étant ainsi repliée derrière l'arcade crurale , le vaisseau se trouvait comprimé derrière la crête de l'os pubis , et restait libre jusques devant l'arcade. Nous fîmes alors aux tégumens une incision de deux pouces d'étendue , précisément sur l'axe du vaisseau , laquelle par son extrémité supérieure, dépassait un peu le ligament de Poupart. En poursuivant cette incision dans ce même point , nous mîmes à nu l'arcade crurale, et en divisant de même le tissu cellulaire et le feuillet aponévrotique qui descend de cette même arcade , nous découvrîmes l'artère immédiatement à son issue de l'abdomen. Il ne fut pas difficile de glisser au-dessous et autour du vaisseau une sonde cannelée recourbée , en procédant de dedans en dehors , pour éviter de lier ou de blesser la veine. Un ligature simple, composée de trois brins de fil ciré fut placée de la manière ordinaire et serrée circulairement et sans interposition , jusqu'à ce que les tuniques propres furent rompues ; alors un second nœud assujettit le premier ; les bords de la plaie furent rapprochés sur-le-champ , et maintenus par des bandelettes agglutinatives , les chefs de la ligature restant interposés et fixés par un petit emplâtre.

Les conséquences de cette seconde opération auraient été tout-à-fait nulles , sans la frayeur et l'affaiblissement du malade. Ne craignant point d'inflammation et redoutant bien plus la faiblesse et les funestes effets de l'affliction , nous nous appliquâmes à relever les forces et le courage du malade : il prit fréquemment de petites quantités de consommé de viande et d'un vin généreux ; nous lui citions souvent l'exemple de son camarade , alors fort avancé , et vraiment bien encourageant pour lui. Nous parvînmes à rétablir la confiance et à ranimer les forces. L'appétit et le sommeil reparurent. Le lambeau de tissu cellulaire qui était resté appendu au moignon , se sépara et entraîna quelques caillots sanguins ; après quoi, ce qui restait de la plaie fut cicatrisé en peu de jours. Celle de l'aine , exempte de tout engorgement , se réunissait.

Le septième jour de la seconde opération , correspondant au vingt-troisième de la première , la ligature de l'artère crurale se sépara sans accident.

Le vingtième, la plaie de l'aine était complétement cicatrisée. Le malade paraissait tout-à-fait guéri : cependant il se plaignait de douleurs profondes dans le moignon ; il survint de l'engorgement inflammatoire; un point de la grande cicatrice transversale se rouvrit , et livra passage à une certaine quantité de pus , un fragment osseux et la moitié d'une balle de plomb. Pendant deux mois ces accidens se sont renouvelés fréquemment, et la nature a délivré par là le moignon, de deux autres portions de balle et de plusieurs fragmens osseux, qui avaient été poussés trop avant dans l'épaisseur des parties molles pour pouvoir être reconnues dans le premier moment. Enfin , au commencement de décembre 1815 , il put adopter l'usage du membre artificiel , dont il se sert actuellement avec une grande facilité (1).

RÉFLEXIONS.

Les trois premières observations que nous venons de rapporter , présentent des circonstances remarquables par rapport à la pourriture d'hôpital , et particulièrement des traits relatifs à la facilité avec laquelle cette contagion se propage dans la profondeur d'un membre, à la faveur du tissu cellulaire.

Nous avons déjà fait remarquer, dans notre Mémoire sur la Pourriture d'hôpital , que le tissu cellulaire est l'organe qui cède le plus facilement à l'action du principe contagieux , et qu'il est assez commun d'observer que , tandis que la peau résiste , ou ne cède qu'avec une certaine lenteur , la pourriture se propage dans le tissu cellulaire sous-cutané ou intermusculaire , de manière à disséquer la peau et les muscles; que les aponévroses résistent à l'action, pour ainsi dire , consomptive du *contagium* , mais qu'elles en sont nécrosées tout aussi bien que les os; en sorte que, tandis que le tissu cellulaire sous-aponévrotique , sous-cutané, intermusculaire, sont

____

(1) Ce malade est encore aujourd'hui (janvier 1820) sous nos yeux , et jouit de la plus parfaite santé.

détruits , la peau , les aponévroses , les muscles , les os eux-
mêmes restent isolés , n'ont plus entre eux que des rapports
de situation, ont perdu toutes les relations vitales, et ne tardent pas enfin, quand l'isolement est complet, à être frappés
de mort. Avant que les choses ne soient portées à ce point ex-
trème , la pourriture peut se propager clandestinement dans
la partie la plus profonde de l'épaisseur d'un membre , sans
qu'il y paraisse autrement que par une sorte d'engorgement
pâteux des parties superficielles.

Les premiers faits de ce genre que nous eûmes occasion de
voir , nous causèrent un grand embarras , parce que les écrivains n'avaient pas publié d'observations analogues, et que nous
ne pouvions nous éclairer d'aucune description antérieure. Une
douleur assez vive , mais vague, à cause de sa profondeur , dont
l'ambiguïté est augmentée par l'état adynamique qui a lieu
ordinairement alors , se fait sentir au loin d'une blessure infectée de pourriture d'hôpital , dans la partie la plus charnue
du membre ; au mollet . par exemple, la blessure étant au
talon. Il se forme un engorgement dans toute l'étendue de la
jambe ; il est pâteux et sans noyau inflammatoire ; la partie
charnue du membre a augmenté de volume , sans acquérir
beaucoup de consistance ; le tissu cellulaire sous-cutané est
infiltré, œdémateux et presque indolent ; la peau est pâle et
froide et sans inflammation. Cependant les symptômes généraux s'aggravent à chaque instant , et bien plus rapidement
qu'avant l'apparition de ces phénomènes : les symptômes adynamiques se prononcent beaucoup et dans des proportions
assez égales à l'engorgement du membre.

On voit un exemple de cette sorte de propagation profonde de la pourriture d'hôpital , surtout dans la troisième
observation. A la suite d'un coup de feu qui avait traversé
le métacarpe . la pourriture d'hôpital pouvait intéresser parti-

culièrement diverses couches du tissu cellulaire , et se propager de là dans des directions variées. Le tissu cellulaire situé sous l'aponévrose palmaire céda plus rapidement que tout autre à l'action du *contagium* , ce qui détermina l'extension des effets de celui-ci sous l'aponévrose de l'avant-bras , et dans les interstices des muscles fléchisseurs des doigts.

De plus grands progrès rendent cette affection dangereuse plus facile à reconnaître : la séparation des escarres aponévrotiques , les perforations qu'elles présentent pour le passage des vaisseaux ou des nerfs , favorisent la communication de l'infection au tissu cellulaire sous-cutané , qui en est détruit à son tour ; alors la peau rougit sur un ou plusieurs points , devient douloureuse , mince , violette ; elle est soulevée par une collection putride , et ne tarde pas à s'ulcérer ou à se mortifier. Mais, à moins que l'infection ne se soit propagée directement de la plaie entachée primitivement au tissu cellulaire sous-cutané , le désordre est toujours extrême et presque sans ressource , lorsque ce dernier organe et la peau sont intéressés à ce point , à la suite d'une affection plus profonde dans son principe.

Il est donc bien important de pouvoir reconnaître cet état de choses , du moment que l'infection se propage profondément et forme un sinus caché dans l'épaisseur d'un membre.

D'abord , c'est un accident dont on doit toujours se défier , toutes les fois qu'il s'agit d'une blessure et surtout d'un coup de feu, qui pénètre profondément ou qui traverse la partie charnue d'un membre , ou seulement , qui a intéressé des couches considérables de tissu cellulaire , lorsque d'ailleurs on est environné de circonstances propres à favoriser l'inoculation de la pourriture d'hôpital. Ce n'est pas que les blessures faites par une arme blanche soient exemptes de l'infection ; mais il faut un contact immédiat entre la plaie et les miasmes dont l'atmosphère ou les pièces d'appareil sont char-

gées : les bords d'une blessure faite par la pointe d'une épée
ou d'un sabre peuvent être rapprochés immédiatement par
l'effet de l'engorgement ou par le soin que l'on peut avoir pris
de provoquer la réunion immédiate ; dès-lors la plaie peut
échapper à la contagion , quelles que soient les conditions
propres ou environnantes. Dans un coup de feu , au contraire ,
l'attrition des parties molles a établi une condition équiva-
lente à celle d'une perte de substance ; et jusqu'à ce que l'engorgement ait mis les parties en contact, la totalité du trajet
de la balle peut admettre l'air et toutes les conséquences de
l'introduction de ce fluide. Même pendant le plus haut degré
d'engorgement, les deux orifices d'un coup de feu présentent
une sorte de renversement des parties intéressées, qui les laisse
toujours exposées aux contagions extérieures.

Dans ce dernier cas , l'infection commence constamment
par les orifices d'une blessure , et il est aisé alors de la suivre des yeux et d'en observer les progrès , tant qu'elle ne
s'exerce que sur des parties extérieures et faciles à soumettre
à l'action des sens. La destruction qu'elle opère d'abord sur
les tégumens , donne plus d'étendue aux orifices d'un coup de
feu , et leur fait bientôt contracter une disposition infundibuliforme. La surface s'étend , et avec elle les chances d'infection;
le foyer de cette dernière étant désormais attaché à la plaie
elle-même , la contagion doit devenir d'autant plus active ;
et si l'accident n'est survenu qu'après l'époque où le dégorgement des parties a permis à celles qui formaient le trajet
de la balle de se réunir , l'infection locale renouvelle l'inflammation précédente dans des organes où elle est à peine
éteinte , et s'y répand tout aussitôt. De la sorte , la totalité du
trajet d'une balle peut être ouverte et transformée en une
espèce de conduit plus ou moins large , abreuvé de la sanie
ou de l'ichor fétide qui en découle ordinairement.

Une fois en cet état, le trajet d'une balle infecté de pourriture d'hôpital, peut présenter une nouvelle série de phénomènes. Jusque-là, la solution de continuité que le projectile a
opérée, les nouvelles surfaces que son passage a formées, les
conditions relatives à la suppuration, dans lesquelles ces
mêmes surfaces se trouvent, la facilité de renouveler ces mêmes
conditions, lorsque les nouvelles surfaces sont déjà effacées
par une réunion récente, ont dirigé la contagion selon le
trajet du corps vulnérant. Mais quand ce travail est consommé,
les seules raisons qui puissent diriger les progrès ultérieurs de
la contagion, ne peuvent plus être déduites que de la susceptibilité comparative des divers organes intéressés : or, l'observation a mis hors de doute que le tissu cellulaire est sans comparaison plus accessible à l'action de ce délétère que tout
autre organe ; par où l'on conçoit comment ce même tissu
cellulaire se laisse pénétrer plus aisément, surtout là où il
est en grandes masses, lorsque les choses sont dans l'état où
nous venons de les dépeindre. C'est alors qu'en suivant les
couches épaisses de cet organe, placées sous une aponévrose
d'enveloppe et entre les muscles qu'elle recouvre, la contagion
peut se propager et former un sinus fort profond et situé
dans le centre d'un membre. La pourriture d'hôpital produit
peu d'inflammation et un engorgement sans rénittence, mais
des douleurs vives et fort inquiétantes, ce qui paraît assez
d'accord avec l'état adynamique que semble démontrer la nature des phénomènes locaux et généraux, et ce qu'il serait peut-
être facile d'expliquer en l'attribuant à l'introduction des miasmes putrescens qui paraissent être le principe de la contagion.
Quoi qu'il en soit, il résulte de ces propriétés de la maladie,
que lorsqu'elle se propage dans un lieu caché et profond,
dans le centre d'un membre charnu, une douleur vive et fatigante l'annonce d'abord ; mais la profondeur de son siége le

rend incertain : le malade n'indique que vaguement une partie qui ne paraît nullement affectée d'ailleurs ; en sorte qu'il n'est pas rare que cette douleur soit considérée d'abord comme sympathique , et qu'elle n'obtienne pas toute l'attention qu'elle mérite. Ceux à qui l'observation a rendu un pareil tableau familier , peuvent soupçonner déjà l'existence d'un sinus et peuvent s'en assurer, soit en portant un doigt dans la plaie et l'employant à explorer avec soin l'état de ses parois , soit en exerçant une compression suffisante dans le lieu que la douleur indique comme le siége vraisemblable des progrès cachés de la pourriture : par cette dernière espèce de recherches , un observateur expérimenté pourra reconnaître un empâtement profond; mais ce qui est plus aisé à vérifier est un suintement ichoreux , plus ou moins abondant selon l'ancienneté du symptôme , et que l'on fait écouler par la plaie primitive pendant que l'on exerce la compression vers le siége de l'empâtement. Ce phénomène est caractéristique , et suffit pour démontrer l'existence d'un sinus putride et pour indiquer sa situation.

Lorsque cet accident n'a pas pu être constaté jusque-là , l'empâtement du tissu cellulaire sous-cutané , qui ne tarde pas à se joindre aux autres symptômes , peut signaler d'une manière certaine le désordre caché. Jusque-là, la violence des douleurs, l'insomnie , la dégradation rapide de toutes les fonctions , l'adynamie plus ou moins prononcée , ont dû le faire soupçonner ; surtout si des symptômes aussi graves accompagnent une blessure de peu d'étendue, qui peut paraître même entièrement purgée de l'infection spécifique , comme il nous est arrivé de l'observer dans le trajet d'une balle traversant la partie inférieure de l'avant-bras , par exemple. La pourriture peut avoir été combattue avec succès par le cautère actuel ou par les acides minéraux, excepté dans un seul point profond et correspondant au tissu cellulaire que l'aponévrose recouvre : dans ce cas, tandis que la plaie paraît en bon état, quoiqu'elle fournisse une grande quantité de matière ichoreuse dont on ignore l'origine ; le malade éprouve des douleurs vives , de l'insomnie, la fièvre , un amaigrissement rapide , la décomposition de la face , de l'assoupissement et du délire ; symptômes que l'on ne peut attribuer à la blessure qui paraît en bon état, mais qui doivent faire supposer l'existence d'une cause cachée, que l'empâtement souscutané signale d'une manière évidente. Ce phénomène, dont le développement tardif donne toujours à l'affection essentielle le temps de faire des progrès dangereux, indique le lieu où la la compression fera reconnaître le siége caché de la pourriture d'hôpital : on en fait refluer vers la plaie , par ce moyen , une quantité d'ichor putride proportionnée à la durée de l'affection clandestine ; ce qui démontre toujours une extension considérable, et souvent funeste , de l'infection spécifique.

Il faut avoir vu et suivi avec l'intérêt et l'anxiété que peuvent inspirer à un praticien pénétré d'humanité , des faits de cette importance, pour savoir combien ils peuvent favoriser d'erreurs préconçues et vraisemblables. On a écrit , on a enseigné publiquement que la pourriture d'hôpital est le symptôme d'une affection générale, dépendante des influences météorologiques ou de toute autre espèce , mais capables d'agir sur l'ensemble de la constitution ; que l'on ne peut rien espérer que des traitemens connus des diverses espèces d'affections aiguës , ou de ceux qui peuvent opérer la décomposition de ces dernières par la destruction de leurs élémens constitutifs. Quoi de plus séduisant qu'une pareille doctrine ! Elle est conforme aux observations de tous les siècles : la maladie règne épidémiquement et de concert avec une affection générale qui se montre souvent isolée ; mais dans le même temps, et sous l'influence des mêmes circonstances, le génie dominant d'une épidémie se retrouve dans toutes les affections concomittantes , et doit presque toujours être pris seul en considération , quelle que soit la forme des accidens qui l'accompagnent ; la clandestinité de l'affection locale. que l'on croit détruite , parce qu'elle ne se montre plus dans les parties apparentes d'une plaie, et que l'on peut complétement ignorer parce qu'elle se cache profondément , tout semble concourir pour faire servir les cas de cette espèce à la confirmation d'une doctrine que sa simplicité et son air d'orthodoxie semblent recommander également. Aussi , tel croit avoir combattu avantageusement , ou plutôt prévenu le développement de la pourriture d'hôpital , en opposant aux maladies concomittantes , et qui régnaient épidémiquement , le traitement connu des affections bilieuses ; tel autre a usé avec le même avantage du traitement des affections catarrhales, vermineuses , adynamiques , etc., etc.

Des observations semblables ont toutes leur côté vrai : les observateurs ont fait le tableau des maladies qui règnent toujours dans une armée malheureuse, harassée, entassée dans des lieux trop étroits et malsains ; chacun a décrit ce qu'il a vu, et chacun a cru se rapprocher des vues des plus grands médecins du monde , en enveloppant, comme épisode , dans l'histoire d'une épidémie, celle d'une affection simultanée, mais tout-à-fait distincte. On peut dire que le traitement méthodique des affections générales essentielles qui ont compliqué la pourriture d'hôpital , surtout dans les cas les plus graves , n'a pu que simplifier le problème , et rendre moins dangereuse l'affection locale , en la réduisant à sa propre influence; si dans quelques cas , les forces assimilatrices peuvent être assez puissantes pour neutraliser un délétère aussi actif , et pour produire ainsi la guérison spontanée de la pourriture , il n'est pas douteux que c'est faire quelque chose pour la corroboration des puissances de la nature , dans le même sens, que de la soustraire à la distraction des forces que le jugement spontané d'une maladie aiguë devrait nécessairement entraîner, et de favoriser cet événement heureux par les moyens que l'art nous fournit. Enfin , il faut convenir qu'il est extrêmement vraisemblable que les émanations animales qui s'élèvent des corps trop nombreux, pour la quantité d'air qu'ils habitent, est la cause commune des fièvres nosocomiales et de la pourriture d'hôpital ; qu'en attaquant raison-' nablement les premières , de manière à les laisser subsister le moins qu'il se peut, on diminue l'importance du foyer duquel provient l'inoculation de la pourriture. Mais c'est à cela que se borne l'utilité de la doctrine dont l'application à la Médecine-pratique a produit les plus heureux résultats , qui peut avoir de grands avantages, même dans l'espèce de cas dont il s'agit ; mais dont il faut se garder d'abuser, en lui donnant une extension outrée et qu'elle ne peut pas admettre.

La propriété contagieuse de la pourriture d'hôpital , qu'on a trop négligé de constater, est le principe unique, du moins à notre avis , de la différence essentielle des deux affections ; et c'est faute d'avoir connu cette propriété encore contestée de nos jours , même par des praticiens respectables et blanchis dans les armées les plus nombreuses et les plus actives du monde, que l'on est tombé dans les erreurs que nous venons de signaler. Les faits de l'espèce de ceux que nous avons rapportés dans ce mémoire, et dont on s'est servi pour argumenter en faveur de la doctrine la plus erronée , examinés avec plus de soin , auraient paru plus propres que d'autres à établir une doctrine opposée , et notamment la propriété contagieuse de la maladie , son influence sur l'état général des fonctions , et l'importance d'un traitement local , qui , en faisant cesser l'affection locale contagieuse, amène la solution la plus complète et la plus sûre de l'affection générale.

On voit d'abord , que les progrès profonds et clandestins de la pourriture d'hôpital , n'ont lieu que lorsque le trajet d'un coup de feu traverse des parties aponévrotiques qui forment divers détroits , à la faveur desquels il a été difficile d'atteindre le tissu cellulaire intermédiaire , soit par le feu , soit par les acides minéraux. Dans une pareille disposition , il est impossible que l'œil juge sciemment de la nécessité d'agir plus fortement sur tel ou tel point , en raison des progrès différens que l'infection a pu déjà faire dans le tissu cellulaire profond.

En second lieu , toutes les fois que la cautérisation d'une plaie de cette espéce n'est pas suivie d'un amendement sensible et prochain des symptômes généraux , on ne risque guères de se méprendre en supposant que quelques points profonds de la plaie, entachés comme les autres , ont échappé à l'action du caustique et recèlent encore le *contagium* : presque toujours en dirigeant les recherches de ce côté , on trouve d'abord un engorgement profond , une collection ichoreuse que l'on vide par la compression ; bientôt, un empâtement extérieur qui confirme tous les soupçons ; et si, découvrant le foyer par un moyen quelconque, on y exerce la destruction du principe contagieux , au moyen du feu, par exemple, et avec le soin et l'exactitude convenables , on dissipe , le plus souvent et par cela seul, tous les symptômes d'affection générale , avec la promptitude que pourrait suivre l'action d'un moyen spécifique, et qui n'a certes jamais été la conséquence d'un traitement méthodique et général.

On ne saurait arrêter la réflexion sur les faits que nous avons rapportés , sans éprouver combien il importe que leurs conséquences naturelles se répandent : le poison marche avec une rapidité d'autant plus grande que l'ichor putride en est saturé , et que cette humeur étant retenue dans un sinus étroit, à l'extrémité duquel une aponévrose peut même faire l'office de valvule , l'inoculation se renouvelle , pour ainsi dire, à chaque instant. On voit d'ailleurs par nos observations, qu'il n'est aucune sorte d'organes qui soit à l'abri de son action : les artères

les plus volumineuses en sont attaquées et perforées , de manière à donner lieu à des hémorragies graves , et à toutes leurs
conséquences. On voit que dans un sinus de cette espèce situé
à l'avant-bras , la partie supérieure de l'artère radiale fut intéressée au point de causer de grands embarras : à la suite de
la désarticulation du bras , l'artère axillaire est perforée au-
dessus de la section ; et malgré l'intrépidité des secours qu'un
semblable accident rend nécessaires , il ne laisse pas d'avoir des
conséquences funestes : dans une autre circonstance , un coup
de feu traversant le bras près de l'artère humérale , met dans
la nécessité de s'exposer à léser ce vaisseau , dans l'appréhension de le voir bientôt attaqué par la pourriture.

Ce dernier fait nous semble mériter une attention bien sérieuse , par les funestes conséquences de la nécessité où nous
nous sommes trouvé d'employer un moyen dangereux par lui-
même. Si des écrivains qui n'avaient pas observé la nature , ne
se fussent efforcés d'obscurcir une question de cette importance ; si l'observation pure et simple avait servi plus tôt à
constater, pour un grand nombre de praticiens, la propriété contagieuse de la maladie et la nature animale du *contagium ,*
on aurait songé plus tôt en France , à l'emploi de l'acide muriatique , dont on a fait usage à la même époque , dans l'armée
anglaise d'Espagne , sans avoir cependant sur la maladie elle-
même des idées plus saines que celles que l'on avait communément dans toute l'Europe (1). Depuis que nous avons recueilli

____

(1) Les mêmes praticiens que nous avons vus employer familièrement
l'acide muriatique , nous ont fait en même temps un grand éloge de
l'application des sangsues sur le contour de la partie affectée , ce qui
annonce certainement une théorie tout aussi vicieuse que celles que l'on
professait alors , et quelque méprise dans la formation du diagnostic. Ce
moyen de dégorgement local n'a pu servir qu'à combattre une compli-

un semblable fait , nous avons vivement senti que , dans les
cas où il serait possible d'espérer que l'application de l'acide
muriatique neutraliserait le *contagium* à la surface des parties
qui l'auraient reçu , et où l'on ne serait pas dans la nécessité
de le poursuivre profondément dans l'intimité de ces mêmes
parties , l'acide muriatique mériterait la préférence sur l'emploi du cautère actuel. Si nous en avions connu l'efficacité pour
lors , si des observations nombreuses en avaient constaté les
heureux effets , au point de nous inspirer une confiance telle
que nous en avions besoin pour un cas aussi grave , il n'est pas
douteux que nous l'aurions préféré ; et nous sommes dans la persuasion qu'il nous aurait suffi , puisque , comme l'observation
l'a démontré , quoique l'infection eût déjà fait de grands progrès sous les orifices de la plaie , elle était encore bornée aux
surfaces dans son trajet. En effet , quoique la cautérisation de
ce dernier fût superficielle et passagère , elle n'en fut pas moins
suivie, quoique avec une lenteur remarquable, de la détumescence
du membre, présage toujours sûr d'un succès complet.

C'est donc un précepte des plus importans à admettre que,
dans les cas où la pourriture d'hôpital n'a point pénétré profondément dans le tissu cellulaire intermusculaire ou sous-aponévrotique , ceux où l'infection locale n'a point rendu enfrac-
tueuse la surface où elle réside , ceux particulièrement où un
gros vaisseau placé dans le voisinage peut inspirer des craintes
et tout à la fois des doutes relativement aux progrès que l'inoculation aurait pu faire vers cet organe , l'application de l'acide

---

cation ; mais il est douteux que, quiconque a fait une étude approfondie
de cette maladie sur la nature elle-même , puisse se persuader que l'inflammation doit être comptée au nombre de ses complications possibles :
selon l'un des observateurs cette complication aurait même été familière.

muriatique étendu suffisamment pour ne pas agir comme caustique , mérite la préférence sur l'emploi du feu, par la raison que la première condition du moyen employé n'est pas la destruction des organes affectés.

La même observation démontre que , quoique le *contagium* ait agi pendant long-temps sur une grande masse de tissu cellulaire intermusculaire, il peut ne pas se propager au loin dans ce même organe, et dégrader ainsi profondément un membre par l'isolement et la mortification des muscles. Ainsi quoique dans les conditions où ce coup de feu avait été reçu, il fût naturel de s'attendre à de semblables dévastations, l'observation démontre qu'en pareil cas il ne faut pas se laisser aller aux préventions défavorables que des circonstances pareilles peuvent inspirer , mais qu'il faut recueillir des preuves positives et directes de l'état des parties.

Dans la seconde observation , on voit la confirmation d'un fait général et de la plus grande importance. La propriété contagieuse est tellement incontestable dans la pourriture d'hôpital , qu'il faut s'attendre à l'infection de la plaie après une amputation ; à moins que l'on ne provoque la réunion immédiate , et que l'on n'opère dans ce dessein , un rapprochement très-exact et absolument complet. Nous avons depuis très-longtemps adopté l'usage de la réunion immédiate à la suite de toutes les opérations chirurgicales , où elle est praticable ; nous pensions bien qu'elle avait un avantage de plus, dans les cas où l'on est environné des circonstances qui produisent cette affection, ou lorsque le malade doit être exposé aux émanations qui en proviennent ; mais nous étions loin de penser qu'il suffirait de la petite surface que devait entretenir l'interposition d'un fil de ligature, pour donner lieu à la contagion, lorsque nous pûmes recueillir un grand nombre d'observations qui nous le démontrèrent sans réplique. Un grand nombre

des militaires qui nous parvenaient étaient blessés depuis long-
temps ; les moins malheureux étaient ceux que l'encombrement
n'avait pas permis d'admettre dans les hôpitaux, pourvu toutefois qu'ils n'en eussent reçu ni linge à pansement, ni charpie.
Tous les autres avaient trouvé la contagion partout où ils avaient
stationné ; ils l'avaient contractée dès le principe, et leur état
était le plus souvent déplorable : en effet, les blessures les
plus graves avaient obtenu la préférence pour l'admission dans
les hôpitaux, quand il avait été permis de faire un choix ; et
c'étaient précisément celles qui étaient le plus profondément
entachées de pourriture, sans doute parce qu'elles avaient été
plus long-temps exposées à la contagion. Il fallut se résoudre
à sacrifier un grand nombre de membres, que l'on aurait pu
sauver, sans les désordres que l'infection locale avait produits. Après les premières amputations que nous fûmes forcé
de faire, nous rapprochâmes les parties molles avec tout le
soin possible. Les malades furent tranquilles et dans l'état le
plus satisfaisant, pendant les cinq ou six premiers jours après
l'opération, temps pendant lequel nous avons l'habitude de laisser en place le premier appareil. Lorsque nous découvrîmes le
moignon, il était souple, exempt d'engorgement et de douleurs ;
il ne renfermait aucune collection, et la compression n'exprimait rien par le trajet des ligatures. Mais peu de jours après
ce premier pansement, et quelquefois dès le lendemain, nous
observions un peu de rougeur à l'orifice du trajet d'une ou
de plusieurs ligatures ; le malade éprouvait dans les mêmes
points des douleurs quelquefois très-vives ; un engorgement pâteux, une sorte d'infiltration froide partait de ces petites plaies
et se répandait insensiblement dans toute l'épaisseur du moignon ; le trajet des ligatures s'élargissait, d'abord dans son orifice
seulement, successivement dans tout le reste de son étendue,
et fournissait une quantité proportionnée du même ichor fé-

tide qui découle de toutes les plaies infectées de pourriture
d'hôpital ; on reconnaissait d'ailleurs, dans ces sinus, les caractères de cette affection. Quelquefois, dès le second ou le troisième jour de la levée du premier appareil, quoique les orifices
des trajets de ligatures ne fussent que très-peu élargis, mais
seulement douloureux et engorgés, l'empâtement se propageait
à toute l'épaisseur du moignon; on en exprimait par la pression une grande quantité d'ichor, et la sonde apprenait qu'il
existait déjà de grandes cavités toutes pénétrées de la contagion,
soit que cette dernière eût détruit rapidement la réunion déjà
faite, soit qu'elle eût profité de la liberté dont les parties
jouissaient encore, et des surfaces qu'elles conservaient.

Ces observations ne nous frappèrent pas d'abord, quelque
remarquables qu'elles fussent ; nous commençâmes par imagi-
ner que les humeurs étant saturées des principes putrescens
que de grandes blessures infectées depuis long-temps devaient
avoir fournis, pouvaient bien reproduire l'infection locale, comme
une diathèse produit un symptôme : mais les malades étaient
dans l'état le plus satisfaisant avant la levée du premier appareil ; les nouveaux accidens commençaient toujours par un
changement désavantageux dans les trajets des ligatures; l'altération de ces derniers commençait constamment par leur orifice, et les progrès étaient quelquefois assez lents pour que
l'on pût les observer et en étudier la marche avec une grande
facilité ; jamais il ne survenait de phenomènes morbifiques
généraux, qu'après une altération très-notable des trajets des
ligatures ; les symptômes généraux et ceux de l'affection locale,
étaient évidemment les mêmes que ceux de la pourriture d'hôpital dans toute autre circonstance. Ces remarques qui se présentaient en foule, nous ramenèrent bientôt à la seule opinion
réellement fondée, et nous firent recourir aux procédés qui
nous avaient si bien réussi dans d'autres conditions. Mais, la

disposition fistulaire des plaies par lesquelles se faisait la nouvelle inoculation , était d'abord un obstacle à la formation du
diagnostic ; et à moins de se déterminer par la seule circonstance des douleurs, ce qui pouvait être un guide fort équivoque , il était rare que nous pussions reconnaître à temps la
nouvelle infection : le plus souvent lorsque nous étions certains
de la reproduction, elle avait déjà fait de grands progrès ,
dont nous ne pouvions jamais bien juger *à priori*. Cette même
disposition des parties était un bien plus grand obstacle pour
le choix et l'application des procédés thérapeutiques : en effet ,
ne sachant que bien imparfaitement jusqu'où s'etendait l'infection , comment agir à la profondeur convenable ? Il était presque impossible de dire quelle forme particulière la pourriture
affectait ; et nous avons démontré ailleurs (1) que les divers
procédés ne réussissaient pas également bien dans chacune. Aussi
employâmes-nous sans succès et tour-à-tour, l'acide acétique ,
le sulfurique , le nitrate d'argent fondu et la potasse caustique ;
principalement, sans doute , parce que nous ne pouvions savoir à quelle profondeur l'action de ces moyens devait être
portée. Une crainte des mieux fondées nous retenait d'ailleurs :
la nouvelle infection procédait par les trajets des chefs des
ligatures ; par conséquent , l'extrémité d'un vaisseau lié pouvait être détruite par un caustique , et donner lieu à des hémorragies graves. La suite a démontré combien cette crainte
était fondée.

Nous perdîmes presque constamment les amputés dont le
moignon fut infecté par les trajets des ligatures ; les réunions
déjà faites furent complétement détruites , la plaie du moignon entièrement découverte , les muscles d'abord isolés par
la destruction de leur tissu cellulaire intermédiaire , ensuite

---

(1) Voy. notre Mémoire sur la Pourriture d'hôpital.

toutes les parties molles dévorées , l'os dénudé , saillant et
nécrosé ; et les forces épuisées par un si grand désordre , quelquefois aussi par des hémorragies abondantes et nombreuses,
présageaient une mort prochaine et inévitable.

Nous sentîmes bien vivement alors l'importance de prévenir
l'infection nouvelle dans le moignon d'un amputé, si la chose
était possible ; et les observations que nous avions faites devaient
nous conduire naturellement à supprimer l'interposition des
fils des ligatures, entre les lèvres de la plaie. Couper les fils
des ligatures tout contre le nœud du lien qui serrait le
vaisseau , était un procédé qui devait nous donner pour résultat principal , la liberté de rapprocher exactement la totalité
des lèvres de la plaie, sans rien laisser subsister de cette dernière. C'était un très-grand avantage , parce que nous ne lais-
sions plus exposées au contact de l'air et des miasmes dont il
était saturé , des surfaces sensibles à leur impression. Mais que
devait devenir l'anse de chaque ligature ? Il était évident
qu'elle ne laisserait pas de diviser complétement le vaisseau
qu'elle embrassait , et qu'une fois séparé des parties, ce corps
étranger serait rejeté par la nature. Mais que deviendrait le
pus dont le corps étranger devait provoquer la formation pendant son séjour ; et par quelle voie se ferait l'élimination de
la ligature ? Nous avions étudié avec beaucoup de soin les phénomènes qui succèdent à l'amputation d'un membre , lorsque
la réunion des parties molles a été provoquée immédiatement ,
et nous nous étions assuré que , excepté dans les cas où la
section des os a été opérée dans une partie spongieuse de leur
tissu , comme le haut du tibia , etc. , il faut toujours s'attendre à la mortification d'une lame, même assez épaisse , dans
le point correspondant au trait de scie. Cette portion d'os est
dès-lors un corps étranger , et la nature travaille incessamment
à son élimination. Le système absorbant est employé à ce tra-

vail : le plus souvent le séquestre en est singulièrement réduit, lorsque ce qu'il en reste est expulsé par un point de l'ancienne plaie déjà cicatrisée, et qui se rouvre tout exprès ; ce qui arrive quelquefois deux ou trois mois après l'opération. Le plus souvent, le point par lequel cette expulsion doit se faire, se rouvre quelque temps auparavant, et se conserve comme une très-petite fistule ; mais jusque-là le corps étranger n'a pas empêché la réunion immédiate des parties molles entre elles, l'os est resté dénudé au-dessous de ces dernières, lesquelles fournissent une petite quantité de pus qui ne parvient pas à l'extérieur, comme on peut s'en assurer par l'examen des cadavres. Il faut donc que l'action du système absorbant soit suffisante pour faire disparaître une grande partie du séquestre et le pus dont celui-ci provoque la formation ; il arrive même quelquefois que la portion d'os nécrosée est entièrement dévorée, et que toute expulsion devient inutile. Du reste, c'est presque toujours par un point de la cicatrice qui se rouvre, que se fait l'élimination du corps étranger : il est on ne peut pas plus rare qu'il se forme un abcès partout ailleurs ; et nous avons de bonnes raisons de croire que, dans ce dernier cas, les inégalités de l'os détaché ont plus de part à l'événement, que la seule circonstance de son séjour.

En cherchant dans ces observations ce qui pouvait s'appliquer à notre dessein de laisser l'anse des ligatures dans la plaie et de fermer complétement cette dernière par une réunion exacte, nous étions parfaitement rassuré. Ces corps étrangers ne nous paraissaient pas susceptibles de plus d'inconvéniens que le petit séquestre d'un os soumis à l'action d'une scie ; les fils n'étaient pas propres à être attaqués par les vaisseaux absorbans, mais leur volume était fort médiocre ; ils devaient l'un après l'autre, rouvrir la cicatrice, mais cet événement devait se passer fort tard, dans un temps où le malade aurait recouvré ses forces , où il pourrait vivre à l'air libre et loin de la contagion , les petites plaies pouvaient ne subsister que fort peu de temps ; toutes circonstances qui diminuaient les chances de l'infection. Nous mîmes ce procédé en usage , et nous eûmes la satisfaction d'obtenir les succès que nous recherchions. Le soin avec lequel les parties molles furent rapprochées , celui que nous mettons à lier tous les vaisseaux sanguins que nous pouvons distinguer et d'éviter l'interposition du moindre caillot , nous firent obtenir communément une réunion complète ; ce ne fut que du vingtième au trentième et même au quarantième jour , que nous vîmes divers points de la cicatrice se soulever, s'ouvrir pour montrer un nœud , et se fermer de nouveau dans les vingt-quatre heures. Jamais nous n'avons vu une ligature provoquer la formation d'un abcès.

Depuis que nous eûmes adopté cette conduite , nous n'avons plus vu la pourriture d'hôpital à la suite de l'amputation , ou de toute autre opération chirurgicale pouvant admettre la réunion immédiate des parties molles. Il faut donc considérer comme un précepte pratique , celui d'ensevelir les ligatures en les coupant tout contre le nœud, et en rapprochant la totalité de la plaie avec une grande exactitude , pour obtenir la réunion immédiate , toutes les fois que l'on est forcé de pratiquer l'amputation d'un membre , au milieu d'une épidémie de pourriture d'hôpital.

Le cas qui fait le sujet de la deuxième observation, doit être assimilé à celui d'une amputation, soit pour la nature et la gravité de l'affection qui nécessitait une opération majeure , soit pour l'état dans lequel nous devions laisser les parties. Il n'en fallait pas moins que la colliquation dans laquelle le malade tombait rapidement et qui n'admettait plus de délais qui ne lui devinssent funestes, pour prendre un parti qui n'était pas exempt de péril , par les conditions qui nous entouraient. D'un autre côté , la résection de la tête de l'humérus pouvait avoir des suites bien moins graves, surtout, en se ménageant les moyens de dérober tout aussitôt au contact de l'air les parties que l'on devait intéresser, uniquement dans l'intention de les préserver d'une longue suppuration. Mais combien le poids de cette considération devait s'accroître du danger de l'inoculation fortuite de la pourriture d'hôpital ; et combien d'embarras nous aurions évités , si convaincu déjà , nous eussions connu toute l'importance d'une réunion immédiate et complète ! Ce fait est assurément un de ceux qui peuvent le mieux servir à confirmer la solidité du précepte proposé. On y voit, d'ailleurs , la preuve que les tissus dont les artères sont composées , ne sont pas à l'abri de l'action de la pourriture d'hôpital , puisqu'une artère majeure , liée à son extrémité et oblitérée par l'action de la ligature, a pu être perforée par l'action de cette cause , à une distance notable au-dessus de cette oblitération ; au point de faire encourir au malade les plus grands dangers , et de mettre dans la nécessité de recourir à une opération insolite et digne d'un meilleur succès.

La première observation présente encore une remarque des plus importantes , celle des effets des ligatures appelées d'*attente.* Nous savions qu'un grand nombre de praticiens , et particulièrement le célèbre *Scarpa ,* avaient renoncé à l'usage de cette dangereuse précaution ; mais nous avions vécu parmi des maîtres d'un grand nom et d'un grand mérite, qui ne la négligeaient jamais , et qui croyaient n'avoir jamais eu à s'en plaindre. Notre esprit devait balancer entre des autorités égales ; et il n'est pas étrange que nous nous soyons déterminé par les documens que nous avions vu pratiquer. Beaucoup de chirurgiens en Europe, sont encore dans l'erreur que nous partagions alors. Il est hors de toute contestation que la ligature seule a servi à couper le vaisseau sous lequel elle était placée, sans le comprimer en aucune manière, sans même l'embrasser dans toute sa circonférence : car, il n'y avait point de pourriture d'hôpital dans la plaie à la faveur de laquelle le vaisseau fut lié ; la surface était belle, recouverte de bourgeons celluleux de la plus belle apparence, et la suppuration qu'elle fournissait était bien conditionnée. La ligature inférieure était solide, même après la chute de celle qui n'embrassait pas l'artère. Celle-ci a pourtant été coupée complétement vis-à-vis la ligature d'*attente*, sans que le vaisseau ait présenté la moindre défectuosité sensible : il est bien difficile, ou plutôt il est impossible de ne pas considérer la ligature comme la cause de cette section.

Mais comment se fait-il qu'une ligature qui n'est que passée sous une artère, que l'on a tenue isolée avec soin en assujétissant les chefs au moyen d'emplâtres agglutinatifs dont le principal usage était de préserver ce lien de tout déplacement, mais qui ont eu aussi l'effet d'empêcher toute violence contre l'artère, coupe ce vaisseau complétement en moins de temps qu'il n'en faut à une ligature serrée, pour se dégager des parties qu'elle étrangle? Sans approfondir encore la manière d'agir de cette dernière, ce que nous aurons occasion de faire dans la suite, il nous suffira de faire remarquer en ce moment que, dans la première de ces deux conditions, une ligature est un corps étranger, à l'élimination duquel la nature travaille incessamment, sans le secours d'aucune violence de sa part, si ce n'est celle de s'opposer à la réunion des parties qui ont été divisées pour la placer. Il est évident, d'après l'observation, comme nous l'avons démontré ailleurs (1),

---

(1) Voy. notre Précis élémentaire des Maladies réputées chirurgicales, tom. II, chap. I.ᵉʳ, où nous avons le premier présenté quelques vues générales sur les corps étrangers.

que lorsque la nature ne peut ni assimiler, ni détruire par la voie de l'absorption la substance d'un corps étranger, elle travaille le plus souvent à lui ouvrir une issue. Il est tout aussi manifeste que le séjour d'un corps étranger produit sur les parties molles qui l'entourent, l'impression la plus propre à exciter un surcroît d'action dans le système absorbant. On voit, en effet, que les substances les plus dures, comme celle des os, en sont manifestement rongées, et détruites quelquefois dans une très-grande étendue. Mais il paraît que ce surcroît d'action des vaisseaux lymphatiques peut s'appliquer aux parties vivantes elles-mêmes, partout où l'impression d'un corps étranger se fait sentir. En sorte que ce moyen sert tout à la fois à diminuer le volume de la substance qui gêne, et à lui préparer une issue convenable. Un cordon de fil ciré ne paraît pas susceptible d'une action rapide de la part des vaisseaux absorbans ; mais si leurs fonctions ont éprouvé une accélération marquée par le séjour d'un corps de cette nature, les parties qui entourent ce dernier seront bientôt soumises à une destruction plus ou moins rapide, et presque toujours dirigée du centre vers la périphérie du corps. Il arrivera donc que tout ce qui constitue le trajet d'une ligature, même sans constriction, doit éprouver les effets d'une absorption accélérée. Or, si la ligature a été placée assez près du vaisseau sur lequel on la destine à agir au besoin, une couche mince de tissu cellulaire peut être la seule interposition, que l'absorption aura bientôt fait disparaître; en sorte que le lien sera bientôt en contact avec la tunique fibreuse de l'artère, à moins qu'il n'embrasse également une couche aponévrotique, où l'absorption agit beaucoup plus lentement. On sait que la couche fibreuse des artères, abandonnée à elle-même, ne résiste pas long-temps à l'effort du sang. Ainsi le tissu cellulaire ayant été détruit par l'absorption dans la moitié ou les deux tiers de la circonférence d'une artère , par le simple contact d'une ligature qui est restée isolée, il faut s'attendre à chaque instant à la rupture de la tunique fibreuse , surtout dans le sens circulaire , parce qu'il est plus aisé de séparer entre eux les faisceaux annulaires des fibres qui la composent, que de les rompre dans leur continuité.

On s'apercevra facilement que l'explication que nous essayons d'un phénomène , du moins très-important à connaître , n'est pas fondée sur des idées préconçues , mais bien sur les inductions les plus naturelles des faits. Si l'explication peut aider à concevoir le phénomène , et surtout à donner une idée plus vive du danger qui accompagne les ligatures d'*attente ,* nous la regarderons comme utile ; dans le cas contraire , nous ne balancerions pas à l'abandonner , pour conserver le souvenir du fait lui-même. Nous croyons cependant qu'elle peut servir à fonder un précepte pratique important , que nous allons exposer, et alors elle serait d'un plus grand intérêt.

Quoiqu'il soit incontestable , au moins d'après l'observation que nous avons rapportée, que la seule présence d'une ligature peut suffire pour déterminer la section d'un vaisseau , il faut convenir que la compression que ce lien peut exercer sur le même vaisseau, lorsqu'il est médiocrement serré, au point , par exemple , de ne gêner nullement le passage du sang , ou bien d'intercepter incomplétement la circulation , et à des degrés variés , peut singulièrement ajouter à la rapidité avec laquelle le vaisseau est détruit. Nous avons eu des occasions favorables pour juger des résultats d'une semblable ligature , résultats sur lesquels on est loin de s'accorder. On a renoncé aux ligatures graduellement serrées , comme *Hunter* les employa dans sa première opération , et l'on a eu pour cela de fort bonnes raisons , qui confirment pleinement notre assertion. Nous avons vu faire une opération d'anévrisme au

jarret , par la ligature de l'extrémité supérieure de l'artère poplitée. La ligature fut à dessein incomplétement serrée , dans
l'intention de laisser passer quelque peu de sang au-dessous
de l'anévrisme , en attendant que l'exiguïté de la colonne que
la tumeur recevait encore, favorisât la coagulation de tout
celui qu'elle contenait. Il fut aisé de prévoir dès-lors une hémorragie grave et prochaine , qui survint , en effet, du quatrième au cinquième jour , et dont les suites furent mortelles.
Que l'on fasse des épreuves sur les animaux vivans ; que l'on
prenne soin de s'assurer qu'une ligature qui entoure une artère , n'embrasse avec elle que son tissu cellulaire propre , et
aucun tissu aponévrotique environnant; que l'on serre *lentement* la ligature , au point de réduire d'un tiers ou d'un
quart la quantité de sang que l'on laissera circuler encore ,
et l'on verra constamment survenir une hémorragie , au bout
de peu de jours. En faisant ces expériences , il faut avoir le
soin que la ligature soit serrée *graduellement* et *sans secousse ;* s'il arrivait que l'on eût d'abord serré la ligature ,
par inadvertance , au point d'intercepter totalement la circulation , il ne servirait de rien de relâcher le lien au point indiqué : il faudrait rejeter le sujet de l'expérience ; quel que fût
son résultat , il ne prouverait rien. Les faits de cette espèce
qui sont venus à notre connaissance , nous portent à croire
que la destruction d'un vaisseau artériel entouré d'une ligature, est plus rapide lorsque cette dernière exerce quelque constriction, que lorsqu'elle n'en exerce aucune.

On ne peut pourtant pas dire que la destruction ou plutôt la section de l'artère soit d'autant plus rapide que le lien
est plus serré ; mais on peut dire, en général , que la section
totale du vaisseau sera d'autant plus sûre et plus prompte,
que la constriction *incomplète* sera plus grande. Nous ne pré-
sentons cette proposition que comme générale , parce qu'elle

admet des exceptions. La constriction forte , mais incomplète, peut avoir été exercée lentement, de manière à comprimer , plisser le vaisseau , sans l'altérer dans la continuité de ses tuniques propres ; mais si cette épreuve a été exercée sur une artère majeure et affectée d'anévrisme à peu de distance au-dessous , la réduction de la colonne de sang que le sac anévrismal reçoit, peut amener la coagulation de tout ce que l'anévrisme en contient, et successivement de celui qui se trouve dans le vaisseau lui-même. Si la ligature est supprimée alors , il est possible qu'elle n'ait pas assez séjourné pour déterminer la section du vaisseau. Si , d'un autre côté, la constriction de la ligature a été poussée , d'abord , au point d'intercepter totalement la circulation , quoiqu'elle soit relâchée immédiatement après , et que la circulation se fasse encore en partie par le vaisseau comprimé, celui-ci ne tardera pas à s'oblitérer, par les conséquences d'une lésion physique que nous allons bientôt développer , et le séjour de la ligature incomplète ne donnera point lieu à l'hémorragie , du moins le plus souvent.

Cette lésion physique d'une artère, qui accompagne nécessairement la compression circulaire exercée sur cet organe par un lien , au point d'y intercepter totalement la circulation , est une rupture des tuniques interne et fibreuse. Plus le vaisseau soumis à cette espèce de compression est considérable , plus cet effet est assuré. Les parois d'une artère sont trop épaisses pour pouvoir former des rides nombreuses , assez étroites , et fermer ainsi exactement et solidement la cavité intérieure. Quelquefois une ride fort large , et formée de toute l'épaisseur des parois , remplit l'espace intérieur et s'oppose au passage du sang , quoique la ligature qui a produit un semblable effet , ne soit que médiocrement serrée : mais alors le corps que le lien embrasse n'est pas exactement cylindrique ; il présente des saillies qui correspondent à l'angle des plis que l'artère forme ; et la compression de la ligature étant plus forte sur ces points que sur les autres, l'artère ne tardera pas à y être usée, perforée sans oblitération, d'où proviendront des hémorragies plus ou moins abondantes. Mais, le plus souvent, l'action d'un lien circulaire détermine la formation de trois ou quatre rides dans la circonférence du vaisseau, toutes trop épaisses pour pouvoir s'entrecroiser avec l'exactitude nécessaire, et fermer ainsi la cavité de l'artère. Il semblerait naturel de penser, qu'en augmentant la force de la compression, ces rides formées d'un corps souple et compressible, s'accommoderaient à la forme des espaces intérieurs et les combleraient en entier ; mais le tissu fibreux particulier qui fait une bonne partie de l'épaisseur des artères et que quelques-uns ont appelé musculaire, est très-fragile dans tous les sens ; les faisceaux qui le composent se séparent, surtout, très-facilement entre eux, et comme des anneaux ou des segmens d'anneaux. La distension parallèle à l'axe ou l'allongement, la distension latérale, celle qui résulte d'une violente injection et dans laquelle les deux modes se trouvent réunis, la compression perpendiculaire, surtout lorsqu'elle est bornée à une très-petite surface, comme quand elle est exercée par une ligature mince, sont également capables de produire cet effet ; mais la dernière espèce de ces violences le produit bien plus sûrement, plus facilement sans doute, parce que c'est surtout la séparation circulaire des anneaux entre eux qu'il est facile d'opérer, et que l'action de cette force s'exerce circulairement.

La membrane interne des artères est aussi très-peu extensible, et beaucoup moins que ne l'ont cru ceux qui ont pensé qu'elle pouvait former une hernie considérable en dehors d'une artère perforée. Elle cède constamment à l'effort, quel qu'il soit, qui opère la rupture de la tunique fibreuse, et se déchire avec elle , et ce phénomène dépend autant , sans doute, de la fragilité naturelle de cette membrane, que de son union intime avec la couche fibreuse. En se bornant à étudier le mécanisme de cette rupture opérée par l'action circulaire d'une ligature , on trouve que le cylindre d'une artère étant graduellement rétréci par le lien , à mesure que l'anneau formé par ce dernier se resserre , la couche fibreuse se plisse comme pour permettre une réduction ultérieure. La compression étant portée plus loin , le tissu fibreux en est comme écrasé ; il se rompt dans toute la circonférence , mais d'abord dans les points qui forment des plis ; là aussi, la membrane intérieure est rompue , ou plutôt divisée très-nettement et comme par un instrument tranchant. La section de cette membrane s'étend ordinairement à toute la circonférence du vaisseau , avec la même netteté ; mais quelquefois , elle s'est conservée entière dans un ou plusieurs points peu étendus , quoique la membrane fibreuse soit rompue ou divisée partout ; et si l'on est attentif à la manière dont les choses se sont passées , on verra que les points où la membrane interne s'est conservée , correspondent à ceux où la tunique n'était point plissée par l'effort de la ligature circulaire.

Pendant cette rupture simultanée des deux membranes propres , l'enveloppe extérieure et celluleuse du vaisseau appelée par *Bichat ,* tissu sous-artériel , se laisse réduire circulairement par l'action du lien , comme pourrait faire l'orifice d'une bourse ; d'où résulte son interposition et celle du lien entre les bords de la rupture des tuniques propres. Ceux-ci en sont refoulés au-dessus et au-dessous de la rupture , en se repliant dans l'intérieur de l'artère , et en conservant les rides que la tunique fibreuse avait d'abord contractées ; en même temps , la tunique celluleuse séparée dans un petit espace de la face externe de la tunique fibreuse , se trouve transformée en un cylindre indépendant, dont les parois sont mises en contact avec elles-mêmes.

Un grand nombre d'expériences, un plus grand nombre d'observations faites sur l'homme, permettent de dire aujourd'hui comment une lésion dont on a long-temps redouté les conséquences, peut au contraire contribuer puissamment à l'oblitération solide d'une artère. Supposons que la compression que la ligature exerce sur le tissu cellulaire extérieur de l'artère, après la rupture des membranes propres, ne soit pas telle qu'elle doive entraîner la mortification de l'organe qui en supporte seul tout l'effort. Le genre de lésion que le tissu cellulaire sous-artériel vient d'éprouver, est une déchirure violente dans ses moyens d'union avec la membrane fibreuse, et une forte contusion : l'un et l'autre de ces modes sont très-propres à déterminer un engorgement considérable, à cause de la stupeur qui en est ordinairement la conséquence, et successivement un état inflammatoire dans un organe qui présente une surface libre. D'un autre côté, on sait combien le tissu cellulaire, par sa propre nature, est apte à l'engorgement et à l'inflammation. Celui qui environne immédiatement les artères présente une densité remarquable, à la faveur de laquelle il se prête moins facilement que tout autre à l'inflammation phlegmoneuse, celle qui pourrait déterminer la formation d'un abcès autour d'une artère. Il s'ensuit donc, et avec une constance vraiment remarquable, un engorgement rapide et considérable, qui multiplie les points de contact entre les parois de la tunique celluleuse ; une inflammation de l'espèce qu'on a appelée adhésive, c'est-à-dire, bornée au degré qui provoque la sécrétion de l'albumine, de la part de la surface intérieure de l'espèce de tube dans lequel le tissu sous-artériel est converti. La masse albumineuse se répand sur toute la surface qui l'a fournie, au-dessus et au-dessous de la ligature ; elle inonde et surmonte quelquefois, les bords de la rupture des tuniques propres; elle s'organise, s'unit avec les parties qu'elle touche et se confond pour jamais avec elles, tandis que l'anneau que la ligature forme, détermine insensiblement l'ulcération des parties qu'elle embrasse. Ainsi la ligature opère consécutivement la section de la tunique celluleuse de l'artère, après y avoir produit, et dans une bien plus grande étendue, des phénomènes qui ont déterminé son oblitération solide.

Si l'on jette un coup-d'œil sur la grande masse des observations connues, on ne pourra guère s'empêcher de faire deux remarques frappantes : la première, que le plus grand nombre de ligatures des grosses artères ont été faites par l'usage d'un lien circulaire et unique; la seconde, que le plus grand nombre d'exemples d'hémorragie consécutive proviennent de cas où l'on avait usé de procédés différens, ou bien de ceux où l'artère soumise au procédé opératoire était altérée dans sa constitution par un état morbifique.

Il y a long-temps que les praticiens ont remarqué que l'hémorragie consécutive est extrêmement rare à la suite de l'amputation d'un membre. Cette observation générale ne remonte pourtant pas au delà du temps où l'on a adopté l'emploi de la ligature immédiate, en attirant l'extrémité du vaisseau hors des chairs du moignon, au moyen d'une pince ou d'un crochet: ce qui donne la certitude que le lien presse le vaisseau seul, avec son tissu cellulaire propre. Cet accident était fort commun, au contraire, lorsque par le moyen d'une aiguille courbe ou droite, on comprenait le tissu cellulaire environnant, les muscles, la peau elle-même, en même temps que le vaisseau, dans l'anse de la même ligature, ou lorsque l'on interposait une compresse ou tout autre corps étranger sous le nœud du lien. Il est évident que, dans les cas de cette dernière espèce, le lien passait trop loin de l'artère ; il ne pouvait exercer sur elle qu'une compression trop médiate et trop légère pour y causer aucune lésion physique. Cependant, les parties molles embrassées par la ligature s'affaissaient, la compression exercée par le lien devenait moindre, le vaisseau n'en était plus autant gêné, et l'hémorragie ne tardait pas à reparaître. Il faut rappeler ici, la remarque que nous avons faite précédemment, que lorsqu'une ligature imparfaite est placée autour d'une artère principale, au-dessus d'un anévrisme, quoique la circulation ne soit pas totalement interceptée, la coagulation qui peut frapper la totalité du sang contenu dans la tumeur et de proche en proche dans la cavité de l'artère, peut entraîner l'oblitération de cette dernière, sinon dans le lieu même de la ligature, du moins dans celui de la lésion organique. Nous ajouterons que la compression exercée sur le trajet d'une artère principale au moyen d'un tourniquet qui agit à travers les tégumens, n'a pu guérir un anévrisme situé au-dessous du point où on l'exerce, comme on en a des exemples, qu'en provoquant de même la coagulation du sang extravasé et de la colonne qui occupe la cavité contiguë du vaisseau. S'il pouvait s'élever un doute à ce sujet, nous n'aurions qu'à rappeler la belle observation du docteur *Desgranges*, où l'on voit que les battemens d'un anévrisme poplité ayant disparu par ce mode de compression, on les vit reparaître au bout d'un temps assez long d'une guérison apparente, et à l'occasion d'un exercice violent : pourra-t-on se persuader, après un semblable événement, que la compression eût déterminé l'oblitération de l'artère par l'adhésion mutuelle de ses parois ? On conçoit fort bien, au contraire, que la coagulation du sang ait pu donner lieu à un accident de cette espèce, avant que l'absorption eût suffisamment réduit le volume des parties. Le succès d'une compression imparfaite, exercée sur une artère soit au moyen d'une ligature, soit de toute autre manière, ne prouve donc rien pour le mode d'agir de cette même compression, lorsqu'il ne s'agit pas d'une mutilation, ou lorsque, dans les mêmes cas, la compression a été supprimée aussitôt qu'on a obtenu les effets principaux qu'on en attendait.

C'est principalement dans les suites de l'amputation qu'il faut étudier les véritables phénomènes qui résultent des ligatures qui serrent complétement ou incomplétement un vaisseau artériel : on y voit aisément que, lorsque l'artère est embrassée par la même ligature avec une certaine quantité des parties molles environnantes, l'hémorragie n'est solidement arrêtée qu'autant que le vaisseau s'étant rétracté, les parties soumises à l'action du lien en ont souffert une forte constriction, immédiatement au-dessous de l'extrémité de l'artère tronquée. L'inflammation n'a pu manquer de s'emparer des parties soumises à une telle épreuve. La quantité d'albumine sécrétée a pu refluer jusque dans le vaisseau voisin; et là, confondue avec le sang coagulé, cédant comme ce dernier à leur tendance prochaine à l'organisation, l'un et l'autre peuvent consommer une oblitération solide.

Si, au contraire, une ligature médiate est placée de manière qu'elle embrasse beaucoup de parties molles avec le vaisseau, mais sans rétraction immédiate de celui-ci, et sans que ce phénomène survienne consécutivement, on peut être, pour ainsi dire, assuré de voir survenir une hémorragie.

Enfin, si le vaisseau a été attiré hors de la surface du moignon par un moyen quelconque, et de manière à être embrassé immédiatement et avec son seul tissu cellulaire, par un lien serré circulairement et jusqu'au point d'intercepter totalement le cours du sang, on ne peut manquer de s'apercevoir d'une secousse qui annonce la rupture des tuniques propres; événement démontré d'ailleurs par une sorte de renversement de ces mêmes tuniques, visible à l'extrémité de l'artère, et que l'on peut d'ailleurs vérifier anatomiquement dans l'occasion. Dans ce dernier cas, on peut être assuré d'une oblitération solide du vaisseau ; à moins que ce dernier ne soit dans un état morbifique, ou que la constriction du lien sur le tissu cellulaire propre de l'artère, ne soit telle que sa mortification prochaine doive en être la conséquence.

La plus légère attention suffit pour s'apercevoir qu'il est impossible d'agir suffisamment avec un lien circulaire sur un vaisseau considérable ou médiocre, pour y intercepter le cours du sang, sans produire cet effet, de la rupture ou division circulaire des deux tuniques propres; et que, de temps immémorial, tel est le procédé selon lequel on agit sur tous les vaisseaux artériels pour arrêter une hémorragie. Or, si l'hémorragie consécutive n'est pas la suite de presque toutes les ligatures immédiates et circulaires, il faut bien croire que la rupture des tuniques propres n'a pas d'aussi grands inconvéniens qu'on semble le craindre.

Sans doute on a pu oblitérer de grands vaisseaux par des procédés différens, et celui dont nous venons de faire l'analyse a eu aussi ses revers. Nous ne voulons dissimuler ni l'une ni l'autre de ces deux propositions : nous les approfondirons, au contraire, pour rechercher la vérité de bonne foi.

Rien ne démontre que la compression latérale et médiate pratiquée à travers toute l'épaisseur des parties molles de la cuisse, par exemple, ait déterminé l'adhésion des parois mutuellement rapprochées de l'artère fémorale : on sait, au contraire, de quelles bonnes raisons on peut faire usage pour soutenir que le seul effet obtenu a été la coagulation du sang dans un sac anévrismal, etc.; on sait aussi, quel avantage on peut tirer de l'analogie appliquée aux observations d'oblitération d'une grosse artère, par l'action incomplète et passagère d'une ligature circulaire que l'on s'est efforcé de ne faire agir qu'au point d'enflammer les parois du vaisseau sans les mettre en contact : jusqu'à présent du moins, rien ne peut servir à démontrer, si, dans les cas de cette dernière espèce, l'action du lien n'a pas été portée au delà de ce que l'on avait l'intention de faire, et si un effort plus grand qu'on ne se le proposait, n'a pas rompu les tuniques propres du vaisseau, qui aurait été oblitéré ensuite par l'engorgement de la tunique cellulaire; ou bien, si la colonne du sang que le vaisseau transportait encore ayant été réduite par la compression qu'il éprouvait, cette circonstance n'a pas suffi pour déterminer la coagulation de tout celui que contenait l'anévrisme. La cessation des battemens dans la tumeur fut la seule raison qui détermina la suppression de la ligature dans l'un des deux malades opérés par M. le Professeur *Dubois*; et comme chacun le sent, la dissection du sujet pourrait seule apprendre s'il y a eu oblitération de l'artère dans le point lié, ou de l'anévrisme seulement. Il est bien remarquable que chez le second malade opéré de la même manière, il survint une hémorragie consécutive par le trajet de la ligature, dont les conséquences furent funestes.

On ne pourrait nier sans mauvaise foi, les succès obtenus par *J.-L. Petit*, par M. *Deschamps*, par le Professeur *Scarpa*, et ceux qui ont suivi les procédés de ces praticiens, en aplatissant l'artère qu'ils voulaient oblitérer. Les observations de *Scarpa*, surtout, prouvent que l'on peut exciter dans la membrane interne d'une artère, une inflammation suffisante pour entraîner l'adhésion des parois; mais elles ne sont pas propres à démontrer que, dans tous les cas de cette espèce, on évite sûrement et la rupture des tuniques propres, et l'ulcération anticipée du tissu cellulaire extérieur. Nous avons souvent fait des recherches qui ont éclairci un doute qu'il était bien naturel de conserver : celle des deux parois de l'artère sur laquelle le lien appuye immédiatement, n'est-elle pas exposée à une action suffisante pour rompre, plus ou moins imparfaitement, les tuniques propres? En faisant quelques expériences sur le cadavre humain ou sur le vivant , on verra bientôt que cette question doit souvent être résolue par l'affirmative. D'un autre côté , il est fort à craindre que le tissu cellulaire sur lequel le lien repose, ne se laisse bientôt absorber , c'est-à-dire , ulcérer, tandis que la paroi opposée du vaisseau protégée par le cylindre interposé, et n'ayant pu éprouver de rupture dans ses tuniques propres ne serait pas douée d'une inflammation suffisante ou égale. Certainement les probabilités de réunion complète et solide seront d'autant plus grandes , que les parties à réunir seront d'une structure analogue , et le degré d'inflammation égal. On voit que ces conditions peuvent bien manquer dans les résultats de ce procédé opératoire , sans qu'il y ait incurie ou impéritie de la part de l'opérateur.

J.-L. Petit , M. Deschamps ont réussi à oblitérer par la compression latérale et l'aplatissement des vaisseaux , que leur état morbifique rendait impropres aux résultats ordinaires de la ligature circulaire. Mais, chez le malade de *Petit* , surtout , l'artère était affectée d'ossification, dans les points mêmes soumis à la compression latérale; il est impossible que cette dernière n'ait pas occasioné des ruptures des lames osseuses , des déchirures dans les tuniques propres , que cette espèce de lésion intéresse ; et ces lésions traumatiques , dont la plupart sont propres à mettre à découvert le tissu cellulaire extérieur , peuvent avoir contribué par l'engorgement et l'inflammation de ce dernier organe , à l'oblitération solide du vaisseau. *Guattani* a conservé le souvenir d'un fait du même genre , mais qui n'est pas plus décisif que les autres. Une énorme tumeur anévrismale occupait la région inguinale jusqu'à l'arcade crurale. Il ouvre et vide la tumeur avec une grande intrépidité, et lorsque le jet du sang commence à s'affaiblir , il comprime contre l'os publis l'extrémité flottante et délabrée de l'artère crurale. Cette opération hardie réussit, d'où l'on ne peut s'empêcher de conclure que le vaisseau lui-même a été oblitéré dans le point soumis à la compression. Mais en quel état était cet organe ? C'est dans le foyer même de la maladie que la compression a été exercée ; ces lambeaux sur lesquels elle portait, étaient-ils composés d'autre chose que de tissu cellulaire ? Qui oserait affirmer qu'ils conservassent encore la moindre trace de l'organisation primitive ?

Il est hors de doute, que l'on a vu souvent l'hémorragie consécutive à la suite de la ligature circulaire et immédiate ; et comme il nous paraît bien démontré qu'il est impossible de serrer complétement un vaisseau artériel sans produire la rupture des tuniques propres , il doit être indubitable aussi que cette circonstance ne préserve pas toujours de l'accident dont il s'agit. Cependant, il doit nous être permis de réclamer la part des ligatures imparfaitement serrées , c'est-à-dire , de celles qui le sont au point de tenir en contact respectif les plis que forment les parois de l'artère , sans avoir opéré la rupture des tuniques propres. En cet état, le cours du sang peut être suspendu pour quelque temps , et jusqu'à ce que l'affaissement du tissu cellulaire sur lequel le lien appuie rend l'occlusion moins parfaite , ou que l'ulcération des parois donne lieu à l'issue immédiate du sang. Hors ces cas , qu'il ne faut pas perdre de vue, une ligature circulaire peut encore donner lieu à l'hémorragie consécutive. Une perfection bien précieuse de l'établissement d'une ligature circulaire , serait un moyen propre à mettre des bornes sûres à la compression exercée par le lien , du moment que son action a opéré la rupture des tuniques propres de l'artère. Cet effet peut être considéré comme le terme que l'on doit s'efforcer d'atteindre ; toute compression ultérieure porte exclusivement sur le tissu cellulaire et l'expose à périr. Après la rupture des tuniques propres, la ligature exerce sur la tunique extérieure une compression suffisante pour contenir la colonne de sang, et résister à son impulsion; au delà de cet effet qui est indispensable, tout serait inutile et dangereux. Il est donc très-important de procéder avec circonspection en serrant une ligature circulaire, et de s'arrêter aussitôt que l'on a distingué la secousse particulière qui annonce la rupture des tuniques propres. On sent, cependant, combien une pareille précaution est difficile à observer avec la précision et la délicatesse qui conviendraient à une chose de cette importance; et de là, sans doute, l'origine de quelques hémorragies consécutives.

Il faut encore que la ligature détermine l'ulcération des parties qu'elle embrasse, pour être entièrement séparée; et cette section devant passer par l'oblitération même que le lien a déterminée, il peut arriver que cette dernière soit peu étendue, encore imparfaite, et que la section si elle se fait trop rapidement, pénètre dans une cavité encore perméable au sang.

Enfin, un état morbifique du vaisseau, dans le point lié, un grand degré de débilité ou de dégradation de la constitution, s'opposent également au succès d'une ligature; mais il n'est pas nécessaire pour cela que cette dernière soit circulaire. On connaît des faits où il a été impossible d'obtenir l'oblitération d'une artère, même avec beaucoup de temps, et quel que fût le procédé employé. On sent bien que des observations de ce genre ne démontrent que des exceptions et ne prouvent rien contre des préceptes généraux. Telles sont les expériences faites en dernier lieu par *Scarpa*, où des ligatures circulaires faites sur des animaux expirans de caducité et de maladie, ont été suivies d'hémorragie consécutive. Des faits de cette espèce ne sont pas sans intérêt; mais sont loin de renverser une doctrine générale fondée sur des observations et des expériences très-nombreuses et démonstratives.

Il se présente assez naturellement que le séjour d'une ligature circulaire est inutile après qu'elle a déterminé l'oblitération d'une artère, et résisté jusque-là à l'impulsion du sang. La suppression du lien à cette époque, que l'observation n'a pas encore déterminé d'une manière assez précise pour la pratique, mais qu'une série de faits exacts ferait bientôt connaître, semble le moyen le plus sûr d'ôter à ce procédé tous les dangers qu'il peut encore avoir, excepté ceux qui dépendent de l'état morbifique du vaisseau lié. C'est pour atteindre ce degré de perfection, que, parmi les praticiens de nos jours, les uns ont conseillé de supprimer le lien de bonne heure, les autres ont cherché à employer pour la ligature des substances que l'absorption puisse altérer. Les premiers, séduits par des espérances, peut-être fondées, mais que l'expérience n'a point encore réalisées, ont pensé que l'on pouvait supprimer la ligature aussitôt après que son effort a produit la rupture des tuniques propres et la contusion du tissu cellulaire extérieur. Cette doctrine renferme, peut-être, le germe d'une perfection précieuse à introduire dans la pratique de la ligature des vaisseaux artériels ; il se peut que l'engorgement du tissu cellulaire contus, favorisé par les effets d'une réunion immédiate, et d'une compression douce et constante, suffisent pour amener l'oblitération d'un vaisseau ; mais l'expérience n'a point vérifié ces conjectures : et pour nous renfermer dans les bornes de l'art, tel qu'il existe, il nous paraît naturel de se borner à la suppression de la ligature au bout du quatrième ou du cinquième jour. La chose nous paraît très-praticable, en serrant le lien circulairement et sans interposition, par le moyen d'un serre-nœud, comme celui que l'on emploie pour serrer la ligature d'un polype. C'est ainsi que nous avons procédé dans le cas où nous avons lié l'artère iliaque externe : sans nouer les chefs de la ligature, ils furent passés dans l'anneau d'un serre-nœud ; et il nous fut aisé, par ce moyen, d'agir sur l'artère au point de rompre ses tissus propres, et même de distinguer la secousse qui annonçait que cette condition était remplie. Si les suites de cette opération avaient été plus heureuses, si la mortification qui commença dans la tumeur et s'étendit à tout le membre, n'eût démontré qu'il n'y avait plus d'espoir, nous eussions dégagé le serre-nœud et la ligature, en coupant un des chefs de cette dernière tout près de la plaie, à l'époque que nous avons déjà indiquée ; et l'état dans lequel les choses ont été trouvées dans le cadavre, démontre clairement que notre conduite n'eût pas été imprudente. Lorsqu'une ligature a été serrée convenablement par un nœud, et sans interposition, au bout de peu de jours et l'oblitération de l'artère étant déjà faite, l'anse du lien est libre, à la manière d'un anneau, autour du cordon dans lequel le vaisseau est converti. Il est évident qu'alors la ligature est parfaitement inutile, qu'elle ne sert même pas à soutenir l'effort du sang ; que quelque peu étendue que soit alors l'oblitération proprement dite, elle est suffisante pour le moment, et ne manquera pas de devenir plus étendue et plus solide dans la suite, si rien ne trouble le travail que la nature a entrepris. Il serait donc bien précieux que les choses pussent demeurer en cet état, et qu'elles ne fussent pas altérées par le travail de la séparation de la ligature. L'emploi du serre-nœud est propre à remplir cette condition importante, en ménageant la liberté de supprimer la ligature à volonté, et sans rien altérer d'ailleurs.

Ce moyen est propre aussi à favoriser l'application d'un précepte que nous croyons de la plus grande importance : s'il est

vrai, comme tout semble démontrer qu'il faut l'admettre, que
l'oblitération solide d'un vaisseau artériel tient au succès du
travail inflammatoire, excité par la contusion que le fil d'une
ligature a exercé sur ce même vaisseau, il faut admettre aussi
que les résultats de cette lésion traumatique seront d'autant
plus sûrs que l'on pourra y faire concourir les parties environnantes. Or, on ne saurait découvrir une artère pour la lier,
sans diviser les organes qui l'entourent; une inflammation sera
la conséquence inévitable de cette altération; l'inflammation
sera bornée au degré qui amène la réunion immédiate, si les
parties sont tenues rapprochées : alors chacune des lames du
tissu cellulaire fournit une couche d'albumine, les aréoles de
cet organe en sont occupées, et le tout forme une masse unique,
très-capable de résister à l'effort du sang, même pendant le
séjour de la ligature ; à plus forte raison après la suppression de
cette dernière, quand bien même il faudrait admettre, ce qui
paraît et que nous croyons absolument impossible, que le sang
pourrait s'infiltrer dans le tissu cellulaire *sous-artériel,* après
la rupture des tuniques propres du vaisseau. Du moment que
les tuniques propres ont été rompues, le tissu cellulaire extérieur a subi le degré de contusion qui doit amener inconti-
nent l'intumescence, et bientôt après l'inflammation : la même
cause a produit ensemble l'un et l'autre effet. Il faut même
que l'effort que le lien exerce sur les lames du tissu cellulaire
serve à les rapprocher et à les mettre dans l'état d'une sorte de
feutrage, puisqu'il n'arrive jamais que le sang s'infiltre de suite
dans le tissu cellulaire autour d'une ligature. Un coup d'épée
qui perfore une artère, donne lieu d'abord à une hémorragie
extérieure ; bientôt le parallélisme des ouvertures cesse, et
aussitôt le sang s'infiltre dans le tissu cellulaire, en commençant par celui qui environne immédiatement la blessure. Pourquoi un semblable phénomène ne suit-il pas immédiatement

la rupture des tuniques propres d'un vaisseau artériel , puisqu'il est vrai, comme chacun peut s'en convaincre, que cet effet résulte nécessairement de toute ligature circulaire suffisamment serrée ? Dès le premier moment le sang est en contact avec ce même tissu; celui-ci est la seule digue qui s'oppose à son effusion extérieure ; s'il ne s'en laisse pas pénétrer, ce ne peut être que parce que ses conditions naturelles sont changées : quel que soit le changement il est avantageux, puisqu'il produit d'avance l'effet qui ne peut manquer de résulter plus tard , de l'inflammation que le traumatisme doit entraîner. Remettre en contact sur-le-champ, toutes les parties que le bistouri vient d'intéresser , et qui vont partager l'état inflammatoire , c'est en faire une masse commune, une sorte de noyau dont le point de la ligature est le centre, et que l'engorgement et l'inflammation vont rendre incessamment imperméable au sang liquide. L'interposition d'une seule ligature , celle même de la tige mince d'un serre-nœud à polype , ne s'opposent ni à un rapprochement exact des lèvres de la plaie , ni à un certain degré de compression , que nous regardons comme très-propre à favoriser le contact intime des parties et leur réunion mutuelle. La suppression de la ligature , qu'il est si facile d'accomplir au bout de quelques jours, en se servant du serre-nœud sans nouer les chefs du lien, donne enfin la liberté de rapprocher totalement les parties et de compléter la réunion. On sent que cette circonstance peut tenir lieu de tous les avantages que l'on pourrait se promettre de l'emploi des cordes de boyau pour les ligatures : il est bien plus simple , et tout aussi avantageux, de supprimer une ligature au bout des quatre ou cinq premiers jours, que d'attendre que la substance en soit dévorée par l'absorption.

Il paraîtra presque superflu que nous fassions remarquer ici que tout ce que nous venons d'exposer théoriquement se trouve

confirmé par les faits dont l'exposition a précédé ces réflexions.
Il est surabondamment démontré aujourd'hui que la ligature
d'attente est pleine de dangers ; et le fait que nous avons rapporté, et qui s'est passé en présence d'un grand nombre de té-
moins, n'est ni le moins démonstratif, ni le moins intéressant
de ceux que l'on connaît. Nous n'avons pas fait une ligature
d'artères majeures, que nous n'ayons exposé le vaisseau, sans
interposition, à l'action d'un lien circulaire assez mince, et que
nous avons toujours, à dessein, serré au point de rompre ses
tuniques propres. Nous avons toujours fixé sur cet objet, l'attention de ceux qui nous entouraient ; et nous leur avons fait
constater avec nous, la secousse qui annonce que cette rupture vient d'avoir lieu, et la formation du double bourrelet au-
dessus et au-dessous de la ligature, produit par le refoulement
des membranes rompues. Des huit observations que nous avons
recueillies, quatre ont pu servir dans la suite à constater cette
même rupture, et à vérifier que le tissu cellulaire qui avait
résisté seul à l'impulsion du sang n'en avait pas été infiltré,
et avait oblitéré le vaisseau par les résultats de son inflammation et de celle des parties environnantes. Il a dû paraître digne de remarque, que ce travail inflammatoire et ses conséquences ordinaires ont eu lieu même sur des sujets très-affaiblis
par les progrès d'une maladie grave, et par les événemens antérieurs : il est difficile de supposer, sous ce rapport, des conditions plus défavorables que celles des sujets de nos quatre
premières observations. Celui de la première était fort affaibli,
lorsque l'artère axillaire fut liée ; il l'était bien davantage lors-
qu'il fallut provoquer l'oblitération de la sous-clavière : et cependant, dix jours après cette seconde opération, le vaisseau
était imperméable et capable de résister à l'impulsion du sang
sans le secours mécanique de la ligature. Les douleurs,
l'hémorragie, l'influence d'une maladie septique, avaient sin-

gulièrement diminué les forces chez le sujet de la deuxième observation, lorsqu'un nouvel accident força de lier la sous-clavière sur la première côte ; cependant, trois jours après cette nouvelle ligature, l'oblitération de l'artère était complète et très-solide. Rien ne peut être comparé à la débilité à laquelle était réduit le malheureux qui fait le sujet de la quatrième observation : les progrès énormes d'un anévrisme, le traitement mercuriel qu'il avait subi, la mauvaise nourriture d'un hôpital de vénériens, des hémorragies abondantes, la frayeur qu'il en avait conçue, les douleurs de l'opération, l'influence de la gangrène qui se déclara dès le second jour de l'opération et que tant de raisons avaient préparée jusque-là, enfin la circonstance désavantageuse d'avoir fallu lier une artère à côté de la tumeur anévrismale qu'elle avait produite, c'est-à-dire, presque dans le foyer même de la lésion organique qu'elle avait éprouvée, rien ne put détourner la nature du travail inflammatoire qui pouvait oblitérer le vaisseau, et cette oblitération fut effectivement trouvée complète après la mort, c'est-à-dire, huit jours seulement après l'opération. Des faits semblables sont importans à considérer et à placer à côté de ceux que le célèbre Professeur de *Pavie* a publiés en dernier lieu, et qui semblaient annoncer qu'un certain degré de faiblesse s'opposerait au succès de la ligature circulaire. Nous avons de même constaté par l'observation, l'inutilité de la ligature dès les premiers jours, puisque nous l'avons trouvée libre et mobile comme un anneau autour de l'artère déjà oblitérée. Nous avons aussi vérifié cet état d'inflammation adhésive des parties environnantes, cette commune infiltration du tissu cellulaire, dont toutes les aréoles sont comblées par l'albumine ; état sur lequel sont fondés les grands avantages de la réunion immédiate, et de l'interposition la moins étendue qu'il se puisse. Enfin, nous n'avons pas eu d'hémorragie consécutive, quoique

nous ayons employé une ligature étroite et que nous ayons serré
le vaisseau circulairement et sans interposition. Nous ne croyons
pas , en effet, devoir comprendre dans ce résumé général , par
rapport aux effets immédiats de la ligature , l'accident survenu
aux sujets des septième et huitième observations ; parce qu'il
est démontré , comme nous l'exposerons bientôt, que des causes
particulières et dont rien n'aurait pu prévenir les effets, avaient
décidé la mortification du tissu cellulaire extérieur de l'artère.

Nous croyons donc pouvoir conclure des observations qui
nous sont propres , comparées à celles que l'on connaît déjà,
relativement aux ligatures des principales artères :

1.° Que l'on doit renoncer entièrement aux ligatures d'*attente*,
comme inutiles et dangereuses.

2.° Que le vaisseau que l'on a le dessein d'oblitérer doit être
entouré d'un seul lien, assez mince pour pouvoir, sans un trop
grand effort, rompre sûrement les deux tuniques propres , et
pas trop mince, car la constriction qu'il doit exercer sur le tissu
cellulaire ne tarderait pas à le mortifier , ou à l'ulcérer rapidement.

3.° Que le lien destiné à opérer l'oblitération , doit être placé
dans le contour du vaisseau , ou plutôt de son tissu cellulaire
extérieur, sans comprendre aucune des parties environnantes ,
afin que la compression soit uniforme et partout exercée d'une
distance égale sur les membranes du vaisseau qu'il s'agit d'altérer. Il importe, surtout, de ne pas distraire ce même tissu
cellulaire extérieur de l'action de la ligature , en négligeant de
le comprendre dans l'anse de ce lien. Pour cela , il est convenable d'user d'un instrument peu volumineux, mousse quoique
délié, recourbé convenablement , et de le conduire tout autour
du vaisseau , à la faveur de légers mouvemens parallèles à l'axe
de ce dernier, afin que l'on puisse être averti du moindre obstacle , et chercher à l'éviter après l'avoir reconnu.

4.° Que l'on doit chercher à éviter, autant qu'il est possible, d'isoler le vaisseau des parties environnantes, et notamment du tissu cellulaire : en conséquence, il faut renoncer à l'usage des aiguilles pour placer la ligature, et surtout de celles qui ont une certaine largeur, comme était celle de *Desault.* On doit renoncer aussi à la dissection avec les doigts, une spatule, etc. La moindre lésion possible dans le tissu cellulaire pour placer un fil, est tout ce qu'il en faut pour le but que l'on se propose. C'est pourquoi, nous préférons le bout étroit et aplati d'une sonde cannelée, au moyen de laquelle nous écartons, plutôt que nous ne divisons le tissu cellulaire.

5.° Que l'on doit soumettre l'artère à l'action d'un effort circulaire, dans l'intention d'agir en même temps et d'une manière égale, sur tous les points de son contour, et de rompre, le plus complétement qu'il est possible, les deux tuniques propres. Cet effort peut être exercé, soit au moyen d'un nœud simple, soit en engageant les deux chefs de la ligature dans l'anneau d'un serre-nœud à polype, lequel peut être fort délié. Ce dernier parti a l'avantage de permettre de supprimer la ligature à volonté.

6.° Que l'on doit être attentif à distinguer la secousse qui annonce la rupture des membranes propres, la formation du double bourrelet qui en est la conséquence, et à borner à ce point la compression que l'on exerce sur le vaisseau : au-dessous de ce degré, la compression ne serait pas suffisante, pour produire, d'abord l'occlusion, puis l'oblitération définitive ; au-dessus de ce même degré, la compression serait surabondante et pourrait décider la mortification du tissu cellulaire qui la supporterait.

7.° Que l'on ne doit rien engager sous la ligature : d'abord, parce que l'expérience démontre que la chose est inutile ; en second lieu, parce qu'il est plus que vraisemblable que le moyen qui n'altère la continuité des tuniques propres de l'artère que dans une partie de son contour, n'est pas le plus sûr pour obtenir une oblitération prompte et solide ; en troisième lieu, parce que ces interpositions rendent impossible la réunion immédiate et les avantages immenses que l'on peut en retirer dans tous les cas, et notamment dans ceux d'affection morbifique de l'artère à lier : il faut alors plus que jamais, compter sur le tissu cellulaire, lequel se trouve bien plus rarement intéressé que le reste.

8.° Que l'on doit procéder avec un grand soin au rapprochement immédiat des parties divisées, afin d'obtenir la réunion la plus complète qu'il se puisse. Cette coaptation doit être accomplie d'un côté à l'autre de la division, au moyen de bandelettes agglutinatives, et dans le sens de l'épaisseur des parties au moyen d'une compression douce, égale et suffisante. Ces soins ont moins pour objet la prompte terminaison d'une plaie de peu d'importance, que de masser, de grouper autour de l'artère, les parties qui doivent participer à l'état inflammatoire, afin qu'elles puissent contribuer par là, à l'oblitération du vaisseau.

9.° Qu'il faut supprimer la ligature, le quatrième ou le cinquième jour, ayant soin de rapprocher aussitôt les parties que cette interposition isolait encore, et d'*étendre sur elles la compression générale, jusqu'à l'entière cicatrisation.*

Nos quatre dernières observations présentent aussi des circonstances pleines d'intérêt, et peuvent contribuer à décider cette question importante : *En cas de lésion accidentelle d'un vaisseau artériel considérable, la ligature étant jugée nécessaire, faut-il la pratiquer sur le lieu même de la lésion, ou bien à une distance quelconque au-dessus ?* C'est en nous fondant sur la masse des faits connus, que nous nous sommes déjà décidé pour le second parti. Nous avons dé-

montré (1) par des raisons succintement exposées, mais qui
nous paraissent sans réplique, parce qu'elles découlent naturellement de l'observation, que, dans le cas de piqûre récente,
de division, de rupture et surtout d'écrasement d'une artère
située profondément, on devait préférer la ligature pratiquée
au-dessus de la lésion, et même de l'ecchymose qui peut
en résulter ; que, dans le cas de blessure ancienne qui a donné
lieu à la formation d'une tumeur sanguine circonscrite, on
peut ouvrir cette même tumeur pour lier l'artère au-dessus
de la lésion, sans autre inconvénient que celui de faire
une grande plaie, que l'on peut éviter en pratiquant la ligature au-dessus ; enfin, que dans les cas de division étendue des
parties molles comprenant un vaisseau majeur, dont les extrémités se présentent, pour ainsi dire d'elles-mêmes, il est
plus simple de faire la ligature au fond de la plaie (2). L'exactitude de ces propositions nous semble démontrée par un
grand nombre de faits, qu'il est inutile de rapporter ici,
parce que notre intention n'est pas de faire une compilation ;
mais, en publiant ceux qui nous sont propres, nous ne pouvons nous dispenser de faire remarquer qu'ils sont de nature
à fortifier ceux que l'on connaît déjà et qui conduisent à ces
mêmes conséquences.

L'observation cinquième est très-remarquable, en ce qu'elle
montre ce que l'on peut obtenir de changemens avantageux

---

(1) Précis élémentaire des Maladies réputées Chirurgicales.

(2) Nous ne parlerons pas ici des suites ordinaires des lésions organiques des artères, de l'anévrisme proprement dit, pour la guérison duquel
nous sommes convaincu qu'il n'est plus permis, sans blesser les lois les
plus simples de la médecine-pratique, d'opérer autrement que par la ligature pratiquée au-dessus de la maladie.

par la ligature du principal tronc artériel d'un membre,
dans un cas des plus graves que la pratique puisse présenter.
Nous avouerons sans détour que notre mémoire était fournie
d'un souvenir des plus précieux et presque parfaitement analogue. A Dieu ne plaise que nous voulussions détourner à
notre profit une partie de la gloire qui revient toute entière
au Professeur *Dupuytren*, d'avoir le premier à notre connaissance, et presque sous nos yeux, pratiqué avec un succès
complet, la ligature de l'artère fémorale, dans un cas de
fracture de la jambe, compliquée d'hémorragie cachée. Il
ne nous appartient pas de publier autrement un fait qui
nous aurait servi de modèle et d'encouragement, si, jusque-là,
la méditation d'un très-grand nombre d'observations connues,
ne nous avait donné des raisons suffisantes pour adopter des
principes que nous professions et que nous enseignions publiquement dès-lors, et que nous avons publiés depuis ; mais
les praticiens peuvent regretter avec raison, de ne pas connaître, en même temps, les détails de deux faits nouveaux, et
qui paraissent conduire à la même conséquence.

Les praticiens savent quelle différence énorme il y a entre
une fracture, même comminutive, mais où les parties molles
extérieures ne sont point intéressées, et celle où une ou plusieurs plaies donnent lieu à la libre pénétration de l'air dans
l'intimité des organes lacérés et contus, et entre les fragmens des
os. Les conséquences de la simple solution de continuité n'ont
rien de comparable à ce que l'on observe lorsque l'air est mis en
contact avec les parties qui l'ont éprouvée, surtout lorsque
celles-ci sont bien susceptibles d'inflammation. En effet, il paraît que c'est moins parce que des pièces osseuses se trouvent
en contact avec l'air, que parce que cet agent redoutable
peut exercer librement toute son action sur des organes doués
de beaucoup plus de sensibilité, et que la nature n'a point

préparés à se défendre d'une pareille impression (1), que cette
dernière a ordinairement des suites aussi fâcheuses. Non-seulement l'impression de l'air, pour les organes qui l'éprouvent,
entraîne une réaction violente, mais encore la gravité de celle-
ci est accrue de toutes les conséquences des lésions physiques
qu'ils avaient éprouvées d'ailleurs, et réciproquement. Ainsi, il
ne saurait y avoir de fracture sans contusion de beaucoup d'organes, particulièrement du tissu cellulaire; cette même contusion doit être beaucoup plus profonde lorsque la fracture est
comminutive, parce que le corps vulnérant et les fragmens
osseux concourent pour la produire. A moins que cette lésion
ne soit portée d'abord, au point d'anéantir le principe de la
vie dans les organes qui l'ont éprouvée, il est ordinaire, quand
ils n'ont pas été mis à découvert, qu'elle borne ses effets à
une inflammation médiocre ou facile à modérer, et que la
nature peut terminer par la résolution. Mais c'est, surtout,
lorsque la peau est déchirée et que l'air pénètre dans la profondeur des dilacérations, que l'on voit les abcès se multiplier, et les ouvertures de ces dépôts donner issue tout à la
fois à des quantités considérables de pus et à des lambeaux
de tissu cellulaire que l'inflammation a fait périr, et dont
la perte aggrave singulièrement le désordre. Les faits de cette

---

(1) Nous n'entendons point calomnier la nature, et prétendre que les organes vivans ne sont doués d'aucune propriété capable de réparer le pré-
judice que l'action de l'air atmosphérique peut leur causer. La sensibilité,
l'irritabilité, le développement de l'inflammation que l'excitation de ces
propriétés peut amener, sont de véritables moyens de défense, qui finissent par rendre l'action de l'air indifférente. Mais tous les autres organes
ne partagent pas avec la peau, les conjonctives, les membranes des voies
respiratoires et nutritives, la faculté de supporter l'impression de l'air extérieur sans une réaction violente.

espèce, qui sont nombreux et variés, sont donc propres à démontrer qu'une inflammation vive est très à craindre pour des organes qui ont supporté d'abord les effets de la contusion, et particulièrement pour le tissu cellulaire. Ce dernier conçoit plus fortement l'inflammation, et paraît plus profondément débilité que tout autre par la contusion ; en sorte qu'après les effets de cette dernière lésion, il est porté plus facilement à l'état de gangrène par un effort inflammatoire.

Il est une autre condition du tissu cellulaire, qui décide facilement la terminaison par gangrène de l'inflammation qu'il peut contracter en cet état : c'est celui d'infiltration, particulièrement de sang. Nous pourrions citer comme faits à l'appui, les nombreuses observations de gangrène à la suite de l'action des cantharides, des scarifications quoique légères et superficielles, du plus léger degré d'érysipèle, de brûlure, dans l'état de distension que l'œdème procure, soit à la peau, soit au tissu cellulaire, etc. Nous ne voulons point engager ici une discussion, dans laquelle on pourrait argumenter contre nous de la faiblesse générale et considérable qui accompagne ordinairement la leuco-phlegmatie ; cependant, nous ne pouvons passer sous silence un fait curieux, et qui peut devenir utile.

Une dame âgée d'environ 45 ans, était affectée, depuis plus de dix ans, d'une hydropisie de l'ovaire gauche. Les accroissemens successifs de cette tumeur, alors d'un volume très-considérable, n'avaient point été progressifs et uniformes, mais s'étaient faits par périodes distinctes, et comme par saccades. Dans une de ces occasions, pendant l'hiver de 1816, il survint une infiltration, d'abord du pied, puis de tout le membre abdominal correspondant, qui provenait évidemment de l'embarras mécanique que le poids de la tumeur opposait à la circulation de la lymphe. Sur l'inefficacité de quelques moyens dont l'administration paraissait indiquée, la malade, d'après quelques conseils indiscrets, exigea l'application de deux emplâtres-vésicatoires au bas de la jambe infiltrée, qui alors avait acquis un volume énorme, et dont la peau était luisante, pâle et froide. Les cantharides produisirent des ampoules, une rougeur violacée dans le contour, des douleurs intolérables ; elles provoquèrent un très-médiocre écoulement de sérosité : mais, en trois jours, une escarre gangréneuse recouvrait toute la surface qui avait été dépouillée. La malade nous fut présentée en cet état ; et considérant la distension extrême des parties comme la véritable source de la débilité qui rendait l'inflammation mortelle, nous nous attachâmes uniquement à faire cesser cette condition. Une bande de flanelle fut appliquée en doloires serrés sur le pied, la jambe et la cuisse : dès le soir même, les douleurs s'appaisèrent, la malade recouvra le sommeil ; le membre diminuait de volume par cette compression, et dans les mêmes proportions les progrès de la mortification se bornèrent. La nature accomplit heureusement et en peu de temps, sous l'influence du même moyen et avec le secours de quelques purgatifs, le travail de la séparation des escarres et celui de la cicatrisation des plaies.

Pour nous renfermer dans l'espèce qui doit nous occuper ici, nous n'aurons besoin que de rappeler en somme les exemples d'épanchement considérable de sang dans les aréoles du tissu cellulaire, à l'occasion de la blessure de quelque artère volumineuse, pour que l'on soit frappé de cette remarque : il y a des faits en assez grand nombre, où l'on voit que des infiltrations énormes de sang se sont terminées par la résorption, lorsque l'on a été assez heureux pour obtenir la suspension de l'hémorragie cachée par la formation d'un caillot solide à l'orifice de l'ouverture du vaisseau, et lorsque, en même temps, la blessure des tégumens, qui est ordinairement une piqûre étroite, s'est cicatrisée de bonne heure, en sorte qu'elle ne devienne pas une occasion d'inflammation. Un bien plus grand nombre d'observations établissent aussi que le plus grand danger de la blessure des vaisseaux d'un ordre inférieur, et qui ne jouent pas le rôle capital dans la nutrition d'un membre, est moins dans les hémorragies qui peuvent avoir précédé une opération méthodique, dans la nécessité de l'oblitération de tels vaisseaux, que dans celle de faire de grandes incisions, de découvrir de grandes quantités de tissu cellulaire abreuvé de sang, et qui ne tardent guère à tomber en mortification.

C'est ainsi que l'on conçoit comment, tandis que l'on lie aujourd'hui avec succès les artères les plus importantes, des ligatures des artères tibiale, radiale, etc., faites avec toute la perfection que peuvent garantir une grande habileté et le soin d'une bonne renommée, ont eu pourtant des suites funestes : les malades ont succombé à l'épuisement produit par d'abondantes suppurations. Il faut remarquer que quelquefois on a négligé de noter la mortification du tissu cellulaire ; mais elle est constatée dans un si grand nombre de faits, cet événement est si familier dans les cas de cette espèce, que l'on peut, sans craindre une erreur, suppléer au silence des observateurs inattentifs. Ce phénomène nous paraît tout simple, en considérant l'état de distension et de compression où se trouvent toutes et chacune des lames du tissu cellulaire : il ne répugne pas d'admettre qu'elles ne peuvent, en cet état, se livrer à un grand effort inflammatoire, et que leurs propriétés vitales y sont épuisées. Mais il est remarquable aussi, que le sang extravasé se putréfie rapidement dans les conditions favorables ; que ce liquide infiltré est exposé au contact de l'air, en même temps que le tissu cellulaire ; que le même agent qui enflamme celui-ci, tend à opérer la décomposition de celui-là : l'impression septique du sang putrescent sur le tissu cellulaire enflammé et débilité, ne peut-elle pas être pour sa part dans les causes de la rapide mortification de ce dernier organe? Quoi qu'il en soit, il est certain que les conditions particulières dans lesquelles le tissu cellulaire se trouve, là où il forme l'enceinte d'un anévrisme, ne le préservent pas toujours des funestes conséquences de l'inflammation, lorsqu'il en est atteint en cet état. Les observations du professeur *Pelletan*, sont remarquables, surtout, sous ce rapport : on y voit que, dans le dessein de lier l'artère fémorale, par exemple, au-dessus d'un anévrisme poplité, et dans la crainte de sacrifier quelqu'une des communications qui pouvaient suppléer le tronc que l'on allait oblitérer, on a pratiqué la ligature le plus près possible de la tumeur anévrismale, quelquefois au point d'en mettre une partie à découvert, par les incisions qui devaient seulement découvrir l'artère. Il est arrivé le plus souvent que l'inflammation s'étant propagée de la plaie au kyste celluleux, celui-ci a été frappé de mortification. On sait aussi que ce danger a été reconnu comme le plus grand de ceux qui accompagnent l'ouverture d'un grand sac anévrismal ; et que, quoiqu'il y ait des exceptions célèbres, et que l'on peut appeler prodigieuses, en général la gangrène d'un grand sac anévrismal ouvert, ou simplement découvert, est l'événement qui a fait succomber les malheureux qui se sont trouvés dans des cas de cette espèce, quelques efforts que l'art le plus méthodique et l'habileté la plus consommée aient pu faire pour les sauver. Le sujet de notre quatrième observation pourrait en fournir un exemple démonstratif, s'il était besoin de rien ajouter à ceux que l'on connaît déjà.

Que de puissantes raisons pour nous abstenir de toucher à

la jambe du sujet de la cinquième observation! Elle avait
acquis rapidement un volume énorme, et nous ne pouvions
douter que ce ne fût par l'extravasation d'une grande quantité
de sang artériel. Il était même démontré que cette humeur
était en partie épanchée autour de la fracture, où l'on distinguait des battemens très-sensibles, même pour l'œil et d'une
certaine distance, et en partie infiltrée dans le tissu cellulaire, puisque la peau de toute la jambe et du pied se
trouvait ecchymosée et marbrée. L'engourdissement du membre, aussi bien que le volume qu'il avait acquis, démon-
traient suffisamment à quel point le sang surchargeait les
mailles du tissu cellulaire et combien cet organe en était vio-
lenté. Cependant, et quoique un semblable état dût inspirer
des doutes sérieux touchant la possibilité du rétablissement
de la circulation sanguine par des communications secondaires, là où cette fonction éprouvait déjà de si grands obstacles,
même de la part des organes principaux, il devait nous rester plus d'espoir de voir disparaître tout le sang extravasé par
l'absorption, si nous pouvions mettre un terme à l'hémorragie
cachée, que nous ne pouvions avoir d'espérance de salut pour
le malade, si l'énorme foyer qui s'était formé autour de la
fracture venait à être mis à nu, et si le tissu cellulaire infiltré de sang était mis en contact avec l'air extérieur. Un semblable événement eût été nécessairement funeste, quand bien
même il n'y aurait eu que les conséquences de la lésion artérielle ; à plus forte raison était-il à craindre avec une fracture
comminutive et les lésions des parties molles qu'elle avait entraînées. Mais, en outre, plus d'une artère pouvait avoir été
lésée par les fragmens de la fracture : si, négligeant les conséquences de l'observation sur cette question importante, nous
avions pu penser à des recherches locales dans l'intention de
lier le vaisseau lésé, de quel côté devions-nous les diriger ?

Aucune donnée, aucune conjecture n'aurait pu nous servir de guide. Fallait-il nous exposer à deux dissections successives ? Quand bien même quelques motifs, que nous n'avions pas, eussent pu nous donner la connaissance certaine de l'artère blessée, quand bien même nous eussions pu mettre de côté toutes les considérations graves sur lesquelles nous nous sommes appesanti jusqu'ici, nous avions trop appris par l'expérience des autres, aussi bien que par la nôtre, combien l'extravasation et l'infiltration du sang enfantent de difficultés pour l'exécution d'une opération de cette espèce; nous savions trop que les connaissances anatomiques les plus exactes, l'habileté la plus consommée, la plus grande habitude des opérations, ne suffisent pas toujours pour accomplir un dessein qui peut paraître fort simple à des gens inexpérimentés, et n'ont pas toujours pu préserver les praticiens les plus respectables du malheur de chercher, long-temps et vainement, le vaisseau dont la situation est la mieux connue. Ces considérations, que nous avions long-temps méditées et bien pesées, avaient fait une trop vive impression sur notre esprit, pour que nous pussions nous résoudre à rien entreprendre dans le lieu même de la lésion.

Mais sur quels principes se livrer à l'espérance de l'oblitération de l'artère lésée, par la ligature de son tronc, sans connaître même le siége de l'affection ? Nous avons déjà dit que nous connaissions à cette époque le résultat heureux que notre habile collègue *Dupuytren* avait obtenu ; et quand bien même nous n'eussions jamais fixé notre attention sur des sujets de cette espéce, nous pouvions suivre cet exemple empiriquement : le succès de celui qui nous avait précédé dans la carrière, était propre à justifier notre entreprise, dussions-nous essuyer un revers. Mais nous avions été frappé du résultat des recherches anatomiques faites sur les cadavres d'individus qui avaient subi avec succès la ligature de l'artère fémorale, pour le traitement de l'anévrisme poplité : nous avions vu nous-même, aussi bien que d'autres , dans des recherches de cette espèce, l'artère fémorale oblitérée solidement dans le lieu de la ligature , aussi bien que la poplitée dans le lieu de l'anévrisme ; et cependant, entre ces deux points , l'artère fémorale conservée avec ses dimensions naturelles , contenant du sang liquide, ainsi que l'artère articulaire interne supérieure , devenue plus grosse que l'une des circonflexes , et communiquant par ses rameaux , devenus très-volumineux , avec le plexus articulaire et les branches musculaires externes et perforantes. Pour que le tronc ait conservé ses dimensions naturelles et sa perméabilité vis-à-vis une branche pareille , il faut de toute nécessité qu'une partie de ces dilatations ait existé lors de l'opération : si l'artère articulaire n'avait pu verser continuellement du sang liquide dans son tronc , et servir tout aussitôt à l'en exporter; si cette branche n'avait pu servir à ballotter sans cesse le sang selon les deux sens opposés , celui qui se serait trouvé contenu dans le tronc entre la ligature et l'anévrisme , se serait coagulé, et l'artère aurait été trouvée oblitérée. Il est très-vraisemblable que les choses se passent le plus souvent ainsi , puisqu'on ne connaît pas de fait où l'oblitération de l'artère , en pareil cas , se soit faite sans interruption , de la ligature à l'anévrisme. Il faut bien admettre alors la coagulation du sang contenu dans l'anévrisme , comme la cause immédiate de l'oblitération de ce dernier , et que l'abord d'un flot de sang rapporté au tronc par les communications d'une branche collatérale et déposé même au-dessous de l'anévrisme , ne s'oppose pas toujours à ce phénomène important. Il est vraisemblable que le sang qui rentre dans le tronc par la voie des communications *ramusculaires* , n'y est pas poussé par les secousses alternatives et puissantes que le cœur imprime à la colonne principale qu'il meut immédiatement. Dans quelque direction qu'il revienne alors vers l'anévrisme , il ne saurait agir d'une manière dangereuse sur la masse de celui que la tumeur contient , puisqu'il ne peut y arriver qu'avec une force de mouvement très-légère et uniforme. On sait d'ailleurs, combien le sang extravasé a de la tendance à se coaguler : pour peu qu'il cesse d'être agité, renouvelé, il cède à cette tendance, comme le prouvent les succès de la compression selon le procédé de *Théden* , ceux des fomentations de glace , etc. Or , pour peu que la ligature du tronc principal intercepte la circulation, le sang extravasé se coagule, le *coagulum* pénètre en partie dans le vaisseau par l'ouverture de communication , et ce premier obstacle entraînant la stagnation , et par conséquent , la coagulation du sang voisin , l'anévrisme et l'artère contiguë sont désormais imperméables au sang liquide; à moins que , avant la réduction entière du caillot en fibrine organisée , et l'altération profonde de l'organisation de l'artère , la masse pût être exposée aux impulsions directes de la colonne principale du sang : ce qui est absolument impossible , quand on a usé de la ligature ; mais ce qui peut arriver , quand on a employé la compression avec un succès apparent, comme on en connaît un exemple fort instructif.

Ce phénomène de la coagulation du sang qui cesse d'être agité par le mouvement circulatoire et qui se trouve rassemblé en grandes masses, nous paraît jouer un rôle aussi important dans l'oblitération spontanée ou artificielle des grandes artères , que la facilité avec laquelle le tissu cellulaire *sous-artériel* contracte , par le moyen d'une ligature circulaire, l'inflammation appelée *adhésive ;* mais il n'en est pas du rôle de ces masses de *coagulum* sanguin , comme de celui du *bouchon* de la même nature que *J.-L. Petit* a trouvé dans l'ouverture latérale d'une artère, et sur lequel *Joubert ,* et toute l'Académie de chirurgie , firent reposer de si grandes espérances. Les masses de sang coagulé dont il s'agit ici, une fois produites par un moyen propre à *intercepter pour jamais les impulsions directes de la colonne principale du sang*, comme le fait indubitablement la ligature, entraînent aussi nécessairement l'oblitération de tous les espaces qu'elles occupent, à moins qu'il ne survienne une inflammation vive des parois de ces mêmes espaces. On remarquera bien, d'ailleurs, qu'il n'en est pas ainsi du *coagulum* dont la formation succède à l'emploi assidu de la compression latérale d'un vaisseau principal, au-dessus de sa légion, soit organique, soit accidentelle. Quoique ce phénomène, dans ce cas, soit le seul qui puisse déterminer la guérison, tout comme à la suite de la ligature placée de la même manière, néanmoins il suffit que la compression n'ait pas produit d'*altération permanente* dans le point du vaisseau où elle a été exercée, qu'elle n'ait *interrompu que passagèrement l'impulsion directe de la principale colonne de sang,* pour que la masse du *coagulum* puisse être ébranlée, que le sang liquide puisse s'insinuer de nouveau entre le sang coagulé et les parois de l'espace qui le contient, et par conséquent, qu'il puisse reproduire tous les phénomènes morbifiques antérieurs (1). A l'instant même où une ligature est serrée autour du vaisseau principal, au point d'*intercepter pour jamais le cours direct du sang*, la tumeur formée par le sang extravasé, soit dans un sac anévrismal, soit dans le tissu cellulaire commun autour de la blessure d'une artère, perd ses battemens et bientôt après sa

----

(1) Ceci, comme on le sait, n'est pas une allégation gratuite de notre part, mais un événement constaté par l'observation. On ne peut pas citer un seul fait, où un événement de cette espèce ait succédé à la ligature pratiquée convenablement.

mollesse, son élasticité, et la variabilité de son volume. Elle devient immobile, dure, incompressible, et le plus souvent indolente. En même temps la chaleur et la sensibilité du membre qui a subi une pareille opération, diminuent pour se reproduire quelques jours après, même avec une certaine exagération, lorsque l'issue doit être heureuse. La masse formée par le sang extravasé diminue insensiblement dans la suite, et avec les symptômes ordinaires d'une absorption accélérée, lorsque l'extravasation était récente. Lorsque l'on a pu vérifier anatomiquement l'état d'une tumeur anévrismale, avant qu'elle eût entièrement disparu de la sorte, on y a trouvé les restes plus ou moins altérés, mais toujours reconnaissables d'une masse de sang coagulé, pénétrant plus ou moins loin dans la cavité de l'artère contiguë et malade. Enfin, lorsque la masse formée par un anévrisme guéri de la sorte, avait entièrement disparu, on a trouvé la tumeur anévrismale et un trajet plus ou moins considérable de l'artère affecté, transformés en une masse *fibro-cellulaire*, où l'on ne pouvait plus reconnaître aucune trace de sang extravasé, ni de l'organisation propre de l'artère. Il est plus clair que le jour, d'après ces observations, que la ligature du tronc principal intercepte d'abord toute circulation directe, et rend même très-lente, pendant quelque temps, celle que les communications *ramusculaires* peuvent entretenir, et entretiennent, en effet, d'après les résultats de l'observation; qu'il suffit de cette suspension de la circulation directe, pour donner lieu à la coagulation de toute la quantité de sang qui se trouve déjà extravasé; que cette masse échappée d'un vaisseau blessé, et répandue autour de lui, ne peut manquer de le comprimer, d'y gêner le cours du sang, et par conséquent, de préparer aussi la coagulation de celui qui s'y trouve contenu; que cette coagulation doit nécessairement atteindre la dernière quantité de sang que les contractions du

cœur ont poussé jusque dans le vaisseau altéré , et près de
l'altération elle-même, parce que cette impulsion directe cessant
à l'instant même où la ligature est serrée , et la compression
de l'épanchement voisin faisant un obstacle, il y a nécessairement stagnation; que le reflux de sang liquide qui peut
avoir lieu à la faveur des communications voisines , ne peut
empêcher la coagulation , ni déplacer le caillot une fois formé
et soutenu par sa propre consistance, par sa continuité avec
la masse extravasée, et par la compression que cette dernière
exerce , parce que ce reflux ne peut se faire que lentement
avec une force très-médiocre , et sans secousses alternatives;
enfin , qu'une fois la coagulation opérée , autour et dans le
vaisseau altéré , par le moyen de la ligature , l'absorption fait
disparaître le *coagulum* et l'organisation propre des parties qui
le contiennent , et notamment de l'artère, dont les fonctions
sont devenues inutiles.

Maintenant , on peut sentir aisément que ces phénomènes
seront les mêmes , à quelque distance du cœur que se trouve placée
une lésion organique ou accidentelle , pourvu que la ligature
soit praticable : partout une ligature produira nécessairement
une suspension totale de la circulation directe (1), et cette condition suffit pour remplir celle de la formation d'un *coagulum*
commun, dans la cavité qui contient l'extravasation et dans celle
de l'artère. Il n'est donc pas nécessaire de connaître exactement
la situation d'une lésion artérielle , pour calculer les chances
de succès et combiner le plan de l'opération à pratiquer pour
obtenir l'oblitération du vaisseau lésé; il suffit de pouvoir exé-

----

(1) L'observation fait admettre quelques exceptions, dont nous fourni-
rons nous-même des exemples; mais elles sont fort rares , et nous en
signalerons les conditions.

cuter le projet de la ligature du tronc principal : avantage immense, qui permet de renoncer à une opération difficile, pénible,
périlleuse par les difficultés qui l'accompagnent, et qui s'est
trouvée quelquefois presque impossible à exécuter, même pour
de très-habiles opérateurs, réunis en grand nombre autour d'un
même malade. Du moment que l'expérience démontre que la
ligature du tronc d'où provient une artère blessée, peut amener,
doit même amener sûrement l'oblitération de la branche intéressée, pourvu que celle-ci soit entourée d'une masse suffisante
de sang extravasé, et qu'il n'y ait pas d'issue extérieure formée
par une grande blessure de la peau et des muscles, la raison fait
une loi de proscrire les dissections longues et douloureuses, par
lesquelles on s'efforce souvent en vain d'atteindre le vaisseau blessé,
et sur le principe desquelles les écrivains les plus respectables
ne s'accordent pas. Nous sommes donc porté à considérer la
ligature du tronc principal au-dessus de la lésion, comme devant être préférée dans tous les cas d'anévrisme proprement
dit, aussi bien que dans ceux de blessure accidentelle d'une
artère réunissant les conditions que nous venons d'exposer, soit
que l'accident soit survenu récemment, soit que sa date se
trouve plus ancienne. Tels étaient les principes vers lesquels
nous avions le plus de penchant, avant que de connaître la
belle observation du professeur *Dupuytren ;* et l'on conviendra
aisément que les résultats de ce fait et de ceux de l'observation qui nous est propre, sont bien en état de leur donner
plus de consistance. On a déjà vu par d'autres observations,
et l'on verra par les réflexions qu'elles peuvent suggérer encore,
que ces mêmes principes sont susceptibles d'une application
bien générale.

Le succès des deux opérations dont il s'agit, nous semble
singulièrement propre à reculer les bornes de l'utilité de la ligature telle que nous l'avons pratiquée : elle devient une ressource

précieuse dans des cas où il serait absolument impossible de faire autre chose, et un recours bien plus simple et par là même bien plus sûr, pour les cas qui laissent la liberté du choix. On sait que la ligature de l'artère carotide a été faite avec succès, pour une lésion organique des artères de l'orbite (1). Que peut-on faire de mieux, pour la lésion de l'artère maxillaire dans le fond de la fosse zygomatique ? Quelles difficultés ne donnent pas les artères radiale, cubitale, tibiales antérieure et postérieure dans la partie supérieure des membres qu'elles occupent ? Et si l'on considère l'état d'infiltration de ces mêmes parties inondées de sang extravasé, on verra quelles dévastations on s'expose à faire avec les instrumens, ou à provoquer par la gangrène consécutive du tissu cellulaire, lorsqu'on est forcé de le mettre à nu dans une grande étendue et dans cet état d'infiltration sanguine. Un chirurgien très-versé dans l'anatomie, peut se croire autorisé à compter sur la solidité de sa main et sur la facilité avec laquelle il espère atteindre un vaisseau qu'il a le dessein de découvrir. Mais, d'abord, comme

---

(1) Nous avons rencontré dans notre pratique, un cas d'anévrisme de l'artère ophthalmique, et peut-être du point contigu du tronc dont elle provient. La tumeur occupait toute la cavité orbitaire, et soulevait l'œil et les paupières dans ses battemens. La ligature de l'artère carotide aurait été faite, et sans doute avec succès, si les consultans avaient pu se faire une idée du plan opératoire, et s'ils avaient connu des observations analogues. Ce fait fut communiqué à MM. *Astley Cowper* et *Abernethy*, qui partagèrent notre opinion. Nous avons pratiqué depuis, avec un succès complet, la ligature de l'artère carotide gauche, pour un anévrisme de l'artère maxillaire supérieure, qui avait rempli le sinus maxillaire, la fosse nasale gauche, déjeté la cloison du nez, et oblitéré de la sorte la fosse nasale droite, pénétré dans l'orbite correspondante, déplacé l'œil, et pénétré dans la joue.

nous l'avons déjà dit, ces cas sont de ceux où le diagnostic est toujours difficile et incertain. Un coup de pointe d'épée qui traverse la partie supérieure antérieure de l'avant-bras, une blessure semblable qui traverse la partie supérieure de la jambe, peuvent avoir intéressé, d'une part, les artères radiale ou cubitale, d'autre part les tibiales antérieure ou postérieure. Mais l'accident est arrivé depuis plusieurs heures ; le sang ne coule plus par les ouvertures cutanées ; il s'est extravasé en abondance, et tout en est pénétré. Comment reconnaître l'organe vasculaire intéressé, et quel plan d'opération adopter ? D'un autre côté, ceux qui ne sont point habitués à chercher une artère au milieu d'une extravasation sanguine considérable, ne savent pas quelles difficultés cette circonstance procure, et combien on a de peine à se reconnaître : que ceux qui sont si sûrs de leur main et de l'exacte application de leurs lumières, n'oublient pas que *Desault, Sabatier* et tant d'autres, ne manquaient ni de lumières, ni d'habileté, et n'en ont pas moins senti, dans un cas des plus graves et dont l'issue fut bien malheureuse, toute l'importance de ces difficultés. Ces réflexions s'appliquent, dans toute leur étendue, aux lésions artérielles qui intéressent la paume de la main et la plante du pied. D'abord, il est encore à décider jusqu'à quel point il serait aisé d'atteindre par la dissection l'artère palmaire profonde, blessée de manière à fournir une grande extravasation sanguine dans les parties profondes de la paume de la main, et ainsi de suite pour le pied. En second lieu, en admettant que l'on ne se vît pas forcé, par la nature des choses, à sacrifier quelques organes importans, du moins est-il certain que l'on ne peut nullement prévoir quelles dévastations peuvent résulter de la mortification à laquelle on va exposer le tissu cellulaire, en le mettant à nu dans l'état d'infiltration où il se trouve, et dans une partie dont la structure est aussi compliquée que celle de la main ou du pied. Toutes ces difficultés peuvent disparaître, en liant le tronc principal (1) : le succès que nous avons obtenu, n'était pas plus difficile à concevoir *à priori*, que ne peut le paraître celui que nous croyons que l'on peut se promettre dans les cas dont il s'agit; et dans l'état actuel des choses, nous croyons pouvoir avancer, que l'on doit réussir en liant l'artère fémorale ou la brachiale, par la seule raison qu'il doit y avoir une extravasation sanguine autour du vaisseau lésé. Une coagulation doit être la première conséquence de la ligature éloignée, et par conséquent aussi, l'oblitération de l'artère intéressée.

Toutes choses égales, par rapport au salut du malade, on devrait s'empresser d'adopter un mode opératoire, dont la simplicité met les secours de l'art à portée d'un plus grand nombre de praticiens et de malheureux. Il n'y a pas de chirurgien instruit de l'anatomie et un peu exercé à manier le bistouri, qui ne puisse découvrir l'artère fémorale ou la brachiale, dans le point le plus superficiel de leur situation, dans l'étendue d'environ deux pouces, pour y placer une ligature circulaire; et si l'on songe qu'une opération aussi simple peut être substituée à toutes les difficultés que présente la dissection de la partie inférieure de l'artère fémorale, de la poplitée, des tibiales, des plantaires, de la cubitale et des palmaires, on sentira de quel prix peut être une pareille réforme. Mais on ne peut pas même admettre qu'il soit indifférent pour le salut du malade, d'opérer de telle ou telle manière, pourvu que ce soit avec habileté : en outre des difficultés qui rendent toujours une opération plus pénible, même pour les plus habiles, il est incontestable qu'une grande plaie, des suppu-

---

(1) Nous démontrerons plus tard, qu'il peut y avoir des exceptions.

rations prolongées, doivent avoir des conséquences différentes. Il est, surtout, deux points de la plus haute importance, et qu'il faut bien peser : d'un côté, si le tissu cellulaire infiltré de sang et mis en contact avec l'air, est exposé à la mortification, pense-t-on que l'impression délétère de la gangrène sur la constitution, et particulièrement sur les organes du membre malade, puissent aider au rétablissement de la circulation ? D'un autre côté, croit-on que la circulation se rétablisse, après l'oblitération d'un tronc artériel par le bénéfice des communications apparentes ? Certes, les chances de succès seraient bien peu nombreuses, et il faudrait en compter les exemples comme autant de prodiges. Mais, si la circulation se rétablit, surtout par les communications capillaires ou *ramusculaires*, où cet ordre de vaisseaux est-il plus répandu que dans le tissu cellulaire ? Exposer cet organe à périr en le dénudant, c'est se priver volontairement des ressources les plus nombreuses pour suppléer le tronc artériel oblitéré; et pour éviter un semblable accident, il faut de toute nécessité transporter le procédé opératoire au-dessus du siége des épanchemens, et même, autant qu'il se peut, au-delà des ecchymoses.

Enfin, c'est surtout dans les cas où la lésion accidentelle d'une artère considérable se trouve compliquée d'une fracture, que la ressource de la ligature du tronc devient précieuse. Que de dangers n'ajouterait-on pas à ceux qui sont déjà attachés à une pareille combinaison d'accidens, si l'on procédait à la recherche du vaisseau blessé pour le lier immédiatement ! Mieux vaudrait cent fois pratiquer l'amputation du membre, plutôt que d'encourir les chances nombreuses de suppurations abondantes et prolongées, de la fièvre hectique qu'elles entretiennent, etc., et l'épuisement mortel par lequel tout finit ordinairement. Plus la fracture est grave, et plus il est impor-

tant de ne pas ajouter une complication de plus , en établis-
sant une ou plusieurs plaies profondes, dont on ne peut plus
calculer les conséquences. A moins d'un écrasement qui , en
comminuant les os , aurait détruit les parties molles , au point
d'ôter toute espérance de conserver le membre, on ne peut
se dispenser , lorsque la lésion d'une artère et une hémorragie
cachée compliquent une fracture , de recourir à la ligature
du tronc. Ce n'est pas un sujet de doute pour nous, que si la
malade du professeur *Dupuytren* et le nôtre n'eussent point
été secourus ainsi, ils auraient succombé à l'accident grave qu'ils
avaient éprouvé, à moins que l'on n'eût fait sur-le-champ l'amputation de la cuisse.

La sixième observation fournit un autre exemple des heureux effets que peut produire la coagulation du sang extravasé ,
et du parti que l'on peut en tirer pour l'oblitération d'une artère majeure. Il est bien plus aisé de concevoir comment cette
cause agit , après la ligature de la partie supérieure de l'artère fémorale, pratiquée à l'occasion d'une blessure de la partie inférieure de la même artère , que lorsque cette opération
a été pratiquée à propos de la lésion des artères tibiales antérieure ou postérieure , etc. On sent que la piqûre faite par
une épée n'a dû laisser au sang , que pour très-peu de temps ,
la liberté de s'échapper au dehors en aussi grande quantité
qu'il s'échappait de l'artère; qu'il a dû y avoir une infiltration
dans le tissu cellulaire, aussitôt que les premiers mouvemens
du membre ont détruit le parallélisme dans les diverses parties
du trajet parcouru par l'épée; que le sang infiltré d'abord dans
le tissu cellulaire le plus voisin , et de proche en proche jusqu'à de grandes distances , a dû se coaguler bientôt après : en
sorte que l'artère , auprès de laquelle on ne sentait pas encore
d'épanchement , devait cependant être entourée d'une masse de
sang coagulé, engagé dans les mailles du tissu cellulaire. Cette

condition pouvait devenir avantageuse par les suites auxquelles il fallait s'attendre. Une partie de ces caillots extérieurs occupait sans doute l'ouverture du vaisseau, et faisait l'office de bouchon : les mouvemens en écartant ce léger obstacle, soit par les violences qu'il a dû subir de la part des muscles environnans, soit par l'augmentation accidentelle de l'effort latéral du sang dans le vaisseau, ont donné lieu à une nouvelle hémorragie ; et la dernière quantité de sang extravasé ne pouvant être logée, qu'en écartant le tissu cellulaire environnant chargé de sang coagulé, ce dernier a formé une digue plus solide que n'aurait pu être le tissu cellulaire dans l'état naturel, et que le sang liquide n'a pu pénétrer, mais seulement distendre. De là, la formation d'une tumeur circonscrite, s'accroissant rapidement, présentant des battemens, etc. Le contact du sang coagulé n'est pas sans influence pour le sang liquide ; il semble accélérer la mort de ce dernier : ainsi, le *coagulum* a dû augmenter, et la tumeur, en effet, était moins souple, moins molle, moins réductible au bout de huit jours, que dans le premier moment. Il est résulté de ce mécanisme, que, quoique les choses fussent dans un état bien différent de celui qui accompagne l'anévrisme, que le tissu cellulaire n'eût pas été lentement écarté, feutré et converti en une espèce de kyste, le sang était pourtant contenu par une enceinte tout aussi solide, et qui supportait une distension considérable. Il devait arriver précisément les mêmes choses qu'à la tumeur sanguine d'un anévrisme proprement dit, du moment que la circulation serait interrompue dans le tronc. En effet, tout le sang extravasé s'est coagulé, après un certain affaissement, provenant, sans doute, de la rétrocession d'une partie du sang liquide dans la cavité artérielle. L'élasticité des parties distendues a dû repousser la masse du caillot vers l'artère, et comprimer ainsi cette dernière. De là, la stagnation du sang liquide vers l'ouverture du vaisseau et dans sa propre cavité, la coagulation de cette dernière portion, et l'occlusion totale du cylindre artériel.

Mais des conséquences bien plus intéressantes à déduire de cette observation, sont celles qui sont applicables à la pratique, et desquelles résulte que, même dans les cas de blessure récente d'une artère, on peut avoir recours avec succès à la ligature pratiquée au-dessus de la lésion. Ce résultat direct de l'observation ne s'accorde pas avec les préceptes enseignés par des praticiens illustres : on avait cru important de découvrir le lieu même de la blessure, pour lier l'artère immédiatement au-dessus et au-dessous, afin de ne sacrifier aucun des moyens de communication ; tandis que, dans les cas d'anévrisme proprement dit, la crainte de trouver l'artère malade auprès de la tumeur anévrismale, devait faire préférer la ligature éloignée. On n'a pas remarqué que, dans ces derniers cas, et en opérant loin de la maladie de l'artère, et par conséquent, en sacrifiant un grand nombre de moyens de communication, on avait pourtant obtenu des succès nombreux, et d'autant plus faciles, que l'on a pu transporter l'opération plus loin de la tumeur anévrismale ; que les craintes fondées sur la difficulté du rétablissement de la circulation, sont beaucoup moins sérieuses qu'on ne pense ; que, au bras et à la cuisse, le succès est presque certain, si la ligature est placée au-dessous de l'origine de l'artère fémorale profonde, ou de la scapulaire commune ; que, en liant ces artères au-dessus, le succès est plus douteux, mais non pas impossible ; que toutes les branches artérielles d'un même membre contribuent, par leurs communications réciproques, au rétablissement de la circulation sanguine, même celles dont l'origine répond au-dessous de la ligature ; que lorsqu'on ouvre une tumeur sanguine volumineuse, quoique récente, on compromet beaucoup plus le sort du membre, par l'inflammation et peut-être par la mortification à laquelle on expose le tissu cellulaire, que l'on ne peut faire en liant le tronc au-dessus de l'origine des branches considérables. Aucune bonne raison médicale ne peut donc soutenir le précepte d'opérer sur le lieu même de la lésion, dans les cas de blessure accidentelle d'une artère; et un motif décisif en faveur de la ligature éloi-gnée, est celui de l'extrême simplicité que l'opération acquiert par ce moyen, auquel on peut ajouter, nous ne balançons point à le dire, quelques chances favorables de plus pour le succès de l'opération. En comparant la facilité que nous avons trouvée dans l'exécution de cette opération, la simpli-cité de ses suites et la rapidité de la guérison des malades, avec ce que l'on sait des faits analogues où l'on a ouvert la tumeur sanguine pour lier l'artère immédiatement autour de la blessure, il paraîtra difficile de douter que la conduite que nous avons cru devoir tenir, n'ait beaucoup contribué à un succès si remarquable; et nous pensons que les praticiens seront portés à l'indulgence, si nous montrons une prédilection particulière en faveur de la ligature éloignée, pour tous les cas où elle sera praticable, soit qu'il s'agisse d'une lésion orga-nique, soit que l'on ait à arrêter les conséquences d'une blessure accidentelle.

Les deux exemples que nous avons rapportés d'hémorragie consécutive à la suite de l'amputation d'un membre, méri-tent aussi une attention particulière, parce qu'ils nous pa-raissent renfermer des circonstances instructives sous plus d'un rapport.

Une hémorragie consécutive à la suite d'une amputation, est toujours un événement remarquable, à cause de sa rareté, et parce qu'il suppose quelque cause particulière, dont la connaissance ne peut manquer d'être utile; mais un événe-ment de cette espèce mérite bien plus d'attention, lorsqu'il est

survenu très-tard , et après le seizième jour , par exemple ,
comme on le voit dans la seconde de nos deux observations.
Après un délai aussi long , tandis que les ligatures avaient
été placées avec facilité autour des artères attirées hors du
moignon par le moyen d'une pince à dissection ; lorsque , d'ailleurs , aucune maladie antérieure ne pouvait avoir privé les
artères des propriétés que la nature fait servir à leur oblitération , le vaisseau principal aurait dû être imperméable : comment se fait-il qu'il a pu fournir encore de grandes quantités
de sang ? Cette question pourrait être fort embarrassante , si
l'on ne considérait l'espèce de blessure qui a conduit à la nécessité de l'amputation , et ce qui s'est passé à la suite de
l'hémorragie.

Nous avons fait remarquer que la blessure avait été faite par
un coup de feu ; que le désordre était affreux , tant dans les
os , que dans les parties molles ; que toutes les blessures de
cette journée furent aussi étendues et aussi graves, et que nous
en retirâmes constamment plusieurs balles. Nous ajouterons que
celle-ci fut faite par un coup de feu tiré de très-près , et que
dans les quatre jours qui s'écoulèrent avant que le blessé ne
pût se résoudre au sacrifice de sa cuisse , il était survenu un
engorgement et une inflammation, non pas tels que l'on devait les attendre des suites d'une blessure aussi horrible , mais
déjà considérables. Enfin , à moins de désarticuler la cuisse ,
ce qui ne nous paraissait pas indispensable , nous ne pouvions
nous empêcher d'amputer dans une partie de la blessure elle-
même. Il était donc impossible que la plaie du moignon ne
présentât pas bien des circonstances insolites ; et en effet , des
esquilles qui avaient échappé à nos recherches , et des balles
que la nature a rejetées dans la suite , démontrent que cette
supposition était bien fondée. Mais nous n'avions pas le choix,
et renonçant , comme nous crûmes prudent de le faire, à la

désarticulation, nous trouvions encore d'immenses avantages à échanger l'état désespérant où était le membre , pour un moignon d'amputation, avec tous les inconvéniens que celui-ci devait présenter. Cependant , nous faisions entrer dans notre calcul , les suites probables de l'état où devaient être les parties molles : elles avaient été exposées à l'action immédiate des causes vulnérantes et aux violences que les fragmens de l'os écrasé pouvaient exercer sur elles; la stupeur, l'engourdissement qui accompagnent toujours l'action violente et rapide des corps contondans , et particulièrement des projectiles de guerre , devaient exister à des degrés variés , dans les parties conservées pour former le moignon : il pouvait en résulter des suppurations abondantes , des mortifications même plus ou moins étendues; et ces accidens étaient devenus d'autant plus à craindre , qu'il s'était écoulé plus de temps entre l'époque de la blessure et celle de l'amputation. Mais nous pouvions conserver assez de parties molles, pour les mettre en contact avec elles-même au-dessous de la section de l'os. En écartant ainsi toute nouvelle cause d'irritation, après la séparation du membre, il pouvait se faire que nous parvinssions à éviter quelques-uns des accidens consécutifs dont nous étions menacé , et que l'on ne pouvait pas se flatter de prévenir entièrement. A tout prendre , enfin , le danger des abcès qui pouvaient survenir, n'avait rien de comparable à ceux qui doivent être la suite très-prochaine d'une telle blessure.

Dans la situation où notre esprit devait être placé , nous étions préparé à tout ; et quoique la possibilité d'une hémorragie grave ne fût pas au nombre des événemens que nous avions dû prévoir , celui-ci ne nous étonna pas beaucoup , parce qu'il était très-conforme à notre manière de concevoir le travail de la nature pour l'oblitération des artères. Nous ne doutâmes plus des véritables causes de cet accident , lorsque nous vîmes des lambeaux de tissu cellulaire mortifié suivre la ligature principale du moignon, et se séparer avec elle. On a remarqué, sans doute, que le trajet de cette ligature principale fut le point qui fournit la plus grande partie de la matière purulente que l'on exprimait du moignon en le comprimant. En considérant que lorsque l'hémorragie s'est déclarée, nous avons entraîné avec la principale ligature, un grand lambeau de tissu cellulaire mortifié, il sera difficile de ne pas conclure que ce lambeau était formé par l'enveloppe extérieure ou celluleuse du vaisseau principal. La ligature de ce vaisseau avait été serrée à dessein, selon notre usage, au point de rompre les tuniques propres : elle n'embrassait donc que la tunique celluleuse de l'artère, à l'exclusion du tissu cellulaire des parties environnantes, parce que le vaisseau avait été attiré fortement et facilement hors de la surface du moignon, avant d'être lié. L'escarre celluleuse que la ligature a entraînée, ne peut donc provenir que de l'enveloppe extérieure de l'artère fémorale : or, si la mortification et la séparation de cette enveloppe donnent lieu à une hémorragie, on ne peut éviter d'en conclure que cet organe joue un rôle bien important dans l'oblitération des principales artères, déterminée par une ligature. Mais comment dans le fait dont il s'agit, cette enveloppe celluleuse qui, dans tout autre cas, opère seule l'oblitération de l'artère la plus volumineuse, a-t-elle été frappée de mortification, et détruite au point de faire disparaître la seule digue efficace qui s'oppose à l'effusion du sang, et de donner lieu à une hémorragie abondante et périlleuse? Il faut rappeler ici la nécessité où nous fûmes d'opérer dans la blessure même, et l'impossibilité que les parties intéressées dans la mutilation n'eussent pas éprouvé les effets de la commotion. Comment le tissu cellulaire extérieur d'une artère aurait-il été préservé d'une affection que doivent avoir partagée tous les organes vivans?

Pourquoi , dans cet état de stupeur et d'engourdissement, qui est peut-être plus profond pour le tissu cellulaire que pour tout autre organe , l'irritation provoquée dans celui qui sert d'enveloppe extérieure à l'artère , et qui , dans l'état naturel , doit y produire seulement l'inflammation adhésive , n'entraînerait-elle pas sa mortification ? On sait bien que le danger de serrer une ligature , après la rupture des tuniques propres, au point de déterminer la gangrène ou l'ulcération trop rapide du tissu cellulaire qu'elle embrasse , est le seul qui accompagne la ligature pratiquée d'après ces principes. Or , on ne peut douter aussi , que le degré de compression nécessaire pour produire cet effet , n'est pas absolu , mais bien dépendant de l'état antérieur des parties, de celui des forces, et particulièrement de celles de l'organe soumis à l'action d'un lien circulaire. Tout le reste du tissu cellulaire du membre blessé a encouru les dangers du passage de l'état de stupeur que la commotion a déterminé, à la réaction inflammatoire qui devait lui succéder ; mais l'épreuve a été bien plus périlleuse pour le tissu cellulaire *sous-artériel* , partageant la débilité accidentelle du reste des organes , et soumis immédiatement à une cause très-active d'inflammation. Il est très-facile , en cet état, que la gangrène survienne ; et nous ne doutons nullement que telle ne soit la cause de l'hémorragie consécutive que notre malade a éprouvée. L'observation attentive démontre que , en effet , rien n'est plus facile que la mortification du tissu cellulaire commun dans les conditions dont il s'agit; et il est très-vraisemblable que, sans la densité particulière dont jouit celui qui a des rapports intimes avec les artères , les hémorragies consécutives , après les amputations immédiates que nécessitent les blessures faites par des armes à feu , seraient beaucoup plus communes. On voit souvent , à la suite des coups de feu qui ont produit la commotion et un engourdissement passager , mais notable du membre, des abcès se déclarer dans les interstices musculaires, quelquefois très-loin du siége de la blessure, dans des directions où il est impossible que des corps étrangers aient pu pénétrer; et à l'ouverture de ces collections purulentes, on voit s'échapper avec le pus, des quantités, quelquefois très-considérables, de tissu cellulaire mortifié, quoique l'inflammation qui a accompagné la formation de ces abcès, n'ait offert rien d'extraordinaire. Il est difficile de ne pas attribuer des accidens de cette espèce, à l'affaiblissement produit d'abord par la commotion, et qui a rendu mortel un degré, même médiocre, d'inflammation.

Un second fait comparable au précédent, est celui de la septième observation. Une blessure de la même espèce, reçue dans la même journée, par conséquent accompagnée d'un désordre horrible, intéressant une jambe déjà fort maltraitée par des accidens antérieurs, ne laissait d'autre voie de salut que l'amputation du membre. Le désir de ménager au blessé les ressources qui résultent de la conservation du genou, nous détermina pour l'amputation au-dessous de la tubérosité du tibia, et par conséquent très-près de la blessure. Dès le septième jour, une hémorragie abondante se déclara, et nous ne fûmes pas éclairé d'abord sur les causes d'un semblable événement. Cependant, le trajet de la principale ligature avait fourni du pus, tandis que tout le reste était réuni. Mais toutes nos incertitudes furent fixées, lorsque le huitième jour de cet accident, correspondant au quinzième de la blessure, nous vîmes la ligature principale du moignon entraîner dans sa chute un lambeau du tissu cellulaire mortifié, qui fut bientôt suivi de quelques autres; nous ne pûmes plus douter alors, que le tissu cellulaire *sous-artériel* avait été frappé de mortification, par les effets réunis de la commotion que le coup de feu avait dû causer dans des parties aussi voisines de la blessure, et de l'inflammation que l'action de la ligature avait excitée. Les réflexions que ce fait nous suggéra, contribuèrent à nous faire comprendre plus aisément les circonstances du second, et fortifièrent singulièrement l'opinion où nous sommes de l'importance du rôle du tissu cellulaire extérieur des artères, dans leur oblitération à la suite d'une ligature circulaire.

De ce que nous avons exposé touchant ces deux observations, s'ensuivrait-il que la ligature circulaire et sans interposition dans des cas de cette espèce, serait accompagnée de dangers particuliers ; et faudrait-il admettre que, lorsque l'action d'un coup de feu, ou de toute autre espèce d'agent contondant, aurait produit ou pu produire la commotion, et que l'on serait dans la nécessité de lier une artère majeure dans le foyer même de cette affection, il faudrait employer un procédé propre à aplatir l'artère ? Nous ne le pensons pas : d'abord, parce qu'il ne nous paraît pas suffisamment démontré que la ligature serrée avec l'interposition d'un cylindre d'emplâtre, de liége, d'éponge, etc. , n'altère point les tissus propres du vaisseau, au moins sur une partie de son contour ; en second lieu, parce que le premier doute est propre à en élever d'autres sur la participation de la membrane interne au travail de l'oblitération ; en troisième lieu, parce que, dans des cas douteux, comme ceux de cette espèce, où le vaisseau tout entier court peut-être les mêmes dangers que son tissu cellulaire extérieur, il est d'un grand intérêt de se conformer aux principes fondamentaux connus, dans une chose aussi importante que l'oblitération d'une artère principale. Il est reconnu que la réunion immédiate des organes vivans, mis en contact mutuel, est d'autant plus sûre, que les organes sont plus parfaitement identiques. Or, on sent aisément qu'en pratiquant l'aplatissement de l'artère, on peut mettre en contact le tissu cellulaire d'une part, avec la membrane interne d'autre part ; organes dont

la structure est bien différente. Enfin·, l'accident dont il
s'agit, est insolite : les observations ne l'ont pas signalé, du moins
avec des détails suffisans ; et personne ne peut dire encore ,
si l'irritation que la ligature doit exciter malgré toutes les interpositions, n'est pas tout aussi susceptible de causer la mortification du tissu cellulaire , avec les prédispositions que nous
avons indiquées. On remarquera , sur ce dernier point, que les
effets de l'une et de l'autre espèce de ligatures ne dépendent pas
tant du degré ou du mode de leur action immédiate , que des
rapports entre l'inflammation à produire et la stupeur que la
commotion a causée précédemment. Nous ferons remarquer
encore que l'inflammation est nécessairement bien plus grande
lorsqu'on a lié une artère avec une interposition, parce que cette
dernière s'oppose au rapprochement immédiat des lèvres de la
plaie, seul moyen efficace de borner le degré et l'étendue de cette
affection. Or, le danger de la mortification du tissu cellulaire doit
s'accroître dans les mêmes proportions, s'il dépend d'un défaut
de rapports entre l'état antérieur des forces vitales, et l'élan
inflammatoire auquel elles doivent se prêter. Nous croyons beaucoup plus raisonnable de tirer des faits dont il s'agit , les
conséquences suivantes :

1.º La commotion étend ses effets au tissu cellulaire , et peut
réduire, dans cet organe, les propriétés vitales, au point qu'il succombe au premier effort inflammatoire qu'il éprouve. De là , les
abcès que l'on voit survenir au loin, à la suite des coups de feu,
et dans des régions où aucun corps étranger n'a pu pénétrer.

2.º Ces mêmes phénomènes peuvent se manifester dans le
tissu cellulaire extérieur des artères , et la mortification de cet
organe peut singulièrement nuire au succès des ligatures ,
lorsqu'elles doivent être faites dans le foyer même de la commotion. Il faut s'attendre alors à des hémorragies consécutives .
qui peuvent ne survenir que très-tard.

Tom. I.   13

5.° Lorsque, dans des cas de cette espèce , on a l'option de lier le vaisseau lésé, dans le lieu même où la commotion a dû s'exercer , ou à de grandes distances, on ne doit pas balancer à prendre ce dernier parti, le seul qui puisse préserver sûrement de l'hémorragie secondaire.

Jusqu'à quel point , lorsqu'on est forcé de pratiquer la ligature dans le lieu même ou très-près du siége de la blessure, comme dans les cas d'amputation , etc. , pourrait-on espérer d'éviter l'accident dont on est menacé, en supprimant la ligature de bonne heure ? Il est impossible d'anticiper avec quelque confiance sur les résultats de l'observation ; mais il semble que l'on retrancherait par là quelque chose de l'inflammation que l'artère doit subir, et par conséquent , des dangers qui paraissent y être attachés.

Nos deux observations présentent une autre espèce d'intérêt : une hémorragie secondaire survient à la suite d'une amputation , après laquelle les parties molles ont été rapprochées avec soin , et à une époque où leur réunion immédiate doit être fort avancée. Détruira-t-on toute la réunion déjà accomplie, pour atteindre le vaisseau qui fournit le sang ? Nous croyons la conduite que nous avons tenue , bien préférable. Renoncer aux avantages immenses d'une réunion déjà fort avancée , c'est remettre en doute une question déjà décidée, celle de l'influence de l'amputation sur le sort du malade ; et presque toujours alors ce dernier a succombé, lorsqu'il a fallu se livrer à des recherches plus ou moins tardives , et toujours très-pénibles , pour lier immédiatement un vaisseau qui fournissait une hémorragie consécutive. Nous avons été témoin de quelques accidens de cette espèce, lorsque des praticiens , peu exercés au rapprochement immédiat des parties molles après l'amputation , ne consacraient pas assez de soins et de temps à la ligature exacte de tous les vaisseaux. Il est arrivé pour lors que , quel-

que temps après l'opération , le sang venant à se répandre
entre les parties rapprochées , les désunissait et les écartait ,
proportionnellement à la masse du sang extravasé; que la peau ,
plus exactement rapprochée que le reste , résistait plus long-
temps , en sorte qu'il y avait un épanchement considérable ,
avant que l'hémorragie ne se montrât à l'extérieur ; que le
vaisseau qui fournissait le sang, était refoulé lui-même par cette
accumulation, en sorte qu'il ne suffisait pas d'avoir rouvert le
moignon pour l'atteindre, et qu'il a fallu encore fendre la peau, et
quelquefois même des muscles, pour parvenir à faire une ligature solide. Dès-lors, il faut s'attendre à une inflammation nouvelle , à des suppurations abondantes , et à toutes leurs conséquences , qui sont ordinairement mortelles.

C'est, sans contredit, faire une chose utile et singulièrement
simplifier l'exercice de l'art , que de réduire toutes les difficultés , toutes les incertitudes, tous les dangers d'une pareille
opération , aux conséquences d'une incision d'un pouce et demi,
n'intéressant que les tégumens , et à celles de la ligature du
principal tronc artériel. Cette dernière opération est bien loin
alors de l'importance qui l'accompagne lorsque le membre est
entier : le maintien de la circulation sanguine dans la cuisse et
le genou , ou même dans une petite portion de la cuisse seulement , est sujet à bien moins d'obstacles et le succès nous
paraît devoir être certain. Du moins, rien n'a pu nous en faire
douter un moment, à la suite des deux opérations de cette espèce que nous avons eu occasion de pratiquer ; et nous ne
balançons pas à croire que ce procédé doit être préféré , dans
tous les cas d'hémorragie consécutive à la suite d'une amputation.

Il est fort difficile de concevoir l'utilité de la ligature éloignée , dans les cas de cette espèce , sans admettre celle d'un
caillot formé autour et dans la cavité même du vaisseau tron-

qué ; et si un moyen de cette nature peut être aussi utile dans l'épaisseur d'un moignon, où il est disposé d'une manière bien moins favorable, que n'en doit-on pas attendre dans tout autre occasion !

Dans le moignon de l'amputation de la jambe , par exemple, le sang venant à s'échapper du vaisseau principal , a dû s'accumuler dans le sinus occupé par la ligature , avant de paraître à l'extérieur ; une partie devait s'être coagulée déjà dans ce même sinus, tandis que le sang coulait au dehors ; la coagulation a dû être complète et remplir la totalité de la cavité existante , lorsque le cours direct du sang a été suspendu par la ligature du tronc, pratiquée à la partie supérieure de la cuisse. Cependant, la circulation a dû se faire encore dans la cuisse , le genou et la partie supérieure de la jambe : le grand réseau que forment les communications des branches de l'artère fémorale profonde avec celles des articulaires, a dû donner passage au sang ; et il est impossible que celui-ci n'ait pas été transmis dans l'artère poplitée et dans la partie inférieure du tronc intercepté. Quel obstacle a pu s'opposer alors à son effusion ? Nous n'avons exercé aucune compression sur l'extrémité du moignon : de ce côté, les choses ont été laissées dans l'état où elles se trouvaient ; en sorte que le *coagulum* du sang qui accupait le sinus de la ligature et la cavité de l'extrémité de l'artère, au moment de l'opération , est la seule résistance qui ait pu contenir le sang liquide et s'opposer à son effort. On remarquera que la cavité qui contenait cette masse coagulée , était ouverte , puisque le sang avait la liberté de couler au dehors l'instant d'auparavant : il faut donc que la co-existence du sang coagulé , les légères adhérences dont il est susceptible d'abord avec les parties molles qui l'entourent, aient suffi pour résister à l'effort avec lequel le sang liquide ramené vers l'artère poplitée circulait dans sa cavité. On peut juger par cet

exemple, combien cet effort doit être léger ; car il est impossible
de se faire l'idée d'une résistance moindre que celle que nous
venons d'indiquer , et qui a pourtant dû suffire pour s'opposer
à une nouvelle effusion de sang. Il faut donc croire que le sang
ramené par les branches collatérales dans le tronc principal
d'une artère , après l'oblitération solide de ce dernier, n'y cir-
cule d'abord , qu'à la faveur du mode d'action par lequel le
système capillaire participe à la circulation; que son mouvement
est lent , uniforme , et capable de céder aux obstacles les plus
légers ; que le mouvement ondulatoire et alternatif dont on a
constaté dans la suite le rétablissement, doit rester constamment
bien faible , et que son effort doit être inefficace , par rapport au
point vasculaire que l'on a l'intention d'oblitérer , attendu qu'il
ne se rétablit que dans un temps assez reculé.

On peut conclure de ces faits et des réflexions qu'ils suggèrent ,
que si l'on doit considérer comme un précepte pratique général, celui de pratiquer immédiatement la ligature sur l'extrémité d'une artère tronquée , on doit considérer comme une
exception , les cas d'hémorragie consécutive à la suite d'une
amputation , lorsque l'on a rapproché avec soin les parties
molles du moignon : l'obstacle que cette disposition des parties
oppose à l'effusion extérieure du sang , le trajet étroit et tor-
tueux qu'il doit parcourir pour s'échapper au dehors, favorisent
sa coagulation ; et cette circonstance suffit, comme on vient de
le voir , pour déterminer l'oblitération définitive de l'artère , si
l'on prend le soin de lier son tronc au-dessus et avec les précautions convenables.

CONSIDÉRATIONS

SUR LA DIFFORMITÉ

APPELÉE

PIEDS-BOTS.

Iʟ est peu d'affections qui aient moins fixé l'attention des
observateurs , et sur lesquelles on ait moins d'études approfon-
dies et de principes fondés sur l'observation de la nature. Il
faut peut-être rapporter à deux principaux motifs l'état stationnaire de la science à cet égard : en premier lieu , la maladie
dont il s'agit est chronique , et la patience de l'homme est rarement à l'épreuve d'une longue application et de la lenteur des
découvertes ; en second lieu , une maladie qui altère pour jamais
les formes extérieures , et qui peut rendre très-défectueuse l'une
des plus importantes fonctions , devait tenter la cupidité des empiriques , en raison de l'empressement des malades. Il faut même
convenir, à la honte de l'art, que, à l'occasion de cette difformité,
plusieurs médecins se sont montrés aussi dépourvus de délicatesse et d'humanité que les empiriques ; en sorte que la science
est restée privée d'un grand nombre de faits importans , dont la

publicité aurait pu contribuer à son avancement. Nous n'avons pas le dessein de couler à fond une question aussi grande et aussi peu avancée : les observations d'un seul praticien ne sauraient jamais être assez nombreuses, pour qu'il ait pu voir le même objet sous tous ses aspects divers. Nous exposerons seulement quelques faits qui nous sont propres et qui nous semblent présenter des aperçus nouveaux ; nous nous livrerons aux réflexions qu'ils paraissent naturellement suggérer , et nous nous arrêterons aux conséquences qu'on en peut déduire immédiatement ; nous ferons quelques rapprochemens avec des faits de la même espèce et connus antérieurement, lorsque cette comparaison pourra être utile à la science elle-même ou à ses applications ; enfin , nous appellerons l'attention et le jugement des praticiens sur une opération insolite , dont nous avions formé le plan , d'après des analogies que nous avons eu l'occasion de pratiquer avec un succès complet, et qui , si nous ne nous abusons, peut devenir la source d'une nouvelle espèce de secours dans divers cas de difformités , d'ailleurs incurables.

Sur ce dernier objet, nous sommes convaincu par l'expérience des siècles, que l'inventeur d'une nouveauté-pratique dans les sciences et les arts, est moins propre qu'un autre à lui donner l'extension dont elle est susceptible, sans sortir des limites que la sagesse prescrit. La soif de la gloire, une intempérance d'humanité bien louable en elle-même , une sorte de tendresse paternelle pour l'œuvre de son imagination, font nécessairement dévier les meilleures têtes. Heureux, quand l'envie , la prévention , l'ignorance, le ridicule qui s'attache à l'exagération , ne font pas sentir plus vivement les inconvéniens de l'extension forcée, que les avantages d'une idée utile appliquée avec la modération convenable! Cette dernière condition ne peut être remplie que par des juges de sang-froid, d'ailleurs compétens et de bonne foi. Faute d'un semblable tribunal, il est fréquemment arrivé que l'ineptie égarée par l'envie et souvent par l'exagération de l'auteur lui-même, a blâmé une chose bonne en elle-même, et que l'on a été fort étonné de voir prospérer en d'autres temps, en d'autres lieux et en d'autres mains.

Nous ferons donc connaître les faits sur lesquels nous nous fondons; nous raconterons avec naïveté ce que nous avons vu, ce que nous avons fait, et les résultats que nous avons obtenus ; et nous engagerons de tout notre pouvoir ceux qui sont réellement occupés de l'agrandissement de l'art, à réfléchir mûrement sur nos propositions, avant de les admettre ou de les rejeter.

OBSERVATIONS.

OBSERVATION PREMIÈRE.

Dans l'été de 1815, le sieur *I....*, de Pézenas, nous conduisit un enfant mâle, âgé de 6 ans, qui était né avec une déviation du pied droit en dedans. Cette difformité avait beaucoup augmenté depuis que l'enfant se livrait à la marche, quoiqu'il ne pût l'exercer qu'avec la plus grande difficulté. La masse entière du pied avait roulé sur son axe antéro-postérieur, et s'était inclinée vers la malléole interne, au point que cette éminence appuyait sur le côté interne de l'astragale. L'os calcanéum et le cuboïde avaient subi une déviation encore plus étendue : le premier s'était porté plus en dedans et s'était incliné en haut par son extrémité postérieure; le second avait suivi la rotation du pied, au point de renverser totalement sa position et de présenter au

sol sa face supérieure. Aussi, la déambulation se faisait-elle
principalement sur ce point-là , et les tégumens qui lui corres-
pondaient , avaient-ils acquis beaucoup d'épaisseur et une forte
couche d'épiderme très-dur. Les parties antérieures du pied
s'étaient laissé entraîner dans le sens de la flexion et vers son
bord interne; en sorte que cette dernière cambrure , avec la
rotation que cette partie avait d'ailleurs éprouvée, lui donnait
la forme d'un arc appuyé sur le sol par sa convexité, et dont les
cornes étaient dirigées en haut et en dedans.

Dans cette disposition, les facettes articulaires des os du tarse
devaient avoir toutes une inclination réciproque, aux dépens de
l'étendue de leur région plantaire; les bandes ligamenteuses dor-
sales devaient être fort distendues. Les muscles s'étaient aussi
conformés à la nouvelle attitude des os ; et l'on observait, lorsque l'on livrait le pied à la position vicieuse qu'il avait contractée , que les muscles péroniens , l'extenseur commun des
orteils, l'extenseur propre du premier, étaient distendus et alongés , les orteils et notamment le premier, habituellement relevés
et comme renversés vers le dos du pied , tandis que le tendon
d'Achille et les muscles du mollet , le jambier antérieur, le postérieur, les fléchisseurs des orteils étaient habituellement relâchés. La marche , ou seulement la station, tendant à augmenter
encore la difformité, la distension des muscles que nous appellerons *extérieurs* (1) , et le relâchement de ceux que, par opposition, nous appellerons *intérieurs* (2), augmentaient encore; ce
qui rendait la locomotion de plus en plus difficile, et l'usage d'une

----

(1) C'est-à-dire ceux qui concourent pour incliner le pied en dehors ;
région dont le pied s'était éloigné.

(2) Ceux dont l'action simultanée tend à ramener le pied en dedans ;
région dont le pied s'était rapproché par l'effet de la déviation.

chaussure presque impossible, surtout à cause du renversement extrême des orteils.

Un effort propre à ramener le pied dans sa position naturelle au-dessous de la jambe, et à effacer la cambrure *intérieure* qu'il avait contractée selon sa longueur, ne produisait ce double effet que très-médiocrement ; et la résistance paraissait venir autant des muscles *intérieurs*, qui se trouvaient alors distendus à leur tour, que de la disposition des facettes osseuses et des ligamens. Les orteils renversés se déprimaient, se fléchissaient même avec effort, selon l'étendue du mouvement obtenu ; les muscles du mollet surtout étaient sensiblement distendus alors, et le tendon d'Achille maintenait le calcanéum en haut, ce qui entraînait le pied dans le sens de l'extension, dans les proportions de son redressement.

Les muscles de la jambe, et même ceux de la cuisse, étaient minces, faibles et dans un état voisin de l'atrophie. Les os, surtout ceux qui avaient subi la plus grande déviation, étaient imparfaitement développés ; en sorte que le pied était plus petit que celui du côté opposé, et l'os calcanéum très-sensiblement moins alongé. Tout le membre était faible et ne pouvait nullement servir à soutenir le poids du corps ; aussi la station se faisait-elle uniquement sur le membre inférieur gauche, et la marche avait lieu par une série de chutes à gauche, et nullement par des déplacemens successifs et uniformes du centre de gravité.

Cet état d'infirmité augmentait sensiblement chaque jour : la *volutation* (1) du tarse en dedans, ayant incliné vers le bas

---

(1) On me passera de transporter ce mot du latin dans la langue française, pour éviter une périphrase longue, et qui devient fastidieuse par la nécessité de la répéter souvent : j'ai emprunté le mot *volutatio*, dont les verbes *volvere*, *volutare*, sont les racines communes.

tous les os qui composent cette partie du pied; et d'abord , l'os cuboïde, puis et successivement les trois conéïformes ayant été portés vers la plante du pied , et enfin sous son bord interne, la face supérieure ou dorsale de ces os , s'était inclinée en dehors , et tendait à devenir inférieure. Le poids du corps était la force qui tendait à compléter cette dernière inclinaison , et la difformité définitive qui devait en être la conséquence; et la consistance des trousseaux ligamenteux répandus sur la face dorsale du tarse, était la seule résistance qui pût modérer les effets de cette force. Il ne fallait pas compter, en effet, dans cette résistance, les muscles dont la distension résultait de l'accroissement de la difformité ; dans l'état où cette première altération les avait mis, ils étaient incapables d'aucune action utile: quant à ceux dont les insertions se trouvaient de plus en plus rapprochées par les progrès de la déviation , ils auraient plutôt augmenté cette dernière que de la modérer, si leur action, rendue presque nulle par les changemens qu'ils éprouvaient, avait pu exercer une influence quelconque. Une chaussure dans la construction de laquelle on cherchait seulement à embrasser le pied et à le défendre de la compression du sol, ne pouvait être d'aucune utilité d'ailleurs. Elle devenait plus gênante à chaque instant par les progrès continuels de la difformité; en sorte que, pour l'accommoder à la forme singulière et bizarre du pied, il fallait favoriser par ce moyen lui-même , l'altération progressive des formes primitives.

Sans nous arrêter maintenant aux ·causes de cette affection, et en négligeant à dessein d'examiner si l'on pourrait assigner un motif propre et particulier à l'altération que les facettes articulaires des os du tarse devaient subir dans leur direction ou leur inclinaison réciproque, il est aisé de concevoir, en considérant l'âge du malade , que la permanente déviation du pied devait gêner le développement des os dans les points où ils

éprouvaient une compression constante de la part des os voisins détournés de leur situation naturelle, et réciproquement.
Car , s'il est bien démontré que la compression constante d'un
os luxé et non réduit sur celui qui lui fournit accidentellement
un point d'appui, suffit pour creuser dans ce dernier une dépression qui fait l'office de cavité articulaire, et qui tenant lieu
des rapports primitifs, constitue des rapports nouveaux, permanens et jusqu'à un certain point utiles, on ne peut guère se
refuser à admettre que la compression constante et réciproque
des surfaces articulaires de deux os qui se déplacent successivement, à une époque où la nature est occupée du travail du
développement de ce système d'organes , ne puisse changer
l'ordre de ce même développement, et par conséquent, la forme
qui doit en résulter.

Il paraissait donc pressant d'agir au plus tôt , dans l'intention de restituer au pied sa forme primitive , et de profiter
pour cela du temps que la nature devait consacrer encore à
l'accroissement des organes : on pouvait espérer ainsi , de tirer
parti de l'extensibilité des ligamens et des muscles , ainsi que
de cette compression mutuelle des os encore peu développés
et cartilagineux , et qui devait tant accélérer les progrès ultérieurs de la difformité. Mais, quoique l'attitude que le pied avait
contractée ne fût point indifférente pour les sensations , et que
surtout dans les efforts de la progression , elle fût accompagnée
de douleurs assez vives pour rendre la marche pénible , cependant cette attitude et les violences qui en résultaient pour
les ligamens et toutes les parties molles , étaient bien plus supportables que les efforts propres à restituer la situation naturelle des parties ; on ne pouvait même d'abord gagner que
fort peu de chose sur la situation vicieuse des os du pied, par
les efforts les mieux dirigés. Ainsi et d'après ces remarques ,
nous cherchâmes un moyen propre à agir lentement sur le

pied, dans un sens opposé à la déviation et à la cambrure qu'il avait contractées, et où l'on pût concilier la permanence et la douceur de l'effort, et la possibilité de l'exercice du membre. Cette dernière condition était d'autant plus importante, qu'elle présentait, entr'autres avantages, celui d'une addition éventuelle à la force de réduction exercée par le moyen mécanique dont on adopterait l'usage.

Dans cette intention, nous fîmes construire l'appareil que nous allons décrire, et que l'on peut voir représenté dans les planches V et VI.

Une plaque métallique, recourbée pour embrasser la plante du pied, et que pour cette raison nous appellerons l'*étrier*, portait deux oreilles qui s'élevaient jusqu'à la hauteur des malléoles, ou plutôt de la région que ces éminences devaient occuper dans la conformation naturelle du pied. Sur l'extrémité de chacune de ces oreilles étaient des boutons saillans : les uns, de part et d'autre, pour arrêter les extrémités d'une courroie qui, en passant sur le cou-de-pied, servait à fixer l'étrier vis-à-vis les malléoles ; du côté externe seulement était un bouton aplati, destiné à fixer l'extrémité d'un ressort qui devait régner le long du péroné. Cette pièce qui faisait effort pour se recourber en dehors, articulée avec l'oreille externe de l'étrier, devait ensuite être fixée sur le côté externe de la jambe, jusqu'à la hauteur du genou, par deux jarretières à boucle, portant chacune une coulisse volante que l'on pouvait relever ou abaisser à volonté, et fixer sur la lame de ressort, au moyen d'une vis de pression.

A la base de l'oreille externe de l'étrier, était une coulisse dormante, destinée à recevoir une autre lame de ressort plus faible que la précédente, et qui pouvait être fixée de même par une autre vis de pression. Cette dernière lame, couchée le long du côté externe du pied, assujettie sur le devant du métatarse

par une courroie qui embrassait cette dernière partie, faisant
effort pour se recourber en dehors, devait ramener le pied
dans cette même direction.

Tout cet appareil fut appliqué par-dessus une guêtre entière
de peau de chevreau, lacée sur la région antérieure, embrassant la totalité du pied et de la jambe, et soumettant ces parties à une compression douce et uniforme.

D'abord, l'action des deux lames de ressort était médiocre
et n'apportait que peu de changement à la situation des parties ; néanmoins, leur effort n'était pas nul, comme le démon-
traient clairement des douleurs que le malade rapportait à la
plante du pied et à la région du mollet, et qui attestaient
l'état de gêne et de distension des organes qui s'étaient accommodés à la difformité du pied, et qui devaient s'alonger pour
permettre la restitution de la forme primitive. Une chaussure
eût été inutile dans cet état de douleur, où tout exercice aurait été impossible : d'ailleurs, les os du pied, et particulièrement du tarse, n'étant pas suffisamment redressés, le poids du
corps aurait plutôt contrarié que favorisé les effets de l'appareil.
Il fallut donc attendre, pendant quelque temps, les résultats
de l'action continuelle des deux lames de ressort qui faisaient
le mobile de l'appareil, et recommander le repos pendant
cette période.

Au bout d'un mois, les douleurs étaient dissipées, quoiqu'on
eût maintenu avec soin l'action de l'appareil. Ce dernier et la
guêtre étant enlevés, la peau ne se trouva altérée dans aucun
point de son étendue, même là où la compression avait été
le plus forte. Alors, des ressorts plus puissans furent substitués
aux premiers, et le redressement du pied ayant été porté plus
loin, il fut possible de songer à l'emploi d'une chaussure.
Celle-ci n'embrassait pas exactement le pied et la jambe, qu'elle
enveloppait cependant ; mais le bord externe du pied appuyait

sur le fond du soulier, tandis que le bord interne, soulevé en conséquence du redressement imparfait du pied, se trouvait un pouce au-dessus de son niveau naturel. Dans cet état de choses, nous crûmes devoir recommander l'exercice, dans l'espérance que le poids du corps aiderait au redressement complet du pied, en agissant d'abord exclusivement, puis principalement sur le bord externe, et le relevant de plus en plus.

Les douleurs qui se firent sentir de nouveau à la plante du pied et vers le mollet, confirmèrent bientôt ce que nous avions conjecturé, et nous firent louer d'une précaution que nous avions recommandée dans la construction de la bottine : nous avions prévu que la volonté s'efforcerait d'incliner de nouveau le pied en dedans, pour éviter la souffrance qui résulterait d'un effort contraire ; d'ailleurs, il était évident que la résistance du tendon d'Achille, qui se trouvait trop court pour laisser descendre l'extrémité postérieure de l'os calcanéum au-dessous du niveau de la voûte du pied, en assujettissant cet os vers le haut sur la face postérieure de la jambe, inclinerait fortement le pied en bas, et que la partie antérieure de ce dernier porterait seule le poids du corps. Le talon devait donc rester en l'air, et par là, la totalité de la région plantaire n'appuyant pas sur le sol, la base de sustentation était insuffisante. L'articulation tibio-tarsienne n'est pas assez solide, même dans l'état naturel, pour ériger le corps sur les orteils, sans exposer le pied à des entorses et des luxations; mais cette imperfection est bien plus grande, lorsque cette même articulation a souffert quelque grande altération dans l'étendue de ses ligamens, comme dans le cas actuel. Il fallait donc que la chaussure ajoutât aux moyens de l'appareil qu'elle devait embrasser ; qu'elle suppléât à l'infirmité des ligamens latéraux de l'articulation; qu'elle maintint le talon dans la ligne centrale de la jambe, en lui

laissant la liberté de descendre jusqu'à la semelle des souliers ,
à mesure que les muscles du mollet se prêteraient à la distension sollicitée. En conséquence, le bas de la tige de la bottine ,
en arrière , était fortifié d'une pièce capable de prévenir tout
déversement latéral, en laissant au talon la liberté de glisser
vers le bas.

En examinant de temps en temps l'intérieur de la bottine,
que l'on supprimait pendant le temps consacré au sommeil ,
nous fîmes remarquer avec satisfaction les suivantes. D'abord,
la partie antérieure de la semelle était la seule sur laquelle on
pût reconnaître une surface lisse, ayant éprouvé de la compression et du frottement; bientôt, cette surface se propageait sur
le côté externe de la semelle; plus tard, on remarquait un phénomène semblable sur le côté interne et supérieur du quartier,
c'est-à-dire, vis-à-vis la pointe du talon rétracté et incliné en
dedans. Vers le quatrième mois du traitement, cette surface
lisse tracée par les frottemens du talon , se prolongeait visiblement en arrière, et se faisait remarquer également sur le côté
externe du quartier. On put suivre également ce phénomène
vers le bas du quartier, et enfin reconnaître les premières traces
de la compression du talon sur la semelle; par conséquent,
suivre , pour ainsi dire , de l'œil, les progrès du redressement
du pied : et lorsque l'on acquit ainsi la certitude de la réduction
complète du pied, les douleurs étaient devenues nulles, et l'exercice plus facile et plus assuré.

Dans le même temps, et même dès l'époque où l'exercice
devint seulement possible , notre attention fut fixée par un
objet qui nous parut bien plus important. Il semblait naturel
de craindre qu'il ne survînt des ulcérations dans les parties de
la peau qui supportaient un degré considérable de compression:
l'expérience nous avait désabusé, et nous ne pouvions attribuer
cet heureux résultat, qu'à l'uniformité de la compression exercée

par la guêtre de peau de chevreau. Mais nous appréhendions que ce préservatif n'eût d'autres inconvéniens ; et la crainte d'un amaigrissement général du membre paraissait mieux fondée, tandis que tous les organes y étaient soumis à une compression forte et constante. Notre appréhension était encore plus vaine ; et nous vîmes avec surprise, mais avec une satisfaction inexprimable, que la jambe et la cuisse se nourrissaient évidemment mieux qu'avant l'application de l'appareil. Lorsque le malade nous fut présenté la première fois, la jambe prise du genou jusque vers les malléoles, figurait assez bien un cône tronqué et renversé. Mais, à mesure que le malade recouvrait la faculté de marcher, le mollet se dessinait de plus en plus ; en sorte qu'il était évident, autant par cette remarque que par la restitution des mouvemens, que les muscles de la jambe acquéraient un développement qu'ils n'avaient pas eu jusque-là. La cuisse offrait bien sensiblement le sujet d'une observation semblable ; mais elle ne nous frappait point comme celle de la jambe. Nous crûmes alors que l'exercice dont nous avions rétabli la possibilité, était la cause première de cet heureux changement ; mais nous étions dans l'erreur, comme nous le prouverons dans la suite.

Deux ans des mêmes soins ont suffi pour ramener le pied dans sa position naturelle, et pour rendre au membre inférieur toute la forme et l'aptitude dont il est susceptible. Aujourd'hui le malade rendu totalement à son état naturel, se livre à toute sorte d'exercices sans la moindre claudication, et ne présente plus aucune trace de difformité.

OBSERVATION II.

Au mois de février 1816, le sieur N....., notaire à Béziers, nous amena un de ses enfans, âgé de trois ans, portant au

pied gauche une difformité semblable à la précédente , avec
cette différence que la cambrure du pied sur son côté interne
était beaucoup plus marquée. L'inclinaison de l'extrémité postérieure de l'os calcanéum en haut était bien plus prononcée ,
et l'os lui-même bien moins développé. Le scaphoïde s'était
dévié en dedans et vers la plante du pied, au point de laisser
à découvert sous la peau , la tête de l'astragale. L'os cuboïde
et les os du métatarse s'étaient tellement inclinés dans la
même direction , que l'extrémité antérieure du calcanéum en
était entièrement découverte; et ce point étant celui sur lequel
reposait le poids du corps dans la marche et la station , la peau
y était épaisse , brune et douloureuse.

L'enfant était né avec une déviation bien marquée du pied
malade : elle avait augmenté , même avant qu'il eût pu marcher;
mais ce fut surtout lorsqu'il fit usage des jambes, que l'on remarqua les progrès de la difformité. La marche était devenue
de plus en plus difficile; et la claudication était extrême, lorsque
nous pûmes observer le jeune malade.

Nous fîmes construire un appareil conforme au précédent;
mais lorsqu'il fut appliqué, nous observâmes que le calcanéum
obéissait moins que le reste du pied , et qu'il demeurait
fortement rétracté en haut et incliné en dedans. Nous cherchâmes alors le moyen d'agir immédiatement sur cet os , et
nous fîmes pour cela adapter à l'oreille interne de l'étrier, une
lame de ressort mince et fort souple, terminée par une courroie qui se fixait sur l'oreille opposée , après avoir passé sur le
talon. Ainsi, le calcanéum était embrassé et soumis à un effort
constant, mais léger, qui le chassait en dehors.

Cet appareil causa d'abord de vives douleurs , que nous crûmes pouvoir attribuer aux principaux ressorts de la jambe et
du côté externe du pied, mais qui se trouvaient provenir de
celui qui embrassait le talon. La peau qui recouvrait cette

région était rouge et légèrement ecchymosée. L'appareil fut supprimé pour quelques jours, et repris ensuite avec plus de ménagement : le ressort postérieur, surtout, fut appuyé très-légèrement. Il y eut d'abord un peu de gêne et quelques plaintes ; mais l'enfant ayant passé une bonne nuit et paraissant s'accoutumer à la compression, nous lui permîmes l'exercice qu'il paraissait désirer avec empressement. Au bout d'un mois, on le ramena : depuis dix jours, les douleurs avaient reparu avec une grande violence, et l'enfant ne voulait plus se soutenir sur ses jambes. Nous mîmes la jambe et le pied à découvert, et nous reconnûmes une légère escarre de la peau qui recouvrait la partie saillante du talon, sous la compression qu'avait exercée le ressort qui embrassait cette partie. Il fallut ne plus songer qu'à cicatriser l'ulcération qui devait succéder à la chute de l'escarre, ce qui nous occupa une vingtaine de jours.

En rétablissant l'appareil, nous fîmes supprimer la bande postérieure, et nous renonçâmes au dessein d'appliquer une force particulière au talon, pour le ramener en dehors, en même temps que le reste du pied. D'un côté, il ne parut pas bien évident que cet effort eût beaucoup ajouté à celui que le reste de l'appareil pouvait exercer; d'un autre côté, il eût été impossible d'exercer plus long-temps la moindre compression sur ce point, sans risquer de rompre la cicatrice ; ce qui nous aurait peut-être fait perdre pour toujours l'espérance de corriger la difformité. Mais nous donnâmes d'autant plus de soin à la chaussure, et nous fîmes donner au quartier du soulier une force telle, qu'il ne pût jamais se laisser dévier et qu'il pût permettre cependant au talon de descendre jusqu'au niveau de la semelle, tout en se maintenant dans la ligne axuelle de la jambe.

L'accident qui avait eu lieu, retarda sensiblement les progrès de l'amélioration qui s'opéra ; et il est très-vraisemblable que ce retard fut dû à ce que la cicatrice du talon était encore fort sensible : le jeune malade évitait d'appuyer ce pied aussi long-temps que l'autre, afin de s'épargner quelques douleurs ; ce qui nous privait d'une force de plus pour le redressement du pied, celle qui résulte du poids du corps. Mais ce qui se fit avec une rapidité bien remarquable, ce fut le développement des muscles du mollet. Cette observation nous frappa cette fois, plus vivement que dans les cas que nous avions déjà vus, quoiqu'elle ne nous eût pas échappé ; mais, dans le cas actuel, le malade ayant fait peu d'exercice, surtout du membre affecté : ce n'était pas à cette cause que l'on pouvait attribuer l'accroissement qu'avait subi la faculté nutritive des muscles. Cependant, le changement était tel, que les contours naturels de la jambe se faisaient remarquer, même à travers le bas lacé de peau de chevreau.

La cicatrice ayant acquis plus de solidité, et l'enfant craignant moins les douleurs que lui procurait la marche, le redressement du pied fit des progrès beaucoup plus rapides. Ils étaient tels au bout de six mois, que nous pûmes renoncer à l'usage de l'étrier et adopter un appareil plus simple et plus léger. Deux bandes de ressort, l'une de la longueur du péroné, l'autre égale à la moitié de la longueur du pied, furent assemblées par leurs extrémités respectives, au moyen d'un clou rivé faisant office de charnière. Ces deux ressorts recourbés vers le même côté furent appliqués sur le côté externe de la jambe et du pied par leur côté convexe, et assujettis dans cette situation, au moyen de courroies fixées à autant de boutons, dont une embraissait le cou-de-pied, deux autres le bas et le haut de la jambe, et une dernière, la partie antérieure du pied. La simplicité de ce nouvel appareil donna la facilité d'user d'une chaussure bien plus exacte, qui soutenait bien mieux le pied, et donnait plus de précision et d'assurance aux mouvemens. Ce dernier procédé a terminé le traitement, dont les résultats ne laissent rien à désirer.

OBSERVATION III.

Un jeune garçon, âgé de cinq ans, nous fut amené de Clermont-l'Hérault, dans l'hiver de 1815. Il avait le pied droit dévié et roulé en dedans, et formant une courbe très-marquée vers son bord interne. Le déplacement mutuel des os calcanéum, cuboïde, scaphoïde, cunéiformes et métatarsiens, était assez prononcé, pour que l'on distinguât une partie des facettes articulaires à nu sous les tégumens. Cependant, lorsque l'on faisait effort pour ramener le pied à sa position et à sa forme naturelles, on n'éprouvait pas une très-grande résistance, du moins pour obtenir un premier degré de réductiou. Tout le membre inférieur et particulièrement la jambe, étaient amaigris; mais dans un état moins voisin de l'atrophie, qu'on ne l'aurait cru en considérant l'étendue de la difformité. Celle-ci avait été remarquable dès la plus tendre enfance, et s'était accrue insensiblement lorsque l'enfant avait commencé de marcher. On conseilla aux parens l'usage d'une chaussure propre à redresser le pied, et un ouvrier construisit un appareil très-grossier, qui, ayant causé de très-vives douleurs à l'enfant, fut abandonné. Dès-lors, il ne porta plus *qu'une simple chaussure de lisière*, jusqu'à ce qu'il nous fut présenté.

Nous cûmes bien de la peine à faire revenir les parens de la prévention qu'ils avaient conçue contre les moyens mécaniques : ils étaient venus à nous, dans la persuasion que le pied pouvait être redressé par quelque opération. Nous parvînmes,

cependant, à rétablir la confiance; mais pas autant qu'il le
fallait et que nous l'avions espéré.

Un appareil à peu près semblable à ceux que nous avons
déjà décrits, fut appliqué avec le plus grand soin. La différence
consistait dans ce que le petit ressort horizontal destiné à agir
sur la partie antérieure du pied pour la ramener en dehors,
était plus long qu'à l'ordinaire; de sorte que, régnant dans
toute la longueur du pied, tandis que son extrémité antérieure
agissait sur le métatarse, son extrémité postérieure devait ramener également le talon en dehors, au moyen d'une courroie
qui l'embrassait et qui se fixait sur l'oreille interne de l'étrier.
L'effort de la moitié postérieure de ce ressort paraissait plus
propre que tout ce que nous avions employé jusqu'alors, pour
ramener le talon en dehors; et comme son action élastique
semblait devoir *se prêter à tous les mouvemens et n'exercer
une force constante que dans les momens de repos,* il était
raisonnable d'espérer que cette condition rendrait le moyen
efficace et la compression supportable. Nous fûmes encore
trompé par les apparences, mais bientôt éclairé par l'observation : la compression causa une douleur insupportable; et
craignant une ulcération de la peau du talon, qui nous aurait
forcé d'ajourner pour long-temps l'emploi de l'appareil, et qui
n'aurait pas manqué de détruire sans retour la bonne volonté
des parens, nous nous hâtâmes de supprimer la courroie du
talon; mais nous laissâmes subsister le prolongement postérieur
du ressort horizontal, et la liberté d'en user à l'avenir, s'il y
avait lieu.

L'enfant fut ramené chez lui, et pendant cinq mois de suite,
nous n'entendîmes plus parler de lui. Lorsqu'il nous fut ramené,
il ne portait plus que la bottine externe, et nous apprîmes
qu'il avait été assez tranquille pendant trois mois; qu'après
cette époque, il avait souffert de nouveau des douleurs qu'il

rapportait vers le cou - de - pied , c'est-à-dire , dans les articulations sur lesquelles se passait la principale action de l'appareil. Alors , pour le soulager, sans consulter personne , et se ressouvenant que nous avions fait cesser les douleurs en supprimant pendant quelques jours l'appareil , on enleva les pièces de ce dernier. On remit en place la bottine extérieure, pour satisfaire à l'empressement du jeune malade pour marcher ; et les mouvemens du membre paraissant faciles et sûrs avec cette seule chaussure , on s'en tint là pendant deux mois de suite.

Nous nous empressâmes de visiter les parties affectées , et nous vîmes avec satisfaction , que , malgré la négligence, et quoique le pied ne fût presque pas contenu , il avait singulièrement changé de position et de forme. Il avait suffi de trois mois de l'action d'un appareil méthodique , pour ramener le tarse sous le centre de gravité, et pour effacer en grande partie la cambrure du pied sur son bord interne. Cependant , en examinant avec attention l'état du bas lacé de peau de chevreau , et les traces de la plante du pied et du talon sur la semelle et à la face interne du quartier de la bottine , on pouvait s'assurer que la réduction avait été plus avancée, et que l'on commençait à perdre quelque chose de l'amélioration obtenue (1). Il devenait donc important de reprendre l'usage de l'appareil, tel qu'il avait été employé avec tant de succès. Il fut repris en effet, mais pour peu de temps ; néanmoins et malgré le peu de soin des parens , la guérison du jeune

____

(1) Les cordonniers attentifs connaissent bien cette manière de juger le port du pied ; et quelques-uns n'auraient besoin que de ce moyen , pour construire une chaussure très-exacte. Les praticiens ne doivent négliger aucun moyen de recherches.

malade n'en fut pas moins presque complète. On peut remarquer surtout, et ce ne sera pas sans quelque étonnement d'abord,
que les muscles de la jambe ont recouvré toute l'activité de
de leur nutrition, et le volume dont ils étaient susceptibles.

Les deux faits que nous allons raconter, sont encore plus
remarquables que le précédent, par la rapidité des résultats
obtenus au moyen d'un appareil bien entendu; mais ils offrent
aussi de nouveaux exemples de l'imperfection de la guérison,
lorsque la durée du traitement n'est pas poussée aussi loin
qu'il est nécessaire, et des observations très-curieuses relativement à ce que deviennent les muscles dont la tension naturelle
est altérée par la difformité.

OBSERVATION IV.

Un enfant mâle, âgé de six ans, nous fut amené par la
femme d'un pauvre limonadier de Pézenas. Il avait au pied
gauche une difformité considérable, occasionée par une déviation en dedans, et par une cambrure tout aussi prononcée le
long de son bord interne. Cette infirmité avait toujours existé,
s'était beaucoup accrue dans les trois dernières années, et
avait été considérée jusque-là, comme incurable; mais la très-
grande difficulté de faire une chaussure qui ne gênât pas l'enfant, avait fait tenir le pied enveloppé d'un soulier extrêmement large, et le plus souvent tout nu. La réduction se faisait
presque complétement par le seul effort des mains, et la
flétrissure des muscles n'était pas extrême. Quelques exemples de guérison dont les parens de cet enfant avaient eu connaissance, les déterminèrent à venir nous consulter.

Nous pûmes pressentir, dès le premier moment, que, quoique
la difformité fût susceptible de guérison, nous devions espérer peu de chose, parce que la pauvreté, la négligence et

Tom. I.   21

le défaut de persuasion des parens y devaient mettre de grands obstacles ; et peut-être eûmes-nous tort de ne les pas engager à profiter de la charité publique : à coup sûr, nous aurions mieux réussi, secondé par le zèle des élèves de la clinique chirurgicale, que nous ne pûmes le faire en nous confiant à la constance des parens, trop préoccupés par leurs nombreux besoins, par la dépendance de leur profession, et dont la patience devait être rapidement épuisée. Nous fîmes construire, néanmoins, un appareil semblable à ceux que nous avons déjà décrits, en supprimant tout moyen propre à agir en particulier sur le talon : non-seulement nous commencions à être convaincu que cet effort particulier était inutile ; mais encore l'expérience nous avait appris qu'il était plein d'inconvéniens, qu'il ne serait jamais supporté qu'avec des soins extrêmes ; et nous sentions bien vivement la nécessité de simplifier, autant qu'il se pourrait, ceux que nous devions attendre des parens du malade.

L'enfant supportait bien, les premiers jours, l'action des pièces de l'appareil : mais nous avions appris à nous défier de ces premières apparences. Cependant il fut impossible de retenir le malade un instant auprès de nous ; et l'appareil ayant causé des douleurs, la mère, suivant nos instructions, le supprima pendant quelques jours. Il était bien difficile qu'elle le rétablît exactement lorsque l'enfant fut tranquille, et personne, autour d'elle, ne pouvait suppléer à son inexpérience : aussi le bandage fut-il replacé avec beaucoup d'imperfection, et surtout sans employer le degré de compression convenable, dans la crainte de causer de nouvelles douleurs. Les choses restèrent en cet état, pendant près de huit mois.

L'enfant ne nous fut ramené, que dans l'espoir que nous supprimerions un traitement que l'on trouvait incommode et que l'on croyait avoir suffisamment duré. Ayant examiné l'état des

choses , nous fûmes agréablement surpris de leur amélioration,
malgré les défectuosités que l'appareil avait contractées et la négligence avec laquelle on l'employait : l'un des deux ressorts
était rompu depuis long-temps ; l'autre n'était pas maintenu
dans la position primitive ; les courroies dont l'action aurait pu
suppléer jusqu'à un certain point celle des ressorts, n'étaient
nullement serrées. Heureusement la bottine extérieure qu'on
avait négligé de renouveler , se trouvait un peu étroite, et cet
effort était le seul qui maintînt encore les pièces de l'appareil
et qui soutînt leur action. Malgré ce désordre , l'enfant marchait avait beaucoup de facilité et d'assurance ; le port du pied
était à peu près naturel , et le moindre effort suffisait pour
effacer ce qui restait encore de la difformité. Les muscles
surtout avaient éprouvé un changement étonnant : le mollet
était fort marqué et manifestement formé par des muscles bien
développés.

Rien ne fut épargné pour ranimer le zèle des parens du
malade : nous nous efforçâmes de les convaincre par l'examen des parties affectées ; nous fîmes réparer l'appareil , et
nous leur donnâmes les assurances les plus encourageantes.
Ils nous démontrèrent bientôt que la misère peut détruire
toutes les vertus et étouffer même les sentimens de la nature :
peu de temps après, les soins que ce traitement exigeait , leur
parurent trop pénibles : l'appareil fut supprimé et l'enfant livré
à lui-même. Une partie de la difformité s'est rétablie , sans
retomber néanmoins dans l'excès primitif ; mais ce qui pa-
raitra sans doute bien remarquable , c'est que les muscles de
la jambe se sont atrophiées de nouveau , que le mollet a
presque entièrement disparu , quoique le jeune malade n'eût
jamais cessé d'agir et de faire un grand exercice.

OBSERVATION V.

Un jeune enfant , âgé de quatre ans, nous fut amené, il y
a deux ans , par sa mère , pauvre villageoise des environs de
Montpellier. Il avait le pied gauche fortement dévié en dedans ,
au point qu'il marchait sur la région dorsale, c'est-à-dire, principalement sur l'os cuboïde renversé. La difformité était d'ailleurs aussi prononcée que dans le cas précédent; et ils avaient
encore entre eux cette analogie, que des ignorans ayant fait l'essai
d'une chaussure garnie de bandes de fer et très-grossièrement
faite , l'enfant en fut incommodé , au point qu'il fut privé de
mouvement pendant plusieurs mois, et que la confiance des
parens en fut détruite. Le jeune malade fut abandonné à lui-
même pendant long-temps ; et ce fut dans la confiance que nous
pouvions le guérir par l'application de quelque emplâtre , qu'il
nous fut amené.

Nous pressâmes d'abord la mère de déposer son enfant à
l'hôpital S.'-Éloi , en lui donnant l'assurance de le lui rendre
entièrement guéri ; mais ni nos instances , ni notre observation , ordinairement toute-puissante , que le traitement ne lui
coûterait aucun frais, ne purent effacer les préventions qu'avait
laissées le premier essai d'un appareil mécanique : l'indispensable nécessité d'un moyen de cette nature étant démontrée,
la mère ne voulut point se séparer de son fils. Nous pûmes
prévoir dès-lors ce qui en arriverait ; mais , comme le bien
de la science peut se trouver encore là où l'on ne peut plus
espérer de trouver celui du malade , nous consentîmes à tout
ce que cette mère aveugle souhaitait.

Un appareil semblable à celui du cas précédent fut construit et appliqué avec soin. Les ressorts s'y trouvèrent un peu
trop puissans , et il y eut des douleurs à l'instant même , qui

obligèrent d'en suspendre l'usage pour quelques jours , ce qui ne servit point à ranimer le zèle de la mère. L'appareil modifié et mis en rapport avec les résistances à vaincre et la sensibilité du sujet, fut repris ; mais la précaution que nous prîmes de recommander à la mère de ramener son enfant tous les mois, pour surveiller les progrès du moyen employé , ne put nous préserver des effets de la négligence et des craintes suggérées par une tendresse mal entendue. Cette femme appréhendant que chaque visite qu'elle nous ferait, dût être douloureuse pour son fils, passa plus de six mois sans nous revoir. Lorsqu'elle nous présenta de nouveau le jeune malade , il marchait avec beaucoup plus d'assurance et presque sans claudication ; le pied avait presque entièrement repris sa position naturelle; la marche se faisait sur la région plantaire, comme on pouvait en juger par l'état de l'épiderme et par celui de la semelle de la bottine ; les muscles avaient recouvré les facultés nutritives, et le mollet était bien indiqué. Mais les pièces de l'appareil n'étaient plus en rapport avec le volume du membre ; quelques-unes étaient dégradées , les ressorts rompus, et la bottine soutenait seule l'état des parties.

Les réparations nécessaires furent faites , et le malade renvoyé , avec recommandation aux parens d'entretenir avec soin le bon état de l'appareil. Mais la mère ne put jamais se persuader que son fils , qu'elle avait vu droit et marcher avec tant d'assurance , eût encore besoin d'une chaussure aussi compliquée : en conséquence , à la première dégradation , elle supprima tout l'appareil. Quelque temps après , une partie de la difformité reparut , et le malade me fut ramené. Le pied s'était incliné de nouveau en dedans , et le gros orteil bridé dans le sens de l'extension faisait saillie sur le dos du pied ; une partie de la maigreur de la jambe s'était reproduite et les muscles du mollet étaient particulièrement flétris. Cependant, la marche et la station se faisaient avec assez de liberté, et la difformité médiocre paraissait fixée et peu disposée à s'accroître. Ces considérations nous déterminèrent à mettre un terme aux sollicitudes de la mère du malade, et à renoncer entièrement à l'usage des appareils.

OBSERVATION VI.

Au mois d'avril 1817, madame *Ruiz-Hermandez*, de *Mataro* près *Barcelonne*, nous apporta une petite fille de deux ans, affectée d'une infirmité des plus graves aux deux membres abdominaux. Depuis près d'un an, cet enfant témoignait le désir de marcher, mais ne pouvait se soutenir sur ses jambes. On ne pouvait la voir satisfaite, qu'en la posant à terre; elle s'y tenait assise, voulait être absolument libre, et se traînait sur les fesses et les mains, dans la direction qu'elle souhaitait. Pendant ces déplacemens, les cuisses et les jambes privées de toute action propre, étaient entraînées par le corps, comme l'aurait fait une corde, ou comme les membres d'un cadavre. Les cuisses et les jambes avaient à peu près la longueur convenable, mais étaient bien au-dessous du volume proportionnel, par comparaison aux membres pectoraux : leurs muscles étaient dans un état d'atrophie bien prononcée, et ne paraissaient pas avoir jamais joui sensiblement de la motilité. Les jambes étaient dans un état habituel d'extension, ou selon l'attitude du reste du corps, très-légèrement fléchies : tout effort propre à opérer un plus grand degré de flexion, semblait arrêté par un défaut de longueur suffisante dans les muscles extenseurs. La rotule paraissait un peu plus petite qu'à l'ordinaire, et logée plus profondément dans la gouttière inter-condyloïdienne du fémur. Les deux pieds étaient fortement roulés et arqués en dedans, mais surtout prodigieusement inclinés en bas; en sorte qu'en redressant les pieds dans le sens de leur largeur, leur axe faisait suite à celui de la jambe. Cependant, dans cette attitude, les orteils n'étaient pas autant fixés que le reste du pied : ils pouvaient se laisser entraîner dans le sens de l'extension. L'enfant, d'ailleurs, était assez bien constituée : sa taille n'était pas avantageuse, mais dans les parties exemptes d'infirmités, les muscles avaient tout le développement désirable; les fonctions se faisaient très-régulièrement, et l'on ne pouvait recueillir aucun symptôme d'une diathèse quelconque, ni sur elle, ni sur ses parens.

Cette maladie avait été considérée en Espagne, et même en France, comme une paralysie des membres inférieurs, qui aurait succédé à des convulsions ou à quelque lésion organique. Nous en jugeâmes autrement; et d'abord l'enfant nous parut trop bien portante, pour admettre la dernière supposition : quant à l'état paralytique, il nous parut inconciliable avec la résistance des muscles extenseurs de la jambe et de ceux du mollet, lorsqu'on s'efforçait de fléchir la jambe ou de ramener le pied en devant. Il nous semblait bien plus probable, qu'un défaut de développement suffisant dans les muscles antérieurs de la cuisse, défaut dont nous retrouvions des traces dans la rotule qui en est une dépendance, était le principe de l'obstacle qui s'opposait à la flexion des jambes. La tension habituelle du tendon d'Achille, que l'on rendait prodigieuse en ramenant le pied en dehors, sans pouvoir écarter le talon de la face postérieure de la jambe, ni ramener la pointe du pied en devant, caractérisait parfaitement une difformité composée en partie du défaut qui constitue celles que l'on a appelées *vari*, et en partie de celles que l'on appelle *pied-de-bœuf*; et quoique nous n'eussions jamais vu la difformité portée à un point aussi extrême, ni accompagnée de défectuosités ultérieures et aussi graves, nous n'hésitâmes pas à considérer la totalité de la maladie, comme ayant la même origine.

Pour former le plan d'un traitement méthodique, il fallait admettre des hypothèses auxquelles l'observation nous avait conduit; mais qui, pour nous avoir servi à expliquer des faits antérieurs, n'en avaient peut-être pas plus de fondement : cependant, nous pouvions user sans interprétation des résultats de quelques observations analogues, quant à la nature du sujet, quoique bien différentes par l'intensité de la maladie. Nous avions remarqué, d'un côté, que lorsqu'un appareil bien fait rend au pied dévié sa forme et sa position naturelles, bientôt après et sans autre changement sensible, l'action musculaire semblait augmenter ; d'un autre côté, dans ces mêmes circonstances, bientôt après l'établissement de l'appareil, surtout s'il ne cause pas de douleurs, les muscles atrophiés se développent et acquièrent un plus grand volume. Il nous était loisible de changer, d'une manière permanente, la forme et la situation du pied, du moins quant à la déviation latérale : ce premier changement pouvait en entraîner un favorable, et tel que nous l'avions observé jusqu'alors, dans la nutrition des muscles des jambes : on ne pouvait préjuger jusqu'où s'étendrait l'influence de cette interversion introduite dans la marche naturelle de la maladie, et si les effets n'en pourraient pas retentir sur les muscles des cuisses également atrophiés. En cet état de choses, et sans rien promettre, nous entreprîmes le redressement latéral des pieds.

Un bas lacé et très-exact de peau de chevreau, embrassa d'abord la totalité de la jambe et du pied.

L'étrier construit à peu près comme à l'ordinaire, fut fixé à la plante du pied, au moyen de la courroie antérieure. Mais les oreilles de cette pièce d'appareil étaient fortement inclinées en arrière, pour s'accommoder à la direction insolite du pied , au plan de sa face plantaire , et se trouver cependant dans des rapports convenables avec les malléoles. Le ressort ascendant ou *périonien*, quoique faible, suffisait pour ramener presque complétement le pied dans la ligne axuelle de la jambe. Quant à la cambrure du pied en dedans , elle fut plus imparfaitement corrigée par le ressort horizontal, quoiqu'il causât d'abord des douleurs et qu'il fallût modérer son action pendant quelques jours.

Après l'application de cet appareil, nous attendîmes l'événement sans faire placer une bottine , en surveillant les inspirations de l'enfant , entièrement livrée à elle-même. Pendant un mois, il ne se passa rien de remarquable. On observa ensuite, lorsque la jeune malade était à terre et qu'elle se traînait sur les fesses , quelques mouvemens propres dans les jambes et les cuisses , qui jusque-là n'avaient pu que suivre, d'une manière tout-à-fait passive , les mouvemens du corps. Au bout de deux mois , on surprit l'enfant s'efforçant de se placer sur ses quatre membres. On l'érigea et on la plaça debout devant un fauteuil , appuyée des deux mains sur le siége : elle s'y maintint pendant quelques instans, mais en gardant d'abord la plus parfaite immobilité, et témoignant ensuite par ses cris, la crainte qu'elle avait de ne pouvoir garder son équilibre. On réitéra fréquemment cet exercice en variant les moyens : on put s'assurer bientôt, que les muscles acquéraient rapidement une grande énergie, et que ce qui nuisait le plus à la solidité de la station , était l'extrême brièveté des muscles du mollet , l'inclinaison constante du pied en bas qui en résultait, et la nécessité de soutenir le poids du corps sur les orteils.

Encouragé par le développement de l'action musculaire, nous songeâmes sérieusement à ramener le pied dans le sens de la flexion , et aux moyens qui, dans cette intention , seraient propres à exercer l'extension permanente sur les muscles du

Tom. I.   22

mollet. Nous en employâmes deux , dont nous pensons que le second a été particulièrement utile.

Nous engageâmes sous les jarretières qui assujettissaient le ressort *ascendant* le long de la jambe, une seconde lame de ressort qui régnait sur toute la face antérieure de la jambe et du pied , qui se recourbait en devant, s'engageait aussi sous la courroie correspondante à l'extrémité antérieure du ressort horizontal , et qui pouvait faire un effort constant sur la pointe du pied , pour la ramener en devant.

Le second moyen était le poids du corps lui-même, dont nous conçûmes la possibilité de faire la puissance extensive , en prenant des mesures propres à modérer l'action de cette force à volonté , et d'en régler la direction, de sorte qu'elle ne pût jamais s'écarter de l'axe de la jambe. Pour cela, nous adaptâmes d'abord à l'oreille interne de l'étrier , une lame de resssort assez étendue pour régner dans toute la longueur de la jambe sur son côté interne , engagée sous les mêmes jarretières que la lame extérieure , ayant précisément les mêmes rapports que cette dernière , et n'en différant, que parce qu'elle était droite et ne devait servir qu'à soutenir le pied par son côté interne, sans provoquer d'inclinaison latérale. Ces deux ressorts verticaux placés sur les deux côtés de l'articulation , et articulés eux-mêmes vis-à-vis cette dernière avec l'étrier , avaient pour but de suppléer à la résistance des ligamens latéraux du gymglime du pied , tandis qu'il se passerait des efforts variés dans cette même articulation , et d'autant plus violens qu'ils s'exerceraient sur la pointe du pied , dont l'extension extrême devait faire un levier très-long et très-avantageux. Certainement , tout était à craindre d'une violence qui aurait pu entraîner le pied en dedans ou en dehors, et qui l'aurait surpris dans une extension complète : les deux ressorts devaient s'opposer de concert à des mouvemens de cette espèce , mais sans agir violemment sur le pied et avec la douceur de corps élastiques. Néanmoins, tout mouvement de flexion et d'extension devait se faire avec une liberté d'autant plus parfaite , qu'ils s'accompliraient plus exactement selon la ligne axuelle de la jambe ; et c'est ce qui résultait de l'articulation des deux ressorts ascendans avec l'étrier.

Nous fîmes construire une bottine dont la tige était inclinée en arrière, et dont le quartier était assez fort pour s'opposer à toute inclinaison latérale du talon. Dans le fond était une semelle volante ou à soufflet , fixée à la partie antérieure du soulier et libre dans son extrémité postérieure. Entre cette semelle volante et le fond de la bottine vers le talon , était fixé un ressort à boudin , dont les spirales avaient six lignes de diamètre, et capable de porter un poids de douze livres. Ce ressort devait donner à la semelle volante une inclinaison égale à celle de la plante du pied, la bottine étant appliquée , tandis que la semelle extérieure présentait au sol une base de sustentation suffisante pour le poids du corps (1).

La nouvelle compression que cette chaussure ajoutait à celle que l'appareil exerçait déjà , causa des douleurs pendant quelques jours, qu'il fallut donner au repos. Après ce délai , la gaieté reparut et avec elle le désir de marcher. L'enfant se soutenait seule debout, le dos appuyé contre un mur , ou les mains prenant un point d'appui sur quelque meuble. Elle acquérait de la confiance , et se hasardait à faire quelques pas soutenue par des lisières , et mieux encore par un bâton placé en travers devant elle , et qu'elle saisissait avec les deux mains. Dans les trois mois qui suivirent, les progrès furent très-rapides: l'enfant faisait le tour d'un appartement

____

(1) Voy. planche VII et VIII.

en s'appuyant sur les meubles, ou se contentait d'être soutenue par les mains. En examinant fréquemment l'appareil, nous observions avec la plus vive satisfaction, par les traces de frottement à l'intérieur du quartier de la bottine, les progrès de la flexion du pied, de l'abaissement graduel du talon, et par conséquent, de l'allongement des muscles du mollet. On pouvait aussi facilement remarquer les progrès rapides du développement de ces mêmes muscles : les formes naturelles de la jambe se prononçaient de plus en plus.

Au bout du sixième mois de ce traitement, il fallut diminuer la hauteur et la force du ressort à boudin qui soutenait la semelle volante vers le talon, pour s'accommoder aux déplacemens successifs du calcanéum. La progression, la station en devinrent d'autant plus assurées, et l'enfant s'y livrait déjà seule et constamment. On put, dès-lors, remarquer un plus grand développement dans les muscles de la cuisse; et l'enfant qui avait jusqu'alors marché en fauchant, faute de pouvoir opérer une flexion convenable de la jambe sur la cuisse, commençait à ne pas décrire d'aussi grands contours dans les mouvemens alternatifs des pieds. On pouvait s'assurer aussi que la flexibilité de l'articulation du genou avait augmenté; ce qui s'accordait avec l'observation précédente, pour démontrer que les muscles antérieurs de la cuisse s'étaient laissé allonger.

Au bout du septième mois, nous pûmes supprimer entièrement le ressort à boudin et lui substituer un ressort à pince, qui permettait l'affaissement complet de la semelle volante (1), et qui fut supprimé lui-même bientôt après. Ainsi, en sept mois de l'usage d'un mécanisme à la faveur duquel le poids du

---

(1) Voy. planche VIII.

corps est devenu la force extensive appliquée aux muscles du mollet, ceux-ci ont cédé suffisamment pour permettre de placer le pied perpendiculairement au-dessous de l'axe de la jambe. Tout le reste de l'appareil fut continué, et l'on assujettit la jeune malade à des exercices propres à provoquer une plus rapide extension des muscles antérieurs de la cuisse : ainsi, elle se plaçait fréquemment à genoux, on l'habituait aux révérences, etc.

Au mois d'avril 1818, un an après le commencement de l'emploi de cette méthode, l'enfant marchait entièrement sur la plante des pieds ; la déviation latérale des pieds était presque totalement effacée, et disparaissait complétement par le plus léger effort, lorsque les membres abdominaux étaient nus ; la flexion des jambes avait fait de grands progrès, mais encore insuffisans; aussi la petite malade portait encore la pointe des pieds en dedans, ce qui n'était évidemment qu'une conséquence de ce qu'elle était obligée de marcher encore en fauchant. Les muscles des jambes et des cuisses avaient acquis tout le volume dont ils étaient susceptibles; les deux membres inférieurs étaient d'une égalité parfaite, aussi n'y avait-il pas la moindre claudication.

Tel est l'état dans lequel la jeune malade fut ramenée en Espagne par sa mère, à laquelle nous recommandâmes de faire usage pendant plusieurs années encore, d'un appareil plus simple et propre à consolider une guérison si heureusement obtenue.

OBSERVATION VII.

Dans le mois de mars 1816, on conduisit chez moi le fils de M.A...., magistrat de cette ville, âgé de 9 ans. Il portait depuis sa naissance, une difformité au pied droit, où l'on remarquait ce qui suit : Le pied considéré détaché du sol, était fixé dans une extension extrême, et telle que la pointe semblait dirigée en arrière ; non-seulement le métatarse était totalement dirigé en bas, et autant que pouvait le permettre une excessive élévation du calcanéum, qui en était appliqué à la face postérieure des os de la jambe ; mais encore les os du tarse, ceux du métatarse, étaient inclinés les uns sur les autres dans la même direction ; en sorte que la poulie de l'astragale, sa tête, la face dorsale du scaphoïde, celle des cunéiformes, l'extrémité antérieure du calcanéum, la base des os métatarsiens, faisaient de saillies successives sur le dos du pied. Lorsque, saisissant le pied, on s'efforçait de le ramener en devant, c'est-à-dire, dans le sens de la flexion, on éprouvait une résistance insurmontable, et le tendon d'Achille se présentait dans une tension extrême. Les efforts propres à porter plus loin l'extension du pied, avaient plus de succès, et l'on pouvait remarquer que le mouvement se passait autant dans les articulations mutuelles des os du tarse et du métatarse, que dans celle du pied. On pouvait de même produire les mouvemens contraires, et s'assurer qu'ils se passaient dans les mêmes articulations. L'articulation tibio-tarsienne était fort relâchée, et permettait au pied une grande mobilité dans le sens latéral, et surtout une grande inclinaison vers le côté interne. La jambe et la cuisse étaient fort amaigries, mais de la longueur naturelle. Leurs muscles étaient peu prononcés, comme atrophiés et peu énergiques ; les contours de la jambe n'indiquaient presque pas le mollet. Quand le pied prenait un point d'appui sur le sol, les orteils étaient inclinés vers le dos du pied, et leur face plantaire et le bourrelet cutané correspondant aux têtes des os du métatarse, faisaient seuls la base de sustentation : si le pied, en cet état, devait supporter le poids du corps , comme dans la progression , le pied s'inclinait en dedans et se cambrait dans la même direction , et le point d'appui n'était plus fourni que par le quatrième et le cinquième os métatarsiens ; le tendon d'Achille était tendu , mais le calcanéum ne s'écartait nullement de la face postérieure de la jambe. Cette dernière partie , prolongée de toute la longueur du pied fixé dans l'extension, ne s'étendait jamais complétement dans la marche : le corps était réellement exhaussé , tandis que sa masse reposait sur le côté malade ; et cette allure pénible amenait rapidement une chute du corps sur le côté sain , en sorte qu'il y avait réellement claudication sur ce dernier.

On racontait que cette difformité était congénitale , et qu'elle avait consisté surtout dans l'inclinaison inférieure du pied ; que le déplacement latéral était d'abord à peine sensible , mais qu'il avait beaucoup augmenté depuis que l'enfant avait grandi ; que la jambe et la cuisse maigrissaient tous les jours davantage et dans la proportion des progrès de la difformité. On n'avait opposé aucun moyen à cette infirmité , soit parce qu'elle avait paru incurable à quelques-uns , soit parce que d'autres avaient espéré que l'âge et les progrès du développement du corps rétabliraient un prétendu *équilibre*, que l'on croyait *rompu, dans les facultés nutritives des muscles et des tendons*. L'événement n'ayant pas justifié une aussi puérile espérance , et la difformité faisant des progrès nouveaux et propres à rendre la station et la progression très-pénibles, on songea sérieusement aux moyens d'en arrêter la marche.

L'âge du malade , la nature et l'étendue de la maladie , l'ancienneté de sa date , tout concourait pour nous ôter l'espérance du succès par des moyens analogues à ceux que nous avions déjà employés si heureusement dans d'autres cas. L'âge où l'accroissement du corps se fait le plus rapidement , où les forces nutritives ont le plus d'activité , où l'extension des organes coûte le moins à la nature , était déjà passé : il est infiniment plus difficile de ramener le pied en devant , que de corriger une déviation latérale , et la difformité qu'il s'agissait de corriger , nous paraissait trop étendue , pour qu'il fût possible d'agir sur elle par les moyens extensifs.

Nous avions remarqué que , dans tous les cas de rupture du tendon d'Achille, malgré le traitement le plus méthodique et les soins les plus attentifs , on n'avait jamais réussi à obtenir une réunion immédiate entre les deux bouts du tendon rompu : en effet , on observe constamment, en pareil cas, d'abord un bourrelet , une sorte de nœud , dans le lieu de la réunion ; et dans la suite , ce même point présente un amaigrissement , une sorte de collet , où le tendon n'a plus ni la largeur, ni l'épaisseur primitives. Il est difficile de ne pas reconnaître à ces phénomènes, la formation d'une substance intermédiaire qui lie entre eux les bouts du tendon , et qui s'interpose, en occupant même une certaine étendue dans le sens de sa longueur. Le même moyen d'union est employé par la nature dans les solutions de continuité qui intéressent des organes , où , comme dans le tendon d'Achille, il est difficile ou impossible de tenir en contact immédiat les côtés d'une division; et le plus souvent , ces créations organiques intermédiaires ont assez de dentité, pour partager les fonctions de l'organe primitif. Ainsi , par exemple , la rotule réunie après une fracture transversale , par un moyen semblable, n'en transmet pas moins à la jambe les mouvemens déterminés par la contraction de ses muscles extenseurs.

Il nous parut assez probable que cette interposition d'une substance intermédiaire , que l'on ne pouvait éviter par aucun soin , pourrait être obtenue à dessein; que l'on pourrait même , avec de la prudence , donner à cette organisation accidentelle plus d'étendue qu'elle n'en acquiert spontanément, en la soumettant à une distension permanente et graduelle , avant qu'elle n'eût acquis le solidité dont elle est susceptible. Il était suffisamment connu d'ailleurs , que la rupture et la section des tendons , et en particulier du tendon d'Achille , n'étaient accompagnées ordinairement d'aucun accident redoutable.

Fondé sur de semblables observations , voici le plan de traitement que nous formâmes.

Le tendon d'Achille pouvait être coupé dans son entier , plus ou moins près du talon , même en laissant subsister la peau qui le recouvre , et par conséquent , sans le laisser exposé au contact de l'air et des pièces d'appareil.

Nous avions la certitude que les os du tarse et du métatarse jouissaient de toute leur indépendance , et qu'aucune ankylose n'avait détruit leurs articulations mutuelles. L'articulation *tibio-tarsienne* était d'une laxité plus que suffisante , pour donner la certitude qu'elle n'opposerait aucun obstacle à la flexion du pied, après que la résistance du tendon d'Achille aurait cessé. L'extension forcée des orteils pendant la marche , était propre à nous rassurer également sur la contracture que l'on aurait pu craindre de la part des muscles fléchisseurs.

La section du tendon étant faite , le pied pouvait être fixé par un appareil convenable dans le même degré d'extension que celui qui constituait la difformité ; et cet appareil, dont le but principal devait être de tenir d'abord les bouts du tendon affrontés aussi exactement que possible, devait être construit de manière qu'il n'exerçât aucune compression autour de la section du tendon, qu'il laissât la liberté d'observer à tout instant les phénomènes qui pourraient survenir, et qu'il donnât la facilité, quand on le jugerait à propos , de ramener par des degrés insensibles et avec toute la force nécessaire , la pointe du pied en devant ; ce qui se réduisait à une extension graduelle et constante du tendon d'Achille , ou plutôt de la

substance intermédiaire employée par la nature à la réunion
de la section. Enfin, ce même appareil devait donner la faculté
de maintenir invariablement le pied dans le degré de flexion
dans lequel il aurait été porté, pendant tout le temps nécessaire
à la nature pour donner à cette même substance intermédiaire
toute la solidité qu'elle pouvait acquérir.

Nous ne nous dissimulions pas que nous avions trois chances à encourir.

La réunion du tendon étant faite, car elle ne pouvait pas
être problématique, il se pouvait qu'elle ne se prêtât pas à la
distension nécessaire, ou qu'avec des douleurs telles, qu'il fallût
renoncer au dessein principal. Dans ce cas, nous aurions fait
une opération inutile; mais au moins elle ne pouvait être dangereuse : nous n'avions pas à craindre le désavantage de com-
promettre les jours du malade, pour courir après un résultat
incertain; eh certes, la condition de notre jeune infirme était
assez fâcheuse, pour admettre des efforts même douteux! Cependant, nous appréhendions peu un obstacle de cette espèce :
dans le traitement de toutes les solutions de continuité, où
des forces constantes tendent à écarter les côtés de la division,
il est toujours plus aisé d'obtenir une réunion défectueuse,
qu'une cicatrice linéaire.

La réunion étant faite, la substance intermédiaire pouvait
manquer de la ductilité nécessaire pour se laisser distendre
utilement et au point convenable : elle pouvait se rompre et
se refuser à une réunion nouvelle ; après s'être laissé distendre, elle pouvait ne pas acquérir la solidité nécessaire pour
partager les usages du tendon. Dans ces deux cas, dont les
conséquences auraient été les mêmes, celles de perdre l'utilité
des muscles du mollet, l'opération n'eût pas été sans résultats
utiles : le pied pouvait être ramené en devant, fixé dans cette
position par une chaussure convenable, en sorte que sa face plan-

taire aurait appuyé sur le sol , ce qui n'avait jamais eu lieu. La
marche aurait été défectueuse, il y aurait eu claudication, mais
cette fonction aurait été beaucoup moins pénible qu'auparavant ; et la suppression de l'impulsion que le mollet donne au
corps en détachant le talon du sol, n'aurait nullement empêché la jambe infirme de porter à son tour le poids du corps.
Du reste, il nous paraissait très-peu probable que, avec des
soins attentifs, on ne parvînt pas à éviter des accidens de
cette espèce.

Enfin, si nous pouvions voir l'accomplissement de la totalité
de notre projet, nos observations précédentes nous autorisaient
à prévoir un autre inconvénient , mais le plus léger de tous ,
du moins à notre avis, et comme la nature semble l'avoir confirmé : nous avions observé que, lorsqu'il nous avait été possible de rendre au pied sa position et sa forme naturelles par
l'extension permanente pure et simple, les muscles distendus ,
aussi bien que ceux qui se trouvaient relâchés , acquéraient
un développement bien marqué. Or, en coupant le tendon
d'Achille et provoquant la formation d'une substance intermédiaire qui pût tenir lieu de la longueur qui manquait à ces
organes, on laissait les muscles du mollet dans l'état de rétraction morbifique , et l'on ne faisait rien pour changer en eux
l'ordre des forces nutritives. Mais si tout était heureux d'ailleurs,
si la faculté de faire librement un grand exercice était recou-
vrée, on ne pouvait pas calculer les effets que cette dernière cause
pouvait produire sur tout le système musculaire du membre
inférieur.

Après de mûres réflexions, nous crûmes notre projet praticable , et nous l'exposâmes aux parens du jeune malade , en
leur faisant connaître la vérité tout entière, et jusqu'à nos
incertitudes. Il s'écoula plus d'un mois, pendant lequel on
consulta , à notre insu, un grand nombre de praticiens qui trai-

rent notre avis de folie. Enfin, on nous fit expliquer de nouveau notre projet, nos craintes, nos espérances, et l'on nous pria de nous charger de l'opération. Nous fîmes préparer un appareil conforme aux dessins de la planche IX, et composé comme il suit.

Deux jarretières élastiques renfermant chacune une lame de ressort, destinées à être fixées par des boucles, l'une au-dessus, l'autre au-dessous du genou. Un arc de cercle appartenant à la jarretière supérieure, glissant dans une coulisse de l'inférieure, et pouvant y être arrêté par une vis de pression, servait à régler le degré de flexion de la jambe. Deux jumelles s'élevaient des deux côtés de la jarretière inférieure, et se terminaient chacune par un tambour, dans lequel roulait de chaque côté un pignon, appartenant à un même axe, lequel se terminait en dehors par un bout carré et portait une roue dentelée qu'un cliquet arrêtait. Deux autres jumelles, liées inférieurement à une lame de ressort, propre à embrasser le pied en arrière des orteils, et à y être fixée au moyen d'une courroie à boucle, s'élevaient parallèlement entre elles et jusqu'au niveau du genou. Elles présentaient, dans leur moitié supérieure, une denture propre à engrener les pignons; et, pour cette raison, elles s'engageaient dans les tambours qui renfermaient ces dernières pièces.

Tous les préparatifs étant faits, l'opération fut exécutée de la manière suivante, le 9 mai 1816.

Le malade situé horizontalement, couché sur son ventre, de manière à présenter au grand jour la région du tendon d'Achille, nous plongeâmes la lame d'un bistouri droit en avant de ce tendon, et nous la fîmes passer d'outre en outre du côté interne au côté externe de la jambe, de manière à diviser la peau sur les deux côtés, dans une étendue d'un pouce dans le sens de la longueur, et avec elle le tissu cellulaire en avant du tendon. Cet instrument fut aussitôt retiré et remplacé par un bistouri très-convexe à son extrémité, dont le tranchant fut dirigé d'avant en arrière contre le tendon , lequel en fut divisé transversalement dans sa totalité, sans altérer la peau qui le recouvrait. Cette partie de l'opération fut peu douloureuse; mais aussitôt qu'elle fut accomplie , nous nous empressâmes de ramener le pied dans le sens de la flexion , et nous nous assurâmes , avec la plus vive satisfaction, que rien ne s'opposait à ce que la ligne axuelle du pied formât un angle droit avec celle de la jambe. Satisfait de cette épreuve , qui nous rassurait sur la première difficulté , nous procédâmes à l'application de l'appareil, dont nous nous servîmes pour fixer le pied dans l'attitude où il était tenu par le tendon d'Achille avant sa section : dans cette intention , l'appareil fut secondé par une bandelette de linge en forme de fronde, qui, prenant son point d'appui sur les jumelles ascendantes , chassait constamment le talon en devant (1). Dans cet état, les deux bouts du tendon divisé paraissaient parfaitement affrontés et en contact immédiat , autant qu'on en pouvait juger à travers les tégumens. Dans l'intention d'en fixer les bouts dans la position où ils se trouvaient , de les assujettir dans l'immobilité la plus parfaite, et même de prévenir l'engorgement du tissu cellulaire environnant, et de diminuer d'autant son inflammation, des bandelettes agglutinatives , qui ne servaient nullement à rapprocher entre elles les lèvres des deux petites plaies , assujettirent une masse de charpie sur le point de la division, en y exerçant une compression légère. Le membre fut ensuite placé sur un oreiller , de sorte qu'il appuyât sur son côté externe, la jambe et la cuisse étant fléchies : ainsi , chaque partie se trouvant fixée dans la position qu'elle devait garder, on pouvait à chaque

---

(1) Voy. planche IX.

instant , sans rien déranger , surveiller l'état des choses. Le malade fut mis à un régime assez sévère : il ne lui fut accordé
d'autre nourriture, que quelques crêmes de ris à l'eau , et l'eau
de veau nitrée pour boisson.

Les douleurs furent presque nulles, immédiatement après
l'opération et pendant toute la journée. La nuit fut bonne , et le
malade aurait reposé autant qu'à l'ordinaire, si ce n'avait été la
précaution que l'on avait prise de placer auprès de lui une
domestique, dont la main constamment appliquée sur la jambe,
devait veiller à ce qu'elle ne fît pas de mouvemens dangereux.

Le deuxième jour , il survint de légères douleurs au contour
des plaies et un engorgement médiocre, qui n'altérèrent presque
point la tranquillité de l'enfant. Ces phénomènes se maintinrent
sans beaucoup d'accroissement jusque vers le dixième jour ;
et depuis le cinquième, on remarquait un léger mouvement
fébrile.

Le dixième jour , nous découvrîmes les plaies , sans toucher
à l'appareil mécanique. L'engorgement était borné au contour
des plaies et vis-à-vis la section du tendon ; il n'y avait pas
de rougeur à la peau dans ce dernier point, mais on y remarquait une petite tumeur molle et fluctuante, et en la comprimant on faisait écouler une certaine quantité de pus par les
deux plaies, que nous n'avions pas réunies. Après l'évacuation
de cette petite tumeur , on pouvait sentir plus distinctement
les deux bouts du tendon divisé , qui ne paraissaient séparés
entre eux par aucun intervalle. Ils paraissaient légèrement engorgés; le tout était peu douloureux. Deux petits plumaceaux
recouverts de cérat furent appliqués sur les plaies. Une masse
de charpie fut placée sur le point correspondant à la section du
tendon, dans l'intention d'empêcher la formation d'une nouvelle tumeur, de prévenir le séjour du pus sous les tégumens, et d'éviter le danger de l'ulcération de ces derniers

par les effets de l'action de ce corps étranger , ce qui aurait
au moins entraîné la conséquence d'une cicatrice des tégumens adhérente au tendon , et qui aurait beaucoup gêné les
mouvemens.

Le douzième jour , la compression exercée vis-à-vis la section
expulsa par les plaies avec une assez grande quantité de pus
des escarres du tissu tendineux, que l'on ne pouvait guère
attribuer qu'à une exfoliation superficielle des nouvelles surfaces résultantes de la section du tendon d'Achille. Dès ce moment , l'engorgement des deux bouts du tendon et celui des
parties environnantes, diminua rapidement , aussi bien que la
quantité de pus que l'on exprimait par la compression. Le
calme devint complet , et l'on put accorder des alimens au malade , qui en demandait avec instance.

A la fin du mois de mai, vers le vingtième jour de l'opération , il n'y avait plus la moindre douleur dans le lieu de
la section : la plaie du côté interne de la jambe était cicatrisée ; celle du côté externe était fort rétrécie, et ne laissait
échapper que quelques gouttes de sérosité, lorsqu'on comprimait la région sur laquelle le pus avait séjourné. On ne sentait,
en palpant avec soin le tendon dans le point où il avait été divisé , aucun intervalle, mais seulement un rétrécissement , une
sorte de collet , qui annonçait que, dans ce lieu , l'organe n'a-
vait conservé ni la même largeur , ni la même épaisseur. Lorsqu'après avoir détaché la courroie qui fixait l'appareil autour
du pied , on faisait exécuter à celui-ci quelques mouvemens
de flexion et d'extension , on voyait la plaie extérieure et la
cicatrice de la plaie intérieure se porter en haut et en bas,
selon les mouvemens exécutés par le talon , et l'on pouvait s'assurer que le point rétréci du tendon , c'est-à-dire, celui où la
section avait été faite , éprouvait les mêmes déplacemens. Cet
examen fut fait avec la plus grande circonspection , et seulement

pour prendre une connaissance exacte de l'état des choses:
après quoi l'appareil fut rétabli et les mêmes soins continués.

Le 6 juin , vingt-huitième jour de l'opération , nous procédâmes à un nouvel examen , semblable au précédent : les plaies
étaient presque entièrement cicatrisées , et les cicatrices un peu
rétractées en avant du tendon, appliquaient d'autant plus exactement les tégumens sur la partie postérieure et sur les côtés
de cet organe ; disposition qui permettait de bien juger de ce
qui se passait dans le point où la section avait été faite.
On pouvait voir le rétrécissement que le tendon avait éprouvé,
et qui régnait alors dans une longueur de quelques lignes
seulement. Ce rétrécissement était évidemment déplacé dans les
mouvemens du pied , mais nullement douloureux. La solidité
de la réunion nous parut suffisante, pour permettre de commencer à en distendre la substance, sans risquer de la rompre;
et comme le travail de la réunion paraissait solide depuis environ dix jours , nous crûmes devoir appréhender que , plus
tard, la substance intermédiaire ne se trouvât trop dense pour
pouvoir céder.

En conséquence, l'appareil fut disposé de manière à ramener
le pied dans le sens de la flexion, c'est-à-dire , en devant :
la fronde dont l'usage était de chasser le talon en devant pour
augmenter l'extension du pied , fut moins serrée, et au moyen
de la clef de l'engrenage, nous rappelâmes de quelques dents
les jumelles ascendantes.

Les deux jours qui suivirent ce premier essai, furent assez
calmes : il y eut peu de douleurs dans le lieu de la réunion ;
mais nous nous aperçûmes que le tendon n'était pas fort
distendu , quoique la pointe du pied eût été notablement ramenée en devant. Cette remarque tendait à des conséquences
trop graves, pour ne pas chercher avec soin la raison d'un
pareil phénomène : nous découvrîmes que le malade , pour

éviter la douleur, avait relâché lui-même la jarretière inférieure qui portait les engrenages, et qu'il avait placé sa jambe dans une plus grande flexion. Nous rétablîmes l'appareil, et faisant usage du quart de cercle qui régnait entre les deux jarretières, nous fixâmes la jambe dans l'extension presque complète. Cette attitude fut favorisée, d'ailleurs, par le *décubitus* du membre, que nous fîmes appuyer désormais sur la région postérieure. Dès-lors commencèrent les douleurs, dont le siége principal était le point de la réunion du tendon divisé, et qui s'étendaient dans toute la longueur de la jambe.

Jusqu'au neuf juin, nous continuâmes de ramener le pied en devant, par l'action progressive de l'appareil mécanique. Chaque fois que nous augmentions la force qui distendait le tendon, le malade éprouvait une douleur qui se conservait assez vive pendant deux ou trois heures, mais qui se calmait ensuite et devenait presque nulle : l'extension avait lieu ordinairement le matin, ce qui n'empêchait pas le jeune malade de témoigner beaucoup d'appétit dans ses repas, de digérer facilement les alimens dont on lui permettait l'usage, et de passer des nuits calmes.

Cependant, nous nous aperçumes que la laxité que l'articulation tibio-tarsienne avait contractée à l'occasion de la déviation du pied en dedans pendant la marche, donnait lieu à une déviation contraire, c'est-à-dire en dehors, pendant l'action de la force qui ramenait le pied en devant, en distendant le tendon d'Achille. L'appareil dont nous faisions usage, très-propre à développer une force progressive et très-grande pour ramener le pied en-devant, ne l'était nullement à donner à cette force l'uniformité nécessaire pour empêcher les déviations du pied, ou plutôt un léger mouvement de rotation sur son axe. Il fallut donc songer à quelque chose de plus parfait sous ce rapport, et voici ce que nous employâmes le 10 juin. Une courroie

Tom. I. 24

en forme de jarretière était fixée par une boucle, au-dessus du genou ; elle portait une lanière perpendiculaire de deux pouces d'étendue, munie d'une autre boucle et répondant devant la rotule. Une seconde courroie, embrassant la partie antérieure du pied derrière l'articulation métatarsienne des orteils, s'élevait le long de la partie antérieure de la jambe, pour s'adapter à la boucle de la jarretière du genou. En cet état, la jambe fut placée dans un appareil à peu près semblable à celui des fractures ; c'est-à-dire, sur un porte-attelles garni de deux attelles larges de bois, assez longues pour régner de côté et d'autre, depuis le genou jusqu'au-delà du pied. Des remplissages de balles d'avoine furent interposés entre les côtés de la jambe et les attelles, et le tout fut assujetti par des liens circulaires. Après l'application de cet appareil, et le membre étant couché horizontalement sur un oreiller dur, la courroie du pied fut adaptée à la boucle du genou ; en sorte que le pied étant bien garanti de toute déviation latérale par les attelles, il ne pouvait qu'être ramené directement en devant par l'action de ce lien.

Des douleurs plus vives dans le siége de la cicatrice, annoncèrent bientôt, en effet, que ce nouvel appareil agissait efficacement sur la substance intermédiaire qui avait opéré la réunion du tendon. Le pied avait fait de grands progrès dans le sens de la flexion ; et en examinant le tendon d'Achille, on pouvait aisément s'assurer que les deux bouts de la section qu'il avait soufferte, étaient distans entre eux de près d'un pouce et demi. Les cicatrices des deux plaies étaient presque complètes : ce travail paraissait avoir été retardé par l'irritation des parties environnantes. Quelques jours encore de ce même procédé, suffirent pour porter la flexion du pied, au point de lui faire décrire un angle droit avec l'axe de la jambe ; mais il fallut en continuer l'usage plus long-temps, pour maintenir les parties en cet état, pendant tout le temps que la

nature devait employer à donner à la substance intermédiaire
de la réunion du tendon, la solidité dont elle était susceptible.
Pendant un mois encore les choses furent maintenues dans le
même état; après quoi, la substance de la réunion nous parut
avoir acquis tout l'allongement, l'amaigrissement et la densité
dont elle pouvait être capable : elle offrait alors une étendue
de deux pouces de long, un rétrécissement très-sensible dans
cette même longueur, et qui pouvait être évalué à la moitié
des dimensions naturelles du tendon, et une résistance insurmontable à tout effort tendant à porter la flexion du pied au-
delà de l'angle droit, par rapport à l'axe de la jambe. La
déviation extérieure, ou plutôt la tendance du pied à se laisser
entraîner vers le côté externe, subsistait encore ; et, dès-lors,
il fut évident que l'accroissement des dimensions des os, qui
concourent dans cette articulation, était seul capable de faire
disparaître les effets de l'allongement morbifique des ligamens
latéraux.

Pour que le malade pût se livrer à l'exercice, pour lequel
il témoignait le plus grand empressement, malgré la légère
difformité qui subsistait encore et qu'il importait de ne pas
accroître, nous nous disposions à faire construire une chaussure
à laquelle seraient adaptés des ressorts propres à chasser constamment le pied en dedans, et à le maintenir sans cesse dans
cette attitude. En attendant, le malade avait été délivré de l'appareil précédent, et rendu à la liberté. Il en usait avec beaucoup de plaisir et toute l'assurance désirable : il pouvait soutenir tous les genres d'épreuves. Il se soutenait debout, immobile,
portant également sur la région plantaire des deux pieds, ou
indifféremment sur l'un des deux seul, et gardait parfaitement
l'équilibre de son corps, dans l'une et l'autre attitude; il marchait lentement ou vite ; il pouvait même soutenir le galop,
sans autre défectuosité dans la démarche, que celle qui résultait

de la légère déviation du pied en dehors. Dans toutes ces conditions, on pouvait aisément constater la tension du tendon d'Achille et de la substance nouvelle qui avait opéré la réunion de ses extrémités, ainsi que nous le démontrâmes alors aux élèves qui suivaient les exercices et les leçons de chirurgie-clinique.

Les choses étaient en cet état, lorsqu'à la suite d'un dérangement passager des voies digestives, que nous crûmes devoir attribuer au long repos que le malade avait gardé, et même aux douleurs prolongées qu'il avait éprouvées, il survint au devant du bord supérieur de la rotule, sur le côté interne du jarret et dans l'aine du même côté malade, des abcès froids, dont la marche rappelait assez un ensemble de traits scrophuleux, la mort de la grand'mère et d'une tante maternelle qui avaient succombé à la phthisie pulmonaire, et l'état de la mère du jeune malade, menacée elle-même, depuis long-temps, de la même maladie. Il n'était pas douteux pour nous que l'affaiblissement opéré par les événemens antérieurs, avait amené le développement d'une diathèse, dont la constitution de cet enfant était entachée par voie d'hérédité. Nous nous hâtâmes de l'envoyer au port de Cette, où l'usage des eaux de la mer, pendant deux mois de suite, en bains et en boisson, amenèrent enfin la cicatrisation définitive des plaies que nous avions faites dans notre opération, celle des abcès froids qui étaient survenus, la résolution des engorgemens qui avaient survécu à ces derniers, et le rétablissement définitif du jeune malade.

Aujourd'hui il jouit d'une santé parfaite; et à la faveur d'un appareil convenable, dont notre intention est qu'il continue l'usage pendant plusieurs années encore, il fait, par la rapidité et l'assurance de sa marche, l'étonnement et l'admiration de tous ceux qui ont connu son état antérieur.

RÉFLEXIONS.

D'après les observations précédentes, et celles que nous possédons depuis des temps plus ou moins reculés, parmi lesquelles un très-petit nombre est accompagné de détails suffisans, il serait difficile d'établir, sur des motifs déterminans, une opinion raisonnable touchant les causes de la difformité qui nous occupe, du moins si l'on ne veut pas se livrer à des conjectures plus ou moins dénuées de fondement.

Cette difformité est déjà marquée, dès l'âge le plus tendre : on en remarque presque toujours les premières traces à l'époque de la naissance ; nous avons observé, pour notre part, des difformités très-prononcées et même extrêmes, au terme de la gestation. Ainsi, les déviations les plus avancées que nous ayions vues du pied en dehors et en devant, nous les avons remarquées sur des enfans qui venaient de naître : la première avait lieu sur un jeune enfant mâle, de Toulouse ; et la tension du tendon du muscle long-péronien était telle, et le renversement du pied si extrême, que nous pûmes pronostiquer que l'on serait obligé, pour faire cesser une pareille difformité, de faire un jour la section de ce tendon ; bien que nous conseillassions, cependant, l'usage d'un appareil à extension permanente. Le second cas nous a été présenté à Montpellier, en 1816, sur un enfant qui venait de naître : la brièveté des muscles antérieurs de la jambe ou de leurs tendons était telle, que la face dorsale du pied de l'un et de l'autre côté, était appuyée sur la région antérieure de la jambe, et qu'il n'était presque pas possible de l'en écarter. Nous nous

attendons à voir reparaître cet enfant, et à toutes les sollicitudes
que cette espèce de difformité est faite pour nous donner.

Dans ces deux cas, et particulièrement dans le dernier, qui
a plus spécialement fixé notre attention, nous avons remarqué
avec étonnement, que les muscles de la jambe et ceux de la
cuisse n'étaient pas atrophiés et privés d'action, comme on
l'observe sur des sujets adultes et pour des difformités bien
moindres. Cette remarque nous fournit l'occasion d'en faire une
autre, que tout le monde peut vérifier : c'est que l'amaigrissement et le défaut d'action des muscles de la jambe et de la
cuisse correspondantes au pied difforme, ne sont jamais plus
marqués que lorsque la difformité du pied est portée à un
point extrême, et aussi loin qu'elle peut aller par les effets
de la marche. Ainsi, sauf des exceptions peu nombreuses qui
confirment peut-être le principe général, lorsqu'un pied dévié
en dedans doit, en cet état, supporter le poids du corps, et que
la déviation est successivement rendue extrême par l'influence de
cette dernière cause, on voit s'accroître la flétrissure des muscles de la jambe et de la cuisse correspondantes ; et leur action
devient tellement défectueuse, que la démarche devient de plus
en plus pénible, et la claudication extrême. Il y a même des
cas, et nous en avons vus, où les progrès de la difformité
par les efforts eux-mêmes par lesquels la nature a tâché de
triompher de la maladie première, ont entraîné une véritable
paralysie et une atrophie complète du membre tout entier. Ce
n'est pas que l'on ne puisse trouver des faits d'une autre nature,
et citer des exemples de paralysie et d'atrophie qui ont été
les résultats immédiats de la difformité primitive, sans le concours de la marche ; nous en avons nous-même rapporté un
exemple dans celui de la jeune Ruiz-Hernandez : mais cette
observation n'est pas des plus communes.

En général, lorsque l'on examine une de ces difformités sur

un enfant qui vient de naître, on peut remarquer que de
légers efforts suffisent pour ramener le pied à sa position naturelle, et que les muscles que l'on doit allonger par ce mouvement, n'opposent que très-peu ou point de résistance ; en sorte
qu'il semble que le repos parfait et uniforme de tous les muscles résulte de l'attitude vicieuse du pied, et que les divers
mouvemens dont ce dernier est susceptible, en partant de ce
point fixe, ne sont pas plus difficiles qu'ils ne le seraient si la
conformation était naturelle ; seulement, ces mêmes mouvemens
ont toute l'étendue qu'ils auraient dans l'état naturel, en prè-
nant pour point de départ la position que le pied reprend,
toutes les fois qu'il s'abandonne au repos.

Comme l'on sait d'ailleurs, par des recherches anatomiques,
que, lorsque la difformité est livrée à elle-même, la coupe des
facettes articulaires des os du tarse et du métatarse est changée,
et que ces facettes s'inclinent dans le sens de la difformité, il est
raisonnable de penser, puisque cette dernière peut être très-
marquée à l'époque de la naissance, que cette même inclinaison
des facettes existe dès-lors. L'attitude des diverses parties d'un
membre est bien évidemment déterminée par la nature des
rapports des os qui en font la base ; et si des changemens sont
introduits dans ces mêmes rapports, il doit en survenir aussi
dans la position des parties. Ainsi, les os du métatarse cesse-
raient d'être parallèles entre eux, si la direction des surfaces de
leurs articulations mutuelles et de celles qu'ils contractent avec
les os du tarse, venait à changer. De même, lorsqu'une fracture du péroné a lieu près de son extrémité inférieure, que
les deux fragmens se sont inclinés vers le tibia et consolidés
dans cette position, la malléole externe se trouve écartée du
centre de l'articulation tibio-tarsienne, et déjetée en dehors ; et
cette circonstance, qui altère la forme naturelle des surfaces
articulaires, suffit pour que le pied se dévie en dehors, d'abord

pendant la marche seulement, puis constamment et même pendant le repos. Dans le principe, on peut sans effort ramener le pied à sa position naturelle ; dans la suite, il est fixé dans l'inclinaison latérale, les muscles s'opposent avec succès au rétablissement de la position naturelle, quoique le pied conserve d'ailleurs la liberté de tous ses mouvemens.

On peut saisir, dans le rapprochement que nous venons de faire, un trait de conformité relatif aux altérations que les muscles éprouvent en conséquence de celles que les os peuvent d'abord essuyer ; cette même résistance que les muscles finissent par opposer à l'effort par lequel on corrigeait auparavant une difformité devenue ancienne, se retrouve également dans le pied-bot qui a vieilli : dans l'enfance, surtout au moment de la naissance, on pouvait facilement ramener les parties à leur attitude primitive, les muscles n'opposaient aucune résistance ; mais avec le temps ils ont confirmé eux-mêmes une difformité qui ne paraissait pas permanente, et leur résistance est devenue l'obstacle le plus difficile à vaincre pour restituer les formes naturelles. On trouve une infinité d'autres exemples semblables dans l'histoire des affections diverses propres à changer la forme des parties : pourtant les muscles s'accommodent aux nouveaux rapports des os, à tel point qu'ils finissent par être dans leur nouvel état, une condition nécessaire de ces rapports eux-mêmes, lesquels dans le principe leur étaient étrangers. Le principal changement que ces organes éprouvent dans les circonstances de cette espèce, consiste dans leur longueur, laquelle s'accommode aux nouvelles distances que chacun deux doit mesurer. L'établissement de cette nouvelle condition exige du temps et sans doute aussi une interversion importante dans la nutrition du muscle raccourci ou allongé, puisque les changemens physiques qu'il a éprouvés, deviennent permanens.

Ces réflexions et les observations précédentes seraient propres à faire croire, qu'une altération humorale ou autre, dont le principe ne nous est pas connu, aurait la propriété d'altérer les formes des os, ou de quelqu'un des os du tarse : de là, la déviation d'une partie du pied, l'alongement de certains muscles, le raccourcissement de leurs antagonistes, etc.

Nous ne nous dissimulons pas que ce système n'a en sa faveur que l'antériorité de la difformité des os et l'altération secondaire des propriétés des muscles, ordre qui quelquefois est d'une évidence remarquable : nous savons que l'on peut lui opposer les plus beaux résultats de la thérapeutique.

«Comment admettre, peut-on dire, que l'altération des formes osseuses est la seule affection essentielle et primitive, tandis que l'art peut changer à volonté ces formes elles-mêmes, par des procédés tout mécaniques? L'usage prolongé d'un appareil qui contrarie sans cesse la difformité, suffit pour l'effacer à la longue. Eh! cependant, qu'est-ce qu'un semblable moyen a pu changer à la constitution des organes ? Il n'a pu, en inclinant les os en sens inverse de ce qu'ils étaient disposés à faire, que donner lieu à une compression constante sur certains points des facettes articulaires, retarder le développement des parties comprimées, tandis qu'il était libre dans les autres, et provoquer ainsi successivement, une inclinaison opposée à celle qui constituait la maladie. Ainsi, une affection des muscles qui changerait l'état de leur longueur, pourrait donner lieu secondairement à l'inclinaison des os et à la difformité du membre. Il semble même que l'inclinaison uniforme de tous les os du pied vers un même côté, rend ce dernier système beaucoup plus plausible; car il semble que l'on s'écarte moins de la marche connue de la nature, en admettant que tous les muscles antérieurs, ou tous les muscles postérieurs de la jambe, sont atteints ensemble d'un vice qui ralentit leur développement comparativement à celui des os, et maintient leur longueur au-dessous du besoin, que de supposer que tous les os du tarse ou du métatarse, sont frappés ensemble d'une affection, en vertu de laquelle leur forme change d'une manière régulière et systématique, d'où résulte une inclinaison réciproque et proportionnelle des facettes articulaires vers la région plantaire du pied. »

On ne peut s'empêcher de convenir que ces argumens sont d'une grande force et doivent être pris dans une grande considération ; mais nous croyons pouvoir leur opposer d'abord, l'observation fondamentale de l'antériorité de l'altération des formes dans les os. On ne peut révoquer en doute que la difformité appelée pied-bot, est manifeste à l'époque de la naissance ; que si quelquefois, comme nous en avons cité un exemple, dèslors, la participation des muscles à la difformité est marquée, le plus souvent le vice ne tient qu'au changement apporté dans la forme des os, puisque les muscles se prêtent sans aucune résistance à toute espèce d'inclinaison contraire, ou seulement différente. Il faut nécessairement chercher alors dans les causes qui peuvent avoir influé sur la forme des os, celles de la difformité ; et ces causes ne peuvent être que d'un ordre fort élevé, car il faut qu'elles aient pu agir sur la nutrition de ces organes.

La chose est bien plus claire encore, dans les cas où la difformité est accompagnée d'atrophie et d'une sorte de paralysie des muscles, et lorsqu'il n'y a aucune raison pour croire qu'il en ait été autrement dans le principe de la maladie. Nous en avons cité un exemple : l'on a pu voir dans l'histoire de Mlle *Ruiz-Hermandez*, que, dès la naissance, on remarqua la laxité des muscles et le défaut absolu de mouvemens volontaires dans les jambes et les cuisses : ces organes étaient d'ailleurs atrophiés, et par conséquent, depuis long-temps sous l'influence d'une cause qui nuisait à leur nutrition. Or, si tel était l'état des choses dès le moment de la naissance, à quelle époque faudrait-il remonter pour supposer dans les muscles

des conditions tout-à-fait opposées , et sur quel fondement
vraisemblable pourrait-on établir une pareille supposition ?

L'opinion qui nous paraît la plus probable, et à laquelle
les résultats de l'observation semblent le mieux se prêter , est la
suivante : qu'une affection quelconque, peut-être un vice de
conformation primitive, altère la direction d'une seule facette
articulaire de l'un des os du tarse ; et il en résultera tout aussitôt
l'inclinaison d'une partie du pied en dedans ou en dehors ,
selon l'espèce de l'altération première. Cet effet une fois produit,
il s'ensuit l'alongement de certains muscles , et le relâchement
de quelques autres : les uns et les autres se seront bientôt accommodés au changement que leur état habituel vient d'éprouver ;
et l'accroissement du membre continuant à se faire en cet état ,
il s'ensuit que les muscles dont l'équilibre est rompu , opposent
une résistance inégale et qui doit augmenter l'inclinaison déjà
commencée. Dans ses progrès ultérieurs , la difformité ne peut
plus être bornée à un seul os ; il est inévitable qu'elle s'étende
à la totalité du pied , parce que le changement primitif opéré
dans une seule facette articulaire, entraîne la déviation du pied
tout entier. Le pied s'inclinant dans son ensemble vers l'un
ou l'autre côté, la totalité des muscles propres à produire l'une
ou l'autre inclinaison, sont intéressés, les uns par le relâchement,
les autres par la distension ; et ces organes se fixant rapidement
en l'état où la difformité les a mis, ils deviennent propres à porter plus loin le mouvement qui la constitue. Plus le vice est
étendu, plus la marche est défectueuse : si le point du pied qui
doit porter sur le sol, a fait partie précédemment de l'un des
bords ou de la face dorsale, le poids du corps doit augmenter
encore la difformité ; et ces deux causes , la résistance des muscles et la pression dont la marche ou la station sont le principe,
donnent lieu à une compression constante sur certains points
des os du tarse, qui gêne leur développement. On conçoit

d'après cette opinion, pourquoi cette défectuosité presque systématique de toutes les facettes articulaires des os d'un même pied, qui concourent pour produire une seule et même difformité ?

On ne peut même concevoir que de la sorte, la forme singulière d'un pied où la maladie est fort avancée. Comme nous l'avons fait remarquer, et comme on peut le vérifier encore sur les planches, on observe d'abord une rotation du pied en dedans, qui a transporté successivement la poulie articulaire de l'astragale sous la malléole externe. On voit ensuite que le calcanéum et le cuboïde se sont laissé entraîner beaucoup plus loin en dedans, en décrivant une portion de cercle dont le rayon répondrait vers le centre de l'articulation tibio-tarsienne. Le scaphoïde et les trois cunéiformes ont subi la même loi, soit par rapport à l'astragale, soit dans leurs rapports mutuels ; en sorte qu'ils décrivent dans leur rotation et leur inclinaison successives, une courbe prolongée, dont le sinus est dirigé en dedans et en haut. Ces os paraissent avoir été entraînés dans ce mouvement, par celui que le cuboïde aurait exécuté déjà. De même, les os du métatarse s'inclinent de plus en plus en dedans, et sont même tout-à-fait transposés, dans les cas où la difformité est assez avancée pour que le malade marche sur le dos du pied. On observe encore que la totalité du pied est cambrée sur son bord interne, ce qui paraîtrait résulter d'une inclinaison des facettes articulaires, mais ce qui dépend bien plus évidemment de la résistance des muscles qui n'ont pas dû être alongés : et en effet, ce dernier trait de la difformité n'est bien marqué, qu'autant que celle-ci est ancienne et extrême ; par conséquent il est secondaire. Ce n'est donc pas, du moins le plus souvent, dans cette cambrure du pied en dedans, qu'il faut chercher la raison primitive de la difformité ; il semblerait plus naturel de la supposer, ou dans la poulie de l'astragale, ou dans les facettes articulaires du cuboïde et du calcanéum ; car il paraît que, dans tout le reste, les parties se sont laissé entraîner. Cependant, on ne peut pas dire qu'une difformité propre à quelqu'un des autres os, n'entraînerait pas les mêmes conséquences; mais voilà ce qui paraît le plus vraisemblable.

Nous ne voudrions pas assurer que, dans quelques cas, une affection convulsive des muscles de tout un côté de la jambe, ou quelque vice dans la nutrition d'un seul, d'où serait résulté son défaut d'alongement suffisant, ne puissent entraîner une déviation que le temps confirme et accroît; mais cette explication ne saurait convenir à un grand nombre de faits, où l'on voit clairement que la part que les muscles ont prise à la difformité, est secondaire et fort indirecte.

Une observation bien plus évidente, est celle qui concerne le sort ultérieur des muscles distendus ou relâchés par l'effet de la difformité : les uns et les autres tombent dans une débilité profonde, et successivement dans l'atrophie. Ces effets paraissent dépendre essentiellement du degré de tension que ces organes éprouvent et que la difformité a totalement changés : on observe effectivement que, lorsque la déviation est encore récente, quoique bien prononcée, les muscles, le plus souvent, n'ont rien perdu ni de leur volume, ni de leur contractilité; ce n'est que lorsque la difformité est devenue ancienne, qu'elle exerce son influence sur ces organes. Les mouvemens d'un membre, pourrait-on alléguer, sont gênés par la formation d'un pied-bot; de là l'inaction des muscles et leur flétrissure. Quoiqu'il faille reconnaître que le repos prive les muscles de leur action et les flétrit jusqu'à un certain point, cette observation n'est pas applicable dans la plupart des cas de cette espèce; car, dans le principe, la difformité existe, tandis que l'enfant est retenu dans ses langes : elle ne s'oppose pas le plus souvent au développement de l'action musculaire, et le malade parvient à marcher; mais la difformité s'accroît, et malgré tous les efforts que le malade fait pour continuer ses exercices accoutumés, les mêmes muscles qui ne cessent de participer à des mouvemens continuels, maigrissent, tombent dans un degré très-notable d'atrophie, et perdent quelquefois la faculté d'agir en tout ou en partie. Non-seulement la restitution de l'attitude naturelle, dans les parties où elle avait été altérée, suffit constamment pour rendre aux muscles leur volume naturel et leur énergie primitive; mais encore ce moyen, tout mécanique, a suffi quelquefois pour faire disparaître un véritable état de paralysie. Ici, on ne peut point argumenter de l'exercice et de l'effet tonique qu'il pourrait avoir produit sur les muscles. Il a été impossible d'abord, dans les cas où les muscles étaient réellement paralysés : cependant, la faculté du mouvement a été rendue par l'application d'un appareil, et il faut bien admettre que les changemens mécaniques qu'il pouvait opérer, ont étendu leurs conséquences sur la nutrition et les propriétés de ces organes. Or, ces changemens consistent dans le rétablissement du degré naturel de tension de tous les muscles; et peu de temps après, les mouvemens se rétablissent, et tous les muscles du membre soumis à cette épreuve, se prononcent davantage. Il faudrait donc admettre comme une loi physiologique, que *la conservation de la masse et de l'énergie des muscles, dépend en partie du juste degré de tension que la nature a voulu leur donner* et que la difformité a totalement changé. Or, il faudrait ajouter, et ceci serait bien digne de remarque, que l'excès d'alongement comme celui de relâchement, ces deux conditions opposées entre elles, conduisent cependant au même résultat, l'atrophie des muscles et quelquefois leur paralysie : du moins est-il certain qu'il n'y a pas d'autre changement sensible, qui puisse rendre raison de l'aliénation des propriétés perdues, et que le rétablissement de la situation naturelle du pied entraîne la restauration de ces mêmes propriétés. Mais,

dira-t-on , ne se peut-il pas que des lésions d'une autre espèce ,
et que nous ne connaissons pas , marchent de concert avec la
raison immédiate de la difformité et altèrent ainsi les muscles ?
Il resterait toujours à concevoir, comment il suffirait d'un appareil qui change seulement la situation des os du pied , pour
rendre aux muscles leur énergie et toute la plénitude des
facultés nutritives, profondément altérées dans l'état d'atrophie.
Mais, si l'on est libre d'accumuler les suppositions, à propos
d'une maladie que l'on connaît aussi peu , et si l'on ne peut
guère démontrer le contraire à ceux qui prétendraient que l'affection morbifique essentielle qui amène la difformité dans la
formation d'un pied-bot, a quelque chose de propre et d'où
résulte l'atrophie et la paralysie , du moins ne se refuserait-on
pas à reconnaître l'identité de quelques accidens amenés par
une cause locale, et qui, ayant produit un changement d'attitude
dans le pied , la déviation en dedans , ont entraîné également
l'atrophie des muscles : d'un autre côté, l'attitude naturelle du
pied ayant été rétablie, les muscles ont recouvré leur volume
et leur énergie accoutumés. On connaît, en effet, l'exemple
d'un adulte qui , ayant incliné volontairement et pendant long-
temps le pied en dedans, afin d'éviter les douleurs qui provenaient, pendant la marche , d'un ulcère vénérien situé à la
plante du pied, tomba dans l'atrophie des muscles de la jambe.
Cette dernière affection ne cessa , que lorsque la guérison de
l'ulcère eut permis de redresser le pied , et que cette restitution
fut parfaite. Ici il n'y a pas eu d'influence intime exercée sur les
muscles , ou du moins, la diathèse qui existait, n'est pas connue
pour en exercer de semblables sur ces organes. Il nous paraît
bien difficile d'échapper à la conséquence naturelle , que le
seul changement d'attitude du pied, et celui qui en résulte pour
la tension des muscles , soit que cette dernière en augmente
ou qu'elle en soit diminuée, sont les véritables causes de l'amai-

grissement et de la débilité de ce même organe ; et par conséquent, que leur état de tension exerce une influence capitale sur celui de leur nutrition.

On peut remarquer dans les observations que nous avons recueillies, que les malades qui avaient le moins marché, étaient ceux où la flétrissure des muscles était le moins prononcée. Dans les enfans nouveau-nés, il est fort ordinaire que les mouvemens de la jambe et du pied soient libres, accompagnés de beaucoup de vigueur, et que les muscles du mollet soient bien prononcés, quoique la difformité soit bien reconnaissable ; mais les muscles fondent rapidement, les mouvemens deviennent faibles et mal assurés : et alors aussi on observe des progrès rapides dans la difformité, que l'exercice ne pouvait qu'augmenter, à cause du degré auquel était parvenue la première déviation. Il semble donc que les muscles aient d'autant plus à souffrir, que la déviation est plus grande ; ce qui constate bien au moins la dépendance de l'infirmité des muscles, par rapport au degré de déplacement ou de déviation des os.

On a pu remarquer encore que quelques malades, appartenant à des parens négligens, lesquels ont été rebutés par les premières tentatives des soins minutieux que cette infirmité réclame, ont été abandonnés à la nature, même sans faire usage d'aucune espèce de chaussure. La difformité s'est trouvée moindre dans les cas de cette espèce, qu'elle n'aurait paru devoir être, à en juger par l'état des choses et par l'ancienneté de la maladie. Il nous paraît vraisemblable que l'usage d'une chaussure mal faite et qu'il est si difficile d'adapter à la forme d'un pied-bot, lorsque l'on ne travaille pas en même temps à redresser le membre difforme, n'est propre qu'à aggraver la maladie. Il est presque impossible, en effet, que les parties saillantes du pied ne soient pas blessées par une chaussure qui doit l'envelopper seulement, et le préserver des compressions du sol pendant la marche.

Or, pour éviter les sensations douloureuses qui proviennent de la chaussure, le malade s'efforce de changer la situation du pied ; et comme les mouvemens les plus libres sont ceux qui tendent à augmenter la déviation, ce sont aussi ceux que le malade s'efforce de faire pour faire cesser la douleur : il se livre donc sans cesse à une série d'efforts tendant à augmenter la difformité ; aussi, s'accroît-elle alors fort rapidement ; et le changement dans l'état de tension des muscles suivant les mêmes proportions, il n'est pas étrange que ceux qui ont vécu long-temps avec cette difformité, en portant des chaussures simples, surtout mal faites, présentent une altération des formes beaucoup plus avancée et des muscles absolument flétris, tandis que ceux qui ont marché nu-pieds, sont dans un bien meilleur état.

La remarque de la restauration des muscles après le redressement du pied, ou même peu de temps après avoir commencé l'emploi d'un appareil propre à cet effet, a été une des plus générales pendant le traitement des malades qui ont été confiés à nos soins. C'est même une des premières que nous ayons faites : elle nous a causé de l'étonnement, et n'a fixé notre attention, que parce qu'elle a été une des plus frappantes dans les premiers malades que nous avons dirigés. Instruit par cette observation du secours important que la nature pouvait nous prêter en l'aidant, nous avons pu entreprendre, avec plus de confiance, des traitemens dans lesquels nous ne nous serions vraisemblablement pas engagé sans cela. Rien n'égalait l'étonnement de quelques mèdecins étrangers, en présence desquels nous commençâmes le traitement de M.lle *Hermandez*. Ils ne pouvaient concevoir quel espoir nous pouvions fonder sur des appareils mécaniques, enveloppant des membres paralytiques ; mais la surprise fut bien plus grande, lorsqu'ils virent les mouvemens reparaître et l'enfant se tenir debout, ce qu'elle n'avait jamais fait encore. Notre espérance reposait sur la conviction que l'impuissance des muscles provenait de l'altération de leur tension naturelle; qu'en corrigeant une partie de ce vice, on devait avoir bientôt pour résultat une nutrition plus parfaite dans ces organes , et le rétablissement des propriétés naturelles. Le succès éclatant et rapide que nous avons obtenu , nous paraît très-propre à justifier le principe dont nous étions parti , et à démontrer de plus en plus la solidité de la loi physiologique que nous avons proposée.

Enfin , en entreprenant la section du tendon d'Achille, guidé par les mêmes observations , nous avions prévu que le raccourcissement des muscles du mollet devant rester le même , ces organes n'acquerraient pas un plus grand volume; et l'expérience a pleinement vérifié ce prognostic , conforme d'ailleurs aux inductions naturelles fournies par tous les faits antécédens.

Nous avons remarqué, et nous n'avons pas négligé de le noter , que la flétrissure , l'atrophie et même la paralysie , ne se bornent pas aux muscles directement intéressés dans la difformité ; mais que ces affections s'étendent quelquefois jusqu'à des muscles éloignés , ceux de la cuisse , par exemple. Il est même remarquable que l'intensité de l'affection éprouvée par les muscles éloignés , est en général égale à celle de la lésion produite par l'influence immédiate de la difformité sur les muscles alongés ou relâchés outre mesure. Sans cette dernière observation , on pourrait croire que la difformité rendant les mouvemens difficiles et pouvant condamner tout un membre au repos , cette seule condition peut suffire pour débiliter des muscles que l'affection primitive n'intéresse pas directement, mais qu'elle réduit à l'inaction. Mais, d'un autre côté, on voit, et nous en avons rapporté des exemples, des enfans naître avec un pied-bot, et présenter tout à la fois l'atrophie des muscles de la jambe et de la cuisse : or, que ce défaut de mouvemens nuise au développement des muscles à l'époque de la vie où ces organes doivent agir , cela se conçoit; mais que cette même cause produise l'atrophie , lorsque le repos paraît faire une partie essentielle du plan de la nature, voilà ce qui ne se conçoit plus. Il faudrait donc admettre que la sympathie qui lie ensemble les organes d'un même système, serait assez étroite dans les muscles, pour que l'état d'infirmité de ceux d'une jambe se fît sentir sur ceux de la cuisse correspondante, au point d'influer notablement sur leur nutrition et leur contractilité. Cette opinion est d'autant plus vraisemblable , que l'on observe constamment , en pareil cas, que les mêmes moyens mécaniques qui triomphent de l'atrophie dans les muscles intéressés physiquement par la difformité , entraînent les mêmes conséquences sans autres conditions , par rapport à l'état morbifique des muscles éloignés.

Il ne faudrait pourtant pas mettre sur le compte de la sympathie ou de tout autre liaison , toutes les affections plus ou moins profondes qu'éprouvent les muscles de la cuisse à l'occasion de la formation d'un pied-bot : on observe quelquefois des lésions concomitantes et indépendantes de l'état de ces mêmes muscles, qui paraissent tenir à des causes propres, quoiqu'il y ait en même temps difformité du pied. Ainsi, nous avons vu l'articulation du genou aplatie de devant en arrière , la rotule plus petite qu'à l'ordinaire et logée très-profondément dans la gouttière intermédiaire des condyles du fémur, le muscle triceps fémoral trop court, atrophié et opposant une résistance invincible à la flexion de la jambe , qui ne se faisait presque point. Il est plus que probable que la difformité primitive des surfaces articulaires du genou , en fixant la jambe dans l'extension et changeant ainsi l'état d'alongement du muscle , a produit l'affection secondaire de celui-ci. A notre avis, et d'après l'observation attentive des cas de cette espèce que nous avons pu voir , ils doivent être assimilés aux pieds-bots ; mais nous aurions besoin d'un plus grand nombre de faits, pour présenter cette proposition sous son véritable jour.

Un rapprochement semblable entre le pied-bot et les difformités de l'articulation iléo-fémorale , que le célèbre *Palleta* a si bien décrites , nous paraît bien plus clairement fondé sur l'observation. De part et d'autre , on observe des altérations diverses dans les formes des surfaces articulaires osseuses , d'où résultent des différences importantes dans la situation et la longueur du membre , la disposition des muscles , la liberté et l'étendue de certains mouvemens , la claudication avec des circonstances variées. Ces difformités se sont manifestées également à l'époque de la naissance ; et celles que l'on a pu vérifier, se trouvaient déjà consommées alors. Elles étaient de nature à ne pouvoir être produites par des violences extérieures. Qu'est-ce qui pourrait expliquer, en effet , la brièveté ou le défaut absolu du col du *fémur ;* sa direction horizontale ; la dépression verticale ou horizontale de la tête du même os ; le défaut de cette même partie, remplacée par une surface plane, ou par une sorte de bec ; la forme ovalaire, conique , en rainure , en gouttière , en surface plane , de la cavité cotyloïde ? Et quand bien même de parcilles transformations pourraient être produites par des violences extérieures , quelles conditions défavorables pour en éprouver les effets, que celles d'un fœtus renfermé dans la matrice !

Il est bien évident ici , et telle doit être au moins l'utilité de ce rapprochement , que la difformité ne peut provenir que de causes propres à l'enfant lui-même , soit qu'il s'agisse d'un vice de la conformation primitive , soit que les facultés nutritives aient été altérées plus tard, au point d'intervertir les résultats qu'elles devaient avoir dans l'ordre naturel du développement des parties qui concourent à la formation de l'articulation.

Il est incontestable que l'affection essentielle est exclusivement
dans les os; car on ne trouve pas, dans les cas de cette espèce ,
de muscle qui fixe une partie du membre dans une position
exagérée et gênante. Peut-être que le volume des parties à
mouvoir et d'autres circonstances de structure , sont les causes
de cette différence par rapport aux pieds-bots , laquelle, cependant , si l'identité des deux genres d'affection était démontrée ,
serait la preuve la plus positive que l'affection des muscles n'est
que secondaire dans les unes et dans les autres.

Ce n'est pas que l'on n'observe aussi , quelquefois même dès
l'époque de la naissance, des lésions profondes des muscles qui
environnent l'articulation iléo-fémorale , lorsque celle-ci présente quelqu'une des défectuosités que nous regardons comme
comparables aux pieds-bots : sous ce rapport, même, la comparaison peut se soutenir. Nous avons vu une petite fille de neuf
ans , née paraplégique , et présentant des difformités bien
reconnaissables des deux articulations coxales. Il est très-vraisemblable , à en juger par les symptômes et à la faveur d'une
grande maigreur , que la cavité cotyloïde est superficielle et
échancrée sur son côté interne ; vraisemblablement aussi , la
tête du *fémur* est aplatie sur son sommet et portée par un col
très-court. Quoique la paralysie permette aux membres d'obéir
à presque toutes les impulsions extérieures , la position la plus
ordinaire des cuisses , et celle qu'elles paraissent avoir gardée
le plus long-temps , est une extrême abduction : on sent, dans
cette attitude , que la tête du *fémur ,* ou ce qui en tient lieu ,
est logé près de la région du trou ovalaire; et la saillie qu'on rencontre dans la situation du grand trochanter , est entièrement
ensevelie dans les parties molles. La cuisse est alors dans les rapports qu'elle contracte dans la luxation du fémur , en dedans
et en bas. Dans cette attitude , tous les muscles ont été distendus et le sont encore; et s'il faut admettre, comme il paraît

difficile de s'y refuser , que les choses ont été dans cet état
pendant la durée de la gestation , par les effets de la difformité
des surfaces articulaires, ce n'est peut-être pas trop hasarder,
que de supposer que la distension prolongée de tous ces muscles,
a déterminé la paralysie. Nous remettrons à d'autres temps une
comparaison plus détaillée et un examen plus attentif de ces
diverses difformités; mais, pour le moment, nous ne pouvons nous
empêcher de faire remarquer l'extrême ressemblance du fait que
nous venons de citer, et de l'état de la jeune *Hermandez*.

Il est très-important de ne pas confondre le pied-bot avec
des difformités de tout autre nature, de reconnaître l'espéce ,
le degré de celle que l'on veut apprécier , et d'acquérir des
connaissances exactes sur l'état des organes intéressés.

Une condition exclusive de la difformité du pied-bot , est
d'être spontanée. Nous faisons abstraction à dessein, des difformités semblables , que des accidens peuvent provoquer indi-
rectement ; parce que , dans ces cas , la difformité ne peut
avoir pour fondement essentiel une altération des formes dans
les os , qu'elle n'intéresse que les muscles , et par conséquent
ne peut-être que passagère. Celles qui constituent , au contraire , le pied-bot , existent déjà à l'époque de la naissance,
s'accroissent , deviennent extrêmes , à mesure que le sujet
prend du développement et qu'il s'efforce d'exercer la faculté
de marcher. Cet accroissement de la difformité se fait , sans
qu'aucun événement antérieur ou présent , aucune circonstance relative à l'état de la constitution ou à celui de la
santé , puissent en rendre raison. En donnant quelque attention
aux circonstances antérieures , et en mettant quelque soin à

les rechercher, on ne confondra pas, par exemple , la déviation
du pied en dehors, qui provient d'une fracture du péroné
méconnue et abandonnée à elle-même, avec celle qui dépend
d'une difformité congénitale de quelqu'un des os du tarse : cette
dernière infirmité est aussi ancienne que celui qui la porte ; la
claudication qui en est la conséquence, a toujours existé, et ne
remonte pas à une époque fixe, à laquelle se rattache l'histoire
d'une chute ou d'une violence quelconque.

Les mêmes considérations peuvent aider à distinguer une
difformité congénitale de l'articulation iléo-fémorale, et les suites
d'un accident, lorsque le problème à résoudre concerne un
sujet adulte ou adolescent ; mais la distinction est bien plus difficile et peut-être impossible, lorsqu'il s'agit d'un jeune enfant
qui n'a pas encore exercé la faculté de marcher, qui a fait
récemment une chute sur le trochanter , et qui présente des
formes insolites et des défectuosités remarquables dans les premiers essais de la déambulation. *Palleta* a pressenti ces difficultés ; mais il les a éludées, en ne s'occupant que de la
comparaison réciproque des fractures du col du fémur , des
luxations du même os , et des suites aiguës des contusions des
surfaces articulaires. Dans l'état de la science , nous ne croyons
pas que les faits connus soient suffisans pour résoudre des
difficultés de cette espèce ; il paraît même nécessaire de rassem-
bler d'abord un certain nombre de faits nouveaux , étudiés avec
soin, et dont les lumières puissent servir d'interprétation à ceux
que l'on connaît déjà. Ainsi, pour le moment, nous ne pouvons
que signaler aux observateurs cette défectuosité de la science.

Jusqu'à ce que l'observation ait établi, d'une manière plus
certaine , l'identité des difformités congénitales des pieds et
de celles de l'articulation iléo-fémorale, et peut-être de quelques
autres, nous pouvons signaler l'atrophie des muscles , leur flétrissure plus ou moins avancée, leur paralysie même, comme

des symptômes propres aux pieds-bots , et à la faveur desquels
on peut reconnaître cette dernière affection et la distinguer de
tout autre ; pourvu , toutefois, que ces lésions symptomatiques
présentent les circonstances qui caractérisent leur condition.
Ainsi , on ne doit pas oublier que les altérations qu'éprouvent
constamment , en pareil cas , les muscles du membre difforme ,
sont secondaires et sous la plus étroite dépendance de l'affection
primitive; qu'elles ne sauraient survenir tout à coup , tandis
que l'infirmité dont elles proviennent, se glisse, pour ainsi dire,
insensiblement ; qu'il faut que la difformité augmente , avant
que les affections des organes musculaires fassent des progrès
sensibles; qu'il est inévitable qu'il y ait des rapports manifestes,
quant à l'intensité , entre l'affection primitive et ses conséquences
éloignées; que c'est surtout lorsque la difformité s'est accrue par
les effets de la marche , que l'état naturel des muscles, sous le
rapport de la distension , est le plus altéré, et qu'ils contractent
les infirmités dont ils sont susceptibles à cette occasion; que ,
quand l'altération musculaire n'a point été portée jusqu'à la
paralysie , l'état de distension n'étant pas le même pour tous les
organes de ce genre , ceux qui ont le plus souffert d'un alongement excessif et constant , ont déterminé des attitudes bizarres,
par la résistance que la cohésion naturelle de leur tissu pouvait
opposer, et que ceux qui ont été relâchés, s'étant accommodés à leur état habituel , et par conséquent raccourcis,
maintiennent sans contraction , par une véritable résistance
passive et par l'effet de ce que l'on a appelé contracture ,
les attitudes principales qui caractérisent la difformité. On
trouve des exemples de cette dernière espèce de phénomènes dans l'inclinaison du pied en dedans , où l'on voit
que les muscles extenseur commun des orteils et extenseur
propre du gros orteil, distendus par la déviation que le pied
a éprouvée, retiennent les phalanges et les ramènent violemment

dans le sens de l'extension ; tandis que le talon s'étant incliné en haut et en dedans, et les extrémités du tendon d'Achille et des muscles dont il émane ayant été rapprochées , les muscles relâchés se sont contracturés, accommodés à la nouvelle distance qu'ils mesurent ; au point que l'on ne saurait reporter le talon, et par conséquent le pied, dans leur position naturelle, sans éprouver la plus grande résistance de la part des muscles du mollet.

Ces circonstances particulières dans la difformité des pieds-bots, méritent d'autant plus d'attention, qu'elles servent, pour ainsi dire, de démonstration et de contre-épreuve pour caractériser la maladie. En se représentant les rapports naturels des os et des muscles, on peut prévoir facilement quels seront les changemens que ces rapports éprouveront par une déviation quelconque du pied : or, lorsque la difformité existe, et en même temps, les conséquences qui dépendent de la structure anatomique, il est évident que l'une de ces altérations sert de démonstration à l'autre, et réciproquement. De plus, en augmentant ou diminuant la difformité, comme le permettent le plus souvent la mobilité que le pied conserve et les mouvemens que l'on peut imprimer à la jambe , on fait varier également les conséquences de cette même difformité , et l'on peut apprendre de la sorte, quels muscles opposent le plus de résistance, quels obstacles il faudra vaincre pour rétablir la situation et la forme naturelle du pied, et quels moyens il faudra employer. Nous avons vu à Montpellier, une demoiselle de Libourne, âgée de 16 à 18 ans , née avec un pied-bot de chaque côté. L'inclinaison du pied avait lieu vers la partie inférieure, à tel point que l'attitude debout était impossible. Dans cette situation, qui ne pouvait jamais avoir lieu que d'une manière très-imparfaite et avec des secours étrangers , l'extension de la cuisse et celle de la jambe étaient d abord très-gênées par l'extrême brièveté des muscles du mollet;

si en soutenant la malade par-dessous les aisselles, on favorisait
un plus grand degré d'extension, le talon se détachait du sol, le
pied s'étendait, et les orteils finissaient par porter seuls le poids
du corps; mais la station n'avait aucune solidité, et la malade
serait infailliblement tombée, si on l'eût abandonnée à elle-
même. La seule attitude praticable était d'être assise sur un siége
très-bas : alors, la flexion de la jambe et celle du pied étant extrêmes, les attaches des muscles du mollet étaient dans le plus grand
rapprochement possible, et la plante du pied reposait entièrement sur le sol. On pouvait ainsi, en variant les attitudes de
la jambe, faire varier celles du pied, et obtenir assez de liberté
dans les mouvemens de ce dernier, pour acquérir la certitude
que le tendon d'Achille opposait seul la résistance qui rendait
impossibles la flexion du pied, la station et la progression. Ces
recherches et leur résultat purent nous donner une idée assez
exacte de l'état des choses, pour nous autoriser à faire une
proposition que, faute d'expérience, nos confrères traitèrent
d'extravagante: il était évident que la section du tendon d'Achille
pouvait seule triompher d'une semblable difformité; et le succès
éclatant que nous avons obtenu depuis, par cette même opération, sur le jeune A......, prouve combien notre plan était
conforme aux ressources de la nature, et notre espérance fondée
sur des motifs solides. Cette jeune personne fut renvoyée avec
des conseils puériles, auxquels nous refusâmes de participer et
qui certainement n'ont pu changer la rigueur de son sort.

Ce que nous venons d'exposer, est propre à faire sentir combien
il est important, pour la formation d'un diagnostic exact et
d'un pronostic prudent, de chercher l'attitude à la faveur de
laquelle les muscles pourront être le plus relâchés : non-seulement il est essentiel de savoir quels sont ceux de ces organes
qui ont éprouvé quelque altération, et quels peuvent être l'espèce et le degré de ces dernières; mais encore il est du plus

grand intérêt de connaître l'état des os, et de savoir jusqu'à quel point ils ont conservé leur indépendance réciproque. Or, comment s'assurer si de véritables ankyloses, si la rigidité des ligamens n'ont pas fait perdre pour jamais l'espérance d'une amélioration quelconque, à moins de pouvoir faire cesser totalement l'influence des muscles, pendant les recherches que l'on fait sur l'état des os d'un pied-bot? L'âge du malade, la date de la maladie, sont des données trop infidèles pour mériter une confiance entière, lorsqu'il s'agit de déclarer incurable une infirmité qui doit priver pour jamais de la faculté de la locomotion, ou d'entreprendre un traitement long, gênant, douloureux, et quelquefois de soumettre le malade à une opération majeure et délicate. L'examen le plus attentif, les plus mûres réflexions sont nécessaires pour acquérir de l'état des choses une idée juste, et pour former un plan de conduite, à l'exécution duquel, des événemens fortuits, des découvertes inattendues, ne puissent pas apporter des obstacles. Un praticien aurait cruellement compromis les ressources de l'art et le crédit de ses propres lumières, s'il ne s'apercevait, qu'après la section du tendon d'Achille, que les os du tarse sont ankylosés et incapables de se prêter aux mouvemens par lesquels la difformité serait effacée; il aurait d'ailleurs pratiqué une opération inutile, et cet inconvénient est des plus graves. Des fautes de cette espèce peuvent toujours être évitées, si, sans négliger les données que peuvent fournir les circonstances accessoires, mais sans leur accorder trop de confiance, on examine, avec le soin convenable, la maladie elle-même et ses conséquences propres et directes.

Dans cet examen et les inductions que l'on peut en tirer, il faut surtout avoir égard aux considérations suivantes :

1.º Lorsque le malade est jeune et dans un âge où la nature est encore loin de l'époque où elle aura terminé le développement du corps, il ne faut pas désespérer légèrement des moyens de l'art. Il est peu de difformités dont on ne triomphe avec de l'intelligence et de la persévérance, quand l'extension continue, un effort permanent quelconque, peuvent être exercés sur des organes que la nature est occupée d'accroître : les ligamens, les muscles, les tendons, peuvent s'alonger considérablement et se prêter à toutes les déviations nécessaires dans les os ; ces derniers eux-mêmes suivent un nouvel ordre dans leur développement, lorsque cet acte est influencé par des compressions réciproques, habilement dirigées et ménagées. Quelles que soient les apparences d'une difformité, on peut toujours espérer le succès par les moyens les plus doux, tant que l'on peut disposer de l'heureuse période de l'enfance. Il y a plus, et nous l'avons démontré par l'observation : la paralysie de tous les muscles du membre inférieur, même congénitale, lorsqu'elle dépend manifestement de la difformité, n'est pas une raison suffisante pour se laisser aller au désespoir ; nous avons montré qu'il a suffi de corriger une partie du déplacement du pied, pour rétablir une partie de l'action musculaire, et que les progrès de l'extension ont rallumé peu à peu cette même faculté dans la totalité des membres.

2.° On ne peut pas dire à quelle période de la jeunesse doit s'arrêter la possibilité d'opérer des changemens considérables dans la forme des os, et surtout dans l'extensibilité des muscles et des tendons : ceci dépend du degré de la difformité, de la combinaison plus ou moins heureuse que l'on pourra faire d'une force étrangère, du poids du corps, des efforts de la marche pour la combattre, des caractères de maturité que les organes présentent déjà, et de l'énergie de développement que l'on peut leur supposer encore. Il est des individus qui, dès l'âge de 10 ou 11 ans, ont déjà acquis la stature et presque le développement qu'ils doivent conserver ; tandis que d'autres

s'accroissent encore après quinze , dix-huit ans, et même plus
tard. L'habitude de l'observation fait reconnaître, dans le premier
cas , des caractères d'adolescence anticipée, et dans les autres,
des symptômes de · puérilité, qui peuvent fournir des données
utiles. D'un autre côté, tout appareil destiné à corriger la difformité d'un pied-bot, doit admettre la condition importante de
faciliter les exercices naturels de la partie affectée ; il faut même
que ces exercices eux-mêmes ajoutent une nouvelle force à
celle du moyen mécanique employé. Or , si la difformité est
telle que cette force tirée de la marche, par exemple, doive
tendre à augmenter, plutôt qu'à corriger le vice que l'on a l'intention de combattre , il est évident qu'il faut recourir à d'autres ressources. C'est ce dont nous avons trouvé un exemple
sur le jeune A....... : la cambrure postérieure et interne des
os du tarse et du métatarse était telle , qu'aucun appareil
ne pouvait faire que le poids du corps ne tendît à l'augmenter. Ainsi , nous sentîmes la nécessité de couper le tendon
d'Achille, afin d'opérer d'abord un grand changement , d'où
pût résulter ensuite une interversion totale des efforts qui pro-
viendraient de la marche. Ce motif eut , en effet, plus de part
à notre détermination que l'âge du malade.

3.° Il ne faudrait pas trop légèrement renoncer à l'espérance
du succès , même pendant ou après l'adolescence, et lorsque
les articulations se montrent assez serrées ; pourvu , toutefois ,
que l'on pût acquérir la certitude qu'il n'y a pas d'ankylose.
Dans les cas de cette espèce , on ne peut plus compter sur
l'alongement des muscles ou des tendons , surtout lorsque ceux
de ces organes qui résistent , sont considérables , comme les
muscles du mollet, par exemple. Or il importe beaucoup alors
de trouver une attitude dans laquelle tous les muscles étant
dans le plus parfait relâchement possible , on puisse communiquer aux os des impulsions qu'aucune force inhérente ne

puisse influencer; on peut s'assurer alors de l'état des articulations, et de la nécessité de couper tel ou tel tendon : et si l'on acquiert la conviction que , au prix de sacrifices que l'on a pu apprécier, on n'éprouvera plus de résistance que de la part des ligamens , on peut se déterminer. D'un côté, ces organes sont susceptibles d'extension; d'un autre côté , la compression constante que des surfaces osseuses peuvent exercer les unes sur les autres , à la faveur d'un appareil et de l'exercice, peut et doit changer les formes des organes comprimés. Sans rappeler ici, pour appuyer cette proposition, les dégradations que des tumeurs, même immobiles , exercent sur les os voisins , nous pouvons nous borner à citer les résultats de l'observation, relativement aux luxations non réduites : on sait, en effet, que sans produire d'ailleurs aucune autre altération , l'os luxé ne manque pas de se pratiquer une nouvelle cavité sur celui qui lui fournit un point d'appui , et que ce phénomène fortuit ne peut avoir d'autre fondement que la compression; car l'os comprimant est autant déformé que l'os comprimé , dans les points réciproquement soumis à la même épreuve.

Pour pratiquer avec succès l'extension permanente comme moyen curatif des pieds-bots , c'est-à-dire, pour entreprendre la guérison de cette infirmité par le moyen des appareils, outre les conditions que nous avons déjà énumérées, et qui sont relatives à la maladie , il faut pouvoir remplir les suivantes :

1.° Il y a, en général, peu de chose à gagner sur un pied-bot , avant que l'enfant difforme ne soit en état de marcher; il semble même qu'un appareil quelconque qui agirait avec efficacité pour redresser un pied notablement difforme, gênant les muscles qu'il comprime, à une époque où ils ne pourraient faire des

efforts, même infructueux, pour transporter le corps; mais les
privant des mouvemens vagues et très-multipliés par lesquels la
nature semble hâter le développement de ces organes, peut jeter
ces derniers dans tous les inconvéniens de l'inaction, les flétrir, les
atrophier, ou les faire tomber dans la paralysie. On peut remarquer, en effet, sur des enfans à la mamelle dont les pieds sont
considérablement déviés, mais qui sont restés parfaitement
libres, que les muscles conservent leur volume naturel et toute
leur contractilité. Nous avons eu occasion d'observer sur une
jeune Espagnole, qui subit en ce moment le traitement, et dont
la difformité était telle que, n'ayant pu redresser suffisamment
les pieds, dès le principe, pour pouvoir lui permettre de marcher, il fallut la tenir au lit pendant près de deux mois; que ce
repos prolongé avait nui à la force des muscles, en sorte que
l'appareil ayant blessé légèrement les talons et nous ayant mis
dans la nécessité de le supprimer pour quelques jours, l'enfant
ne put d'abord marcher que sur les genoux. Il fallut laisser les
membres en liberté pendant quelque temps, et laisser reparaître
toute la difformité, pour voir rétablir la contractilité des muscles
et par conséquent la faculté de marcher. Nous ne pouvons dire,
mais la chose paraîtra peut-être fort probable, si la paralysie
avec laquelle on voit naître quelques pieds-bots, ne viendrait
pas, du moins en partie, de l'inaction absolue dans laquelle les
muscles auraient été tenus, par l'état douloureux qu'aurait pu
produire une difformité qui serait devenue excessive en peu
de temps. Nous faisons abstraction ici du parti que l'on peut
tirer de la faculté de se livrer à l'exercice, et des forces qui sont
employées à cette occasion pour agir sur la difformité elle-même.
Nous ne considérons la chose que sous ce point de vue : les forces
qu'un appareil exerce, ajoutent aux résistances que les muscles
doivent surmonter pour produire le mouvement; il faut donc
que leur action soit proportionnée aux nouvelles conditions qu'on

leur donne à remplir; faute de quoi, on doit produire la nécessité du repos, et toutes les conséquences fâcheuses qui peuvent en résulter.

2.º Il importe beaucoup de proportionner l'effort qu'un appareil exerce, non pas seulement à l'étendue de la difformité à corriger, mais encore et surtout à l'énergie des muscles, que l'on ne peut éviter de gêner jusqu'à un certain point. Cette loi n'est, sous un certain rapport, qu'une conséquence ou une extension de la précédente; car, si dans l'espérance de faire cesser en peu de temps toute la difformité, on emploie une force telle que les muscles ne puissent plus exercer les mouvemens ordinaires, le membre sera tenu dans le repos; et de là, tous les inconvéniens de ce dernier. Mais il y a plus : l'effort que l'appareil exerce, agit sur les tégumens, dans les points qui en sont comprimés, sur les tendons que la difformité a raccourcis, et sur les ligamens des côtés vers lesquels les os se sont inclinés. Or, si l'action est excessive, les tégumens peuvent être irrités pour plus ou moins de temps, enflammés d'une manière plus ou moins intense, et jusqu'au point de voir paraître des abcès profonds. Le moindre de ces effets, l'irritation des muscles et des ligamens distendus, ont au moins l'inconvénient de nécessiter un repos, qui, comme nous l'avons dit, ne peut manquer de nuire dans la suite du traitement. Mais les abcès, et surtout la mortification ou l'ulcération de la peau, ont des conséquences bien plus graves : il sera difficile désormais, d'exercer de nouveau sur le membre la compression que l'emploi d'un appareil nécessite; en supposant même que celui-ci ait été construit le plus méthodiquement qu'il se peut, si la gangrène ou l'ulcération de la peau ont laissé des cicatrices qui correspondent aux points sur lesquels il est le plus important d'agir, comme il devra arriver le plus souvent, cette seule raison peut suffire pour rendre la maladie incurable; à moins que la difformité ne soit entretenue par la résistance d'un seul tendon, dont la section soit praticable.

La nécessité d'observer un précepte de cette importance, impose l'obligation d'agir avec lenteur , et de transgresser quelquefois une autre règle bien importante , qui consiste à rétablir d'abord , s'il se peut , par l'action de l'appareil, la situation naturelle du membre , au point que la marche et les divers exercices ne puissent point reproduire une partie de la difformité. On sent qu'il faut avant tout que l'effort que l'appareil doit exercer, soit supportable , dût-il ne produire d'abord que des effets incomplets et passagers.

3.° Les forces que l'on a le dessein de faire agir , doivent être dirigées dans un sens opposé à celui de la déviation , simple ou compliquée , que l'on veut corriger ; et pour remplir ce précepte convenablement , il faut pouvoir réunir quelques conditions avantageuses , dont le défaut augmente toujours les difficultés.

A. Il faut que le mobile, que l'on peut considérer comme un levier, puisse trouver, dans le voisinage de la difformité, un point d'appui commode , étendu, solide , et qui ne soit pas facile à blesser. Quand il s'agit d'une déviation latérale , les deux côtés de la jambe réunissent ces conditions , et supportent, sans le moindre inconvénient, la compression permanente , mais élastique et douce , d'un ressort prolongé depuis le genou jusqu'aux malléoles. L'étrier qui sert à transporter ailleurs l'action de ce ressort , fournit aussi un point d'appui , bien plus commode pour la force qui doit agir sur la pointe du pied.

B. Il faut que la force soit appliquée, le plus loin qu'il se peut de la difformité. Nou-seulement ce précepte a deux raisons physiques faciles à sentir , comme la longueur du levier sur lequel on agit, et la compression à exercer sur la peau, compression qui devient moindre , à mesure que l'on agit plus loin ; mais encore la difformité étant commune à plusieurs os et la déviation de ceux-ci ayant lieu dans un même sens , on agit sur un plus grand nombre d'entre eux , ou plutôt sur tous à la fois , en transportant la force loin du foyer principal de la difformité. C'est ainsi que, pour effacer celle qui résulte de la cambrure du pied , le long de l'un de ses bords , il est avantageux d'agir sur la pointe du pied. A cette occasion, nous ferons remarquer que , dans la déviation en dedans, qui est la la plus commune , il ne nous a paru ni avantageux, ni nécessaire d'agir sur le talon , malgré que le *calcaneum* soit d'ordinaire fortement incliné en haut et en dedans , que le tendon d'Achille résiste avec une grande force à un effort qui tendrait à l'entraîner dans une direction contraire, et qu'il semble que la force appliquée sur la pointe du pied pour l'entraîner en dehors, ne puisse nullement produire des effets semblables sur le *calcaneum*. Nous avons commencé par suivre à cet égard les préceptes que nous avons trouvés établis ; mais l'expérience nous a bientôt désabusé , et nous a démontré la possibilité et la nécessité de renoncer à un moyen inutile et embarrassant. Quelque modification que l'on fasse subir à la force que l'on fera agir sur le talon , celui-ci n'en sera point ramené dans sa position naturelle, avant que la difformité du reste du pied ne soit effacée ; mais un effet bien plus sûr de cette même force , pour peu qu'elle ne soit pas complétement inutile , c'est de fatiguer ou d'ulcérer la peau du talon , de manière à gêner beaucoup dans la suite du traitement. Nous nous sommes vu forcé de renoncer entièrement à toute action sur le talon , ce qui ne l'a pas empêché de reprendre sa position naturelle, par les effets d'un appareil dont l'action tendait à produire la rotation du pied en dehors, en agissant seulement sur l'extrémité antérieure du métatarse, et à redresser la cambrure qu'il avait subie vers son bord interne. A mesure que ces effets étaient obtenus et que la plante du pied se présentait plus directement vers le sol, l'exercice de la marche produisait des efforts multipliés, propres à relever de plus en plus la pointe du pied, et par conséquent à faire baisser le talon et distendre les muscles du mollet. Ainsi, le *calcaneum*, qui a dû être ramené en dehors avec la totalité du pied par l'action du ressort ascendant appliqué au côté externe de la jambe, a été ramené en bas par une force représentée par le sol, égale au poids du corps et appliquée, le plus avantageusement possible, au bout d'un long levier dont le pied fait alors l'office.

C. L'action des forces que l'on a l'intention d'employer, doit être perpendiculaire, par rapport aux parties sur lesquelles elle s'exerce, aussi bien que par rapport à celles qu'il s'agit d'entraîner. Sous le premier rapport, il est évident que la peau sera d'autant plus fatiguée, qu'elle aura à supporter tout à la fois, un effort perpendiculaire et un frottement considérable. D'un autre côté, il est facile de sentir avec quel désavantage on doit agir sur des pièces osseuses dont il s'agit de changer totalement la position, quand on ne peut pas rendre cette action perpendiculaire. Nous pensons que telle est la raison qui fait que l'on ne peut agir utilement sur le talon, qu'il serait pourtant avantageux de pouvoir entraîner en dehors en même temps que le reste du pied.

D. Les forces que l'on emploie au redressement d'un pied-bot, doivent avoir une grande étendue d'élasticité, afin qu'elles n'opposent jamais une résistance soudaine et brusque, même à des efforts contraires à ceux qu'elles doivent exercer. Ainsi, il est avantageux de ramener au plutôt, dès le premier moment s'il se peut, la position des parties aux conditions naturelles, ou tellement près, que les efforts de la marche ou de tout autre exercice ne puissent qu'ajouter à l'action de l'appareil

et ramener de plus en plus les parties vers les rapports naturels ; mais, s'il y a le moindre inconvénient à faire ainsi, et surtout si l'état des choses force à rester fort au-dessous de cette
perfection désirable, il importe que l'action de la force employée soit telle, que, sans violence, les parties soient entraînées
dans le sens de la réduction, du moment qu'elles sont abandonnées au repos, et qu'elle puisse céder progressivement et en
proportion de la nécessité, quand les mouvemens seraient
difficiles et trop rares sans cette condition. La permanence de
l'action, toutes les fois qu'il n'y a pas d'effort contraire et
supérieur, suffit pour procurer d'abord des avantages, dont on
profite plus complétement dans la suite.

4.° Il est de la plus grande importance que l'appareil soit
disposé de manière à permettre et rendre faciles, non-seulement la locomotion dans laquelle le membre affecté n'aurait
d'autre office à remplir que celui d'une colonne propre à soutenir
le po ids du corps ; mais encore l'action variée de tous les
muscles. En effet, il est d'abord d'un grand intérét que les
muscles puissent agir, puisqu'ils ont tous souffert dans leur
nutrition par l'effet de la difformité, et que le mécanisme qui
diminue cette dernière et rend plus naturelle la condition de
ces organes, ne fait que les mettre en état de mieux profiter de
leurs propriétés : or, s'ils sont gênés dans l'exercice de ces
mêmes propriétés, les conséquences du changement antérieur
deviennent nécessairement nulles. De plus, à mesure que la
difformité est corrigée, les rapports des muscles et des os changent ; et par les mêmes raisons que les premiers devaient
accroître la vicieuse position des seconds, quand il existait déjà
une altération des formes, les muscles deviennent propres à
rétablir les rapports naturels, quand la réduction est commencée.
Ce rôle des muscles est absolument le même que celui qu'ils
remplissent dans la production et la réduction des luxations.

Pour remplir le précepte énoncé dans cet article, il est
évident qu'il faut employer des appareils dont la construction
soit calculée d'après les lumières anatomiques , et qui soient
d'une grande légèreté : ainsi, ceux que nous employons, ne pèsent
pas au-delà de deux onces, pour les cas les plus difficiles , et
sont quelquefois bien au-dessous de ce poids. Il s'ensuit encore
une conséquence fort importante ; c'est le soin de comprimer
d'abord uniformément tout le membre , par un bas lacé de
peau de chevreau ou de jeune veau chamoisée : ce moyen est
le seul par lequel on puisse ne rien appréhender de compressions inégales, comme celles qu'il faut nécessairement exercer
sur divers points du pied et de la jambe, pour assujettir les
pièces de l'appareil, et qui ne manqueraient pas, sans cette précaution , de fatiguer et d'ulcérer les parties sur lesquelles elles
s'exercent, et d'engorger prodigieusement la totalité du membre.

Il est des cas dans lesquels on ne peut remplir toutes les conditions prescrites jusqu'ici , et où le praticien est obligé de se
créer de nouvelles ressources. La variété extrême des difformités
dont il s'agit, est faite pour offrir bien des problèmes de cette
espèce ; mais , pour ne parler que de ceux que nous avons pu
observer , nous rappellerons les cas de la petite *Hernandez*
et du jeune A......

On sait déjà sur quoi se fondait notre espoir relativement
à la paralysie qui compliquait le pied-bot du premier de ces
deux enfans , et comment cette complication avait pu ne pas
nous décourager. Mais la difformité elle-même se composait
d'une inclinaison extrême du pied en bas, et d'une autre bien
moindre en dedans. L'appareil que nous mîmes en usage, exerçait deux forces principales : l'une était propre à ramener le
pied en dehors et remplit de suite notre attente ; l'autre tendait
à relever la pointe du pied , mais se trouvait bien disproportionnée par rapport à la résistance qu'il s'agissait de vaincre.

Cette dernière force était exercée par une lame de ressort recourbée en devant, fixée autour de la jambe comme les deux autres lames semblables, qui fournissaient l'impulsion latérale, au moyen de deux jarretières et de vis de pression. Cette lame, par son extrémité inférieure, tenait par un bouton à une courroie qui embrassait la partie antérieure du métatarse, et destinée à ramener en devant la pointe du pied. Mais, quoique ce ressort, à raison de sa courbure, pût exercer un effort presque perpendiculaire à la pointe du pied, cependant, pour agir efficacement, il aurait eu besoin d'une force inconciliable avec la délicatesse des organes de la malade et la nature du point d'appui qu'il avait fallu prendre sur la région antérieure de la jambe.

Nous sentîmes la nécessité de renoncer bientôt à l'emploi d'un moyen aussi faible, en comparaison des indications que nous avions à remplir. Mais quel autre lui substituer ? Celui que propose *Scarpa*, ne paraît pas avoir été mis en usage et ne nous paraît point approcher de la perfection de ceux qu'il a employés avec tant de succès pour les déviations latérales. En effet, la puissance de cet appareil est produite par une lame élastique recourbée en haut, régnant à la plante du pied, et prenant son point d'appui sur une plaque parabolique qui embrasse le talon. Mais le *calcaneum* lui-même participe à la difformité ; il s'agit autant, pour guérir cette dernière, d'obtenir un abaissement considérable du talon, que l'élévation de la pointe du pied : le pied lui-même ne peut donc pas fournir un point d'appui fixe pour la lame dont il s'agit, laquelle ne pourrait être utile avec de pareilles conditions, que dans une difformité qui n'intéresserait que les orteils ou le métatarse seulement. D'ailleurs, dans les cas de l'espèce de celle dont il s'agissait, le *calcaneum* est fortement rétracté, caché dans l'épaisseur de la partie postérieure de la jambe, et considérablement dévié en dedans ou en dehors : par conséquent , il est impossible de l'embrasser convenablement avec la plaque parabolique , et dès-lors, la lame élastique de la plante du pied ne peut plus avoir de point d'appui.

Cependant , les deux membres abdominaux avaient recouvré la faculté des mouvemens musculaires , et l'enfant appuyait les orteils sur le sol, lorsqu'on soutenait son corps érigé : alors , nous conçûmes l'idée de faire servir le poids du corps à l'alongement des muscles du mollet et des fléchisseurs des orteils ; d'employer, pour modérer les effets de cette force , une puissance dont les efforts dussent s'accroître, en raison des violences déjà éprouvées par les muscles qu'il s'agissait de distendre. En diminuant la valeur de cette résistance, à mesure que les résultats du poids du corps deviendraient sensibles sans inconvénient, on pouvait espérer le succès , parce que l'on procédait avec tous les ménagemens convenables : d'ailleurs, point de violences pour ramener le pied dans la ligne médiane ; mais il ne pouvait être entraîné plus loin dans la déviation interne , parce que la totalité du pied était fixée ou ramenée progressivement en dehors , et que le *calcaneum* ne pouvait manquer d'obéir à cette impulsion. Ce dernier ne pouvait donc qu'être balancé entre l'effort que devait produire le poids du corps dans la marche, et la résistance que devaient opposer les muscles du mollet. L'alongement que ces mêmes muscles devaient subir , était considérable ; car , le talon était fixé au plus haut, à la face postérieure de la jambe , et jusqu'à ce qu'il se fût notablement rapproché de sa position naturelle , il était à craindre que , dans l'attitude d'une extension aussi excessive, le pied ne fût exposé à des déviations latérales violentes. C'est pour ajouter à ce qui pouvait manquer à la consistance naturelle des ligamens latéraux du pied et prévenir les accidens de cette espèce, que deux lames élastiques , tenant à l'étrier par une articulation facile et pourtant solide , furent placées sur les deux côtés de l'une et l'autre jambe. Avec la réunion de ces deux moyens et une chaussure assez solide dans la partie postérieure, pour ne pas favoriser le déversement, il était difficile que le talon pût varier et s'écarter le moins du monde de la ligne médiane, malgré la grande hauteur à laquelle il demeurait suspendu.

Nous avions prévu deux circonstances, sur lesquelles nous fûmes pleinement justifié par l'observation : les progrès de l'alongement des muscles furent lents dans le principe, aussi bien que ceux de leur contractilité, et peut-être ces deux choses devaient-elles marcher ensemble ; mais, ils furent très-rapides dans la suite, et du moment que le pied eut formé avec la jambe un angle notablement fermé : il est vrai que l'enfant avait alors beaucoup grandi, et nous regardons volontiers cette circonstance comme très-avantageuse.

Le cas du jeune A...... était plus grave : il ne restait aucun espoir d'étendre suffisamment les muscles du mollet, et cependant il devenait urgent de remédier à la difformité. Jusques à peu de temps de l'époque où il nous fut présenté, la difformité n'avait consisté que dans l'inclinaison inférieure du pied, ce que l'on a appelé *pied de cheval ;* mais, depuis environ un an, époque où la masse de son corps avait beaucoup augmenté, le pied se déviait en dedans : il semblait que les ligamens latéraux de l'articulation tibio-tarsienne n'eussent plus une consistance proportionnée au poids du corps qu'ils devaient soutenir. La section du tendon d'Achille était la seule ressource dont on pouvait user. Assez d'exemples pouvaient nous autoriser à pratiquer cette opération, mais on n'avait publié aucun détail ; en sorte que nous ne pouvions tirer aucun éclaircissement de l'expérience antérieure, notamment de celle de *Michaelis*, dont on ne connaît, du moins en France, que très-imparfaitement les travaux : des résumés généraux ont été publiés, mais sans aucun détail, ni sur les moyens, ni sur

les conséquences. *Thilenius* a bien conseillé et fait pratiquer ,
à ce qu'il paraît , sous ses yeux , une opération de cette espèce ;
mais il n'a également publié aucun détail ; en sorte que ce fait
n'est pas plus instructif que les autres. Tout ce qu'on peut
en inférer , c'est que les suites furent heureuses ; que le malade
guérit sans accident , quoique la peau et le tendon aient dû être
coupés ensemble et dans le même lieu ; qu'une cicatrice fort
étendue a dû remplacer la longueur dont le tendon manquait ,
ce qui n'a sans doute pas empêché la marche de se faire comme
dans l'état naturel. Les malades de *Michaelis* n'avaient pas
éprouvé d'accidens , même en ne subissant que des sections
incomplètes ; et cette remarque nous avait suffi pour adopter
sa doctrine , comme nous l'avions annoncé dans notre Traité
général (1).

Rien de ce qui s'est passé à la suite de notre opération , n'a
pu nous faire repentir des précautions avec lesquelles nous avons
agi. La seule chose qui nous parût sérieusement à craindre ,
était la mortification du tendon coupé , d'où seraient résul-
tées des suppurations longues et fatigantes , et une dégradation
proportionnée de l'organe à la longueur duquel nous cherchions
à suppléer , ainsi que du tissu cellulaire environnant. Quoique
l'exfoliation d'un tendon découvert ne soit pas toujours la conséquence du contact de l'air , nous l'avions observée fréquemment : cet agent était au moins un stimulant de plus qu'il
paraissait prudent d'éviter. C'est dans ce dessein que nous avons
pratiqué notre opération , de manière à ne point intéresser la
peau qui recouvre le tendon ; et la légère exfoliation que nous
avons observée , malgré ce soin , a pleinement confirmé nos craintes et justifié nos mesures.

---

(1) Précis des Maladies réputées chirurgicales, tom. I , pag. 669.

Le procédé que nous avons employé, nous a mis dans la nécessité de couper entièrement le tendon d'Achille, et nous pouvons attester qu'une section incomplète , même à diverses profondeurs, n'aurait pas suffi pour permettre la réduction. Nous tenions le pied dans l'une de nos mains , et nous faisions effort sur lui , comme pour l'entraîner dans la flexion, afin d'être averti par là , du moment où la section serait complète, ne pouvant en être instruit autrement, puisque la peau recouvrait le lieu de la section.

Nous ne savons si nous aurons introduit un changement important dans la manière de traiter les suites de cette section ; mais il nous semble qu'il est plus avantageux de mettre la nature à portée de faire une réunion immédiate , ou plutôt primitive , et d'étendre ensuite graduellement la substance intermédiaire avant qu'elle n'ait reçu toute la solidité qui lui est destinée , que de livrer les parties à la suppuration et de courir toutes les chances d'une pareille épreuve, surtout quand on est obligé d'opérer près d'une grande articulation. Il semble d'ailleurs que, par le premier de ces deux procédés , la nature engendre une substance intermédiaire plus analogue à l'organe primitif, au moins quant à son aptitude pour les fonctions qu'elle doit partager avec lui. Le procédé que nons avons suivi, exige peut-être plus de soin ; il présente même des difficultés , par rapport aux moyens de juger exactement du moment où la substance intermédiaire a acquis assez de consistance pour soutenir l'extension, et pas assez pour lui résister. Cependant , nous persistons à croire que cet obstacle , qui ne nous a pas effrayé , n'en sera jamais un sérieux pour un praticien exercé , qui pourra prendre en considération, à cet égard , le temps écoulé depuis la section, la constitution du malade, son âge, et toutes les circonstances qui peuvent influer sur l'activité de la nutrition.

La persuasion où nous étions avant d'avoir pratiqué cette

opération , n'est nullement ébranlée par notre propre expérience. Nous sommes pleinement convaincu aujourd'hui , que cette opération est très-praticable , dans toutes les régions où des tendons s'opposent à l'attitude naturelle des membres , quelle que soit l'origine de la difformité ; que l'opération ne peut avoir d'autres conséquences que l'inflammation des parties environnantes , ou les complications fortuites qui peuvent survenir ; enfin , qu'elle est une ressource de plus pour la guérison des pieds-bots , mais nullement préférable à celles que l'on peut trouver dans les appareils à extension permanente des muscles raccourcis. L'opération est bien plus expéditive ; mais , quoiqu'elle doive être ordinairement assez simple , elle n'a ni la même douceur , ni la même perfection dans les résultats. Son principal inconvénient , lorsqu'elle est pratiquée avant le terme de l'accroissement du malade , est de laisser les muscles dans l'état d'infirmité , d'atrophie , où ils sont ordinairement , et dont ils sortent , lorsque le traitement et la guérison sont opérés par les appareils. Ces motifs sont suffisans , sans doute , pour faire préférer la méthode de l'extension , toutes les fois qu'elle est praticable , et surtout dans la première jeunesse ; mais , il faut se féliciter d'avoir un recours assuré et même assez doux , pour tous les autres cas qui , sans cela , seraient incurables.

SUR LES FRACTURES

DE L'HUMÉRUS.

Il reste bien des choses à faire par rapport aux fractures de l'humérus, et nous avons recueilli, à cet égard, des observations qui nous paraissent importantes; mais elles se rapportent autant à des théories générales que nous avons déjà exposées (1) sur les fractures des os cylindriques, qu'à celles de l'humérus en particulier : pour cette raison, nous attendrons, pour les faire connaître, que nos recherches soient complètes sur ce point. En attendant, nous publierons deux faits de cet ordre, parce qu'ils présentent des particularités insolites, et qu'ils peuvent par là être séparés sans inconvénient de tout ce qui se rapporte au même sujet.

OBSERVATION.

En 1809, nous fûmes de Paris à Meaux, pour pratiquer l'opération de la taille à un jeune enfant, dans une ferme des environs de cette ville. Dans le séjour que nous y fîmes, le

(1) Nouveau Précis des Maladies réputées chirurgicales.

D.ʳ *Houzelot,* qui exerce la médecine, d'une manière très-distinguée, dans la ville de Meaux et dans les environs, nous fit part du fait suivant, qui s'était passé sous ses yeux, l'année d'auparavant.

Le sieur N....., propriétaire, habitant de Meaux, âgé de plus de soixante ans, d'une grande taille, d'une grosse corpulence, avait éprouvé depuis long-temps des prodromes d'apoplexie, et une première attaque qui avait entraîné l'hémiplégie. Le malade jouissait, à la faveur d'un régime convenable, de la santé compatible avec son état, lorsque, ayant contracté un catarrhe qui le retenait au lit et qui produisait des quintes de toux fréquentes et prolongées, il survint des vertiges et une nouvelle attaque d'apoplexie. En ce moment, le malade était seul et assis sur son lit; il se laissa tomber à terre du côté de l'hémiplégie. Le bruit de sa chute attira les personnes attachées à son service, qui le remirent dans son lit. L'oblitération des sens du malade priva de toute sorte de renseignemens sur les circonstances de sa chute; l'examen le plus attentif ne put faire découvrir aucune lésion physique : en comparant les remarques que l'on avait faites auparavant et l'état actuel du malade, on conclut avec raison qu'il s'agissait d'une nouvelle attaque d'apoplexie.

Six jours s'étaient écoulés depuis cet accident, l'ensemble de l'état du malade ne changeait point; il semblait même s'aggraver sous le rapport de l'affection cérébrale, lorsque l'on s'aperçut d'un engorgement inflammatoire au moignon de l'épaule, du côté de la chute : l'intumescence était profonde et ne permettait point de distinguer l'état des parties dures sous-jacentes. On pouvait néanmoins manier la partie affectée fort commodément; l'état critique du malade rendait tout-à-fait indolentes les suites apparentes d'une violente contusion, qui, sans cela, auraient sans doute été accompagnées d'une vive douleur. Des sangsues et des cataplasmes émolliens ne changèrent rien à l'état de l'épaule, et le malade succomba vers le 12.ᵉ jour de son accident.

L'ouverture du cadavre donna lieu de constater l'existence de deux épanchemens distincts dans la substance d'un hémisphère du cerveau : le sang extravasé dans l'un des deux épanchemens, était décoloré, durci, réduit à la fibrine, et entouré d'une couche brunâtre et molle de la substance du cerveau; le second épanchement, qui était aussi, sans doute, le plus récent, était formé par du sang coagulé, consistant, pénétré de la substance colorante, entouré d'un peu de sérosité roussâtre, et logé dans une déchirure ecchymosée de la substance du cerveau. Les méninges, notamment l'arachnoïde, étaient injectées, rouges, et abreuvées d'une grande quantité de sérosité trouble.

L'épaule engorgée fut disséquée : le tissu cellulaire sous-cutané, inter-musculaire, les muscles eux-mêmes, étaient parsemés d'ecchymoses, qui annonçaient la violence qu'ils avaient soufferte ; en même temps, une injection des vaisseaux capillaires, une infiltration séro-sanguinolente et quelques foyers purulens, marquaient le degré auquel l'inflammation avait été portée. Les muscles étant écartés, on s'aperçut que le tendon du muscle biceps qui pénètre dans l'articulation, semblait avoir une longueur excédante ; l'extrémité supérieure de l'humérus semblait ne plus tenir à la surface articulaire de l'omoplate, et jouissait d'une mobilité extraordinaire. La capsule étant ouverte, on vit que la tête de l'humérus manquait à son extrémité supérieure, et qu'elle en avait été séparée par une fracture qui avait suivi la ligne qui circonscrit la surface articulaire elle-même, c'est-à-dire, le col proprement dit de l'humérus (1).

____

(1) Voyez la planche XV.

Aucun débris ne pouvait faire penser que la tête de l'humérus
eût été écrasée ; cependant on ne voyait pas d'abord ce qu'elle
était devenue. La capsule articulaire était remplie d'une
grande quantité de synovie et de sérosité mêlées à du sang,
moitié liquide, moitié coagulé. Après avoir nettoyé l'articulation,
on vit à nu la surface articulaire de l'omoplate ecchymosée,
mais nullement fracturée ; on découvrit aussi une grande rupture de la paroi postérieure ou externe de la capsule, à travers
laquelle la tête de l'humérus avait été poussée hors de l'articulation, sous l'extrémité antérieure ou externe du muscle
sous-épineux. Le fragment supérieur de la fracture était tout
entier hors de la capsule articulaire ; son bord se montrait
seulement à travers l'ouverture ; il était appuyé sur la fosse
sous-épineuse par toute la nouvelle surface qui provenait de
la solution de continuité ; sa surface articulaire était dirigée
en arrière et recouverte par le muscle sous-épineux. Le grand
fragment de la fracture répondait à la surface articulaire de
l'omoplate, par la nouvelle surface résultante de la solution de
continuité : il portait les insertions des muscles sus-épineux,
sous-épineux, sous-scapulaire et grand rond ; le tendon scapulaire du muscle biceps avait conservé ses rapports naturels ;
l'extrémité de l'humérus ne gardait que des rapports vagues
avec l'omoplate ; elle n'appuyait pas sur ce dernier os, ce qui
venait sans doute de la perte d'une certaine étendue de la
longueur de l'humérus.

Les parties furent disséquées et conservées en cet état, et
la pièce anatomique fut mise à notre disposition par le D.*
Houzelot, telle que nous l'avons dessinée d'après nature, et
qu'on peut la voir dans la planche XV.

On a douté et l'on doute encore de la possibilité des deux
lésions physiques, dont cette pièce fournit un exemple ; et l'on
n'a pas manqué, selon l'usage, de bonnes raisons *à posteriori*,

pour justifier les limites dans lesquelles on a cru que la nature était renfermée sous ce rapport. Ainsi, on a trouvé trop peu de saillie à la tête de l'humérus, trop de différence entre la structure de cet os et celle du fémur dans leur extrémité supérieure, pour que la fracture du col de l'humérus fût possible, telle qu'on l'observe au fémur ; ainsi, la position naturelle de l'épaule a paru telle, qu'il semblait impossible au bras de se porter assez loin sur la partie antérieure du tronc, pour que la tête de l'humérus s'échappât de l'articulation scapulaire par sa partie externe ou postérieure : les exemples de l'une et de l'autre affection sont très-rares, il est vrai ; mais ils ne sont pas inouïs, et nous en fournissons un de l'une et de l'autre espèce à la fois.

Il est impossible de dire dans quel sens la chute a eu lieu, dans quelle attitude se trouvait le bras quand le corps a percuté le sol, dans quelle direction a eu lieu l'effort qui a opéré une fracture aussi extraordinaire, le malade était privé de ses sens au moment de l'accident ; il ne les a pas recouvrés depuis, et l'on n'a pu acquérir des renseignemens d'aucune espèce. Nous sommes donc réduit au fait lui-même, et aux conjectures dont il peut fournir le sujet, par rapport aux causes de la lésion physique.

La surface articulaire de l'omoplate portant des traces évidentes d'une forte contusion, il nous paraît certain que l'articulation elle-même a été le sujet d'une grande violence : c'est donc par une cause *directe* que la fracture et la luxation ont dû être produites ; non-seulement on en trouve la preuve dans l'intérieur de l'articulation, mais encore à l'extérieur, où il existait des ecchymoses nombreuses et fort étendues. On peut croire que la chute s'est opérée principalement sur le moignon de l'épaule, et que le côté correspondant de la tête n'a servi que très-peu à supporter le poids du corps, puisqu'il n'a présenté à l'extérieur aucune trace de contusion, tandis que celle que l'épaule a soufferte, paraît avoir été extrême.

Il n'est pas vraisemblable que le bras se soit trouvé écarté du tronc; le coude, son côté interne principalement, aurait éprouvé des violences qu'il eût été facile de vérifier, et dont il n'a point paru de traces; la partie inférieure de l'articulation scapulo-humérale, vers laquelle la tête de l'humérus aurait été poussée violemment, se serait trouvée exposée à de grands efforts de distension, et l'on voit que ce n'est pas là le point de la capsule qui a le plus souffert. D'ailleurs, le moignon de l'épaule aurait été garanti, dans cette attitude; et l'on voit que c'est sur lui que tout l'effort s'est passé. Le bras a donc dû se trouver rapproché du tronc.

Il paraît naturel de croire que, si la tête de l'humérus se fût trouvé correspondre, au moment de la chute, sur le centre de la surface glénoïde de l'omoplate, la percussion du moignon de l'épaule contre le sol aurait été propre à produire l'écrasement de la tête de l'humérus et celui de l'angle supérieur ou extérieur de l'omoplate; on ne concevrait pas, du moins, que les choses étant ainsi disposées, la violence extérieure eût pu donner pour résultat la séparation de la tête de l'humérus. Il a dû falloir un grand effort pour opérer une telle fracture; les traces qu'il a laissées de toutes parts, prouvent en effet qu'il a été très-grand. Il paraît évident que, si les surfaces articulaires n'avaient pas été disposées de manière à se fuir réciproquement, le désordre eût été différent, et sans doute bien plus grave.

Mais, si l'on admet que, dans le moment de la chute, il s'est fait un mouvement de rotation du bras en dedans, on concevra que la tête de l'humérus a dû passer en arrière et s'appuyer sur la partie postérieure de la capsule articulaire, embrassée dans cette attitude par le tendon du muscle sous-épineux. Dans cette disposition, si la résistance opposée par le sol à la chute du corps

peut être estimée comme une percussion portée perpendiculairement à la surface du moignon de l'épaule, immédiatement au-
dessous de la saillie formée par l'apophyse *acromium*, cet effort
a dû tomber sur la partie postérieure du col de l'humérus, devenue
externe par l'effet de la rotation du bras. Au point diamétrale-
ment opposé, la surface glénoïde de l'omoplate a dû fournir
une résistance ; mais, à cause de l'attitude du bras, c'est la
partie postérieure du contour de cette même surface, qui a dû
répondre à la partie antérieure du col de l'humérus, devenue
interne par l'effet de la rotation en dedans. Le col de l'humérus
a donc pu, à la faveur de ces combinaisons, se trouver pressé
entre le sol et la partie postérieure du contour de la cavité glénoïde de l'omoplate ; et quoique cette cavité soit superficielle,
malgré que son contour soit matelassé, en quelque sorte, par le
prolongement du tendon de la longue portion du muscle biceps,
et par le fibro-cartilage qui le surmonte, on ne saurait discon-
venir que ce point d'appui isolé ne puisse servir à concentrer,
sur un point très-peu étendu, les effets d'une violence extérieure,
lors surtout qu'elle est appliquée sur le point opposé et qu'elle
se trouve très-forte. Ces suppositions ne paraîtront point gratuites,
si l'on considère la contusion dont on a trouvé des traces sur la
surface glénoïde : à la vérité, la contusion n'était pas bornée sur
son bord postérieur, qui doit avoir le plus souffert ; mais, pour
qu'elle ne s'étendît pas au-delà, il aurait fallu que tout effort
cessât après la solution de continuité de l'humérus ; et le fait
démontre qu'il n'en a pas été ainsi. Après la production de la
fracture, l'extrémité supérieure du grand fragment a pu être
encore pressée contre la surface articulaire de l'omoplate, avec
une force moindre qu'il ne l'aurait fallu pour opérer de nouvelles
solutions de continuité, mais suffisante pour donner lieu à une
ecchymose dans le cartilage ; cette dernière lésion a dû être d'autant plus aisée alors, que la structure et la consistance des sur-

faces soumises à une pression mutuelle, étaient bien différentes.

On sent aisément qu'il a fallu un grand effort, même avec les conditions favorables que nous venons d'établir, pour opérer la séparation de la tête de l'humérus. Au moment où cette séparation s'est opérée, si l'effort de la violence extérieure a été poussé plus loin, le petit fragment de la fracture a dû être pressé fortement contre la partie postérieure de la capsule articulaire, sur laquelle il appuyait déjà. Les agens de ce nouveau phénomène résultent naturellement des suppositions que nous avons établies jusqu'ici : la rotation du bras en dedans a dû être forte, pour mettre en opposition, entre le sol et le rebord postérieur de la cavité glénoïde de l'omoplate, les points postérieur et antérieur du col de l'humérus, devenus l'un externe, l'autre interne, par l'effet de cette même rotation. Or, cette attitude est violente, et les muscles sur-épineux, sous-épineux, deltoïde, etc., devaient en être distendus ; la tête de l'humérus en était pressée plus fortement contre la partie postérieure de la capsule articulaire, laquelle a dû céder d'autant plus aisément, qu'elle était distendue tout près de son insertion à l'omoplate, sous le tendon du muscle sous-épineux, distendu en même temps et soulevé par l'effort de rotation du grand fragment de la fracture.

Si l'effort qui a opéré la solution de continuité a persisté, comme tout semble le démontrer, il a pu opérer aussitôt, sur le petit fragment de la fracture, une conversion qui semble indiquée par la position dans laquelle il a été trouvé : il était appuyé sur la fosse sous-épineuse par sa nouvelle surface. S'il a subi, avant de sortir de l'articulation, une inclinaison capable de préparer cette attitude, l'un de ses bords a pu agir sur la capsule articulaire, et favoriser ainsi sa rupture sur le côté externe ou postérieur.

Enfin, on sentira aisément que la luxation, qui a pu être produite, comme on vient de le voir, par le même effort qui a déterminé la fracture, a pu être aussi favorisée par une légère inclinaison du coude vers la partie antérieure du corps; mouvement qui n'a pu être nullement interdit par la rotation du bras en dedans, et qui pouvait produire une forte pression du grand fragment de la fracture contre le petit, capable de pousser ce dernier avec violence, en arrière, vers la fosse sous-épineuse.

Ainsi, l'effort fracturant lui-même, et quelques mouvemens fortuits du bras, peuvent avoir suffi pour opérer la luxation. Mais, lorsque nous parlons de mouvemens, nous n'entendons pas qu'ils aient été produits seulement par la volonté, bien que la chose ne fût pas impossible, quelques violens qu'ils aient dû être; ils ont pu, ils ont même dû résulter des accidens qui ont accompagné la chute : nous le concluons de la grandeur des effets, qui supposent des causes puissantes et simultanées.

Si la mort n'eût pas été produite par les suites de l'affection apoplectique, les désordres opérés dans cette articulation auraient été très-graves. On peut voir par la violence probable de l'effort qui les ont accomplis, quel ébranlement la constitution en aurait éprouvé, et qu'il aurait fallu s'attendre aux symptômes de la commotion la plus profonde. Mais, en outre de ces dangers du premier moment, que serait devenu le petit fragment de la fracture? On peut, sans exagération, regarder toute réduction comme impossible. Comment repousser la tête de l'humérus dans l'articulation; comment la retourner, de manière que les nouvelles surfaces fussent en contact mutuel; comment s'assurer du rétablissement des rapports naturels entre les fragmens; comment les maintenir coaptés, etc.? Mais, un doute plus important se présente. Comment le petit fragment d'une pareille fracture aurait-il pu subsister (1)? Que l'on remarque

---

(1) Voy. la planche XV.

que , par la conversion qu'il a éprouvée, son bord antérieur est devenu interne , ou même postérieur, *et vice versâ*. Cette transposition avait dû détruire toute espèce de liaison entre cette pièce et le reste de l'humérus ; et , en effet, il ne restait que quelques petits lambeaux du périoste, qui subsistaient dans le point où les deux fragmens se touchaient encore ; les insertions musculaires appartenaient toutes au grand fragment, et le petit se trouvait complétement isolé. Il est indubitable que cette pièce osseuse aurait péri, et que le corps étranger qu'elle aurait constitué, n'aurait pu manquer de causer une inflammation des plus étendues , et tout à la fois des plus dangereuses, à cause de l'état de l'articulation.

En rapprochant ce fait de ceux qui ont quelque analogie avec lui , et notamment de ceux que l'on a recueillis récemment et en grand nombre , touchant les luxations de l'articulation tibiotarsienne compliquées de fracture des surfaces qui la forment , on sentira que les véritables indications médicales qu'il présente , consistent dans la soustraction immédiate du petit fragment de la fracture : il ne peut manquer de passer à l'état de nécrose ; son volume et sa forme sont également propres à produire beaucoup d'irritation dans les parties molles environnantes. Dans les organes qui subiront une pareille épreuve, se trouvent compris ceux qui forment une grande articulation. Il est impossible de calculer les bornes et les conséquences d'une telle réaction , qui ne peut manquer d'être très-grave. Cet état ne peut avoir un terme avantageux, que par l'élimination de la portion osseuse qui a été isolée et frappée de mortification : sa suppression peut donc seule prévenir, ou du moins modérer les accidens. Malheureusement il sera , sans doute , très-difficile de former un diagnostic exact, dès le principe ; et c'est alors surtout, qu'une opération pratiquée dans ce dessein, pourrait être d'une très-grande utilité.

Si, dans un cas de cette espèce , nous étions assez heureux pour n'être pas déçu par les apparences , nous ne craindrions pas de nous exposer à une censure méritée , en entreprenant de remplir l'indication principale. Il est impossible de rien préjuger dans des objets où la nature doit toujours servir de guide : cependant , il nous semble que le moignon de l'épaule doit présenter moins de saillie que dans l'état naturel, qu'il doit être moins arrondi , déprimé; que l'apophyse *acromium* doit se détacher davantage de la courbe que cette partie forme dans l'état naturel ; que le sommet de l'épaule doit présenter l'aspect qu'on lui trouve dans les cas de luxation de l'humérus en bas ; qu'en même temps, la perte de substance que l'humérus a éprouvée , fait que ce dernier n'appuie pas sur la cavité glénoïde de l'omoplate avec la fixité ordinaire. Il semble que l'articulation soit détruite, et que les os ne soient plus assujettis par aucun lien ligamenteux (1): on peut transporter sans effort et sans éprouver la moindre résistance , l'extrémité supérieure de l'humérus , assez loin du centre de l'articulation et dans tous les points de son contour. Cependant, l'extrémité de l'os répond au point articulaire ; on ne la sent pas dans le creux de l'aisselle, fixée sous la tête de l'omoplate : et quoique la dépression du moignon de l'épaule soit manifeste , comme dans les cas de luxation , la cavité glénoïde n'est pas libre et vide au-dessous de l'apophyse *acromium* , et recouverte par le deltoïde distendu de haut en bas. Le bras n'est pas immobile et fixé dans l'abduction. Peut-être qu'avec de l'attention , on parviendrait à reconnaître, dans les grands mouvemens du bras, quelque sensation différente de la crépitation des fractures, mais qui s'en rapprocherait ; car , les

---

(1) Ceci a été réellement observé par le D.ʳ Houzelot.

surfaces qui frottent alors entre elles, sont d'une structure bien différente, et leurs mouvemens réciproques ne peuvent plus jouir de la même liberté que dans l'ordre naturel. Dans le fait qui nous occupe, le bord externe du petit fragment faisait une légère saillie dans l'articulation , à travers la déchirure de la capsule ; il devait éprouver des frottemens de la part du grand fragment, dans certains mouvemens du bras : il était donc possible de ressentir la véritable crépitation ; et en pareil cas, il devrait paraître remarquable qu'on ne la ressentirait que dans quelques mouvemens déterminés du bras, c'est-à-dire, en ramenant l'extrémité supérieure du grand fragment vers un certain point du contour de l'articulation. Peut-être serait-il possible, en portant très-loin le mouvement d'abduction ou d'élévation du bras, de parvenir à toucher la surface nouvelle du grand fragment de la fracture, d'en reconnaître la forme et les inégalités , en portant les doigts profondément dans le creux de l'aisselle. Peut-être aussi qu'en explorant avec soin le contour de l'épaule, on parviendrait à découvrir le déplacement et la situation du petit fragment de la fracture. Nous concevons que des combinaisons de circonstances différentes pourraient pousser le petit fragment vers tout autre point du contour de l'articulation : quelque part qu'il eût été porté , il serait possible de le reconnaître , de constater sa situation , si l'on parvenait d'abord à bien déterminer la nature du cas. Que la tête de l'humérus eût été chassée de l'articulation par le côté interne , par l'externe ou par la partie inférieure, elle y paraîtrait également accessible , et l'on pourrait pénétrer jusqu'à elle et l'extraire , en pratiquant quelques incisions , soit sur le côté interne du muscle deltoïde, soit dans le creux de l'aisselle, à côté de la longue portion du muscle triceps brachial , soit le long du bord supérieur ou de l'inférieur du muscle sous-épineux.

Ce moyen serait le seul par lequel on pût espérer de prévenir

les accidens graves qui ne pourraient manquer de survenir dans
un semblable état des choses. Ces précautions n'ayant pas été
prises, il doit survenir, après les accidens nerveux primitifs,
s'ils ne sont pas mortels, un abcès autour du fragment osseux
déplacé. En ce moment, les difficultés du diagnostic s'aplanissent:
la collection purulente peut se montrer principalement, ou
faire le plus de saillie dans tout autre point du contour de l'articulation que celui où réside le corps étranger, et conduire
ainsi à pratiquer des incisions plus ou moins éloignées de sa
situation. Mais il est nécessairement environné de pus, totalement isolé des parties molles; et si les doigts pénètrent dans
la cavité de l'abcès et en explorent toute l'étendue, ils par-
viendront jusqu'au fragment osseux, feront apprécier sa forme,
son volume, sa situation, et permettront de juger de la possibilité de l'extraire par la voie déjà pratiquée, ou de la nécessité
de faire quelque contre-ouverture. Quoique le sort d'un semblable
accident dût être bien différent, selon qu'on aurait pu donner
au malade les soins de la première espèce, c'est-à-dire,
enlever immédiatement le fragment osseux déplacé, ou que
l'on aurait attendu la formation d'un abcès pour remplir la
même indication, nous pensons, cependant, qu'il ne serait pas
impossible de réussir par la seconde méthode, et que, dans
les deux cas, les accidens étant appaisés, le bras pourrait
conserver la plus grande partie de ses mouvemens, puisque
toutes les insertions musculaires seraient conservées; ils seraient
gênés seulement, en ce que l'humérus manquerait d'une
surface arrondie dans l'articulation, et en ce que son axe se
trouverait trop rapproché de la surface articulaire de l'omoplate, à raison de la perte de substance que son extrémité
supérieure aurait éprouvée.

Les conjectures auxquelles nous venons de nous livrer, sont
autorisées par le défaut de faits absolument semblables, dans

lesquels nous eussions pu prendre de quoi tracer le diagnostic et fixer les indications fondamentales. On trouve bien dans une dissertation de *Reichel*, soutenue à Leipsick, en 1759, et recueillie par *Sandifort*, dans son *Thesaurus dissertationum*, tom. I, le dessin de deux pièces anatomiques, que nous croyons être des exemples de fracture du col anatomique de l'humérus, mais qui présentent de très-grandes différences, et qui ne sont point accompagnées de l'histoire de la maladie.

L'auteur, qui a intitulé sa dissertation : *De Epiphysium ab ossium diaphysi diductione*, a eu à sa disposition une pièce anatomique qui provenait du muséum de *Ludwig*, son maître; il n'indique pas la source de la seconde. Il a dessiné l'une et l'autre d'après nature, et ses dessins ont été copiés dans d'assez bonnes gravures. A côté de la représentation des os malades, est un fort bon dessin au trait simple, indiquant la forme de la moitié supérieure de l'humérus, dans un sujet assez jeune pour que l'épiphyse supérieure ne soit pas encore confondue avec le corps de l'os, et que la ligne de leurs rapports mutuels soit encore bien exprimée. Ces soins ont été pris dans l'intention de prouver que les pièces anatomiques offrent réellement des exemples de diduction de l'épiphyse supérieure. Les preuves de l'auteur nous paraissent cependant fort imparfaites ; non pas que nous regardions la séparation des épiphyses comme impossible, ainsi que nous avons dû le croire, jusqu'à ce que nous ayons vu des preuves du contraire (1); mais parce que l'état des pièces anatomiques d'après lesquelles *Reichel* argumente, est loin de démontrer qu'il y ait eu réellement diduction des épiphyses, dans les cas dont elles proviennent. Dans la première, qui correspond à la figure première de la première planche de la dissertation

_____

(1) Nous en publierons un exemple, que nous devons à M. le D.' *Coural*, de Narbonne.

dont il s'agit, on reconnaît la conformation naturelle du corps
et de la partie supérieure de l'humérus, jusque vers le sommet
de la grosse tubérosité de l'os : là, on observe une inflexion du
contour qui trace le profil de cette éminence, qui tourne brus-
quement en dedans, c'est-à-dire, vers la tête. Cette dernière,
dont la tangente moyenne serait parfaitement verticale, et la
perpendiculaire moyenne entièrement horizontale, se trouve
beaucoup moins saillante que dans l'état naturel. En comparant l'os malade représenté dans la figure première, avec l'os
sain représenté dans la figure deuxième de la même planche (1),
on verra qu'il ne suffirait pas que l'épiphyse supérieure eût
été séparée du corps de l'os, pour donner lieu aux difformités
que l'on y remarque. En effet, si l'épiphyse supérieure avait
été séparée violemment du corps de l'os, il aurait fallu, pour
changer entièrement la direction de la tête de l'humérus, que
le fragment supérieur eût éprouvé un grand déplacement,
capable de le faire tourner sur lui-même : alors, il y aurait eu
un grand écartement entre les deux pièces dans la partie
supérieure, et l'on ne voit pas qu'il en ait existé ; la tête se
serait alors trouvée fortement projetée en dedans, beaucoup
plus saillante, tandis qu'elle l'est beaucoup moins que dans
l'état naturel ; l'étendue de la surface articulaire semble même
réduite, ce qui ne peut être conçu qu'à la faveur de conditions particulières, qui ne peuvent résulter de l'espèce d'accident que l'on suppose.

Si l'on admet, au contraire, qu'une fracture a eu lieu dans
la rainure qui sépare la tête et les tubérosités de l'humérus,
anticipant un peu sur la grosse tubérosité seulement, on sentira aussitôt que les deux fragmens ont pu rester en rapport,
si le périoste ou la couche fibreuse, qui en tient lieu dans

---

(1) Il s'agit toujours des planches de la dissertation de *Réhault*.

ce point, n'a pas été rompu ; que, dans l'impossibilité d'assujettir les deux pièces osseuses et de les maintenir dans l'immobilité, de reconnaître même la fracture, et par conséquent, d'essayer un appareil contensif, elles ont dû se mouvoir fréquemment l'une sur l'autre, par les surfaces qui résultaient de la solution de continuité ; que là, le tissu osseux se trouvant à nu, les deux fragmens ont dû s'entre-détruire, comme il arrive en pareil cas aux fractures du col du fémur, et comme on le voit bien clairement dans les planches de *Ruysch*, dans quelques-unes du *Museum anatomicum* de *Sandifort*, et dans un très-grand nombre de pièces anatomiques déposées dans tous les cabinets. Alors on conçoit pourquoi l'extrémité supérieure de l'humérus est comme aplatie de dedans en dehors, et paraît beaucoup plus mince dans ce sens que dans l'état naturel ; pourquoi la tête de l'humérus n'est plus saillante au-dessus du niveau des deux tubérosités ; pourquoi elle est placée plus bas que la plus volumineuse de ces deux éminences, et comme logée dans une sorte d'excavation, qui aurait été creusée sous cette même apophyse ; pourquoi la tête est entièrement changée de direction, et paraît avoir subi une grande rotation de haut en bas, sans laisser vers le haut un espace libre, ou qui paraisse avoir été comblé par des végétations osseuses nouvelles ; pourquoi la tête ou la surface articulaire paraît avoir perdu une partie de son étendue. La destruction par le frottement de tout ce qui manque aux formes naturelles, explique tous les faits ; et la réunion elle-même et le mode selon lequel elle s'est opérée, prouvent que les frottemens ont dû s'exercer, de la part des fragmens, sur toute l'étendue de la *cassure*. En effet, la réunion qui s'est opérée, démontre bien que le petit fragment n'était pas isolé ; les végétations osseuses qui entourent sa circonférence, et qui n'ont pu être produites que par le périoste du grand

fragment , sont médiocres; ce qui prouve que l'inflammation
de ce même périoste n'a pas duré fort long-temps , et par
conséquent, que la réunion des pièces ne s'est pas fait attendre
long-temps : il faut donc que le petit fragment ait contribué
puissamment à la formation du cal; ce qui conduit à cette
conséquence , que le périoste s'était conservé à peu près intact
dans tout le contour de la fracture. Les deux pièces en ont
dû être maintenues en contact, mais non pas immobiles : pour
remplir cette dernière condition, il a fallu que l'engorgement
des parties molles environnantes , notamment du périoste , de-
vînt suffisant pour les assujettir. Mais l'engorgement inflammatoire est lent à s'établir dans un organe fibreux et maltraité
par une forte contusion ; les mouvemens ont dû relâcher souvent
l'espèce d'intimité que l'intumescence établissait; la vivacité des
douleurs a pu seule mettre un terme à la mobilité des pièces
osseuses , et alors seulement a dû commencer un travail de
coalition , qui peut avoir été souvent troublé dans la suite.
Avant que ces conditions favorables aient existé, la destruction
provenant du frottement réciproque des fragmens a pu être
poussée assez loin, ainsi qu'il paraît que la chose est arrivée.
On remarquera, d'ailleurs, que la destruction s'est opérée également sur les deux fragmens, et de part et d'autre, de manière
à donner pour résultat des surfaces planes; ce qui peut servir à
prouver que les fragmens n'ont pas eu la liberté de s'incliner
l'un vers l'autre, de manière à former des inégalités , à creuser
des excavations irrégulières, et par conséquent, que le périoste
environnant s'était conservé dans tout le contour de la fracture.

La seconde pièce anatomique , représentée par la figure III ,
dans la première planche du mémoire de *Reichel*, offre des
détails d'une autre espèce et propres à confirmer notre opinion.
Il s'est fait aussi un déversement en dedans, une sorte de rota-
tation de haut en bas de la tête de l'humérus; en sorte que sa

surface articulaire est fortement inclinée en dedans , et que une ligne perpendiculaire que l'on abaisserait sur son point central, serait presque entièrement horizontale. Il est aisé de s'assurer que la totalité du contour de la tête a été séparée du corps de l'os ; mais il n'est pas sûr que la grosse tubérosité de l'humérus n'ait pas formé un troisième fragment. Les destructions opérées par le frottement réciproque des pièces osseuses ont eu lieu ; mais elles n'ont pas fait disparaître d'égales quantités de part et d'autre , et elles n'ont pas produit des surfaces planes : l'évasement du corps de l'humérus, au-dessous ou au côté interne de la tête, subsiste dans cette pièce , tandis qu'il est détruit dans la première ; le bord inférieur de la tête est logé au-dessus de l'espèce de bec d'aiguière que ce point du corps de l'os représente , et dans une sorte d'excavation que ce même bord semble s'être creusée lui-même; la gouttière bicipitale est surmontée par des végétations osseuses, qui en font une sorte de canal informe et incomplet. Par cette espèce de conduit , un stylet pénètre sous la tête de l'humérus , dans une grande excavation creusée sous la surface articulaire et aux dépens du revers du fragment correspondant. Enfin , de nombreuses végétations osseuses entourent le contour de la tête de l'humérus, et attestent, par leur volume et la bizarrerie de leur forme , que la fracture a dû être long-temps à se consolider , et que le fragment auquel appartenait la tête, a dû y contribuer moins que les autres; par conséquent , le périoste qui entourait la fracture , a dû être moins conservé que dans le cas précédent. De là vient aussi , vraisemblablement , que les pièces de la fracture ont joui d'une plus grande mobilité , qu'elles ont pu s'incliner réciproquement et dans des directions diverses; ce qui a donné lieu , sans doute , aux destructions irrégulières, aux excavations profondes qui ont été pratiquées, dans divers points , par les parties saillantes des fragmens de la fracture.

Ces destructions elles-mêmes nous semblent pouvoir fournir toutes seules une preuve suffisante que les pièces anatomiques dont il s'agit, ne proviennent pas, comme on l'a cru, de cas de séparation des épiphyses; mais bien de fractures du col anatomique de l'humérus, dont une, au moins, avait quelques rapports avec celle que nous publions en ce moment. Ces destructions ont lieu constamment entre des surfaces osseuses *dépouillées, qui s'entre-touchent immédiatement*, qui sont libres de se mouvoir, et qui sont par là exposées à des frottemens réciproques. Ainsi, lorsque, dans la maladie connue sous le nom de tumeur blanche articulaire, les altérations organiques ont fait disparaître les cartilages diarthrodiaux, et ont dépouillé entièrement les surfaces osseuses qui constituaient l'articulation malade, on ne manque pas d'y trouver, au bout de peu de temps, une destruction plus ou moins avancée, dont la forme indique évidemment l'action réciproque des surfaces osseuses. Celles-ci présentent le plus souvent le tissu de l'os à l'état le plus sain, ne différant en rien de ce qu'il est partout ailleurs, si ce n'est par sa perte de substance et par le dépouillement de son tissu spongieux, dont les aréoles sont ouvertes. Mais, si une seule surface articulaire a été privée de sa couche cartilagineuse par les effets de la maladie, la surface opposée peut bien souffrir de l'action de l'os dénudé sur le cartilage qui subsiste, et la lame de membrane synoviale qui le recouvre : l'un et l'autre peuvent bien s'enflammer, suppurer, périr par la mortification; mais il n'y aura de destruction osseuse, qu'autant que les surfaces articulaires auront été dénudées de part et d'autre. Si la maladie a lieu dans l'articulation iléo-fémorale, avant l'époque où les progrès de l'ossification ont confondu le trois points par lesquels l'os innominé se développe, un reste du cartilage primitif de ce même os répond au fond de la cavité cotyloïde : ce point résiste seul à la destruction qui s'opère partout ailleurs dans les deux surfaces articulaires , du moment qu'elles sont dépouillées de leur enveloppe formée par le cartilage diarthrodial. Il est donc bien démontré que ces destructions, opérées par une cause mécanique, le frottement réciproque des os entre eux , ne peuvent s'opérer , qu'autant que le tissu osseux est *entièrement à nu, de la part des surfaces opposées ;* or, si dans la diduction des épiphyses , cette condition de la dénudation des os n'existait pas , il est évident que les pièces en contact ne pourraient s'entre-détruire. Tel est précisément l'état dans lequel nous avons trouvé les choses, lorsque nous avons eu l'occasion de les vérifier dans des cas de véritable diduction des épiphyses. Nous possédons une pièce anatomique, où, l'on voit l'extrémité inférieure du fémur séparée du corps de l'os , dans le point, où plus tard , la diaphyse et l'épiphyse se seraient confondues : la solution de continuité s'est opérée dans la lame cartilagineuse intermédiaire, et il en est resté une couche attachée à chaque pièce osseuse. Les deux surfaces sont donc demeurées revêtues de parties molles ; et si le fragment inférieur n'avait pas éprouvé un déplacement en arrière , tel que les nouvelles surfaces n'avaient plus aucun rapport entre elles, il est probable que leur contact et leurs mouvemens réciproques n'auraient pas suffi pour amener leur destruction. Tel doit être souvent l'état des pièces osseuses , à la suite des véritables diductions d'épiphyses. Cependant, nous ne pensons pas que cet état doive être le plus ordinaire ; il doit arriver, le plus souvent, que la lame cartilagineuse qui subsiste entre la diaphyse et l'épiphyse, est arrachée de l'une des surfaces et demeure attachée à l'autre. Dans ce cas, il ne peut y avoir de destruction des os par leur action réciproque, qu'autant que la couche cartilagineuse aura péri par la mortification ; ce qui peut bien arriver , mais ce qui doit toujours entraîner la suppuration de l'articulation. Cet état a peut-être été confondu avec certaines

fractures compliquées, ou avec des lésions organiques. Puisque
la diduction des épiphyses est une affection susceptible de
démonstration par des pièces d'anatomie pathologique, il faut
porter une nouvelle attention sur les accidens qui ont lieu aux
environs des articulations, afin d'obtenir des descriptions exactes
et fondées sur l'observation de la nature; mais, dans l'état
actuel des choses, nous pensons que les destructions osseuses
opérées par le frottement réciproque de deux pièces opposées,
sans suppuration abondante, suffisent pour attester que les
surfaces qui ont été en contact, étaient entièrement dépouillées,
et pour empêcher de confondre une véritable fracture avec la
diduction des épiphyses.

OBSERVATION.

Le sujet de la planche **XVI** est tiré de l'état d'un garçon,
âgé d'environ vingt-cinq ans, doué d'une assez bonne constitution, qui était entré à l'hôpital S.'-Éloi, pour une incommo-
dité passagère, et que l'on y garda long-temps, parce qu'il
se rendait utile. Dans une chute sur le coude, qu'il avait faite
depuis plusieurs années, il avait éprouvé une fracture à la
partie inférieure de l'humérus gauche. Il ne reçut que des
soins fort peu suivis et très-imparfaits. Quelques attelles courtes
furent placées autour de la fracture, et négligemment assujetties par quelques tours de bande. Le membre fut placé dans
une écharpe, et on laissa au malade la liberté de marcher.
Cet appareil ne fut renouvelé que rarement, et fut supprimé
définitivement par le malade lui-même, à une époque où les
fragmens de la fracture ne pouvaient pas être réunis. Pendant long-temps, ce bras fut complétement inutile, les fragmens de la fracture ne s'étant pas réunis; ils tenaient seu-

lement entre eux par un tissu dense, vraisemblablement fibreux, qui permettait toute espèce de mouvemens entre les pièces osseuses : ceux du coude avaient lieu rarement, et cette articulation était tenue dans un état habituel de demi-flexion. Le poids de la main et de l'avant-bras entraînait le fragment inférieur en arrière, de manière à former habituellement avec le supérieur un angle presque droit. C'est ainsi que se faisait l'extension de l'avant-bras, durant laquelle le coude ne demeurait pas moins fléchi ; en sorte que, dans cette attitude, l'axe de l'avant-bras et celui du bras n'étaient point parallèles, ni sur la même ligne : le premier était beaucoup plus en arrière, et le second paraissait incliné en devant. Ces deux lignes paraissaient liées entre elles par une troisième horizontale et antéro-postérieure, formée par le fragment inférieur de la fracture. Les muscles extenseurs ne contribuaient nullement à ce mouvement ; ils se montraient recourbés sous la peau, plissée au-dessus de l'apophyse olécrane. Cet état était produit par l'inclinaison en arrière des fragmens de la fracture. Il en résultait un rapprochement notable des deux insertions musculaires, et par conséquent, l'impuissance. Les muscles du bras étaient notablement amaigris ; ce qui provenait sans doute du peu de contraction qu'ils exerçaient. Il n'en était pas ainsi de ceux de l'avant-bras ; et l'on verra bientôt pourquoi.

Lorsque le malade voulait opérer la flexion du membre, il le balançait à son côté et lui donnait des espèces d'oscillations en avant et en arrière, à la manière d'un pendule. Quand ce mouvement avait acquis assez d'étendue, il imprimait au bras, par une rapide conversion du tronc, une sorte de secousse, au moyen de laquelle la main venait battre sur la poitrine par son propre poids : alors les deux fragmens de la fracture se trouvaient parallèles, ce qui donnait aux muscles extenseurs et fléchisseurs, la liberté d'agir simultanément et de maintenir l'avant-bras dans la flexion à angle droit, ou un peu moins ouvert, pourvu que le coude demeurât appuyé et fixé contre le tronc. Le malade ne manquait pas de remplir et de maintenir cette condition, au moyen de laquelle il pouvait exercer la main : dans cette attitude, la flexion de l'avant-bras pouvait varier, par l'action des muscles, dans l'étendue d'un arc, qui pourrait être exprimée par environ le cinquième ou le sixième d'un cercle. La pronation et la supination s'y faisaient aussi avec beaucoup d'assurance. On conçoit que la différence venait de ce que les os se trouvant dans une position plus convenable, les rapports naturels des muscles se trouvaient rétablis.

Le malade n'a voulu se prêter, ni à une opération par laquelle une mèche de séton aurait été placée entre les extrémités correspondantes des fragmens, ni à l'emploi d'un appareil de cuir propre à fixer l'avant-bras dans la flexion. Ce dernier moyen, en maintenant les pièces osseuses dans leurs rapports naturels, n'aurait pu favoriser leur réunion ; mais il aurait conservé dans les muscles des dispositions favorables à leur action. Quant à l'usage du séton, nous sommes dans la conviction qu'il aurait obtenu un succès bien plus important, et qu'il aurait pu rétablir la continuité, et par conséquent, toute l'utilité du bras.

OBSERVATION.

Une fille, âgée de 22 ans, forte, douée d'un système musculaire très-prononcé, vint nous demander des conseils pour une fracture de l'avant-bras droit, qui subsistait depuis 86 jours. Les deux os avaient été fracturés dans leur partie moyenne, par une chute sur le poignet ; les fragmens s'étaient inclinés vers la face palmaire, et les soins que la malade avait reçus n'ayant pas été fort méthodiques, les choses étaient demeurées en cet état. Les deux fragmens du cubitus s'étaient réunis dans cette position, en sorte que l'avant-bras formait un arc très-prononcé en devant ; en outre , il y avait une inclinaison assez marquée vers le côté interne. Les fragmens de la fracture du radius n'étaient point réunis ; ils formaient une saillie sur le bord externe et à la face postérieure de l'avant-bras , où on les distinguait libres, nullement engorgés , arrondis dans leurs angles , et comme écartés par un léger intervalle. Cette fille fut reçue à l'hôpital S.'-Éloi , où elle fournit le texte de plusieurs conférences cliniques. La cause qui s'était opposée à la réunion des fragmens du radius , était évidemment l'inclinaison de l'avant-bras en devant et en dedans, qui leur avait permis de se déplacer en arrière et en dehors, et de se maintenir ainsi à une légère distance l'un de l'autre. L'avant-bras n'ayant pas été soumis à la compression nécessaire , au moyen d'un appareil convenable , la réunion du cubitus avait maintenu ces dispositions vicieuses. Nous nous aperçûmes que la fracture du radius était oblique; et cette circonstance nous fit espérer que , par le secours d'un appareil, nous pourrions incliner les fragmens l'un vers l'autre , les assujettir dans cette position , et peut-être obtenir encore une réunion solide. Ce moyen fut essayé avec tout le soin possible ; mais la compression que l'on ne pouvait éviter d'exercer sur la partie saillante des fragmens , était intolérable : elle n'aurait pas tardé à produire des ulcérations , qui auraient découvert la fracture même. De quelque manière que l'appareil fût varié , l'inconvénient était le même , et nous fûmes contraint d'y renoncer.

Nous formâmes alors le projet de passer une mèche de séton entre les fragmens de la fracture, dans l'intention de provoquer une inflammation nouvelle , à la faveur de laquelle un nouveau travail de réunion pourrait être établi. Nous pratiquâmes deux incisions , une devant , l'autre derrière le point sous lequel les fragmens se touchaient. Nous nous assurâmes , par ce moyen, que, en effet, la fracture était oblique ; circonstance que nous avions déjà soupçonnée , qui donnait beaucoup plus d'étendue aux surfaces réciproques des os, et qui devait favoriser le succès de notre entreprise. Nous fûmes obligé de détruire en partie un tissu fibreux assez dense , mais fort rare , qui assemblait les fragmens, pour frayer la voie à un stylet boutonné chargé d'une mèche de coton.

L'inflammation immédiate fut médiocre. Au douzième jour seulement, il survint des douleurs et un engorgement, qui nous obligèrent à user d'un cataplasme émollient, afin de calmer l'irritation ; mais nous ne songeâmes pas à supprimer le séton, parce que nous regardions comme important, que l'état inflammatoire fût suffisamment prolongé. Ce corps étranger ayant été supprimé en notre absence, vers le dix-huitième jour, nous le rétablîmes , et il fut encore conservé pendant trente jours. Nous observions avec une grande satisfaction , pendant tout ce temps , que les points du contour de la fracture, où nous avions remarqué un petit intervalle entre les fragmens, n'offraient plus rien de semblable : il semblait se combler par une substance bien plus consistante et bien moins sensible que ne pouvaient l'être des parties molles engorgées ; en même temps , les pièces osseuses perdaient une partie de leur mobilité. Alors, nous supprimâmes le séton , et nous renfermâmes le membre dans un appareil propre à maintenir les parties immobiles , sans exercer sur elles la moindre violence, propre à changer leur forme. Un mois après la suppression du séton , la fracture du radius offrait assez de solidité , pour n'avoir plus besoin d'être contenue. Les cicatrices étaient adhérentes au cal , mais nullement douloureuses. Les mouvemens et la force du bras se sont rétablis à tel point, que cette fille a pu reprendre les travaux de la campagne auxquels elle était adonnée , sans éprouver la moindre difficulté , ni la moindre douleur.

Ces deux faits sont du petit nombre de ceux où l'on peut, avec avantage, user de l'interposition d'un corps étranger, dans l'intention d'exciter dans les fragmens d'une fracture ancienne, un travail inflammatoire capable de favoriser leur réunion. Nous avons vu des fractures de l'humérus, du tibia, du fémur, où la chose aurait été de nul effet et pleine de dangers, ou impossible à exécuter. Il existe des fractures de l'humérus, où l'os est fracturé très-obliquement à la partie supérieure, de manière que l'un des fragmens porte l'insertion du muscle grand dorsal et du grand rond, ou de l'un des deux seulement; d'autres où la section de l'os étant dirigée obliquement de dedans en dehors, laisse l'insertion de tous ces muscles au fragment inférieur et celle du deltoïde au supérieur. Dans des cas de cette espèce, les fragmens sont écartés l'un de l'autre par l'action musculaire ; la distance qui les sépare peut être grande, et le corps étranger que l'on interposerait, pourrait ne pas étendre son action jusques à la substance osseuse, au périoste, ou sur les deux fragmens également. Nous avons vu des cas dans lesquels un grand fragment interposé transversalement entre les principales pièces d'une fracture de l'humérus, ou de celle du fémur, s'opposait à leur rapprochement. Dans ces derniers cas, ce qui peut arriver de plus heureux, c'est que l'esquille enclavée de la sorte, soit frappée de mortification : son élimination peut laisser aux pièces osseuses qu'elle tenait écartées, la liberté de s'entre-toucher, et par conséquent, de s'unir. Mais, quand l'interposition subsiste et que l'esquille qui la forme demeure entièrement libre, ou ne s'unit qu'à l'un des fragmens principaux, il est impossible de faire agir la mèche d'un séton sur les bouts correspondans de la fracture, ni même de provoquer leur inflammation et leur union mutuelle par leurs surfaces latérales.

On serait dans l'erreur, si l'on se persuadait qu'il soit fort

aisé de porter une mèche de séton entre les fragmens d'une
fracture, du moins de manière à pouvoir en espérer quelque
utilité. Il faut d'abord connaître assez exactement la disposition
des choses, pour être assuré qu'en se conformant à tel plan
d'opération, on mettra le corps étranger en contact avec les
pièces osseuses par des points favorables à leur réunion. Or,
quand la fracture a eu lieu à la partie supérieure de la cuisse,
par exemple, comment s'assurer de la forme et de la disposition
réciproque des deux fragmens? Quelques faits de cette espèce
où l'on a entrepris la résection des pièces osseuses, les difficultés imprévues que l'on a rencontrées dans l'exécution de
cette opération et qui l'ont rendue très-pénible, démontrent
suffisamment que l'on n'avait pu former auparavant un diagnostic assez exact. Cependant, cette exactitude est bien plus nécessaire, quand on veut faire usage du séton : il faut que le
corps étranger soit placé avec une grande précision. Pour le
sentir, il faut jeter un coup-d'œil sur sa manière d'agir.

Dans le cas que nous avons eu sous les yeux, les fragmens
osseux tenaient entre eux par un tissu fibreux, qui a été détruit
en partie par l'interposition de la mèche. Tant que celle-ci est
restée en place, il n'a pu y avoir de réunion dans le point
qu'elle occupait. Il y a eu du gonflement dans le contour de la
fracture : cet état s'est maintenu après la guérison, et l'intervalle sensible qui séparait les pièces, avait entièrement disparu.
Les cicatrices sont encore adhérentes, profondes et comme prolongées entre les deux fragmens osseux réunis. L'examen le plus
attentif de l'état des choses, n'a pu nous persuader qu'il y ait
eu formation d'un cal dans le lieu qui a été occupé par le
corps étranger, mais seulement dans le contour de la fracture.
Lorsqu'on connaît le rôle important du périoste dans toutes les
organisations osseuses, il paraît difficile de ne pas admettre
que, le séton ayant produit l'inflammation de cette membrane,

elle a fourni, par sa face profonde, une couche de fausse membrane, qui a dû passer successivement à l'état cartilagineux et à l'état osseux. Si cette conjecture est aussi fondée que nous le croyons, de quelle utilité serait le séton dans les cas de fracture non réunie, dont les fragmens n'auraient de rapport entre eux que par leurs faces latérales, et nullement par leurs extrémités? Nous avons lieu de craindre que, dans de semblables conditions, la mèche détruirait le périoste de part et d'autre, et avec lui, l'espérance de la formation d'un cal. S'il suffit qu'une anse de ligature soit placée sous une artère sans la serrer, sans même l'embrasser, pour entraîner sa destruction dans ce point et une hémorragie consécutive, il est bien à craindre qu'une mèche de coton placée entre deux os, détruise le périoste de l'un et de l'autre. Cet effet peut être favorisé, dans ce dernier cas, par une certaine pression, qui peut résulter du degré de rapprochement des pièces osseuses ; pression qui ne peut jamais avoir lieu dans l'autre cas, et dont le défaut n'est pas un obstacle à l'accomplissement du phénomène dont il s'agit, et qui a fait renoncer entièrement aux *ligatures d'attente*, dans les opérations qui ont pour objet l'oblitération des artères. Par ces motifs, il nous semble démontré que l'on doit s'abstenir du séton dans les fractures non réunies, avec chevauchement ou déplacement selon la longueur des pièces osseuses. Mais, il nous paraît bien indiqué, dans celles où les fragmens ont conservé des raports par leurs extrémités, et surtout dans celles où la section est oblique, parce que la mèche du séton ne tend pas à la destruction du périoste, comme dans les cas précédens.

Il ne faut pas croire non plus, qu'il fût possible de plonger au milieu d'un membre une aiguille à séton, pour la faire passer entre les fragmens d'une fracture non réunie ; il faut nécessairement découvrir la fracture dans les points opposés,

que l'on a choisis pour l'immersion et pour l'émersion du
corps étranger. Les surfaces respectives des pièces osseuses ne
sont jamais assez régulières, pour ne pas opposer quelques difficultés, qui peuvent être insurmontables, si l'on ne peut examiner de près en quoi elles consistent. D'ailleurs, si l'on recherche,
pour les avantages qu'on en peut retirer, l'inflammation du
tissu osseux et du périoste, on doit éviter, autant qu'il est possible, à cause de ses inconvéniens, celle des parties molles.
L'interposition d'un corps étranger ne peut manquer de la produire; mais beaucoup plus, si la mèche parcourt une voie étroite
à travers la peau, les aponévroses, les muscles d'un membre
volumineux, que si elle est placée dans une voie plus large et
telle que les suintemens purulens ne puissent séjourner. Il nous
paraît bien difficile, cependant, de remplir sans danger une
semblable condition à la cuisse, et surtout à sa partie supérieure.

On voit, d'après ces réflexions, que les deux cas dont nous
avons été témoin, réunissaient l'un et l'autre les conditions
les plus favorables au succès du séton. Dans l'un et dans l'autre,
l'os fracturé était superficiel; les fragmens avaient conservé
des rapports par leurs extrémités; il était aisé de découvrir
la fracture dans deux points opposés, sans opérer des désordres trop graves; on pouvait surmonter toutes les difficultés,
par rapport à l'interposition du corps étranger; on pouvait
surveiller les changemens amenés par l'opération. Aussi, cette
dernière a-t-elle été pratiquée avec succès dans l'un des deux,
et nous ne doutons point qu'elle eût réussi dans l'autre.

CONSIDÉRATIONS

SUR

LES MALADIES VÉNÉRIENNES.

Chargé, pour les fonctions de la chaire de chirurgie-clinique, d'un hôpital où l'on admet les vénériens militaires, nous avons eu de nombreuses occasions d'observer des faits curieux, rares, importans, de confirmer des principes reçus, d'en établir de nouveaux, de rectifier des erreurs, de donner à quelques axiomes, que nous avions depuis long-temps senti la nécessité d'établir, toute la solidité dont ils étaient susceptibles. Nous croyons utile de consigner ici quelques-uns de ces résultats acquis par l'observation. La plus grande partie des faits sur lesquels ce travail est fondé, a été vue publiquement ; ceux qui n'ont pas eu toute cette publicité, sont cependant assez authentiques, soit parce que nous les avons vus avec quelqu'un de nos collègues, soit parce que nous avons été assisté par quelques-uns des étudians qui suivent les exercices de l'école, soit parce que les uns et les autres ont servi à l'enseignement public, sous la foi des garanties précédentes. Nous n'avons pas le dessein de présenter ici un traité méthodique sur les maladies vénériennes ; nous ne parlerons que des objets que nous avons eu l'occasion d'observer, et sur lesquels nous croyons avoir des choses intéressantes ou utiles à faire connaître.

De la gonorrhée et de ses suites, dans l'homme.

Nous avons constaté fréquemment la succession de plusieurs foyers distincts d'inflammation, dans des points différens de la longueur du canal de l'urètre. L'inflammation gonorrhoïque s'étant d'abord établie près l'orifice extérieur du canal, se propage souvent plus ou moins en arrière, et d'une manière insensible; en sorte que, en pressant le canal dans sa longueur, on trouve que la sensibilité et l'engorgement de ses parois s'étendent de jour en jour vers la partie postérieure, et que la matière de l'écoulement est amenée d'une distance, tous les jours plus grande. Mais il arrive quelquefois que l'inflammation s'établit, s'accroît, se maintient et décroît dans son premier siége; que, tandis qu'elle paraît toucher à sa fin, par la diminution de ses symptômes, la maladie semble se renouveler

dans un point plus profond, en y présentant la succession des
mêmes périodes, et quelquefois des symptômes bien plus graves,
soit à cause d'une aptitude particulière que les organes auraient
acquise par la première affection , soit à cause d'une structure plus délicate dans ceux qui sont affectés les derniers. Nous
avons vu , plusieurs fois, jusqu'à deux reprises semblables :
le siége primitif avait été vers la fosse naviculaire; la maladie
se reproduisit d'abord vers la symphyse pubienne, et de
nouveau vers le col de la vessie. Si cette observation n'échappait pas aisément à l'attention des praticiens , on trouverait les
faits de cette espèce assez communs. On ne remarque ordinairement que le renouvellement des douleurs et de l'écoulement,
à une époque où l'un et l'autre étaient presque terminés, et où
l'on espérait la fin prochaine de la maladie : avec plus d'attention , on pourrait constater aisément que la nouvelle inflammation n'a pas le même siége que l'ancienne, et que la dernière
qui se manifeste, pourrait être considérée comme une gonorrhée
distincte, si ce n'était la liaison immédiate des phénomènes de
l'une et de l'autre. Nous avons même vu cette dernière affiliation des symptômes manquer, et le col de la vessie n'être
affecté de la phlogose gonorrhoïque, que plusieurs jours après
la cessation complète des symptômes de la phlogose urétrale.
Une gonorrhée avait eu lieu , et s'était manifestée peu de jours
après une communication suspecte. Les symptômes en avaient
été effacés par l'usage du *piper cubeba* (1) ; l'extinction paraissait complète depuis plus de quinze jours , et le malade songeait
à l'emploi de quelques grains de sublimé , pour prévenir les

------

(1) Voyez nos deux Mémoires sur le traitement de la gonorrhée dans
l'homme , par l'usage intérieur du baume de Copahu ou du *piper cubeba* ,
dans la Revue médicale ; Année 1822.

effets de l'absorption générale , si elle avait eu lieu , lorsque
des douleurs au col de la vessie , une rétention complète de
l'urine , vinrent déceler le renouvellement de l'inflammation ,
ou plutôt sa propagation dans le point le plus reculé du canal ,
et dans le col de la vessie lui-même. Le malade fut mis à l'usage
de la potion balsamique dont nous usons ordinairement (1),
et les symptômes de cette nouvelle affection cédèrent rapidement.

Cette dernière circonstance démontre suffisamment le caractère
ou la véritable cause de l'incident qui est survenu à une époque
insolite. Il n'est pas douteux pour nous, que le baume de
Copahu et le *piper cubeba* agissent surtout contre les affections gonorrhoïques ; dans le cas actuel , il y avait d'ailleurs
une coïncidence remarquable , et une absence totale de tout
autre cause de maladie. Mais, entraîné comme nous le sommes,
à considérer , dans ce cas , la phlegmasie de la vessie comme
gonorrhoïque et dépendante de la gonorrhée urétrale qui avait
précédé, on est porté à demander, d'après ce fait , qui n'est pas
le seul de cette espèce que nous ayions vu et qui ait été observé ,
pendant combien de temps le canal de l'urètre conserve le
cachet ou la capacité gonorrhoïque , après l'extinction des
phénomènes sensibles de la maladie ; en sorte que , une occasion favorable survenant, un nouveau suintement du canal ait

---

(1)   2. Eau de menthe.............. ⎫
              — de fleurs d'oranger... ⎬ ā ℥j ß
           Sirop de limons............. ⎭
           Baume de Copahu............ ..   ℥j
           Acide sulfurique ....   ℈j

A prendre par cuillerées, deux, trois, quatre ou cinq fois par jour, au
moment du repas. Si la potion produit un effet purgatif, on ajoute à chaque
cuillerée , de cinq à huit gouttes de laudanum liquide de Sydenham, et
alors on les donne deux heures avant les repas.

encore les propriétés gonorrhoïques , et notamment celle de la
contagion ?

Les faits de cette espèce doivent inspirer des réflexions sérieuses , sur le préjugé généralement répandu touchant le suintement séreux qui succède , le plus souvent, aux gonorrhées
prolongées , notamment chez les sujets débiles ou avancés en
âge : on croit, en général , que du moment que les douleurs
et les autres symptômes de l'inflammation sont dissipés, la
propriété contagieuse n'existe plus , et que l'écoulement est tout-
à-fait innocent. On peut élever des doutes raisonnables sur une
semblable assertion , puisque, d'après les faits que nous venons
de citer , le cachet gonorrhoïque a pu se conserver dans le
canal , même après la cessation de tout écoulement, et pendant un certain nombre de jours. Mais , quel est le praticien
qui n'a pas vu un semblable accident donner lieu à des infections
nouvelles, qu'il eût été facile de prévoir? Combien de nouveaux
ménages ont été troublés par les conséquences funestes d'une
fausse confiance inspirée à un époux de bonne foi, qui ne
demandait qu'à être éclairé, et auquel on avait persuadé qu'un
suintement séreux qui avait succédé à une ancienne gonorrhée ,
ne pouvait être contagieux !

Il est certain , et il faut le dire pour la justification de ceux
qui ont accrédité ce préjugé , qu'un grand nombre de faits démontrent que, en effet, un suintement même abondant, tantôt
séreux, tantôt puriforme, succédant à une gonorrhée prolongée ,
peut être entièrement dépouillé de la propriété contagieuse
qu'il possédait auparavant. Mais il existe aussi des faits entièrement contraires ; et nous ne connaissons aucun moyen de distinguer *à priori*, les uns et les autres. Cette considération nous
paraît d'un grand poids, en faveur de l'administration du baume
de Copahu ou du *piper cubeba*, dès le début de la maladie.
En effet, ces suintemens douteux n'ont presque jamais lieu ,

que lorsque la gonorrhée a été abandonnée à elle-même, ou qu'elle s'est fort prolongée : à l'exception des cas, très-peu nombreux, dans lesquels ni le baume de Copahu, ni le *piper*, ne peuvent être supportés, la gonorrhée cède rapidement à l'action de ces remèdes. Dans les cas assez rares, où la gonorrhée se reproduit aussitôt que l'on suspend l'emploi de ces remèdes, et où la maladie dure en tout environ six semaines, les suspensions passagères opérées par le remède, réduisent la durée effective de la maladie, au tiers ou au quart de la totalité du temps employé à la combattre : or, ces interruptions servent au moins à empêcher que la maladie ne dégénère en habitude, et laissent à la nature le temps d'effacer, dans le canal, l'impression gonorrhoïque qu'il est capable de conserver.

L'extension ou la reproduction de l'inflammation gonorrhoïque, dans des points de plus en plus profonds du canal, n'a que deux inconvéniens : dont l'un immédiat, la prolongation des phénomènes morbifiques ; l'autre éloigné, l'établissement des conditions, à la faveur desquelles la coarctation du canal de l'urètre survient dans la suite. Mais le développement de l'inflammation gonorrhoïque dans le col de la vessie et dans toute la vessie, est un accident d'une autre importance : les symptômes immédiats sont graves et prolongés ; la maladie passe facilement à l'état chronique et devient presque insurmontable.

Des douleurs qui deviennent bientôt intolérables, se font sentir à l'hypogastre, aux lombes, au fondement, au périné et au bout de la verge ; les érections sont moins fréquentes, mais elles sont bien plus incommodes, en ce qu'elles aggravent singulièrement les douleurs du périné et du fondement, qui sont accompagnées d'une angoisse inexprimable. Ces mêmes douleurs sont renouvelées à chaque instant, par le sentiment le plus pressant du besoin de rendre les urines ; ces dernières

sont rendues en très-petite quantité, quelques gouttes seulement, et avec une épreinte douloureuse et de plus en plus
violente. Ce phénomène, qui provient évidemment d'un état
de sensibilité insolite et de contraction permanente de la vessie,
où l'urine ne saurait séjourner dans la moindre quantité possible,
sans produire un effort violent de cet organe et des muscles
abdominaux, est surtout incommode par sa fréquence : il ne
s'écoule pas un quart d'heure sans qu'il se renouvelle ; les
boissons abondantes ne servent qu'à l'aggraver ; les sédatifs,
l'opium lui-même, sont impuissans pour le calmer. Il s'ensuit
nécessairement l'impossibilité de prendre le moindre repos ; le
sommeil est interrompu à chaque instant, et les forces du
malade sont plus rapidement altérées par cette circonstance,
que par la maladie elle-même, et par la fièvre qu'elle entraîne.
Pour peu que les choses subsistent en cet état, on voit les
urines changer : elles deviennent louches, lactescentes, écumeu-
ses, exhalent une odeur fade, ammoniacale, fétide ; elles dépo-
sent, pendant le refroidissement, un sédiment blanc, léger,
libre par rapport aux parois du vase. Bientôt, pendant les
épreintes vésicales, le malade rend avec de grandes douleurs
quelques gouttes de sang à la suite de l'urine. Plus tard, le sang
coule dans la vessie, même dans les intervalles des efforts
d'expulsion : il se mêle à l'urine, la rend rosée, rouge, brune,
se montre souvent sous la forme de caillots de diverses formes,
qui embarrassent plus ou moins le canal de l'urètre, et ajoutent
les difficultés d'un obstacle mécanique, aux douleurs ordinaires
de l'expulsion des urines. La sécrétion des follicules muqueux
de la vessie devient plus abondante, et son produit plus consistant ; son expulsion est une nouvelle source de douleurs dans
l'émission des urines, à cause de l'obstacle que ces matières,
connues sous le nom de *glaireuses*, y apportent, et d'une
plus forte contraction de la vessie qu'elles nécessitent. En cet

Tom. I.   34

état, les urines reposées présentent trois précipités distincts : les matières *glaireuses*, qui occupent le fond du vase et qui s'y attachent ; la mucosité puriforme produite par l'exhalation de la membrane muqueuse, qui forme la seconde couche ; le sang, dont les molécules se précipitent ensuite et forment lentement la couche supérieure On peut juger de la gravité et de la marche de la maladie, par la proportion des matières qui se séparent ainsi de l'urine : quand il survient quelque amendement, c'est le sang qui disparaît le premier, ou dont les proportions deviennent variables ; les matières *glaireuses* disparaissent les dernières, et subsistent long-temps seules.

On ne peut avoir que difficilement une idée de l'obstination d'une semblable maladie, des dangers immédiats qu'elle entraîne, et de la facilité avec laquelle elle passe à l'état chronique. Nous avons vu le régime le plus sévère, des bains presque continuels, des lavemens, des fomentations, la saignée générale, les sangsues, l'opium, l'emploi le mieux entendu des dérivatifs et des révulsifs, etc., etc., rester absolument sans effet, et ne pouvoir ébranler le moins du monde, la marche de la maladie. Nous avons vu aussi la phlegmasie de la vessie, tout en usant rapidement les forces, se communiquer sympathiquement à la membrane muqueuse des voies alimentaires, à celle des voies respiratoires, et donner lieu à la sécheresse de la langue, la soif, un sentiment d'ardeur ou de douleur à l'épigastre, à l'ombilic, à tout l'abdomen, des vomissemens, le hoquet, des selles séreuses, bilieuses, plus ou moins abondantes ; une toux fréquente, convulsive, le plus souvent sèche. Enfin, une fièvre continue avec des exacerbations le soir, accompagnées de sueur, vient ajouter à tant de causes de destruction, et souvent entraîne la perte du malade. Dans les cas les plus heureux, après être tombé dans un grand amaigrissement, le malade recouvre la faculté de se nourrir, et la maladie passe à l'état chronique ; mais la susceptibilité est extrême, et la moindre variation dans l'état de l'air, le moindre écart de régime vient rallumer la fièvre, renouveler les symptômes primitifs et le danger qu'ils entraînent, et réaliser ainsi, souvent chez de jeunes gens, les infirmités d'une vieillesse anticipée et déplorable. Si l'on se donne la peine de rechercher attentivement la source de la maladie connue sous le nom de *catarrhe vésical*, on trouvera que, dans un grand nombre de cas, elle provient de gonorrhées prolongées, et dont l'inflammation s'est étendue jusqu'à la vessie.

Des conséquences aussi funestes, dont les praticiens savent que le tableau n'est pas surchargé, sont propres à faire sentir vivement tout le prix d'un procédé propre à prévenir ou à suspendre la marche, et terminer sûrement et promptement une aussi cruelle affection. Nous avons réussi complétement, au moyen du baume de Copahu, quoique l'inflammation gonorrhoïque de la vessie fût déjà ancienne et grave ; et nous avons la certitude d'avoir prévenu une rechute, dans un autre cas, au moyen du *piper cubeba*, ainsi que nous l'avons déja publié. Quand bien même on croirait devoir renoncer à l'emploi de ces deux médicamens, dans la vue de combattre, par les moyens ordinaires, la gonorrhée simple, ce que nous sommes bien éloigné de regarder comme raisonnable, au moins devrait-on en conserver l'usage pour combattre un accident aussi grave, et prévenir l'infirmité incurable qui en est la conséquence la plus heureuse.

La coarctation du canal de l'urètre est aussi une conséquence très-commune de la gonorrhée, et d'autant plus fâcheuse, que l'art ne possède aucun moyen de la combattre efficacement, et qu'elle met obstacle à une fonction des plus importantes, l'émission des urines. Nous avons eu de nombreuses occasions de constater que, si une gonorrhée violente et prolongée conduit presque infailliblement à un semblable résultat, il ne suffit pas, pour y échapper, que la gonorrhée ait été simple et de peu de durée. Nous avons vu les rétrécissemens les plus graves, n'avoir eu pour origine que la gonorrhée la plus légère. Puisqu'une conséquence aussi importante qu'une rétention d'urine, à laquelle on ne peut opposer que des moyens palliatifs, et qui peut entraîner des abcès gangréneux, des fistules urinaires, de grands dangers et les infirmités les plus dégoûtantes, peut provenir d'une cause en apparence si simple, on conçoit combien il doit être précieux de pouvoir réduire la durée de cette même cause, l'état gonorrhoïque, au plus court espace de temps possible. Nous sommes convaincu que, sous ce point vue, la propriété anti-gonorrhoïque du baume de Copahu et du *piper cubeba*, est d'une grande importance ; et si leur emploi peut être adopté familièrement, les coarctations du canal de l'urètre peuvent devenir bien plus rares. Ces deux médicamens ont une supériorité bien grande, sous ce rapport, sur les injections irritantes que l'on a employées dans la même intention. Ce dernier moyen ne peut agir, qu'autant qu'il détermine dans le canal une inflammation supérieure à la première, et capable de l'effacer : or, des faits bien authentiques, et nous en avons recueillis de cette espèce, démontrent que l'inflammation du canal, produite par tout autre cause que la gonorrhée, une chute, par exemple, peut aussi conduire à la coarctation du canal ; par conséquent, susciter une nouvelle inflammation pour mettre fin à la précédente, c'est faire naître une cause de plus de la coarctation consécutive de l'urètre. Le baume de Copahu, le *piper*, au contraire, n'irritent nullement ce canal, n'agissent sur lui que d'une manière indirecte et sympathique, par la médiation des voies digestives, et autant qu'on puisse le pénétrer, en exerçant une sorte d'action spécifique sur le virus gonorrhoïque, qui sert, pour ainsi dire, à le détruire immédiatement.

Quant à la coarctation elle-même, il est presque superflu de dire que nous avons bien vérifié combien cette affection est incurable, ne peut être que soulagée passagèrement , et conserve une tendance invincible à se reproduire insensiblement. Il en est constamment ainsi, quels que soient les moyens par lesquels elle a été combattue. Ce serait abuser de la crédulité des malades et des médecins , et se jouer de la vérité, que de prétendre le contraire. Nous avons employé tour à tour les bougies , le nitrate d'argent , le cathétérisme de vive force : voici de quelle manière et avec quels résultats.

Quand la coarctation est médiocre, et ne s'oppose pas au passage d'un filet assez notable d'urine , ordinairement une bougie fine , de gomme élastique, poussée avec fermeté et pendant que l'on tient le canal tendu à la faveur de l'alongement de la verge , pénètre jusque dans la vessie, en franchissant avec quelque peine le point rétréci du canal. S'il existe en même temps un peu d'engorgement dans les parois de ce dernier, la consistance de l'instrument peut n'être pas suffisante pour franchir l'obstacle , d'ailleurs médiocre ; alors, on peut ajouter à son utilité , en choisissant une bougie creuse , quoique fine (1), et plaçant dans sa cavité un léger stylet de côte de balcine : par ce procédé, la souplesse et la consistance nécessaires dans l'instrument, se trouvent conciliées. L'engorgement des parois du canal n'est pas toujours uniforme : de là, des déviations de la cavité. D'un autre côté, quoique les ulcérations du canal soient très-rares , il en existe cependant ; et comme nous en rapporterons un exemple, leurs cicatrices sont quelquefois

---

(1) Nous ne saurions faire un assez grand éloge de la fabrique de M. Féburier, rue du Bac , à Paris; il nous a fourni tous les instrumens de cette espèce que nous avons employés, et il a toujours rempli toutes nos vues avec une intelligence et une perfection vraiment rares.

accompagnées de difformité : de là , des particularités insolites dans la conformation du canal , dans le point rétréci. Il est possible que l'on reconnaisse, par divers tâtonnemens faits avec l'extrémité d'une bougie, que la principale difficulté à l'introduction de l'instrument, correspond particulièrement à telle paroi du canal ; en sorte qu'une inclinaison déterminée à l'extrémité de la bougie , puisse faire éviter l'obstacle. Dans ce cas , nous avons tiré un parti fort avantageux de bougies creuses et fines, et garnies d'un très-petit stylet de plomb : ainsi disposée, une bougie peut recevoir, et conserver à son extrémité , une légère courbure qu'on lui donne à dessein, et à la faveur de laquelle on évite l'obstacle du point rétréci du canal, et l'on pénètre jusque dans la vessie.

Il est des cas où la réduction de la cavité du canal , dans le point rétréci, est telle qu'aucune bougie n'y saurait pénétrer. Si, d'ailleurs, le rétrécissement et l'engorgement qui peut l'accompagner, sont bornés à une petite étendue , nous employons d'abord, des cordes de boyau plus ou moins fines, dont nous ramollissons le bout en le mâchant entre les dents et le pénétrant de salive , de manière à lui donner la forme d'un petit pinceau très-souple. Si la corde pénètre au-delà de l'obstacle, ce qui arrive fort souvent en pareil cas , nous l'assujettissons à la verge , nous faisons garder le repos au malade, et nous changeons le corps dilatant de deux en deux heures , en augmentant chaque fois son diamètre. Du moment que l'espace est suffisant pour admettre une bougie fine , ce qui doit avoir lieu avant la fin du jour , nous plaçons le nouvel instrument , et nous renonçons à l'usage de la corde. Cette dernière doit être changée aussi fréquemment, parce que l'humidité du canal et celle de la vessie qui la gonflent , détruisent aussi une partie de sa torsion ; elle se *détord* d'une manière inégale , d'où résultent des espèces de nœuds , qui peuvent rendre son extraction très-difficile et fort douloureuse; car , il faut quelquefois pratiquer un véritable arrachement. D'un autre côté , ces cordes sont quelquefois ajoutées à la filature , et la chose est toujours difficile à reconnaître. L'humidité peut affaiblir l'union des fragmens , ils peuvent se séparer dans l'effort que l'on peut être obligé de faire pour opérer l'extraction , et l'un des deux peut passer dans la vessie et devenir le noyau d'un calcul urinaire. Or , l'expérience nous a démontré que ces inconvéniens sont nuls, si l'on ne laisse pas séjourner les cordes de boyau plus de deux heures: elles se détordent en partie , elles se gonflent bien davantage , elles n'opposent pas de difficultés à leur extraction , et ne risquent pas de se désunir si elles sont ajoutées.

L'intumescence des parois du canal, dans le point rétréci , peut les tenir dans un tel degré de rapprochement, que les bougies ni les cordes de boyau ne puissent franchir l'obstacle : la difficulté peut , d'ailleurs , être fort accrue par quelque légère difformité du canal dans ce même point. Tels sont les cas dans lesquels nous avons tiré un grand parti du nitrate d'argent fondu, adapté à l'extrémité d'une bougie creuse. Voici comment l'instrument est préparé, et comment nous en usons. Nous prenons une bougie creuse, de forme cylindrique ; nous ouvrons son cul-de-sac en y faisant une perte de substance , sans emporter la totalité de l'inclinaison réciproque des parois; nous engageons dans la cavité de la bougie et par le bout opposé , un cylindre menu de nitrate d'argent fondu, coulé dans une lingotière faite exprès, et taillé en pointe courte ; un stylet de plomb sert à chasser le cylindre de nitrate , jusqu'à ce que son extrémité fasse saillie au-delà du cul-de-sac ouvert de la bougie , et sert à fixer le caustique, qui d'ailleurs est chatonné par un peu de mastic placé sur le contour de l'ouverture de la bougie. Sur l'extrémité opposée de cette dernière, le stylet de plomb est scellé par le même mastic, ou par de la cire d'Espagne. Les choses ainsi disposées, nous choisissons un moment où le malade n'ait uriné depuis quelque temps, afin que le canal ne soit pas humecté d'urine. Nous engageons une bougie de volume médiocre, dans le canal de l'urètre, jusque sur l'obstacle, et nous cherchons à prendre une idée de sa consistance et de sa disposition dans ce point. Mesurant sur la bougie, armée du caustique, la profondeur à laquelle se trouve l'obstacle, d'après l'exploration, nous portons rapidement jusque sur lui l'extrémité de la bougie, ayant soin de tenir la verge tendue et bien dirigée dans l'axe du corps, afin que le caustique n'appuie pas seulement sur une des parois du canal. On doit ne graisser la bougie armée que derrière le caustique, et ne pas couvrir ce dernier du corps gras dont on fait usage, parce que son action en serait empêchée. Une montre à secondes sous les yeux, nous réglons la durée de l'application du caustique, d'après la sensibilité que le malade témoigne : ordinairement, nous ne dépassons pas une demi-minute dans les applications ; mais si rien ne s'y oppose, dans la suite, nous prolongeons la cautérisation jusqu'à une minute. Nous la réitérons tous les deux ou trois jours, et nous avons soin d'explorer de nouveau le canal, chaque fois, avant de procéder à une nouvelle cautérisation : une bougie fine est d'abord portée sur l'obstacle, et nous cherchons à la pousser au-delà ; si elle pénètre jusque dans la vessie, nous l'y fixons ; et renonçant désormais à la cautérisation, nous poursuivons le traitement par les corps dilatans, comme nous allons l'exposer. Si la bougie ne pénètre pas, nous en introduisons une autre un peu plus volumineuse, pour reconnaître l'état des choses, après quoi nous engageons de nouveau la bougie armée. Notre intention n'étant que de franchir l'obstacle au moyen du caustique, nous en revenons à la dilatation pure et simple, aussitôt que la chose est devenue possible.

Les effets de ce procédé sont rarement bien marqués, dès les premières applications ; cependant on observe assez souvent, dès-lors, un peu plus de liberté dans l'émission des urines. Il est plus ordinaire que, lorsque la cautérisation a été plus prolongée, le malade éprouve plus de difficulté qu'à l'ordinaire, et même une rétention presque complète durant plusieurs heures. Cependant les urines recommencent à couler insensiblement, et, avant la fin de la journée ou dans la nuit, leur émission est tout-à-fait rétablie comme auparavant. Ces difficultés peuvent se reproduire plusieurs fois pendant cette partie du traitement, et souvent elle se termine par l'expulsion d'un bouchon que l'urine pousse devant elle, et qui est formé par une escarre des parois du canal. Pendant ces momens d'embarras, le malade peut être soulagé par des bains, des linimens sédatifs, des fomentations, etc. ; mais le temps amène toujours un dénouement heureux : nous n'avons jamais observé un engorgement inflammatoire notable, provenant de la cautérisation, et capable de s'opposer plus long-temps à l'émission des urines. La chose tient peut-être au soin que nous avons de ne pas pratiquer de cautérisation trop profonde, et, dans cette intention, de ne pas laisser séjourner le caustique trop long-temps. Nous regardons comme important d'en user avec cette réserve, afin de n'être pas obligé de pratiquer le cathétérisme de vive force, ou la ponction de la vessie.

Le nitrate d'argent ne peut être mis en usage, du moins sans de graves inconvéniens, dans les cas où plusieurs points rétrécis nécessiteraient l'application réitérée du caustique, ni dans ceux où le rétrécissement est accompagné d'un engorgement étendu, profond, comprenant les parois du canal et tout le périné, et présentant une grande consistance.

Dans le premier cas, du moment où le premier obstacle étant surmonté, la bougie fine qui vient de le franchir, est arrêtée par un second, chose qu'il était impossible de prévoir auparavant, si une corde de boyau ne peut pas pénétrer dans la vessie pour favoriser la suite de traitement, il faut renoncer aussitôt au procédé de la cautérisation, et avoir recours sans délai au cathétérisme de vive force. Pour faire autrement et continuer l'application du caustique, il faudrait entretenir un bout de bougie dans l'obstacle déjà surmonté, afin de le maintenir dilaté; car la cautérisation ne préserve pas de toute coarctation ultérieure, et le premier rétrécissement serait restitué avant que le second eût été dompté. Or, l'usage d'une bougie qui ne parcourt pas tout le canal, a deux inconvéniens : le premier, d'irriter fortement le point où elle s'arrête, et, dans ce cas, ce serait le second rétrécissement où la cautérisation produit déjà des effets analogues; le second, de déformer le point du canal où répond son extrémité, et de détruire la disposition *infundibuliforme* qui existe le plus souvent au-devant de l'obstacle, et qui favorise singulièrement l'exacte application du caustique.

Dans le second cas, qu'il y ait ou non des fistules urinaires, les efforts de cicatrisation auxquels la nature s'est livrée, quand il y a des ruptures, l'engorgement du tissu cellulaire du périné, celui des parois du canal, sont autant de causes capables d'altérer la forme de ce dernier, de changer notablement et dans plusieurs sens variés et contraires, sa direction ; en sorte que, si la disposition conique du caustique trouvait encore une sorte d'*infundibulum* en avant de l'obstacle, et s'il pouvait ainsi être d'abord exactement engagé dans ce dernier, il serait presque inévitable qu'il fût conduit ensuite contre l'une des parois, de manière à la perforer et à tracer une fausse route. On conçoit une combinaison fortuite de circonstances favorables, qui peuvent conduire heureusement le caustique à travers tant de difficultés ; mais on conçoit aussi des dispositions contraires : et l'engorgement ne laissant pas la liberté de surveiller le chemin que fait le caustique, on ne peut s'apercevoir qu'il s'égare, que lorsque la fausse route est consommée. C'est ainsi que doivent être expliqués des faits dont l'issue n'a pas été uniforme, et sur lesquels reposent les principes que nous suivons.

Nous avions remarqué avec un grand intérêt, le soulagement qu'un assez grand nombre de malades éprouve, dès les premières applications du caustique, et lorsque son action est trop bornée pour avoir opéré une perte de substance. Nous en avions conclu que, en outre de ce dernier effet que l'on n'obtient que plus tard, le caustique lunaire agissait aussi à la manière d'un résolutif, sur l'engorgement de la membrane muqueuse et même sur celui de tous les organes environnans; que cet effet devait marcher de concert avec celui de la cautérisation, et s'exercer là où s'arrêtait cette dernière; que, par conséquent, on pouvait espérer, lorsque le caustique est porté dans un canal rétréci, au milieu d'un engorgement volumineux, qu'un premier degré de dilatation opérée par cette action résolutive, faciliterait l'insinuation ultérieure et successive du caustique dans la suite du canal, et le guiderait, pour ainsi dire, à travers des obstacles nombreux. Ce raisonnement nous parut assez solide pour nous y livrer; et des cas de cette nature s'étant présentés, nous nous conduisîmes en conséquence. Dans une de ces occasions, plus d'un mois fut consacré à des cautérisations pratiquées tous les deux jours : la bougie armée avançait; des fistules périnéales fournissaient une bien plus grande quantité de pus; l'engorgement qui embrassait le canal, diminuait; la quantité d'urine admise dans les voies naturelles s'accroissait de jour en jour; tout annonçait un succès complet, et notre espérance ne fut pas déçue. La bougie exploratrice franchit le dernier obstacle et pénétra dans la vessie; elle fut remplacée au bout de quelques jours par une sonde fine, dont la cavité fut laissée ouverte. Nous augmentâmes graduellement le diamètre des corps dilatans ; l'engorgement se dissipa complétement, les fistules se cicatrisèrent solidement, et au bout de six mois de traitement, le malade était tout-à-fait guéri.

Cet exemple, qui ne fut pas le seul, mais bien le plus éclatant, à cause de la gravité et de l'ancienneté de la maladie, contribua, plus que tout autre, à nous affermir dans la doctrine que nous venons d'exposer ; nous nous félicitions, dans l'intérêt de l'art, de posséder un moyen de restauration du canal, exempt des incertitudes et des dangereuses violences attachées au cathé-térisme de vive force : nous devions être bientôt désabusé par un exemple contraire.

Un fabricant de bas, de Nismes, portait, depuis plus de quinze ans, un rétrécissement du canal de l'urètre, suite de plusieurs gonorrhées. Des ruptures avaient eu lieu à plusieurs reprises et avaient causé des abcès gangréneux, dont les ouvertures étaient devenues fistuleuses et livraient passage à une grande quantité d'urine ; un engorgement extrême-ment dur, occupait tout le scrotum, l'hypogastre, le périné et la marge de l'anus, et embrassait exactement le canal. La bougie exploratrice pénétra, néanmoins, jusqu'au-dessous de la symphyse pubienne ; là, les parois du canal étaient rugueuses et de la consistance du cartilage. La bougie armée pénétra à une assez grande profondeur, et ses progrès étaient accompagnés d'une diminution sensible de la tumeur, d'un écoulement puriforme et abondant par le canal, d'une aug-mentation considérable dans la quantité d'urine qui par-courait les voies naturelles ; mais les fistules se resserraient, et ne fournissaient pas une suppuration abondante, comme dans le cas précédent. Après une quarantaine de jours de ce traitement, la bougie exploratrice pénétra tout à coup à une grande profondeur, sans donner lieu à la sensation qui résulte de l'introduction d'un corps étranger dans la vessie : le doigt porté dans l'intestin rectum, nous fit reconnaître une perforation, au moyen de laquelle la bougie venait de pénétrer dans sa cavité. Elle fut retirée tout aussitôt; et deux jours après, nous pratiquâmes le cathétérisme de vive force, assez heureusement pour éviter la fausse route, et pour parvenir dans la vessie, dès cette première tentative. Un foyer inflammatoire se manifesta au périné ; il s'abcéda, et l'ouverture que nous en fîmes, nous ramena dans la fausse route que la bougie avait pratiquée. Nous nous crûmes, dès-lors, dans la nécessité de pratiquer, dans la suite, l'opération ordinaire de la fistule à l'anus : cependant, à la faveur d'un régime sévère qui rendit les selles très-rares, le trajet fistuleux s'oblitéra, la plaie du périné se cicatrisa, et le traitement de la coarctation du canal, qui ne fut traversé par aucun autre incident, fut poursuivi par l'usage des sondes de gomme élastique, et terminé par la guérison complète du malade.

Ce fait très-instructif, en démontrant la possibilité de s'égarer dans le traitement de certaines coarctations du canal de l'urètre, par le caustique, peut faire sentir que l'on peut être exposé quelquefois à des désordres bien plus graves, et combien il importe de fixer la nature des cas auxquels l'emploi de ce moyen doit être restreint. Il nous semble confirmer pleinement le précepte que nous avons exposé d'abord, et déterminer les conditions dans lesquelles on doit accorder la préférence au cathétérisme forcé, malgré ses difficultés et ses dangers.

Nous avons eu de nombreuses occasions de pratiquer cette opération, et de plus nombreuses encore de la voir exécuter par des praticiens du premier rang. Cette dernière circonstance peut donner d'autant plus de solidité aux remarques que nous avons faites : les effets fâcheux que nous aurons à rapporter, ne peuvent être attribués à l'impéritie.

Nous avons adopté l'usage des sondes coniques de platine : la consistance de ce métal permet de réduire l'instrument aux moindres dimensions possibles , en lui conservant toute la solidité nécessaire. La sonde , dans cette forme , doit être portée et poussée à travers les obstacles avec d'autant plus de circonspection , que son bec est fort délié, et pourrait aisément perforer les parois du canal : nous nous sommes appliqué de bonne heure à distinguer la résistance qui résulte de ce que le bec de la sonde porte sur une paroi du canal , de celle que l'on éprouve lorsqu'un obstacle est franchi , et qui provient du volume croissant de l'instrument, s'engageant de plus en plus dans une sorte d'anneau étroit et très-dense : les sensations de la main , dans l'un et l'autre cas , sont différentes. Avec de l'habitude on s'aperçoit bien que , dans le premier, la résistance ne cesse de répondre au bec de la sonde, et que dans le second , elle répond à un point de sa longueur proportionné à la profondeur à laquelle l'instrument a pénétré. Nous ne poussons jamais du premier coup, la sonde dans la vessie, quand bien même nous aurions eu le bonheur , fort rare , d'engager d'abord son bec dans le rétrécissement : nous la retirons et la repoussons de nouveau à plusieurs reprises, pour nous assurer si son bec conique s'engage dans une sorte d'*infundibulum*, sans éprouver des secousses. Si la sonde est bien placée dans le canal rétréci , à quelque profondeur qu'elle ait pénétré, en l'abandonnant à elle-même elle se soutient sans déviation dans la ligne médiane : ce symptôme est propre à confirmer la valeur des phénomènes précédens , et peut donner la confiance nécessaire pour pousser avec une force suffisante, l'algalie dans la vessie , en se conformant, avec toute l'exactitude possible, à la direction de la portion du canal située derrière l'obstacle , et tout en suivant du doigt porté dans l'intestin rectum , la marche du bec de la sonde jusque dans la vessie. Ce dernier soin est d'autant plus important, que le bec de la sonde, aussi délié qu'il le faut pour qu'il puisse s'insinuer dans le rétrécissement porté au dernier point, serait très-propre à perforer la partie membraneuse de l'urètre, ou à labourer la glande prostate; et nous avons vu un grand nombre de cas, où la sonde ayant heureusement franchi l'obstacle, s'est égarée ensuite et a fait une fausse route derrière le rétrécissement. On conçoit qu'alors les urines peuvent s'infiltrer, et donner lieu à des abcès gangréneux; ce qui n'arrive guère, quand la fausse route répond en avant de l'obstacle et a été faite avant de l'avoir franchi. L'habileté la plus grande ne peut préserver de cet accident, puisque nous l'avons vu arriver à l'occasion du cathétérisme exécuté par des praticiens du premier ordre.

Il est une autre lésion inséparable de l'emploi d'une sonde métallique, pour surmonter les obstacles du canal de l'urètre : le bec de la sonde doit être délié et pénètre de la sorte avec moins de difficulté dans le retrécissement; mais il serait impossible de faire avancer l'instrument, s'il ne présentait pas des dimensions et une consistance qui s'accroissent insensiblement de l'une à l'autre extrémité. Or, de cette différence il résulte une disproportion croissante entre l'étroitesse du canal et le volume de la sonde; et il arrive presque toujours, que le canal se laisse rompre dans le lieu du rétrécissement, et que la rupture s'étend plus ou moins en avant et en arrière de ce même point. Cet accident est inséparable de l'usage des sondes coniques; et cependant cette forme est indispensable dans une sonde *à obstacle*. Il n'a jamais lieu, lorsque l'on procède à la dilatation du canal par les cordes de boyau ou par les bougies, parce que leur action est lente, et qu'elle laisse aux parties le temps de se dilater; mais une sonde doit être admise sur-le-champ: la différence qui existait entre le diamètre du point rétréci du canal , et celui du point de la sonde auquel il correspondra , doit être effacée en un clin-d'œil par un seul effort , dont la violence est nécessairement et involontairement proportionnée à la résistance que l'instrument vient de surmonter. Nous avons eu de fréquentes occasions , surtout à l'hôpital de la Charité de Paris , et à l'hôpital militaire de Toulouse , d'observer l'état des choses sur le cadavre , dès le lendemain , le second , le troisième et jusqu'au huitième jour après le cathétérisme : cette opération avait été pratiquée très-heureusement , et par des praticiens d'une grande habileté ; la sonde ne s'était point égarée , elle avait parcouru le canal et avait pénétré dans la vessie par les voies naturelles ; mais le canal était déchiré sur l'une de ses parois, ordinairement l'inférieure, dans une étendue de deux à trois pouces , dont le point rétréci occupait le centre. Cette déchirure n'intéressait pas seulement la membrane muqueuse du canal; mais toute l'épaisseur de ses parois, sur une ligne à peu près droite et ordinairement parallèle à l'axe de l'urètre.

Cette rupture ne donne que rarement lieu à l'infiltration de l'urine et à ses conséquences ordinaires ; sans doute , parce qu'elle ne s'étend pas jusqu'au tissu cellulaire qui embrasse l'extérieur du canal : cependant , la chose arrive quelquefois, et l'on voit alors un foyer inflammatoire se manifester au périné, et se terminer par un abcès dont l'ouverture passe le plus souvent à l'état fistuleux , et livre passage aux urines; quelquefois même , l'épanchement de l'urine est assez considérable, pour donner lieu à un abcès gangréneux , qui entraîne la mortification d'une partie du scrotum , et des parois du canal de l'urètre. Cependant, ce dernier accident est assez rare , à moins que l'on n'ait trop incliné inférieurement le pavillon de la sonde, en l'assujettissant dans la vessie : il s'ensuit alors une telle compression sur la paroi inférieure du canal, vis-à-vis la symphyse pubienne et le ligament suspenseur de la verge, que la gangrène du point comprimé en est facilement décidée, surtout si une déchirure opérée par la sonde a déjà permis l'infiltration de l'urine. Il est important de remarquer que, dans ce cas, la perforation du canal est accompagnée de perte de substance, et par conséquent, presque toujours incurable. Mais la déchirure des parois du canal par l'action de la sonde, entraîne quelquefois des effets bien plus graves : nous avons vu la fièvre, accompagnée des symptômes nerveux les plus-formidables, succéder au cathétérisme forcé, et entraîner la mort, dans un espace de temps assez court : du second au huitième ou neuvième jour de l'opération. A l'ouverture du cadavre, faite, le plus souvent, l'instrument étant resté en place, nous avons constaté la rupture du canal dont nous avons parlé ; une inflammation des plus aiguës dans les parois de ce conduit, s'étendant jusqu'à la vessie ; les parois de ce viscère engorgées, épaissies et très-dures ; la membrane muqueuse tuméfiée, injectée, ramollie et comme fongueuse ; les sécrétions du canal et de la vessie séreuses, brunâtres, fétides, et oxydant les métaux ; des signes de phlegmasie commençante et vraisemblablement sympathique, dans les membranes muqueuses des voies alimentaires ou respiratoires, ou dans le péritoine, les plèvres ou les méninges. Les faits de cette espèce que nous avons observés, nous portent à conclure que les violences du cathétérisme forcé provoquent quelquefois une inflammation des plus graves, dont l'importance répond, sans doute, à la sensibilité insolite que la maladie antérieure a long-temps entretenue dans les parois du canal, dans celles de la vessie, dans les principales membranes muqueuses, à cause des analogies de structure et de fonctions, et dans toute la constitution, à cause de la gêne qu'éprouve habituellement une fonction des plus importantes, l'émission des urines. Dans cet état de choses, un grand nombre d'affections sympathiques peut résulter d'un même ébranlement ; et chacune emportant avec elle une certaine gravité, le danger s'accroît d'autant.

Il est fort important que les jeunes praticiens, surtout, soient pénétrés de la susceptibilité de la constitution, en pareil cas, des dangers qu'elle peut attacher aux procédés violens de restauration du canal, et de la circonspection avec laquelle on doit user du cathétérisme forcé : il nous paraît intéressant, sous ce rapport, de rappeler quelques observations qui se présentent assez souvent, pour qu'elles n'aient pu échapper que difficilement aux praticiens attentifs. Tant que le rétrécissement du canal de l'urètre est médiocre, il n'influe que peu sur l'ensemble de la santé ; mais, lorsque l'émission des urines éprouve des difficultés sérieuses, lors surtout que, de temps en temps, cette excrétion est retenue en totalité dans la vessie, pendant quelques heures de suite, le séjour prolongé de ce corps étranger, autant que les efforts fréquens et pénibles pour l'expulser, donnent lieu à une phlegmasie habituelle et chronique de la membrane muqueuse de la vessie, qui s'étend à la totalité de ses parois : de là, des efforts involontaires et violens, un véritable ténesme vésical, accompagné de douleurs et de l'émission d'une plus ou moins grande quantité de mucosité mêlée avec l'urine, et qui lui donne une odeur fétide ou ammoniacale. Il survient donc un véritable catarrhe vésical, accidentel et consécutif de la coarctation du canal de l'urètre.

Dans les mêmes conditions, on observe fréquemment un ou plusieurs accès fébriles qui surviennent sans cause manifeste, même dans les momens où l'excrétion de l'urine est le moins gênée, et que nous croyons que l'on peut attribuer à l'absorption des principes urineux, plus abondans que dans l'état naturel, à cause du séjour prolongé de l'urine. Il n'y a guère de cette sorte de malades, qui ne racontent l'histoire d'une fièvre inter-

mittente qui a présenté un grand nombre de récidives et de
variétés , et qui a résisté aux traitemens les plus méthodiques.
Nous avons vu un de nos confrères , habitant un pays fort
humide , et qui croyait devoir attribuer à cette circonstance
une fièvre intermittente, qui avait, disait-il, présenté tous les
types imaginables, sans que rien pût l'en délivrer. Il rapportait
à cette fièvre un prétendu engorgement de la glande prostate,
qui occupait tout le périné et y faisait une saillie considérable :
cette tumeur était, selon lui , la cause d'une rétention d'urine
dont il s'apercevait à peine. Néanmoins, le canal de l'urètre était
rétréci , au point qu'il ne put être élargi que par la sonde de
platine; la tumeur du périné, qui provenait de ruptures légères
du canal , se dissipa après avoir causé quelques abcès ; la fièvre
disparut aussi et sans retour, mais ce ne fut qu'après un traitement de six mois, par les bougies et les sondes de gomme
élastique; et le malade, mal guéri de ses préventions et de retour
chez lui , a été long-temps sans comprendre pourquoi l'humidité du climat, contre laquelle il ne prenait aucune précaution
particulière , ne causait plus la fièvre intermittente qu'il avait
gardée si long-temps.

On remarque aussi une grande délicatesse des membranes
muqueuses des voies alimentaires et des voies respiratoires :
aussi, n'est-il pas rare que les sujets affectés de dysurie par la
coarctation de l'urètre , soient en même temps très-disposés à
l'indigestion , au dévoiement, à l'embarras gastrique et au
catarrhe pulmonaire. Chez eux, ces incommodités sont très-
fréquentes, presque habituelles, et subsistent quelquefois toutes
ensemble. L'observation démontre qu'elles sont sympathiques,
et sous la dépendance de la dysurie, laquelle entretient constamment des prédispositions favorables au développement de
ces affections secondaires : en effet , elles se dissipent le plus souvent, du moment que l'on a pu rétablir le libre cours des urines.

La dysurie dont il s'agit, peut exalter la sensibilité du système nerveux, au point de donner lieu à des affections nerveuses graves, et néanmoins purement sympathiques: nous avons recueilli, à cet égard, un fait très-instructif. Un homme de près de soixante ans, d'une constitution forte, d'un caractère très-ardent, ayant joué un rôle très-actif dans les événemens de la révolution française, éprouvait une dysurie très-avancée, occasionée par la coarctation du canal de l'urètre, laquelle s'était établie insensiblement à la suite de gonorrhées nombreuses et prolongées. Les phénomènes ordinaires du catarrhe vésical symptomatique existaient; mais de plus, le malade éprouvait souvent un spasme violent pendant les efforts nécessaires à l'émission des urines, et quelquefois de véritables attaques d'épilepsie. En suivant l'affiliation des phases de cette maladie, il nous parut fort probable que la complication convulsive n'était qu'un symptôme de la dysurie; et avant de permettre l'adoption d'une méthode de traitement dirigée contre l'épilepsie, nous exigeâmes que la dilatation du canal fut d'abord opérée. Nous y procédâmes avec succès par le moyen des cordes de boyau et des bougies, et nous eûmes la satisfaction de voir les attaques s'éloigner, s'affaiblir et disparaître totalement, à mesure que la vessie se vuidait plus facilement, et tandis que l'urine ne présentait plus le sédiment muqueux qu'elle charriait auparavant. Les événemens politiques ayant ensuite conduit le malade en Belgique, où il est mort en exil, le soin des voies urinaires fut négligé: on n'entretint pas la dilatation du canal de l'urètre; et les urines coulant de nouveau avec difficulté, les attaques d'épilepsie se sont rétablies dans la même proportion.

Ces observations sont très-propres à faire sentir combien il importe de réduire, autant qu'il se peut, les cas de l'emploi du cathétérisme forcé: s'il en est où l'on ne saurait se dispenser d'y avoir recours, il faut au moins ne pas l'employer de préférence, lorsqu'il est possible d'y réussir par d'autres moyens. Dans les cas, même les plus difficiles, nous commençons toujours par essayer les bougies et les cordes de boyau; et souvent l'un ou l'autre, employés avec l'assiduité nécessaire, nous ont sufli pour commencer ou accomplir un traitement qui paraissait offrir de grandes difficultés. Il faut, enfin, recourir au cathétérisme forcé, quand la chose est indispensable; mais souvent on peut le rendre moins périlleux, sinon plus facile, en combattant auparavant une partie de l'engorgement inflammatoire qui accompagne la coarctation. Dans les cas les plus graves de cette espèce, nous avons cru devoir une partie du succès à l'usage préliminaire des bains, des topiques relâchans, et à l'application fréquente des sangsues. On doit se souvenir, en opérant, que le succès lui-même est redoutable, s'il n'est obtenu qu'après de longs tâtonnemens; car il peut en résulter une inflammation violente: aussi, si nous ne réussissons pas au bout d'environ dix minutes, nous suspendons les recherches et nous nous occupons de calmer l'irritation, avant de faire de nouvelles tentatives. Enfin, après avoir porté la sonde métallique dans la vessie, nous regardons, comme bien important, le soin de surveiller attentivement la sensibilité des voies urinaires, celle de l'abdomen et l'état du pouls, surtout s'il a fallu faire de grandes violences: nous avons la certitude que notre empressement à combattre l'inflammation, dès la manifestation du premier signe de son développement, a sauvé des malades qui auraient infailliblement succombé.

Par quelque moyen que l'on ait commencé le traitement de la coarctation du canal de l'urètre, elle doit être continuée par l'usage assidu des bougies ou des sondes creuses, selon qu'il existe ou non des perforations fistuleuses du canal. Il est même de la plus grande importance que le malade puisse entretenir, dans la suite, le bon état du canal, en introduisant de temps en temps des bougies, que nous faisons faire coniques, exprès pour cet usage ; mais il est des cas dans lesquels ce dernier soin est rendu impossible, par une difformité particulière des parois du conduit.

Un homme, âgé de trente-six ans, avait éprouvé, à la suite de plusieurs gonorrhées, un rétrécissement du canal, qui avait entraîné la formation d'une fistule urinaire au périné. La coarctation était extrême, et ne put être surmontée que par le cathétérisme de vive force. La dilatation s'opéra rapidemment, une tumeur volumineuse qui occupait le périné fut dissipée, la fistule se resserrait ; mais la sonde creuse de gomme élastique, dont nous faisions usage, ne franchissait qu'avec difficulté et par le secours du mandrin, le point où le rétrécissement avait existé. Quoique la dilatation fût très-avancée, même dans ce point, il fallait chaque fois faire de longs tâtonnemens pour en venir à bout. Il devint évident que la perforation du canal avait laissé là une difformité, qu'il était difficile d'éviter avec la sonde. Nous prolongeâmes beaucoup le traitement, dans l'intention de déprimer, autant qu'il se pourrait, les saillies qui devaient exister dans le point rétréci. Nous parvînmes à rendre l'introduction de la sonde plus facile, et à procurer la cicatrisation de la fistule ; mais bientôt après avoir abandonné l'usage des corps dilatans, la dysurie se reproduisit et la cicatrice de la fistule se déchira. A deux reprises différentes, les mêmes phénomènes se succédèrent, et le malade ne put jamais introduire une bougie conique, quoique fort déliée : nous-même nous ne pouvions faire avancer cet instrument, tandis que nous introduisions facilement une sonde assez volumineuse et armée de son mandrin, en tâtonnant un peu pour éviter l'obstacle. Nous essayâmes ce que la cautérisation pourrait produire sur une pareille difformité ; mais ce ne fut qu'avec défiance, et nous fûmes bientôt obligé d'y renoncer, parce que nous avions remar-

qué, dans l'introduction de la sonde, que l'espèce de bride par
laquelle nous étions arrêté, éloignait l'instrument de la direction
naturelle du canal: par conséquent, le caustique n'était propre
qu'à nous égarer. Ne pouvant sortir par les voies ordinaires
du cercle vicieux dans lequel nous étions engagé, et le malade
désirant ardemment de guérir, voici le parti que nous prîmes.

Un cathéter fut engagé dans le canal. Une sonde cannelée glissée
dans la fistule, appuyait par son extrémité dans la cannelure du
cathéter. Un bistouri droit fut guidé de la sorte à travers la
fistule, de manière à diviser la paroi inférieure du canal, d'un
pouce en arrière et en avant du point qui avait été rétréci : en
finissant, la peau du périné fut divisée dans une plus grande
étendue. Le cathéter fut retiré et remplacé par une grosse sonde
de gomme élastique, qui fut laissée ouverte. Des pièces d'amadou
furent interposées entre les lèvres de la plaie, pour prévenir leur
recollement. La suppuration étant établie et le dégorgement de
la plaie terminé, nous parvînmes à voir une ride dirigée obliquement sur la paroi inférieure du canal, et que l'incision avait
atteinte : nous la détruisîmes en entier par plusieurs cautérisations, au moyen du nitrate d'argent ; après quoi, la plaie se
cicatrisa sur la sonde. La fistule s'est rouverte plusieurs fois ,
depuis trois ans que l'opération a été pratiquée ; mais elle se
cicatrise de nouveau, et finira sans doute par se raffermir. L'obstacle au passage d'une bougie propre à entretenir la liberté du
canal, n'existe plus ; le malade use et abuse peut-être de cette
facilité : le rétablissement momentané de la fistule tient vraisemblablement à l'irritation fréquemment renouvelée par l'introduction d'une bougie ; car il n'y a point eu de perte de
substance de la part du canal, lors de la formation de l'abcès
dont l'ouverture a dégénéré en fistule (1).

---

(1) En ce moment (juillet 1822) , le malade est devenu père d'un troisième

Si la question relative à la possibilité d'une infection générale par l'effet d'une gonorrhée syphilitique, n'était pas suffisamment résolue par l'observation, nous pourrions citer un grand nombre de faits affirmatifs. Sans nier qu'il n'y ait un grand nombre de cas dans lesquels cette conséquence n'a point lieu, nous pouvons assurer que, dans un grand nombre d'autres, la syphilis n'a pas d'autre origine. Or, il est indubitable que la distinction *à priori* des uns et des autres est extrêmement difficile, et même le plus souvent tout-à-fait impossible. La prudence veut donc que l'on s'efforce de prévenir, ou que l'on s'empresse de détruire les premiers effets de la contagion, et que l'on y emploie des moyens qui soient au moins sans inconvéniens, pour les cas où la chose devra être faite sans utilité.

L'usage a fait prévaloir l'emploi intérieur de quelques grains de sublimé, ou de quelque oxyde mercuriel : nous avons fait ainsi, et l'expérience nous a démontré que cette méthode n'était pas la plus sûre. Nous avons souvent vu reparaître les mêmes malades avec des pustules, des bubons, etc., qui attestaient suffisamment et la contagion exercée par la gonorrhée, et l'inefficacité des préservatifs employés par les voies de la nutrition. Nous avons appris ainsi l'importance d'un précepte fondamental, auquel nous nous sommes conformé depuis : *Les préparations mercurielles doivent être administrées par les mêmes voies que celles qui ont dû servir à l'introduction du contagium.* Dans le cas actuel, on s'en rapproche autant qu'il se peut, en pratiquant des frictions sur le fourreau de la verge. D'un autre côté, si l'on pouvait faire pénétrer le préservatif en même temps que le principe hétérogène qu'il est destiné à combattre, on préviendrait une grande partie de la contagion : or, l'absorption

---

enfant ; ce qui prouve tout à la fois, l'exiguïté de l'hiatus qui se rouvre de temps en temps au canal de l'urètre, et l'intégrité des organes sexuels.

pouvant avoir lieu dans tous les instans de la durée de la gonorrhée, il est évident qu'il serait avantageux de pratiquer ces frictions dès le premier moment de la maladie, si l'inflammation
qui l'accompagne n'était pas trop prononcée, et si l'on ne
devait pas s'exposer par là, à l'aggraver. Un moyen qui diminuerait
rapidement l'inflammation et qui la ferait cesser totalement,
aurait donc ce grand avantage, de permettre de bonne heure
de combattre la cause spécifique, et d'empêcher son action sur
l'ensemble de la constitution. Ce moyen, comme nous l'avons
démontré ailleurs (1), existe et remplit, sans le moindre danger,
le but auquel il est destiné : aussi, après avoir fait tomber les
phénomènes inflammatoires par le moyen du baume de Copahu
ou du *piper cubeba*, ce qui n'occupe que les premiers jours,
nous nous hâtons de faire pratiquer des frictions mercurielles
sur le fourreau de la verge. On y emploie un demi-gros d'onguent mercuriel, le soir au moment du coucher, et bientôt
une friction semblable est faite aussi le matin, jusqu'à ce que
l'on ait employé de la sorte huit ou dix gros d'onguent. Nous
pouvons certifier que ce procédé, qui fait gagner beaucoup de
temps, est tout-à-fait exempt de dangers, quant à la gonorrhée,
et le plus sûr par rapport à l'infection générale qu'il s'agit de
prévenir.

La fluxion des testicules que la gonorrhée décide si fréquemment, peut donner lieu à des considérations intéressantes, que
l'on nous pardonnera de consigner ici.

Nous ne reviendrons pas sur ce que nous avons déjà exposé
ailleurs, touchant la possibilité de combattre avec succès et de
faire disparaître en peu de jours, la fluxion des testicules, par
l'administration intérieure du baume de Copahu ou du *piper*

----

(1) Voyez la Revue médicale; année 1822.

cubeba, même dans l'état le plus aigu de l'inflammation. Les exemples en sont devenus si nombreux et si communs , que ceci est déjà trivial. Les effets de ces mêmes moyens ne sont pas moins marqués dans les engorgemens chroniques des testicules qui ont la même origine; et nous en avons retiré de si grands avantages , que, dans les cas de cette dernière espèce , nous commençons toujours par les essayer , avant que de procéder à un traitement anti-syphilitique , dont la nécessité n'est suffisamment démontrée pour nous , qu'après ce préliminaire. Nous avons vu souvent une intumescence volumineuse , subsistant depuis long-temps , accompagnée de douleurs vives , nocturnes, de bosselures et de duretés considérables, céder totalement ou en grande partie , à l'emploi suffisamment continué du *piper* et surtout du baume de Copahu : ce dernier , dont nous avons plus fréquemment usé en pareil cas , doit être administré à des doses assez élevées et associé à l'opium , afin qu'il n'exerce pas sa propriété purgative. Nous l'avons fréquemment employé dans cette intention, à la dose de demi-gros, deux scrupules , un gros matin et soir , trois et même quatre fois par jour au besoin , associé à dix , douze , quinze gouttes de laudanum liquide, et continué pendant un ou deux mois de suite. Nous avons souvent obtenu , par ces moyens , une résolution complète , ou partielle , d'engorgemens que l'on avait pris pour squirrheux , en les jugeant par leur ancienneté , leur dureté , leur pesanteur, etc. Là où les effets de cette méthode s'arrêtent , dans les cas dont il est question , aussi bien que dans les engorgemens spontanés du testicule qui sont survenus après des symptômes de vérole de tout autre nature que la gonorrhée , et où l'on ne peut pas avoir recours à cette même méthode, il est vraisemblable que l'infection générale entretient la maladie locale: alors un traitement anti-syphilitique réussit le plus souvent à dissiper la tuméfaction , et à rétablir complétement l'état naturel de l'organe.

Cependant on n'obtient pas toujours des effets aussi complets ; et, quelles que soient les apparences, il ne faut pas se hâter de désespérer des ressources de l'art. Le plus souvent, alors , il existe un épanchement de sérosité dans la tunique vaginale ; mais la proportion du liquide extravasé, par rapport à la tuméfaction réelle de l'organe, est telle , que l'on est loin de penser que l'épanchement puisse jouer un rôle capital : la tuméfaction paraît d'autant plus essentielle, qu'elle est quelquefois considérable, inégale, bosselée, douloureuse et souvent très-dure. D'un autre côté, il est difficile qu'un testicule ait acquis, quoique fort lentement, un volume dix à douze fois au-dessus de celui qui lui est naturel , comme nous en avons vu des exemples, sans exercer une influence marquée sur l'ensemble de la constitution : le plus souvent le malade est maigre , pâle , jaune ; son pouls est fréquent et serré ; il éprouve des douleurs à l'abdomen et à la région lombaire ; la nutrition est troublée aussi bien que le sommeil. La réunion de ces phénomènes et le défaut d'un succès complet de la part d'un traitement anti-syphilitique qui a été employé auparavant , n'ont que trop souvent fait considérer un semblable état , comme provenant d'un cancer du testicule et nécessitant un douloureux sacrifice. Cependant, un grand nombre de faits nous ont démontré jusqu'à l'évidence , que sous des apparences aussi sinistres, il peut n'exister qu'un simple engorgement susceptible de résolution, une fois affranchi de toute influence gonorrhoïque ou syphilitique.

Des faits beaucoup plus simples et plus faciles à juger, ont servi à fixer nos idées à cet égard. Nous avons vu des hydrocèles énormes , accompagnés d'intumescence remarquable du testicule , provenant de violences accidentelles ; des épanchemens médiocres avec une grande tuméfaction de l'organe , dépendans de causes de la même espèce , n'ayant donné lieu à aucun accident général ; et les unes et les autres de ces affections ont été guéries en suscitant par le moyen de l'opération ordinaire de l'hydrocèle , une inflammation aiguë. En analysant avec soin les circonstances des faits de cette espèce , nous avons trouvé qu'il existe une analogie importante à connaître entre la difformité connue sous le nom de *prolapsus linguæ* , et l'état du testicule dans les cas dont nous parlons. Nous avons démontré, dans un autre ouvrage (1), en résumant les faits rélatifs au *prolapsus* de la langue , que le déplacement de cet organe ne tient qu'à l'accroissement progressif de son volume , par une véritable infiltration de son propre tissu. Lorsque un état inflammatoire, passager, essentiel ou symptomatique , vient augmenter le volume de la langue , au point de la porter hors de la bouche , sa pointe s'incline en bas et se tuméfie davantage par l'effet de cette position , comme les jambes s'engorgent par une longue station; d'ailleurs, la compression exercée par les dents incisives inférieures , gêne la circulation et augmente le même effet. De même, lorsque , par un motif quelconque, un testicule augmenté de volume et de pesanteur est abandonné à lui-même , la gêne que le cordon spermatique peut en éprouver et la déclivité de l'organe , peuvent produire une véritable infiltration de son tissu ; la distension des parties peut amener de temps en temps un léger état inflammatoire , qui suffit pour donner de la consistance à la tuméfaction et pour la rendre inégale. C'est ainsi que l'on peut concevoir comment plusieurs praticiens , et notamment *Désault*, ont pu obtenir la résolution d'engorgemens très-volumineux , et dont le caractère n'a nullement été déterminé , en pratiquant l'opération de l'hydrocèle par une injection de vin dans la tunique vaginale. Les succès étonnans que nous avons obtenus nous-même dans des cas de la même nature et par les

---

(1) Précis des Maladies réputées chirurgicales. Paris , 1816.

mêmes moyens, succès dont nous ne pouvons donner ici les détails, parce qu'ils y seraient déplacés, mais que nous ferons connaître incessamment, ont servi à nous bien faire sentir, et nous serviront à démontrer ailleurs, qu'il ne faut pas toujours prendre pour cancéreux, et traiter en conséquence, les engorgemens du testicule qui en ont l'apparence, surtout lorsqu'ils ont eu pour origine une cause accidentelle d'irritation ou d'inflammation. Il nous suffit, dans l'occasion actuelle, de nous en servir pour démontrer que la vérole n'est pas toujours la cause qui entretient ces engorgemens testiculaires, lors même qu'il existe en même temps des symptômes de syphilis constitutionnelle. En effet, d'un côté, nous avons guéri par l'opération de l'hydrocèle, par le procédé de l'injection vineuse, des engorgemens de cette espèce très-volumineux, sans avoir égard à la vérole concomitante, que le malade s'obstinait à nier, et dont les symptômes ne se sont déclarés que dans la suite; d'un autre côté, après avoir épuisé les ressources anti-syphilitiques, d'ailleurs indiquées par d'autres circonstances de la maladie, sans avoir rien changé, ou que très-peu de chose, à l'état d'un testicule énorme et entouré d'une petite quantité de sérosité, nous avons réussi complétement, par l'opération de l'hydrocèle, à rétablir l'état naturel de l'organe. Faute d'avoir employé ce dernier moyen, ou une méthode anti-syphilitique, suivant l'occasion, et pour avoir voulu juger d'après les phénomènes sensibles, on peut tomber dans de grandes erreurs. Nous connaissons un fait tiré de la pratique d'un très-habile maître, où, pour avoir jugé de l'état de deux testicules par les symptômes que l'on attribue communément au cancer, pour n'avoir pas su douter de la valeur de ces prétendus caractères essentiels, on abattit successivement ces deux organes: des symptômes de syphilis ancienne vinrent attester trop tard, que l'affection des testicules n'avait pas eu d'autre origine.

Des Chancres et des Bubons.

Nous ne comprendrons ici, sous la première dénomination, que les ulcères vénériens primitifs; et nous ne réunissons ces deux symptômes dans les mêmes considérations générales, que parce qu'ils servent l'un et l'autre, aussi bien que la gonorrhée, à marquer l'invasion de la syphilis. Nous commencerons par quelques remarques propres au chancre ; nous exposerons ensuite quelques considérations touchant les bubons, ses rapports avec le chancre, et ses conséquences relativement à l'infection générale.

Du Chancre.

Cette dénomination adoptée sans doute par métaphore, emporte avec elle l'expression d'un phénomène qui n'est pas propre à l'ulcération syphilitique, qui est commun, au contraire, à toutes les ulcérations ; la perte de substance dans les parties qui ont subi une solution de continuité spontanée : mais ce phénomène est peut-être plus facile à constater par ses effets, dans le cas actuel, à cause du peu de volume et de la forme des parties intéressées, où la moindre altération est fort remarquable. Nous avons souvent fait noter la perte d'un quart, d'une moitié, de la totalité du gland, la perforation désormais incurable du canal de l'urètre, etc.; et cette considération est une de celles qui nous ont servi à faire sentir la nécessité de s'opposer de bonne heure aux progrès et à la durée des symptômes primitifs, comme nous l'exposerons dans la suite.

Nous distinguerons dans le chancre, quatre états différens : dans le premier, l'ulcération s'est manifestée sans accidens, elle se maintient sans faire de grands progrès et sans causer de vives douleurs; dans le second, l'ulcération s'accroît rapidement, sans cependant causer toujours de vives douleurs; dans le troisième, l'ulcération s'étend plus ou moins, mais elle est accompagnée d'un engorgement considérable, et de tous les symptômes d'une vive inflammation; dans le quatrième, l'accroissement de l'ulcération est favorisé par une tendance manifeste vers la gangrène, qui se réalise souvent et peut faire périr rapidement les parties affectées, et entraîner même la perte du malade.

Dans le premier état, le chancre prend rarement une grande extension; il affecte souvent la forme d'un petit bouton, ou celle d'une simple excoriation. S'il se maintient quelquefois, ou s'il se reproduit souvent sous cette forme, après avoir disparu, il arrive bien plus souvent qu'il se cicatrise presque aussitôt qu'il s'est montré, et qu'il est perdu de vue par les malades : ils ne peuvent se persuader, dans la suite, que l'on puisse attacher quelque importance à un symptôme aussi passager, et qu'ils appellent ordinairement un *échauffement*, quand ils en ont gardé quelque souvenir. C'est cette forme fugace que les praticiens ont à peine aperçue, qui a fait penser à ceux auxquels elle n'avait pas échappé, que la gonorrhée n'est jamais la cause de l'infection générale, mais bien de très-petits chancres qui l'accompagnent souvent. C'est encore cette même forme qui a fait dire à ceux qui ne l'ont pas connue, que le bubon pouvait avoir lieu, comme on dit, *d'emblée*, c'est-à-dire, sans gonorrhée ni ulcération préliminaires : opinions également erronées, et nullement fondées sur l'observation exacte et complète. D'un côté, il y a des faits incontestables, et nous pourrions en citer de nouveaux, si la chose n'était superflue, qui mettent hors de doute que la gonorrhée la plus simple peut suffire pour donner lieu consécutivement à l'affection syphilitique la plus grave ; d'un autre côté, quand un bubon se montre, il est très-rare, quand on a à faire à un malade intelligent, que l'on revienne sur le passé, sans trouver l'histoire de quelque légère ulcération dont on n'avait pas jugé à propos de tenir compte, ou celle d'une gonorrhée plus ou moins durable, et quelquefois des plus légères.

La cicatrisation spontanée de cette espèce de chancre, n'est pas toujours suivie de la formation d'un ou de plusieurs bubons ; c'est, au contraire, lorsque le chancre existe sous une forme aussi paisible, que l'on voit fréquemment ces ulcérations se cicatriser, même malgré des fautes graves, et laisser le malade et le médecin dans une sécurité funeste, pendant un temps plus ou moins long, quelquefois même un grand nombre d'années, si l'on peut ajouter foi à des rapports, le plus souvent si peu désintéressés.

Les faits incontestables à cet égard, sont en petit nombre ; mais il arrive assez souvent qu'il s'écoule plusieurs mois, après la cicatrisation spontanée et plus ou moins rapide de cette espèce de chancres, sans voir paraître d'autres symptômes de syphilis ; en sorte que, si l'on vient à perdre le malade de vue, il peut passer à tort pour guéri, tandis qu'il éprouve seulement une suspension momentanée des symptômes de sa maladie. C'est pour cette raison que nous n'avons pas choisi le chancre, et particulièrement cette espèce, pour expérimenter des moyens insolites de traitement.

Nous avions trop fréquemment observé le développement des bubons et des autres symptômes secondaires, à la suite de cette espèce de chancre, pour nous en tenir à des succès locaux:

sans négliger ces derniers, sur lesquels nous allons nous expliquer incessamment ; nous nous hâtons de prendre des mesures contre les effets de l'absorption, qui nous paraît inévitable. L'ulcération, elle-même, n'est évidemment que le résultat d'une absorption vicieuse : on ne saurait espérer que l'excès de cette fonction ne continuera pas, après que la solution de continuité est accomplie ; et si elle persiste, comme tout porte à le croire, il en résulte l'introduction continuelle d'un principe contagieux. Si, comme il est très-vraisemblable encore, l'absorption du principe contagieux se fait par les vaisseaux lymphatiques, il peut être fort avantageux d'introduire au plus tôt, dans ces mêmes voies, un principe neutralisant de ce même *contagium*. Cette idée, qui se présente avec des apparences très-favorables, a été, en effet, confirmée par l'observation : un peu d'onguent mercuriel absorbé, le plus promptement possible, par les vaisseaux lymphatiques qui ont dû absorber le principe contagieux, suffit bien souvent pour prévenir le développement des symptômes secondaires, et pour dissiper bientôt les symptômes primitifs.

C'est surtout, dans les cas simples, où la pénétration du principe spécifique se fait avec un peu plus de lenteur, et où l'efficacité de l'art a une bien plus grande latitude, que nous avons eu l'occasion de constater l'utilité du principe général, *de faire pénétrer au plus tôt, le spécifique, par les mêmes voies qui ont pu ou dû servir d'introduction au virus syphilitique.* L'administration de grandes quantités de mercure par les voies digestives, n'a pas toujours, ni même le plus souvent, prévenu la formation de nouveaux symptômes vénériens, dont le développement tardif a prouvé que le traitement avait, seulement, un peu retardé la marche de la maladie. Les faits de cette espèce sont devenus si communs dans notre pratique et dans celle des autres, que nous avons adopté généralement, dans ces cas, l'usage des frictions mercurielles sur les côtés de la verge, ou plutôt sur tout son fourreau, avant d'avoir recours à tout autre méthode.

Dans la première espèce de chancre, on a l'avantage précieux de pouvoir employer les frictions mercurielles locales, aussitôt que le symptôme a paru, parce que l'inflammation, qui n'existe presque pas, n'oppose pas de contre-indication. Nous ne pouvons pas faire, de ces frictions locales, un moyen de saturation des humeurs : la voie serait trop resserrée ; la surface d'absorption, pour le mercure que l'on aurait besoin d'introduire, ne serait pas assez étendue. Mais, c'est un moyen de détruire, au plus tôt, le principe contagieux, et de le poursuivre dans les premières voies qu'il a pu pénétrer : et si l'on peut, par un semblable moyen, réduire plus ou moins l'intensité de l'infection générale, c'est un assez grand avantage. Or, nous croyons que cet avantage peut être obtenu ; nous nous sommes fait une loi d'agir en conséquence de ce principe, et nous croyons devoir à cette pratique la simplicité remarquable que présentent aujourd'hui, à l'hôpital militaire dont nous sommes chargé, la plupart des véroles récentes que l'on y observe.

Depuis long-temps dépouillé de préjugés, nous avons voulu connaître, par nous-même, la valeur des idées reçues : nous avons voulu savoir jusqu'à quel point était fondée la prévention défavorable attachée à l'usage des caustiques, par rapport aux chancres. Nous avons trouvé que ce moyen, dont on a dit tant de mal, n'avait pas été suffisamment étudié et n'était pas apprécié. Tout ce que nous en dirons, est le résultat de l'expérience, a été observé en public, et en provoquant à dessein l'attention de nos disciples. Nous en ferons connaître le résultat, par rapport à chaque espèce de chancre ; et nous dirons d'abord ici, que, en général, la cautérisation n'est point admissible, quand il existe des symptômes d'inflammation. Il faut bien distinguer, à ce sujet, l'inflammation *spécifique vénérienne*, en vertu de laquelle l'ulcération a lieu, et dont on peut mesurer l'intensité à la rapidité des progrès de ce dernier phénomène ; et l'inflammation commune, accompagnée d'un engorgement plus ou moins considérable, et quelquefois, néanmoins, accompagnée de moins de douleurs que la précédente. Dans la première, qui reconnaît pour cause l'action immédiate du principe contagieux, on peut changer les conditions de la surface morbifique par l'action de quelque topique. Dans la seconde, les effusions sanguines locales ou générales, selon le cas, les topiques relâchans, sont les seuls moyens qui puissent avoir du succès.

Dans l'ulcération accompagnée seulement de l'inflammation spécifique, des cautérisations peuvent être pratiquées; mais il est un choix important à faire, par rapport au caustique: ceux dont le mercure fait la base, réussissent presque constamment et sans inconvénient, à borner les progrès de l'ulcération, et à prévenir le développement de tout autre symptôme, si déjà l'absorption n'en a pas introduit la cause. Les caustiques de cette espèce que nous avons employés, sont le muriate et le nitrate de mercure ; mais nous préférons de beaucoup ce dernier, dont l'action est plus susceptible d'être réglée. Il est vraisemblable que ces caustiques agissent d'abord, en détruisant une surface viciée ; en second lieu, en pénétrant le tissu sousjacent d'une substance neutralisante, capable d'y détruire l'élément matériel de la maladie: toujours est-il certain que nous avons vu bien rarement un bubon se montrer immédiatement après une pareille cautérisation, du moins quand elle a été faite de bonne heure et avec la circonspection nécessaire ; au contraire, nous avons souvent observé que la marche d'un bubon qui s'annonçait, a été suspendue par la cautérisation au moyen du nitrate de mercure, et que ce symptôme et le chancre qui l'avait précédé, se sont évanouis pendant l'emploi de frictions locales , pratiquées sur le fourreau de la verge.

Il n'est pas sans exemple , que des cautérisations pratiquées au moyen du *nitrate d'argent*, etc. , aient amené sans accident la cicatrisation d'un chancre; mais il est bien plus commun que l'ulcère en soit agrandi, irrité, engorgé, rendu douloureux , et que les glandes inguinales en soient enflammées. Ainsi , les cautérisations pratiquées au moyen de substances qui ne contiennent aucune propriété antisyphilitique , peuvent exciter l'inflammation , quand elle n'existe pas. Il est bien plus aisé encore d'aggraver l'inflammation commune , lorsqu'elle existe, de concert avec l'inflammation spécifique qui a déterminé l'ulcération. Elle est reconnaissable à des phénomènes qui lui sont propres , et contre-indique positivement toute cautérisation , même celle que l'on pratiquerait avec des sels mercuriels, ainsi que nous le démontrerons plus loin. Ce sont des faits de cette espèce et quelques autres encore que nous signalerons , qui, faute d'avoir été suffisamment distingués , ont fait envelopper toutes les cautérisations dans une proscription générale. Cette distinction nous a paru fort importante : elle peut procurer d'immenses avantages pour la pratique. N'est-il pas bien avéré que , si la cautérisation joue un si grand rôle dans le traitement préservatif de la rage , c'est parce que la communication de la maladie tient à l'insertion d'un principe matériel, que ce principe peut être encore renfermé dans la blessure, et que le caustique peut tout à la fois le détruire chimiquement , frapper de mortification les organes environnans, et rendre ainsi son absorption impossible? L'identité des deux cas doit paraître frappante : le principe matériel de la contagion peut être encore renfermé dans le point primitivement affecté ; il s'y multiplie par la durée du premier phénomène morbifique ; cette reproduction et l'absorption de ses résultats peuvent être empêchées, et l'im-

portance de l'infection générale peut être diminuée d'autant.
Eh! qui peut dire, lorsqu'une infection syphilitique commence,
où elle s'arrêtera, quels systèmes d'organes elle intéressera ,
quelles dégradations elle exercera sur l'ensemble de la constitution, et par conséquent de quelle importance il peut être
d'enrayer les progrès de la maladie, dès son principe? Nous ne
saurions trop engager les praticiens à revenir sur cet objet ,
que nous rappellerons fréquemment dans le cours de ce travail;
et nous avons l'intime conviction , d'après les résultats de l'expérience, que la pratique changera sur ce point.

Dans cette première espèce de chancre, il se présente quelquefois une circonstance peu connue, qui mérite de l'être
davantage, et dans laquelle les cautérisations peuvent être d'un
grand secours. Une ulcération, ordinairement médiocre, s'établit
sur le prépuce ou vers la base du gland ; un engorgement
circonscrit , de peu d'épaisseur, indolent, consistant, et quelquefois très-dur, en occupe la base et les bords , de manière
à donner à toute l'ulcération la forme d'une sorte de cupule.
Le traitement général ne cicatrise que lentement l'ulcération ;
l'engorgement résiste et maintient la cicatrice rouge et gonflée.
On peut s'attendre alors, à voir paraître de nouveaux symptômes de syphilis : l'infection nouvelle part de ce point engorgé,
et il en retient le germe pour le reproduire sans cesse , tant
que les choses demeurent ainsi disposées. Il faut détruire cet
engorgement , et il peut l'être aisément par le nitrate de mercure ou le sublimé. Quand une cicatrice a déjà recouvert la
tuméfaction, nous faisons entamer cette dernière par la potasse ;
et, à la chute de l'escarre , la plaie est touchée plusieurs fois
avec un caustique mercuriel. Il faut être circonspect dans
l'emploi de tout autre caustique en pareil cas : ces tuméfactions
jouissent de la funeste propriété de passer aisément à l'état
cancéreux. Si une sensibilité extrême se faisait remarquer après

chaque cautérisation, il faudrait y renoncer , et pratiquer l'excision de la tumeur avec l'instrument tranchant; mais , pour des raisons que nous allons exposer à l'instant , s'il existait en même temps d'autres ulcérations ou un écoulement gonorrhoïque , il faudrait attendre , avant d'opérer , que les unes fussent cicatrisées , ou l'autre tari, afin qu'il n'existât plus de suintement contagieux.

Cette première espèce de chancre s'établit souvent sur le contour de l'orifice du prépuce , chez les sujets qui ont le gland habituellement recouvert : ces ulcérations ont ordinairement l'apparence de gerçures parallèles aux rides dont cette ouverture est bordée. Elles déterminent presque constamment la coarctation du prépuce et un véritable phimosis qui ne s'efface plus , à moins que les ulcérations ne se cicatrisent rapidement , condition qui n'est remplie que très-rarement : il arrive , au contraire , le plus souvent, que les chancres subsistent , même après un traitement méthodique. La persévérance de ce symptôme tient , vraisemblablement, à la coarctation qu'il détermine et à l'irritation excitée par l'urine qui le baigne fréquemment. De pareilles difficultés ont souvent fait prendre le parti de fendre le prépuce pour le détourner du canal urinaire, ou de le retrancher en entier, au niveau de la base du gland. Le second parti peut être exempt de danger , s'il n'existe pas en même temps de gonorrhée , ni d'autre ulcération à l'intérieur du prépuce; mais, dans les cas contraires, cette opération peut avoir des suites très-facheuses, aussi bien que celle qui consiste à fendre seulement le prépuce dans sa longueur. Dans ces derniers cas , une matière contagieuse exercera nécessairement sa principale propriété sur les nouvelles surfaces formées par l'action de l'instrument tranchant, et une infection nouvelle ne manquera pas d'avoir lieu. Nous avons observé un grand nombre de faits de cette espèce, et ils nous ont fourni l'occasion de vérifier, non-seulement cette dernière assertion, mais encore combien sont graves et durables les contaminations syphilitiques, qui ont lieu par des blessures récentes. Le parti le plus sage, dans les cas de cette espèce, consiste à cicatriser les chancres, le plus promptement qu'il est possible, par des cautérisations au moyen du nitrate de mercure, afin de prévenir, s'il se peut, la coarctation du prépuce ; et si cet accident n'a pu être évité, à ne le prendre en considération, qu'après la guérison de tout symptôme syphilitique : alors seulement, on peut pratiquer la circoncision sans aucun danger, si le phimosis rend cette opération nécessaire.

Si la cautérisation peut être d'une grande utilité dans la première espèce de chancre, elle est d'une nécessité indispensable dans la seconde ; elle fournit le seul moyen d'éviter des dégradations, quelquefois fort étendues, et tout à la fois irrémédiables.

Dans cette espèce, il faut distinguer deux conditions bien différentes : dans la première, sans engorgement et sans la moindre réaction générale, l'ulcération est douée d'une sensibilité exquise, est le siége de douleurs brûlantes et continuelles, et s'accroît rapidement ; dans la seconde, il y a, en outre des symptômes que nous venons d'énumérer, une légère tuméfaction, de la fièvre et de l'insomnie ; le pouls est vif et serré, la chaleur âcre ; le malade éprouve une soif ardente. En analysant les symptômes dans l'un et l'autre cas, on voit que, dans le premier, le travail ulcératif est accompagné d'une grande activité, ce qui suppose une impression profonde du principe syphilitique, et que, dans le second, l'activité de ce travail produit une réaction générale, dans laquelle la sensibilité joue le principal rôle. Dans l'un et l'autre cas, l'ulcération fait de grands progrès et détruit rapidement les parties qu'elle a entrepris. Mais cette rapidité est bien plus grande dans le second cas que dans le premier. Nous avons vu le prépuce percé et bientôt dévoré presque en entier, ou découpé de la manière la plus bizarre ; il n'est pas rare que des chancres de cette espèce, établis sur la face inférieure du gland , le percent et forment ainsi une perforation incurable du canal de l'urètre ; nous avons vu naguère le gland, et successivement la totalité de la verge, entièrement détruits par une ulcération de cette sorte.

En examinant attentivement les faits de cette espèce, nous avons cru remarquer que cette activité extrême du mode inflammatoire ulcératif, tient ordinairement à deux causes : une aptitude extrême de la constitution pour concevoir l'infection syphilitique ; une complication opérée par une affection préexistante. En effet, on connaît des individus qui contractent les symptômes syphilitiques avec une facilité extraordinaire, et sur lesquels aussi, ils se montrent avec une sorte de fureur : on ne parvient à les guérir qu'avec une peine extrême , à force de varier les moyens curatifs et en insistant beaucoup sur leur usage. Il en est d'autres, chez lesquels on n'arrête les progrès de la maladie , et l'on ne parvient à l'éteindre entièrement, qu'après avoir découvert et combattu une complication. La complication rhumatismale formait le principal obstacle au succès de tout ce qui avait été entrepris chez le sujet dont nous venons de parler , et qui a perdu la totalité de la verge par les progrès d'un chancre ; la destruction n'a été arrêtée, que lorsque l'on a eu senti la nécessité de combattre la complication. Quant à la réaction générale, elle paraît dépendre, en outre, d'une sensibilité exquise, native ou mise en jeu par les symptômes morbifiques.

La distinction des cas où la réaction existe et de ceux où elle n'a pas lieu, n'en est pas moins importante, quoique cette différence paraisse purement accidentelle ; elle entraîne des conséquences bien différentes : dans les cas où l'on n'observe ni fièvre, ni insomnie, etc. On peut espérer d'arrêter les progrès de l'ulcération, par les cautérisations spécifiques ; ce sont même les cas où ces moyens réussissent le mieux, parce qu'ils sont éminemment propres à effacer l'impression profonde, mais encore locale, du principe contagieux, et qu'ils peuvent, en même temps, remédier à l'aptitude extrême de la sensibilité individuelle pour la syphilis. L'usage intérieur du sublimé peut bien arrêter, aussi, la marche pernicieuse du symptôme ; mais il faut assez de temps pour réussir, et, en attendant, un organe important peut être déjà détruit, avant l'action efficace du remède. Les résultats sont bien différens par le procédé dont il s'agit ici : il y a lieu d'être étonné de la rapidité des effets d'une cautérisation, faite, par exemple, au moyen du nitrate de mercure, sur une ulcération qui menaçait de tout dévorer et dont les progrès peuvent être bornés d'un jour à l'autre. En pareil cas, le bubon succède au chancre dans des proportions telles, qu'il est impossible de l'attribuer à la cautérisation de l'ulcération ; en sorte que l'on peut croire que ce phénomène secondaire n'a lieu que dans les cas où il serait survenu sans la cautérisation, et où l'absorption du principe contagieux et sa transmission aux ganglions lymphatiques, avaient déjà eu lieu auparavant.

Il n'en est pas de même des cas où l'activité de l'ulcération est accompagnée d'une réaction manifeste : non-seulement on n'arrête pas, par la cautérisation, même spécifique, les progrès d'une ulcération dans ce cas ; mais encore on est assuré, pour peu que l'impression soit forte, d'accélérer la marche de la destruction, de provoquer des bubons, et d'aggraver l'état d'irritation générale qui se manifestait auparavant. Les cas de cette espèce, que l'on n'a pas suffisamment distingués, sont les seuls que l'on ait pris en considération, lorsque l'on a blâmé généralement les cautérisations. L'usage intérieur des sédatifs , leur emploi comme topiques , sont exclusivement admissibles alors ; et , si l'on est heureux , on voit les chancres s'arrêter et se cicatriser , sans user de tout autre moyen. On a vanté l'administration du kina à l'intérieur , pour les cas de cette espèce ; et vraisemblablement , c'est la fièvre et sa forme qui auront d'abord suggéré cette idée : il est même possible que la complication ait eu quelquefois assez d'importance , pour rendre ce conseil réellement utile ; mais , nous l'avons mis en pratique sans utilité , peut-être même avec quelque dommage , dans des cas où la fièvre était évidemment symptomatique, et où l'opium à l'intérieur , en topique, en frictions et à des doses assez fortes , a pu seul arrêter la fièvre et les progrès de l'ulcération.

La troisième espèce de chancre est celle dans laquelle l'inflammation spécifique et ulcéreuse donne lieu au développement de l'inflammation exquise ou commune. Elle est reconnaissable à sa marche aiguë , à l'engorgement inflammatoire, diffus , avec rougeur et chaleur de la peau , à une réaction fébrile proportionnée, dans laquelle le pouls n'est pas resserré, comme dans le cas précédent. Dans celui dont il s'agit maintenant, les cautérisations de toute espèce sont déplacées : elles ne manquent pas d'aggraver l'inflammation ; elles accélèrent la formation des bubons , d'ailleurs très-communs en pareil cas ; elles peuvent décider la gangrène , si elles sont faites sans ménagement. Les sédatifs ont aussi très-peu de succès. Le traitement général anti-syphilitique, s'il est entrepris en cet état , ne manque pas de l'aggraver. La méthode anti-phlogistique peut seule avoir du succès : les évacuations sanguines générales nous ont paru préférables , en les proportionnant au besoin. Les bains , les topiques émolliens, le repos , un régime doux et léger , des boissons mucilagineuses abondantes , secondent puissamment ce moyen principal.

La tendance à la gangrène , qui accompagne la quatrième

espèce de chancre, provient ordinairement de la faiblesse de la constitution, ou de la coexistence d'une maladie aiguë. On ne peut concevoir, sans l'avoir vu, avec quelle rapidité les parties infectées peuvent périr par la mortification, dans des constitutions débiles et prédisposées à l'action du virus syphilitique. Nous avons vu un garçon de cuisine, jeune et délicat, éprouver, six heures après un coït dangereux, des ulcérations sur le gland et le prépuce ; et, dans le cours d'une nuit, ces parties tomber en mortification. Les symptômes consécutifs, et la difficulté avec laquelle ils cédèrent dans la suite à un traitement mercuriel, attestèrent le caractère de la maladie, et les dispositions favorables de la constitution pour sa communication. Nous avons vu aussi, plusieurs fois, et notamment dans une circonstance mémorable, une maladie aiguë coïncider avec un chancre, et donner lieu à la mortification d'une grande partie du gland, de la totalité du fourreau de la verge, et d'environ cinq lignes de la paroi postérieure du canal de l'urètre, à une égale distance du sommet et de la base du membre viril. A la faveur d'un traitement par les frictions mercurielles, les symptômes secondaires qui étaient survenus dans la convalescence, se dissipèrent : la verge fut recouverte d'une cicatrice, qui ne s'opposait guère à l'érection ; mais le canal conserva une perforation, par laquelle la moitié de l'urine s'échappait en arrière. Cependant, le malade, qui était jeune, se trouva dans la nécessité de contracter un mariage, et nous pressa beaucoup de lui rendre la chose possible. Nous fendîmes, par une incision, la paroi inférieure du canal comprise entre la perforation et le méat urinaire ; nous obtînmes une cicatrisation séparée des deux côtés de la section, en les tenant isolés : par là, la partie antérieure du canal fut transformée en une gouttière dirigée en bas, qui projetait l'urine et le sperme en avant, ce qui restitua les facultés viriles.

Il est difficile d'indiquer une méthode de traitement applicable à ces cas ; la rapidité de la marche de la maladie laisse
rarement au praticien, le temps de rien entreprendre ; presque toujours le sort des parties affectées était décidé, lorsque
nous aurions pu saisir quelque indication.

Quelle que soit l'espèce des chancres qui se sont manifestés, on
ne doit point perdre de vue que ce symptôme marque l'invasion de la syphilis, et qu'on ne peut se dispenser d'en poursuivre
les conséquences dans l'ensemble de la constitution. C'est
pourquoi, dès que les raisons qui pourraient s'y opposer dans
le principe, sont dissipées, nous ne manquons pas de faire,
au plus tôt, d'abord des frictions mercurielles sur le fourreau
de la verge, et, dans la suite, le traitement qui paraît le mieux
adapté aux circonstances de la maladie et aux conditions du
malade. En se hâtant ainsi de faire passer du mercure par
les vaisseaux lymphatiques qui ont pu absorber le principe
contagieux, on le poursuit en suivant, pour ainsi dire, ses
traces, et l'on peut espérer de prévenir les symptômes consécutifs, ou de les rendre bien moindres.

Du Bubon.

Il faut distinguer trois sortes bien différentes d'engorgemens
des ganglions lymphatiques de la région inguinale. Dans la
première, l'irritation du canal de l'urètre à l'occasion de la
gonorrhée, celle du prépuce ou du gland à l'occasion des
chancres dont ils peuvent être couverts, donne lieu à un
engorgement sympathique plus ou moins inflammatoire; dans
la seconde, indépendamment de l'extension de toute irritation
inflammatoire, et en l'absence de tout phénomène d'un sem-

blable état, l'absorption du principe contagieux dans un foyer
gonorrhoïque ou chancreux, donne lieu à l'intumescence des
ganglions lymphatiques, et marque l'invasion de l'infection
générale ; dans la troisième, plus ou moins long-temps après
les symptômes primitifs, et même après leur extinction, pendant le développement des symptômes consécutifs, on voit
paraître un bubon, qui ne peut manquer d'être assimilé à
ces derniers, et qui tient exclusivement à l'infection générale,
déjà commencée depuis un temps quelquefois très-long.

Dans les cas de la première espèce, on trouve des rapports
manifestes entre l'engorgement inflammatoire des ganglions
inguinaux, et l'irritation qui accompagne les symptômes dont
ce même engorgement dépend. Ces rapports peuvent servir à
démontrer qu'il n'y a que irritation dans l'affection des ganglions
lymphatiques ; et des faits nombreux de gonorrhée ou de chancres, qui ont donné lieu à une intumescence sympathique qui
s'est dissipée avec les symptômes primitifs, sans le secours d'un
traitement général, et sans être suivis de symptômes consécutifs,
servent à prouver que réellement les choses se passent ainsi
dans quelques cas. Cependant, les exemples de développement
consécutif des symptômes propres à la syphilis dans ces cas,
démontrent aussi que l'absorption et l'infection générale peuvent avoir lieu, malgré les apparences contraires d'un symptôme accidentel. L'observation démontre qu'il est imposible de
distinguer ces cas entre eux : or, quoi qu'il en doive arriver,
il existe toujours un état inflammatoire, qu'il importe d'arrêter. Les évacuations sanguines générales ou locales, les
topiques émolliens ou sédatifs, etc., sont donc toujours indiqués
d'abord ; mais ensuite on ne saurait, sans imprudence, négliger de faire passer une certaine quantité de mercure par
les ganglions qui viennent d'être affectés, et par les vaisseaux
lymphatiques qui ont des rapports avec eux.

Dans les cas de la seconde espèce , tandis qu'une gonorrhée est légère , tandis qu'elle tend à sa fin , après deux ou trois mois de symptômes graves qui sont déjà dissipés , après la cicatrisation de chancres assez étendus , ou pendant la durée de très-petits chancres , qui seraient ignorés sans le suintement qu'ils occasionent , on voit survenir un engorgement des ganglions lymphatiques , précédé d'une douleur légère qui ne s'accroît que tard. Il y a une telle disproportion entre l'irritation des symptômes primitifs , quand il y en a , et l'engorgement des glandes , qu'il est difficile de regarder l'une comme le principe des autres ; et lorsqu'il n'y a plus ni gonorrhée , ni chancres , quand le bubon survient , il est évidemment impossible de le leur imputer. Il est hors de doute , alors , que l'affection inguinale provient de l'action directe du principe syphilitique , et que l'inflammation n'est qu'une affection secondaire. Ce cas diffère donc essentiellement du premier : et l'on doit voir , au premier coup-d'œil , que si , dans ce dernier , un traitement anti-phlogistique doit jouer le principal rôle ; dans l'autre , on doit avoir recours d'abord au traitement spécifique , et lui subordonner l'emploi des moyens relâchans et sédatifs.

Dans les cas de la troisième espèce , après une gonorrhée ou des chancres , on voit paraître des pustules , des rhagades , etc.; et, plus ou moins long-temps après ces témoignages authentiques d'une infection générale , on voit survenir un bubon, accompagné ou précédé d'une inflammation plus ou moins intense. Ce cas, comme on le sent bien , par cette seule exposition , diffère totalement des autres , en ce qu'il ne montre qu'un symptôme commun d'infection générale , qui doit être attaqué par le même traitement général.

Dans tous les cas de bubon, il existe un état inflammatoire plus ou moins prononcé , qui tend à la suppuration. Doit-on livrer les choses à elles-mêmes, favoriser cette issue de l'inflammation; ou bien, combattre cette dernière, et rechercher avec soin la résolution? On a cru que, dans les cas de la première et de la seconde espèce, il serait avantageux d'obtenir la suppuration ; qu'elle dénaturerait le principe contagieux renfermé dans les organes affectés , et que l'on pourrait prévenir , de la sorte, l'infection générale. Il n'est pas rare de rencontrer dans les hôpitaux des ulcérations très-étendues, suites de la suppuration très-prolongée des ganglions inguinaux , et tout à la fois des symptômes évidens d'infection syphilitique très-ancienne. Des faits très-nombreux de cette espèce, que nous avons eu occasion de voir, nous ont bien démontré que la suppuration d'un bubon ne peut avoir aucune utilité, et peut avoir de grands inconvéniens. Il nous paraît hors de doute , que tout foyer inflammatoire déterminé par une cause syphilitique, multiplie le principe de cette dernière. Peut-être la suppuration d'un bubon est-elle contagieuse, comme celle d'un chancre ou l'écoulement d'une gonorrhée. L'absorption de la matière gonorrhoïque , du pus d'un chancre, transportent l'infection syphilitique dans les ganglions lymphatiques, et causent un bubon : qui pourrait assurer que le pus contenu dans ce dernier, n'est pas également résorbé , et ne propage pas plus loin l'infection syphilitique ? L'analogie paraîtra d'autant plus frappante, que l'on considérera que des véroles fort prolongées et fort graves, ont coïncidé avec des bubons qui avaient dévasté la région inguinale. En nous fondant sur de pareilles observations, nous combattons d'abord l'inflammation qui accompagne un bubon, par tous les moyens capables de la faire avorter et de prévenir la suppuration. Ainsi, nous avons souvent employé avec succès, la saignée générale, l'application des sangsues, les cataplasmes émolliens, les frictions sédatives sur le plat des cuisses , etc. ; et, dans un assez grand nombre de cas, lorsque ces moyens n'avaient obtenu qu'un demi-succès, nous avons décidé la résolution, en faisant cesser l'influence spécifique que la gonorrhée ou un chancre exerçaient sur les glandes inguinales enflammées, en administrant du *piper cubeba* ou du *baume de Copahu*, ou en pratiquant des cautérisations avec le *nitrate de mercure*. Ainsi, loin de provoquer le développement des bubons, la cautérisation et la prompte cicatrisation d'un chancre, et la suppression de la gonorrhée, peuvent, dans l'occasion, prévenir cet accident; et l'on sent aisément par quel genre d'influence cet effet peut être produit. Enfin, toute inflammation ayant cessé, la résolution de la tumeur peut être complétée par le passage du mercure à travers les ganglions lymphatiques engorgés, soit que l'absorption de ce médicament se fasse par les tégumens de la cuisse, ou par ceux de la verge; mais cette dernière voie nous a toujours paru la plus efficace, soit parce que la voie est plus courte, soit parce que c'est celle par laquelle l'infection a eu lieu. Nous prescrivons donc d'abord des frictions locales, et successivement des frictions sur la face interne des cuisses et des jambes.

Lorsque la suppuration est inévitable, doit-on livrer un bubon à lui-même? Doit-on l'ouvrir, et de quelle manière? La pratique a prodigieusement varié sur tous ces points, selon les préjugés dont les divers praticiens ont été imbus. Le séjour du pus nous paraît toujours à craindre, par les raisons déjà déduites : la propriété contagieuse de la matière purulente, et le danger de son absorption. De plus, le bubon *essentiel*, qui n'est pas provoqué par l'inflammation des parties sexuelles, le bubon *symptomatique*, qui est produit secondairement par l'infection syphilitique générale, sont rarement accompagnés d'une inflammation notable et soutenue; ils ont plus souvent la marche, surtout le dernier, des *abcès froids*. En laissant séjourner la matière purulente, on laisse distendre et amincir les tégumens , qui ne peuvent plus se recoller ; ils doivent être détruits consécutivement par la gangrène , par les progrès de l'ulcération ou par les procédés de l'art : ce qui fait des plaies fort étendues , fort durables, qui multiplient beaucoup les chances d'une nouvelle infection, et qui laissent des cicatrices grandes et difformes.

Ces dangers sont moins à craindre dans le bubon *sympathique* de l'inflammation de la gonorrhée ou d'un chancre : l'inflammation est vive , et quand elle aboutit à la suppuration, l'abcès s'ouvre bientôt de lui-même et sans inconvénient. Mais, dans les deux autres cas , du moment que la suppuration est manifeste , et que la peau commence à rougir sur le sommet ou sur un point quelconque de la collection purulente, il convient de donner issue à cette dernière , mais par une simple ponction. Il est d'une grande importance de ne pas faire une grande incision, d'ailleurs tout-à-fait inutile pour l'évacuation du pus. Nous démontrerons bientôt que l'absorption du *contagium* syphilitique, se fait bien plus rapidement par une surface nouvelle résultante de l'action d'un instrument tranchant, que par tout autre voie. Les caustiques dont on se sert aussi pour faire de grandes pertes de substance , ont absolument les mêmes inconvéniens , et ne procurent d'ailleurs aucun avantage par l'inflammation qu'ils sont capables de susciter. Nous nous contentons pour ces motifs, de faire une simple ponction pour chaque foyer , avec la pointe d'un bistouri droit. Lorsque nous n'avons pu agir à temps, et que des lambeaux de peau flottante , dénudée et de couleur brunâtre , sont manifestement hors d'état d'être conservés, nous nous gardons bien de les abattre avant la fin du traitement général ; nous attendons pour cela , que la syphilis soit entièrement effacée.

———————

Infections syphilitiques analogues à celles opérées par la gonorrhée ou les chancres, mais accomplies par d'autres voies que les parties sexuelles.

Partout où se retrouve une texture aussi délicate que celle du tissu cutané dans les parties sexuelles, l'infection syphilitique peut s'accomplir, si le contact a lieu ; et partout, dans les mêmes circonstances, on observe les mêmes phénomènes : une phlegmasie gonorrhoïque avec un flux puriforme, des ulcérations, et l'engorgement des ganglions lymphatiques correspondans au point affecté, avec tendance plus ou moins prochaine à la suppuration. Les phénomènes et la marche de la maladie présentent une telle similitude, que l'on peut appliquer à ces symptômes les mêmes dénominations et les mêmes distinctions Nous allons jeter un coup-d'œil rapide sur les divers cas de cette espèce, pour présenter ici, sous un même point de vue, et avec la simplicité convenable au sujet, les diverses voies par lesquelles l'infection syphilitique peut s'accomplir, et la marche que la nature affecte dans chacune.

Infection syphilitique par la membrane conjonctive.

On connaît des exemples d'infection directe et primitive exercée par la membrane conjonctive, et ils sont peut-être plus nombreux qu'on ne pense. Nous connaissons celui d'une femme jeune et bien portante, qui, s'étant lavée les yeux avec de l'eau de Goulard et une éponge qui servait fréquemment

à la toilette d'un jeune homme affecté de gonorrhée syphilitique , contracta tout aussitôt une ophthalmie des plus aiguës ,
qui entraîna rapidement la perte d'un œil , détermina des
ulcérations , un engorgement des ganglions jugulaires, symptômes qui ne purent être dissipés que par un traitement
mercuriel. Les cas de cette espèce sont bien plus communs
qu'on ne pense , comme nous croyons en avoir acquis la certitude par un grand nombre d'observations.

Il y a long-temps que l'on a constaté qu'une ophthalmie très-
aiguë avec flux puriforme de la conjonctive , accompagne souvent la gonorrhée ; et comme quelquefois l'écoulement est notablement diminué ou suspendu pendant la durée de l'ophthalmie , on a conclu que cette dernière provenait d'une métastase
de la gonorrhée. Nous n'avons nullement l'intention de contester
la possibilité du transport d'une maladie tout entière avec
les symptômes qui la caractérisent, d'un lieu dans un autre
lieu fort éloigné : personne ne peut nous dire ce que la nature
peut ou ne peut pas faire ; il s'agit seulement d'apprendre , par
l'observation la plus exacte, ce qu'elle fait réellement. Or, nous
exposerons ici nos remarques à ce sujet.

Il est bien reconnu que l'écoulement ne cesse pas toujours
en pareil cas ; que quelquefois , et même assez souvent , il subsiste dans toute sa force. Nous avons souvent remarqué que ,
quand il cessait ou diminuait considérablement, il tendait déjà
à sa fin lors du développement de l'ophthalmie , ou qu'il avait
été médiocre, dès le commencement de la gonorrhée. Dans
le dernier cas , dans la supposition que l'ophthalmie eût une
autre origine , ne suffirait-il pas d'une affection nouvelle et
très-aiguë, pour mettre fin à une maladie déjà ancienne, essentiellement passagère et de peu d'intensité ?

L'ophthalmie qui accompagne la gonorrhée , présente une
phlegmasie dans une membrane muqueuse ; un flux puri-

forme et contagieux, qui s'accroît, devient très-abondant, se maintient, enflamme, excorie, ulcère les paupières et les joues, décroît et tarit ; des ulcérations à la conjonctive, à la cornée, à la sclérotique ; des engorgemens inflammatoires dans les glandes sous-maxillaires et jugulaires, qui peuvent tourner à la suppuration ; enfin, des symptômes consécutifs d'infection syphilitique générale. Cette série de phénomènes, l'ordre dans lequel ils s'enchaînent, ne ressemblent-ils pas d'une manière très-remarquable à la gonorrhée, symptôme essentiellement primitif, symptôme d'invasion, d'inoculation ?

Il est une autre espèce d'ophthalmie qui a des rapports avec la syphilis, mais qui survient spontanément après l'extinction des symptômes primitifs, qui a une marche chronique, qui est accompagnée de douleurs atroces dans la nuit et supportables dans le jour, qui intéresse presque exclusivement les parties intérieures de l'œil, l'iris, la capsule du cristallin, le corps vitré, la rétine ; qui n'enflamme presque pas la conjonctive et n'ulcère que très-rarement la cornée. La différence totale de ces deux ophthalmies n'assigne-t-elle pas un rang tout-à-fait différent et opposé à l'une et à l'autre, dans la maladie de laquelle elles dépendent également ? Et puisque l'une ne peut manquer d'être notée parmi les symptômes consécutifs, ceux qui démontrent l'infection générale ; l'autre ne doit-elle pas être considérée comme un symptôme primitif, un de ceux qui marquent l'invasion ? Il en serait tout autrement, s'il fallait admettre la métastase : l'idée d'une affection de ce genre, et celle de la condition purement locale d'une maladie, d'ailleurs contagieuse, paraissent incompatibles.

Dans un assez grand nombre de cas de cette espèce, où nous avons pu compter sur l'intelligence des malades et l'exactitude de leurs remarques, nous avons pu constater que le hasard, ou quelque accident, avait porté le malade à toucher fréquemment, ou long-temps de suite, le bord libre des paupières, après avoir souillé récemment ses doigts avec le flux de la gonorrhée ; et l'on conçoit combien la chose est facile , et pourrait être commune. Or , lorsque nous avons pu donner à des remarques de cette espèce toute l'authenticité désirable et possible , nous n'avons rien noté de particulier dans les phénomènes et la marche de la maladie , rien qui ne fût commun aux cas où l'on croit pouvoir attribuer l'ophthalmie à la métastase gonorrhoïque. Paraîtra-t-il croyable , conforme à la marche ordinaire de la nature, que deux maladies ayant une origine si différente, présentent cependant une identité parfaite ?

Les praticiens de bonne foi savent et conviennent de toute l'inefficacité d'une bougie infectée portée dans le canal de l'urètre , dans l'intention d'inoculer de nouveau la gonorrhée , et pour opposer à la métastase que l'on suppose avoir produit l'ophthalmie , un travail en sens inverse. L'histoire des véritables métastases offre des exemples nombreux de succès par des moyens de cette espèce , et l'application au cas actuel était une conséquence fort naturelle de la doctrine admise à son égard. Pourquoi cet insuccès constant , si les principes sont les mêmes et aussi solidement établis de part et d'autre ?

Quelque hâte que l'on mette dans l'emploi intérieur des préparations mercurielles , même les plus énergiques , on ne parvient pas à mettre un terme à l'ophthalmie gonorrhoïque ; on obtient plus de succès , au contraire , par les topiques spécifiques : ainsi, une légère dissolution de sublimé employée en bains locaux , arrête plus sûrement les progrès de l'ophthalmie, que l'usage intérieur du même médicament. Ce trait de conformité avec les symptômes primitifs , et de dissemblance avec les symptômes consécutifs , que l'on arrête rapidement , au contraire, par l'usage intérieur de ce même moyen, paraîtra sans doute digne de remarque.

Nous n'avons pas eu l'occasion d'apprendre quels effets le baume de Copahu et le *piper* exerceraient sur l'ophthalmie gonorrhoïque ; si ces médicamens arrêtaient aussi le cours de cette affection, comme celui de la gonorrhée urétrale, cette précieuse propriété serait un grand argument de plus en faveur de l'opinion vers laquelle nous nous sentons entraîné par l'observation.

On ne peut s'empêcher de remarquer que l'opinion contraire est dénuée de preuves : une conjecture fondée sur l'observation d'un fait très-inconstant, la suppression de l'écoulement, telle est son unique base. En accordant aux observations sur lesquelles on se fonde, toute l'exactitude possible et la force démonstrative qu'elles n'ont pas, voudrait-on en conclure que l'origine métastatique et l'inoculation directe de l'ophthalmie gonorrhoïque ont également lieu ? Mais alors il faudrait signaler quelque différence entre les cas de l'une et l'autre espèce. Qui pourrait se persuader qu'avec des conditions tellement différentes, le résultat dût être absolument le même ?

Jusqu'à ce que des faits authentiques et contraires à ceux que nous avons observés avec soin, viennent démontrer que la vérité nous a échappé, voici la doctrine que l'étude de la nature nous a conduit à embrasser. Toute ophthalmie survenant dans le cours d'une gonorrhée syphilitique, et accompagnée d'un écoulement notable ou abondant de matière puriforme, mêlée à des larmes abondantes et chaudes, doit être considérée comme contagieuse, syphilitique, provenant de la contagion directe du principe gonorrhoïque appliqué à la conjonctive. Dès-lors, deux voies de contagion ou d'infection générale sont ouvertes à la fois ; et quand ce motif serait seul, il serait bien puissant pour engager à faire cesser au plus tôt la gonorrhée urétrale. Mais il en est un plus pressant et qui concerne la conservation de l'organe affecté : il n'existe pas de cause d'ophthalmie

plus active que l'inoculation directe du principe gonorrhoïque,
c'est-à-dire syphilitique ; c'est l'espèce d'inflammation la plus
aiguë que la conjonctive puisse contracter. En quelques heures,
la membrane est fortement injectée, infiltrée ; elle s'épaissit,
devient pulpeuse, renverse les paupières, se projette en avant
dans leur intervalle, surmonte la cornée par une sorte de bourrelet circulaire qui la recouvre quelquefois totalement. L'écoulement devient énorme et les douleurs intolérables ; il survient
des phlyctènes et des ulcérations sur la cornée. Cet organe en
est aminci, déformé ; il devient proéminent, et l'altération
de sa forme en entraîne une proportionnée dans la vision.
Les ulcérations de la cornée peuvent comprendre toute son
épaisseur : de là, la procidence de l'iris, la difformité de la
pupille, son oblitération complète, l'évacuation du cristallin,
d'une partie du corps vitré, etc. Ces funestes conséquences
provenant d'une infection locale, l'inflammation a une essence
spécifique, et doit être attaquée localement et empiriquement
par les méthodes spécifiques connues. Ce n'est pas dans des
cas de cette espèce, que l'on peut faire l'application méthodique de la doctrine des fluxions : tout en prenant des précautions
contre le pléthore, le spasme, l'irritation, il ne faut pas appréhender de porter sur les parties enflammées un topique doué
de propriétés spécifiques, par la raison qu'il en possède aussi
d'irritantes. N'a-t-on pas l'exemple du canal de l'urètre, où des
injections faites avec une dissolution de sublimé ont, en effet,
arrêté promptement la phlegmasie, quoique vive, et sans laisser
des traces d'irritation ? Au canal de l'urètre, cette méthode
entraînait des conséquences graves pour l'avenir, la coarctation
consécutive du conduit, ce qui l'a fait abandonner ; mais à la
conjonctive on ne peut appréhender les mêmes dangers. Et puisque la propriété spécifique peut s'exercer malgré la présence
de l'inflammation, on ne voit pas ce qui pourrait s'opposer à

un semblable effet dans l'ophthalmie. Nous n'en sommes pas , d'ailleurs, réduit à des conjectures sur ce point; nous pouvons aussi fournir le témoignage de l'expérience. Ainsi, lorsque le caractère de l'affection est bien reconnu, après une ou deux fortes saignées et l'administration d'une dose d'opium, on ne doit pas balancer à baigner le globe de l'œil dans une solution d'un grain de sublimé sur six onces d'eau distillée, avec addition de quatre à six grains d'extrait gommeux d'opium , ou d'injecter ce même liquide entre les paupières ; mais le premier procédé est préférable.

Nous ne pourrions pas offrir les mêmes garanties, par rapport à une autre pratique que nous avons trouvée très-avantageuse dans des cas comparables, et que l'analogie semble recommander fortement. Nous avons tiré le plus grand parti des cautérisations mercurielles dans le traitement des chancres, lorsqu'ils réunissaient, d'ailleurs, les conditions convenables ; mais nous n'avons pas rencontré d'occasion qui nous ait paru favorable pour traiter de la même manière les phlyctènes , les ulcérations de la conjonctive ou de la cornée , quoique nous les considérions comme absolument semblables aux chancres. Dans l'ophthalmie, il est bien plus difficile de distinguer l'inflammation commune et l'inflammation ulcérative spécifique : notre expérience nous avait appris toute l'importance de cette distinction par rapport aux chancres ; et nous n'avons encore rien saisi qui fût propre à la constater et à la signaler, par rapport aux ulcérations syphilitiques de la conjonctive et de la cornée. Nous appelons sur ce point important et difficile l'attention des praticiens, et nous pouvons garantir à ceux qui résoudront le problème , un ample dédommagement de leurs peines. Rien n'est désolant comme le spectacle de la perte soudaine d'un œil par les progrès rapides d'une ulcération que l'ophthalmie gonorrhoïque a déterminée; d'un autre côté , nous avons obtenu des succès éclatans , en arrêtant presque tout à coup par des cautérisations mercurielles , des chancres qui menaçaient de tout détruire. Le succès est donc possible ; car les deux cas sont identiques : il s'agit seulement de constater les conditions favorables dans l'une et l'autre espèce.

Nous avons signalé à dessein la condition d'un écoulement puriforme et abondant, comme propre à caractériser l'ophthalmie gonorrhoïque. En effet , toute ophthalmie survenue dans le cours d'une gonorrhée , ne peut pas être imputée à la maladie concomitante, et nous croyons avoir observé dans cette même condition , un assez grand nombre d'ophthalmies catarrhales qui ont cédé à l'application de quelques sangsues , aux laxatifs , aux exutoires, etc., sans le concours des mercuriels ; mais, parmi elles, nous en avons remarqué un certain nombre , où tous les moyens ordinaires ont été nuls, et qui n'ont cédé qu'à la longue et pendant que l'on prolongeait un traitement mercuriel. Ces observations ne concernent pas des sujets faibles, et l'on ne peut pas attribuer la guérison à la propriété excitante du mercure. Faudrait-il reconnaître comme principe du succès , la propriété anti-syphilitique de ce même médicament ? Cependant, l'ophthalmie était superficielle , légère , sans écoulement puriforme. L'inoculation gonorrhoïque de la conjonctive pourrait-elle être assez légère pour subsister sous une forme aussi paisible, tandis que, ordinairement, elle est si grave et si tumultueuse ? Quels seraient donc les signes qui feraient distinguer l'ophthalmie gonorrhoïque légère ? C'est encore un sujet d'étude que nous recommandons aux praticiens : jusqu'ici nous n'avons pu nous conduire , à cet égard, que par des tâtonnemens; et comme on dit, *à lædentibus et juvantibus.*

A la suite d'une ophthalmie grave, survenue pendant le cours d'une gonorrhée, et que l'on peut croire avoir été causée par l'inoculation de cette dernière, il ne faut pas perdre de vue que les vaisseaux lymphatiques qui proviennent des yeux, peuvent avoir introduit le virus syphilitique, et qu'il importe, conformément à nos principes, de faire passer au plus tôt du mercure par la même voie. En pareil cas, des frictions sur les tempes et le front sont manifestement indiquées.

Inoculation syphilitique par la bouche.

Il n'est pas rare que des baisers sur la bouche, donnés par des personnes infectées, et portant quelque symptôme syphilitique au gosier ou dans la bouche, donnent lieu à une infection, qui se fait alors par le bord libre des lèvres : le *contagium* peut même être porté plus avant dans la bouche, et ses effets se manifestent quelquefois à la langue, aux joues, ou au voile du palais.

On ne voit guère alors une phlegmasie comparable à celles du canal de l'urètre ou de la conjonctive, accompagnée d'un flux purulent ; mais on observe communément une ou plusieurs ulcérations, suivies ordinairement de l'engorgement inflammatoire des ganglions lymphatiques correspondans : ceux des régions jugulaire ou sous-maxillaire. Cette conséquence est tellement commune, que l'engorgement concomitant des glandes, ou succédant de fort près aux ulcérations syphilitiques, peut servir à distinguer les ulcérations primitives ou chancreuses, des ulcérations consécutives provenant d'une vérole ancienne et qui n'entraînent jamais un pareil accident. Le chancre et le bubon sont donc les symptômes exclusifs de l'infection syphilitique exercée par la bouche.

Il est indubitable que, dans ces cas, la cautérisation des ulcères primitifs, pratiquée au moyen du nitrate de mercure, est indiquée, aussi bien que dans ceux où l'ulcération est placée sur les parties sexuelles : aussi, avons-nous souvent réussi, lorsque nous avons pu la pratiquer de bonne heure, à suspendre le développement d'un bubon qui avait commencé de paraître, et à décider la résolution de la tumeur. D'un autre côté, nous avons fréquemment complété cette même terminaison, en faisant pratiquer des frictions mercurielles sur les tempes, sur la lèvre inférieure, et au-dessous de la mâchoire.

Infection syphilitique par l'anus et l'intestin rectum.

L'anus et l'extrémité inférieure de l'intestin rectum peuvent recevoir aussi, directement, l'inoculation syphilitique, et ils présentent alors, comme les parties sexuelles, la même série de phénomènes. Une phlegmasie semblable à la gonorrhée se manifeste aux parties infectées ; elle est accompagnée d'un écoulement puriforme, comme celui que fournit le canal de l'urètre ; il survient des ulcérations, de véritables chancres, comme sur le gland et le prépuce ; les ganglions lymphatiques du voisinage s'engorgent et présentent de véritables bubons qui peuvent tourner à la suppuration, et dans ce cas, ce sont les glandes inguinales inférieures de l'un ou de l'autre côté, ou des deux à la fois.

Nous n'avons pas eu l'occasion de tenter ce que pourraient, dans ces cas, le baume de Copahu ou le *piper cubeba*, et nous doutons que ces substances puissent agir sur l'anus et le rectum, comme sur les voies urinaires ; mais l'occasion ne nous a pas manqué pour constater, dans l'intestin, la susceptibilité de la coarctation consécutive à la suite de la *gonorrhée anale*. Cette malheureuse infirmité n'est que trop commune, et nous avons reçu si fréquemment, de la part des malades, l'aveu de la manière dont elle avait été acquise, qu'il est devenu très-douteux pour nous, si, quand elle a une origine syphilitique, elle dépend quelquefois de l'infection générale opérée par d'autres voies. L'introduction du doigt permet d'explorer et de connaître exactement l'état des choses. Nous avons constaté de cette manière, la coarctation circulaire d'un ou plusieurs points successifs dans la hauteur du rectum, avec des rides rayonnantes et dures placées dans le contour de ces espèces d'anneaux. Nous avons trouvé que, parmi ces rides rayonnantes, quelques-unes avaient assez de relief pour former de véritables tumeurs distinctes, qui inclinaient la cavité intestinale du côté opposé, et que la succession de ces tumeurs formait des déviations successives et en sens divers, et quelquefois contraire. Ces points rétrécis sont quelquefois au nombre de deux ou trois, ou davantage, et se prolongent jusqu'à huit et dix pouces de hauteur ; on les découvre successivement, à mesure que la dilatation opérée par le traitement fait des progrès.

Cette maladie, comme on le sait, n'est pas susceptible de guérison, mais seulement d'un soulagement plus ou moins durable ; et cependant, elle entraîne les conséquences les plus dégoûtantes et les plus affreuses : les matières stercorales retenues au-dessus du point, ou des points rétrécis de l'intestin, donnent lieu à une irritation constante de la membrane muqueuse et à un suintement puriforme plus ou moins abondant et quelquefois énorme ; le sentiment du besoin est continuel, et porte à l'emploi très-fréquent des lavemens, qui ne pénètrent et ne ressortent qu'avec peine, et ne déchargent l'intestin que très-imparfaitement : l'eau de ces injections fréquentes et la matière du suintement délayent néanmoins les matières stercorales, et les entraînent insensiblement au dehors, ce qui répand autour des malades une odeur infecte et repoussante.

Le front, et successivement toute la face, se couvre de boutons rouges, volumineux, qui dégénèrent en pustules, entourées d'une large auréole, rouge ou brune, et qui se multiplient dans les proportions de l'accroissement de l'infirmité. Malgré leur apparence, ces pustules n'ont rien de vénérien; elles ne cédent pas aux traitemens anti-syphilitiques connus, mais elles diminuent et s'effacent en grande partie, si l'on parvient à rétablir la liberté du ventre. Quand le besoin peut être satisfait, les matières sont filées et réduites à un diamètre très-petit et qui diminue de plus en plus; l'excrétion devient enfin presque impossible. Les malades, incapables de tout autre pensée, ne sont occupés que de leur état, sont en proie aux tourmens les plus cruels; la fièvre s'allume fréquemment; il survient des coliques, le ventre se tend, et les malades succombent le plus souvent à une péritonite, ou à une inflammation des voies alimentaires. On voit, par ce tableau, de quelle importance serait un procédé propre à réduire à la plus courte durée possible la phlegmasie syphilitique de l'anus et du rectum, puisqu'elle est la plus fréquente et peut-être l'unique cause de cette affreuse maladie. Nous n'avons pas eu l'occasion d'essayer l'emploi du mercure comme topique; mais nous ne voyons pas quel inconvénient pourrait détourner d'essayer, dès l'origine et pendant la durée de cette phlegmasie, des injections fréquentes avec l'onguent napolitain, délayé dans l'huile d'olive, ou même avec une dissolution légère de sublimé.

Nous avons eu souvent l'embarras du traitement de cette affection, et autant d'occasions de nous convaincre que, si une méthode anti-syphilitique est souvent rendue nécessaire par les symptômes concomitans, les moyens de cette espèce ne changent jamais rien à l'état de l'intestin rétréci. Les moyens mécaniques de dilatation sont les seuls efficaces. Eh! combien de patience ne faut-il pas de la part du malade et de celle du médecin , pour obtenir les succès possibles ! Nous avons essayé des mèches ou des tampons de charpie, dans l'intention d'éviter une partie de l'irritation attachée à l'usage de corps étrangers plus durs et moins flexibles ; mais nous avons acquis la conviction que ces mêmes qualités étaient des défauts dans les corps dilatans. Nous avons eu recours aux bougies de gomme élastique , et nous en avons employé successivement d'un très-gros volume (1). Nous avons souvent commencé par des bougies ou des sondes urétrales d'un volume médiocre , et dont nous augmentions peu à peu le diamètre : en les poussant avec ménagement à travers le rétrécissement de l'intestin, et sans se servir du mandrin , elles s'engagent dans ce qui reste de la cavité intestinale, en suivant les flexuosités que la maladie y a établies. La pression que ces instrumens exercent sur les parois engorgées et rétrécies de l'intestin , les amincit , les écarte, et provoque un écoulement ou suintement puriforme bien plus abondant. Il s'accroît encore, lorsque, profitant de la dilatation obtenue , on passe à l'usage des bougies *anales* de forme conique et d'un volume toujours croissant; mais aussi les malades parviennent à régler l'heure de leurs selles, en

---

(1) L'intérêt de la vérité veut que nous déclarions ici, que nous sommes redevable d'une grande partie de nos succès , à la complaisance et à l'habileté de M. Féburier, fabricant d'instrumens de gomme élastique , rue du Bac, à Paris. Il a réussi à construire des bougies *anales*, creuses, coniques, fusiformes, très-souples, élastiques, de volume varié, pouvant pénétrer très-haut dans l'intestin, et pouvant être contenues par l'action naturelle du sphincter , ou par le secours d'un bandage de toile très-simple. Nous nous plaisons d'autant plus à lui rendre cette justice, qu'il ignore lui-même combien il a été utile à nos malades.

sorte qu'il suffit de la suppression de la bougie pendant une heure le matin, et de l'usage de quelques lavemens, pour amener des évacuations qui deviennent de jour en jour plus complètes et moins difficiles. Si, comptant sur les apparences d'une semblable amélioration, on supprime, au bout de quelques mois, l'usage des corps dilatans, on ne tarde pas à voir l'intestin se rétrécir rapidement, et toutes les incommodités précédentes se reproduire. Pour s'arrêter et pouvoir compter sur la solidité des effets obtenus, il faut que les parois de l'intestin aient perdu leur épaississement morbifique, et totalement recouvré leur consistance et leur souplesse naturelle; il faut que toute trace du rétrécissement annulaire, des rides rayonnantes et des tumeurs particulières dont ils étaient garnis, aient entièrement disparu. Ce résultat est toujours l'effet de beaucoup de temps; et nous ne l'avons guère obtenu, à moins de deux, trois et quelquefois quatre ans de traitement assidu. L'amélioration progressive de la santé soutient la constance des malades, une fois que la première année du traitement est écoulée : les parties accoutumées à la présence du corps étranger qui dilate l'intestin, n'en sont plus que médiocrement fatiguées; le séjour des matières stercorales étant moins prolongé, il en résulte moins d'irritation; de là, aussi, une nutrition plus facile et plus complète, le retour de l'appétit, du sommeil et de l'embonpoint. Quant au suintement puriforme, il persiste pendant toute la durée du traitement ; mais il diminue et cesse presque entièrement dans la suite, après la suppression des corps dilatans. Nous avons favorisé quelquefois l'extinction de ce fâcheux symptôme, celui qui provoque le plus l'impatience du malade, par le moyen de quelques douches ascendantes, savonneuses, ou hydro-sulfurées.

Telle est l'unique méthode de traitement qui convienne au rétrécissement consécutif de la phlegmasie syphilitique ou gonorrhoïque de l'intestin rectum (1). Par elle, on peut obtenir la restauration de l'intestin et le rétablissement de ses fonctions ; mais ces effets ne sont que passagers, comme ceux que l'on obtient par des moyens semblables, dans les cas analogues qui intéressent le canal de l'urètre. Si l'on néglige d'appliquer encore de temps en temps la bougie, pour entretenir la dilatation obtenue, au bout de quelques années on voit reparaître les infirmités précédentes, et le malade peut retomber dans le même embarras. En général, nous recommandons de reprendre la bougie tous les six mois, pendant une vingtaine de jours seulement, et nous engageons fortement les malades à ne jamais omettre un soin aussi important. Nous connaissons un assez grand nombre de personnes affectées de cette infirmité, dont le bon état se maintient par ce moyen, depuis huit, dix et même quinze ans.

Il est très-important, dans les cas d'infection syphilitique par l'anus, d'acquérir une connaissance exacte des ulcérations qui peuvent exister, et d'en arrêter les progrès : les ulcérations proprement dites, et celles-ci sont du nombre, produisent une perte de substance proportionnée à leur étendue ; les ulcérations syphilitiques peuvent marcher avec une grande rapidité, comme nous l'avons exposé plus haut. Or, un rétrécissement du rectum produit par le cicatrisation d'une ulcéra-

---

(1) Il ne faut pas confondre avec cette affection l'état cancéreux de ce même intestin, où l'on observe aussi une diminution de la cavité, mais produite par le développement de tumeurs irrégulières et multipliées, et nullement par la formation d'un ou plusieurs anneaux circulaires, garnis de rides rayonnantes, etc. La dilatation mécanique peut bien aussi procurer quelque soulagement passager, en facilitant l'expulsion des matières stercorales ; mais quelquefois il en résulte des douleurs intolérables, et souvent des ulcérations plus rapides.

tion fort étendue, est bien plus fâcheux que celui qui succède à l'inflammation gonorrhoïque : ce dernier est au moins susceptible d'un soulagement passager, par l'usage des dilatans ; dans le premier, l'état des choses ne saurait être changé, ni par ce moyen, ni par tout autre, puisqu'il s'agit d'une cicatrice difforme par l'effet d'une perte de substance que rien ne peut réparer. On voit par là, combien il est intéressant de posséder un moyen capable d'arrêter les progrès d'une ulcération ; et ce moyen, comme nous l'avons démontré précédemment, consiste dans la cautérisation avec le nitrate de mercure. Il est évident que, dans le cas actuel, lors même que la cautérisation devrait, en déterminant la cicatrisation intempestive d'un ou plusieurs chancres, déterminer un bubon, ou plusieurs autres symptômes qui n'auraient pas eu lieu sans cela, on devrait encourir de semblables inconvéniens, plutôt que de laisser accomplir une dégradation qui peut nuire pour jamais à une fonction des plus importantes. Nous avons suffisamment démontré que la théorie commune sur les effets des cautérisations, est vicieuse ; que, loin de provoquer de nouveaux symptômes, la cautérisation d'un chancre pratiquée dans les conditions convenables, prévient plutôt les accidens ultérieurs, et diminue d'autant les chances de l'infection générale : ainsi, il ne peut y avoir aucun inconvénient, et les plus grands avantages peuvent être attachés au soin de borner au plus tôt, les progrès d'une ulcération syphilitique développée à l'anus ou à l'extrémité de l'intestin rectum.

Dans tous les cas d'infection vénérienne par l'anus, quels que soient les symptômes qui en sont résultés, c'est sur les fesses qu'il importe de se hâter de pratiquer des frictions mercurielles, pour poursuivre le principe contagieux dans les voies qui l'ont admis les premières.

Infections syphilitiques par la surface extérieure du corps,
et par des plaies récentes.

Il ne paraît pas que le virus vénérien puisse pénétrer aisément à travers le tissu dermoïde sans altération, si ce n'est celui du fourreau de la verge, celui du scrotum, des grandes lèvres, du périnée, où l'on observe quelquefois des chancres primitifs, et qui vraisemblablement se prête au développement de ce symptôme, par sa délicatesse et son peu d'épaisseur ; mais on sait avec quelle facilité ce même virus pénètre, à la faveur de la moindre blessure : et les exemples d'accidens de cette espèce sont extrêmement communs chez les accoucheurs et les praticiens imprudens. On observe alors que la blessure contaminée s'enflamme ; les symptômes ordinaires de l'ulcération s'y manifestent ; elle s'étend, détruit une partie du point sur lequel elle existe, et bientôt il survient un engorgement inflammatoire dans les ganglions lymphatiques voisins, qui tend prochainement à la suppuration.

Un phénomène presque constant attaché à ce mode d'infection, est une éruption de petites pustules, qui se manifestent d'abord à la face, qui se répandent ensuite sur toute la surface du corps, qui présentent les caractères propres à la pustule vénérienne, et qui sont bientôt suivies d'ulcérations à la gorge, de périostoses et de douleurs ostéocopes. Ce symptôme se manifeste dans beaucoup d'autres cas d'infection syphilitique ; mais, dans celui-ci, il succède de si près à l'inoculation, il est suivi si rapidement d'accidens d'une nature bien plus grave, qu'il est presque impossible de ne pas le considérer comme le signe d'une infection profonde de tout le système cutané, et la preuve de la rapidité extraordinaire avec laquelle l'absorption du virus s'opère par les surfaces d'une solution de continuité récente. L'observation démontre, en effet, que rien n'est plus redoutable que l'inoculation vénérienne pratiquée fortuitement à la faveur d'une blessure, surtout récente, et avant l'établissement de la suppuration : il semble que, dans tout autre cas, le virus syphilitique éprouve quelque difficulté à pénétrer dans les voies absorbantes ; qu'il subit, en les parcourant, des modifications qui suffisent quelquefois pour l'éteindre, et qui souvent l'affaiblissent beaucoup ; que dans celui-ci, au contraire, il pénètre avec toute liberté, sans rien perdre de son activité propre ; qu'il atteint plus complétement et plus rapidement la totalité de la constitution, et qu'il sature profondément la masse des humeurs.

Nous avons vu un jeune soldat, affecté de gonorrhée simple, infecter lui-même, par imprudence, avec ses doigts souillés de la matière de l'écoulement, une légère blessure qu'il s'était faite sur le côté gauche du menton, en se rasant : l'ulcération et l'engorgement des glandes sous-maxillaires et jugulaires eurent lieu rapidement. Bientôt après survint une éruption de très-petites pustules, qui commença par la face et se répandit ensuite sur toute la surface du corps : ces pustules furent très-nombreuses ; elles étaient brunes à leur base, couvertes d'une petite croûte à leur sommet, accompagnées de démangeaison dans le jour, et d'un sentiment de chaleur incommode pendant la nuit. Moins de deux mois après l'inoculation, qui avait été reconnue et combattue sans délai, il survint des ulcérations à la gorge, des engorgemens dans le périoste du crâne, des jambes, du coude, et des douleurs vives, nocturnes, dans la longueur des os cylindriques. La rapidité et la profondeur de l'infection avaient fixé sur ce malheureux l'attention de tous ceux qui observaient les malades vénériens ; et, malgré les traitemens variés et méthodiques qu'il subit, ce ne fut pas sans la plus grande peine qu'il recouvra enfin la santé, après plus de deux ans de soins attentifs.

Un chirurgien , d'un âge mûr , d'une constitution forte , mais irritable , s'étant blessé, depuis , deux jours , sur la face dorsale du doigt indicateur , souilla imprudemment cette petite blessure avec le suintement provenant de rhagades à la marge de l'anus , en écartant les fesses d'un malade , pour observer ce symptôme. Aussitôt, prurit , démangeaison douloureuse ; dès le lendemain , inflammation de la petite plaie , gonflement dans son contour. Les jours suivans , ulcération manifeste, engorgement d'une partie du doigt , gonflement douloureux des glandes axillaires et de la glande humérale. Le huitième jour , éruption pustuleuse, menue, abondante , qui couvre le front , la face et successivement toute la surface du corps. Le caractère de la maladie paraît encore douteux , et l'on ajourne toute détermination : mais , enfin , vers le dixième jour , il survint des ulcérations au palais et aux fosses nasales , qui levèrent tous les doutes : alors , commença une série de traitemens variés , soutenus, qui ont suffi à peine , quoique continués pendant près de six ans , pour rétablir la santé.

Un soldat de l'un des régimens suisses au service de France , avait contracté des chancres, dont les uns étaient sur la base du gland , et les autres sur le contour de l'ouverture du prépuce , qu'ils avaient considérablement rétrécie. Pour découvrir les premiers et se débarrasser des derniers , on prit , dans un hôpital, le parti de retrancher le prépuce. La section fut bientôt infectée par les ulcérations que l'on venait de mettre à nu ; et, bientôt , le gland et une partie de la verge se trouvèrent détruits par les progrès des chancres nouveaux et anciens. L'éruption pustuleuse, des bubons , des ulcérations à la gorge, des douleurs ostéocopes eurent lieu successivement ; et , trois ans après , le malade était encore dans un état déplorable , lorsque nous en fûmes chargé, quoique , jusque-là , il n'eût pas cessé de recevoir tous les soins dont sa position le rendait susceptible. Il a fallu encore plus d'un an , pour le rendre à la santé.

Un plus grand nombre de faits qu'il nous serait aisé de citer , serait inutile : ils prouvent tous uniformément , qu'il n'y a pas de vérole plus difficile à guérir, que celle qui est contractée ainsi, fortuitement, par une blessure. Est-ce , comme on l'a pensé , parce que la voie est insolite ; ou bien , serait-ce que, d'une part, l'absorption est favorisée par une solution de continuité , et d'autre part, que l'on néglige de faire passer au plus tôt du mercure par les voies de l'infection ? La première proposition nous paraît décidée affirmativement par les faits précédens , et la seconde l'est peut-être aussi, par le suivant et ses analogues , dont nous avons maintenant un assez grand nombre.

Un jeune militaire avait contracté des chancres, dont les uns bordaient l'ouverture du prépuce , et les autres existaient sous cette enveloppe sur le contour de la base du gland. L'engorgement était médiocre ; mais l'abondance de la suppuration et la vivacité des douleurs firent prendre le parti de pratiquer la circoncision, pour mettre à nu les ulcérations du gland, et s'opposer à leurs progrès : elles se trouvèrent , en effet, très-étendues ; elles avaient déjà détruit une partie du gland , et nécessitaient de prompts secours. Dès le lendemain, ces chancres furent touchés avec un pinceau trempé dans le nitrate de mercure : cette application fut réitérée une seule fois pour la rendre complète, et les progrès des ulcères furent arrêtés aussitôt. Mais le délai d'un jour que l'écoulement du sang, quoique médiocre, avait nécessité pour pouvoir appliquer exactement le caustique, donna le temps à la section du prépuce, d'être souillée par la suppuration des chancres du gland : c'en fut assez pour infecter cette surface nouvelle, et pour donner à la plaie les conditions ordinaires d'un ulcère. Le fourreau se rétracta supérieurement , quoiqu'il ne survînt qu'un engorgement fort médiocre. La surface suppurante représenta bientôt, autour de la verge, derrière le gland, une zone de dix lignes de largeur , blafarde , fongueuse , très-douloureuse, irrégulière et brune dans son contour, et s'accroissant encore de jour en jour. Les glandes inguinales s'engorgèrent et devinrent un peu douloureuses. Nous fîmes toucher légèrement cette surface avec le nitrate de mercure , et nous la fîmes panser deux jours ensuite, avec un onguent opiacé. Aussitôt après la cautérisation , qui fut très-superficielle , les douleurs diminuèrent et cessèrent ; l'engorgement des glandes inguinales devint bien moindre et se dissipa ; les jours suivans, la surface de l'ulcère avait perdu un tiers de sa largeur. Alors , on commença l'usage de frictions pratiquées , matin et soir, sur les côtés de la verge , avec un demi-gros d'onguent mercuriel. Le nombre de ces frictions fut porté jusqu'à quinze ; mais, dès la huitième, nous y joignîmes des frictions pratiquées, tous les deux jours, sur le plat des cuisses, avec un gros d'onguent mercuriel. Ces dernières ont été poussées jusqu'au nombre de trente ; et le malade est sorti de l'hôpital jouissant d'une bonne santé, sans avoir éprouvé d'autres symptômes syphilitiques.

Les faits de cette espèce que nous avons observés et qui ont été signalés à l'attention de nos disciples , dont ils ont vivement excité la curiosité , ne nous permettent pas de douter que l'inoculation syphilitique ne se fasse avec une facilité bien plus grande, à la faveur d'une solution de continuité ; que l'absoption du principe contagieux n'y soit infiniment plus rapide; qu'il faut , autant qu'il se peut, s'abstenir de l'usage des instrumens tranchans pendant la durée des symptômes primitifs , qui donnent lieu à un écoulement contagieux ; que, lorsqu'il n'est pas possible d'éviter quelque opération chirurgicale, dans ces circonstances défavorables , il faut se hâter de désinfecter la nouvelle surface contaminée, et de faire passer , par les voies qui ont pu se prêter à l'absorption , une préparation mercurielle capable de préserver la constitution d'une infection profonde et durable.

Réflexions générales sur les symptômes d'inoculation.

Nous avons démontré ailleurs , que l'on peut borner la
durée de la gonorrhée , et diminuer par là les chances de l'infection générale. On voit par ce que nous venons d'exposer touchant
les symptômes primitifs de la vérole , que l'on peut appeler
symptômes d'inoculation , que l'on peut aussi borner la durée
du chancre, diminuer son influence sur les glandes lymphatiques voisines , prévenir peut-être l'infection générale , ou du
moins la rendre infiniment moins importante, et que ces effets
peuvent être obtenus par la cautérisation , ou plutôt l'application du nitrate de mercure , celle du sublimé, substances qui
n'agissent pas toujours comme caustiques , et par l'emploi de
tout autre préparation mercurielle susceptible d'absorption , et
administrée de manière qu'elle puisse être portée incessamment
dans les voies qui peuvent avoir admis récemment le principe
contagieux (1). Il est une condition importante pour remplir un
but aussi précieux. Il est nécessaire , pour pratiquer les cautérisations et les frictions locales avec succès et sans accident , que
le chancre ou le bubon ne soient point accompagnés d'un état
inflammatoire.

La valeur de ce mot doit être définie , dans cette circonstance, avec un soin convenable , pour éviter les équivoques, les
préceptes mal établis, et les interprétations dangereuses.

---

(1) On a tourné en ridicule les cautérisations , à cause de leur ancienneté ; on a demandé si nous retournions au siècle du Roi *Dagobert.* Cette
question peut être fort plaisante ; mais qu'est-ce qu'elle fait à la vérité ? Nous
observons en public , et nous nous attachons à convaincre nos disciples, en
les exerçant à l'observation de la nature.

Il n'y a pas d'ulcération proprement dite, c'est-à-dire, de solution de continuité spon tanée avec perte de substance, sans le concours de l'inflammation ; mais d'une inflammation si différente de celle qui caractérise l'érysipèle, le phlegmon, les suites d'une piqûre, d'une plaie, etc., qu'il a fallu la distinguer par une dénomination particulière : *l'inflammation u lcérative.* L'observation rend très-vraisemblable, et nous sommes convaincu que ce mode d'inflammation est particulièrement mis en jeu par les diathèses, et que les ulcérations, ou plutôt l'inflammation particulière qui les produit, ont quelque chose de spécifique et relatif à la diathèse particulière dont elles dépendent. Cette inflammation spécifique ne se manifeste pas par l'engorgement, la tuméfaction des parties intéressées et de celles du voisinage, par le développement d'une auréole rouge et douloureuse, qui s'étend à une certaine distance ; elle ne se montre que par l'ulcération et ses progrès, des douleurs proportionnées à la rapidité de son extension, l'absence totale d'un engorgement diffus, une légère intumescence bornée à une ou deux lignes du contour de l'ulcération, une ligne rouge-brunâtre renfermée dans les mêmes limites. En cet état, la cautérisation des chancres est praticable, et ne manque guère, à moins qu'elle ne soit excessive, d'en arrêter le cours, et d'en prévenir toutes les conséquences. En cet état aussi, les frictions mercurielles sont admissibles ; et, loin qu'elles puissent devenir nuisibles, on ne manque presque pas de voir, sous leur influence, disparaître tous les symptômes qui ont nécessité leur emploi. Lorsque, au contraire, on voit survenir de l'engorgement, de la tension, de la rougeur qui s'étend au loin ; lorsque cet état excite les symptômes ordinaires de la fièvre, on peut regarder comme certain que l'inflammation ulcérative n'existe pas à l'état de simplicité ; elle est jointe à l'inflammation commune, ou si l'on veut phlegmoneuse : et cet état n'admet plus les secours spécifiques : ils ne sauraient être administrés sans le plus grand danger. C'est dans ces conditions que l'on a observé , pour la moindre application du mercure , les ulcérations s'étendre rapidement , la gangrène détruire le prépuce , le fourreau , le gland , les corps caverneux , perforer le canal de l'urètre , dévorer la verge tout entière , les tégumens du pubis , des aines , du scrotum , allumer une fièvre hectique qui a subsisté plusieurs mois , et qui est même devenue funeste. Il faut donc s'abstenir de toute administration mercurielle dans cet état , qui ne peut être combattu que par les méthodes propres à l'inflammation , dans tout autre circonstance; mais une fois ces conditions remplies , et la maladie ramenée à son état de simplicité , les indications primitives subsistent et doivent être remplies à leur tour.

Voilà avec quelles restrictions nous croyons pouvoir recommander des principes que nous avons trouvés d'une grande solidité ; nous pouvons assurer qu'en nous y conformant , pendant les symptômes d'inoculation de la syphilis , nous avons évité bien des accidens fâcheux et des infections profondes , qui deviennent , dans la suite , presque incurables.

On objectera sans doute que , d'après ces principes , on est exposé à l'emploi inutile du mercure , chez tel sujet qui aurait pu s'en passer. Nous avouerons sans détour que la chose est possible , parce que l'observation semble démontrer qu'il est des individus dans lesquels le système lymphatique paraît doué de l'heureuse propriété d'éteindre le principe syphilitique , en sorte qu'il ne peut produire que les symptômes primitifs. Mais , qui nous apprendra à connaître *à priori* ces heureux favoris de la nature? Faudra-t-il pour ceux-là exposer tous les autres aux malheurs qui peuvent résulter d'une infection vénérienne profonde? Nous pouvons attester d'ailleurs , qu'à la faveur du soin de choisir pour première voie d'absorp-

tion celle qui a dû servir à l'introduction du principe contagieux,
il suffit de peu de chose pour prévenir les suites; tandis que
l'administration de grandes quantités de mercure par d'autres
voies, des traitemens prolongés et excessifs, dirigés d'après
d'autres principes, ont eu tous les inconvéniens d'une surcharge mercurielle, sans opérer l'extinction du virus syphilitique,
qui s'est manifesté de nouveau bientôt après, ou pendant le
traitement lui-même, par ses symptômes propres.

Symptômes d'infection générale.

Il est une distinction bien importante à admettre entre les
symptômes syphilitiques qui succèdent immédiatement à ceux
d'*inoculation*, et ceux qui ne surviennent qu'à une époque
éloignée. Les uns se manifestent au moment même où l'infection générale s'opère, et par conséquent, immédiatement après
les symptômes primitifs; les autres ne se montrent qu'à une
époque bien plus éloignée, et souvent après une longue période
de temps, pendant laquelle aucun phénomène morbifique n'a
été remarqué, et le malade a paru jouir d'une santé parfaite. Les premiers sont les pustules de diverse sorte; les
rhagades à la marge de l'anus; les ulcérations de la gorge,
de la commissure des lèvres, des fosses nasales; l'inflammation
de l'iris ou de l'intérieur de l'œil; les excroissances verruqueuses.
Les seconds sont les ulcères de la surface du corps; ceux qui
se placent à la paume des mains, à la plante des pieds, dans
l'intervalle des orteils, autour de la racine de l'ongle; les douleurs ostéocopes, les périostoses, quelques exostoses, certaines

nécroses que l'on confond encore avec la carie. Nous traiterons
des uns et des autres séparément.

Symptômes consécutifs.

Nous exposerons d'abord quelques remarques particulières ,
touchant quelques-uns des symptômes de ce genre ; nous les
considérerons ensuite , comme un grouppe qui admet des principes généraux.

Considérations particulières relatives aux symptômes consécutifs ou secondaires.

La pustule syphilitique peut varier beaucoup , quant à son
étendue. Les plus grandes présentent un point d'ulcération que
le pus humecte ; les plus petites ont leur sommet recouvert
d'une très-légère croûte , qui se sépare sous forme de lames
minces, et qui se renouvelle : les unes et les autres se distinguent
par la teinte cuivrée de la base. Nous en avons observé de très-
menues, commençant par le front, la face, le cuir chevelu, s'étendant ensuite au thorax , aux bras, au dos , enfin à tout le corps.
Elles sont alors extrêmement répandues, accompagnées de démangeaison incommode et de chaleur brûlante la nuit : et c'est ,
sans doute , cette éruption que l'on a appelée gale vénérienne ;
elle diffère totalement de la gale et de toutes les éruptions connues , et la moindre attention suffit pour la faire reconnaître.
Cette espèce d'éruption est toujours de mauvais augure : nous
l'avons observée au début des véroles qui ont duré le plus de
temps , et qui ont cédé le plus difficilement aux ressources de
l'art. Elle semble annoncer une saturation profonde de la constitution par le principe morbifique.

S'il pouvait nous rester quelques doutes sur la propriété contagieuse du suintement ichoreux fourni par les rhagades de la
marge de l'anus , ils auraient été dissipés par une de nos observations. Nous avons déjà eu l'occasion de citer un fait dans lequel
l'inoculation la plus profonde et la plus fâcheuse par la durée
de ses suites, a été produite par ce même suintement, appliqué
fortuitement sur une légère blessure à la face dorsale de la dernière phalange du doigt indicateur.

Les ulcérations syphilitiques consécutives se placent souvent
au voile du palais et dans le contour des commissures des lèvres.
Elles s'entourent d'une auréole brune ou d'un rouge-vineux.
L'ulcération , surtout au voile du palais , est perpendiculaire ,
profonde , et la membrane interne de la bouche y est comme
déchirée ; dans le contour des commissures , au contraire , elle
a , tantôt la forme des rhagades , tantôt celle d'une excroissance
aplatie et ulcérée par son sommet.

On attribue à l'iris seulement , une inflammation dont le siége
le plus apparent peut bien être cette membrane , mais qui paraît
s'étendre à tout l'intérieur du globe de l'œil. Il est douteux si
l'on ne doit pas rapporter à cette espèce les exemples d'amaurose syphilitique que l'on guérit si rarement , et qui laisse , presque toujours , une légère coloration du corps vitré. N'est-il pas
vraisemblable qu'une inflammation légère et prolongée du corps
vitré , et peut-être aussi de la rétine , a donné lieu à l'extravasation de l'albumine organisable et opaque, dans le tissu de
ces deux organes ? Au reste, on a élevé des doutes sur l'origine
vénérienne de cette ophthalmie intérieure, appelée inflammation
de l'iris , et l'on a admis, en même temps , que les préparations
mercurielles guérissent constamment cette inflammation , quelle
qu'en soit l'origine. La singularité de ces deux propositions paraîtra d'autant plus grande , que l'on considérera que l'on n'a
presque pas pu citer d'exemple de cette maladie , qui ne soit

tiré d'un individu ayant éprouvé récemment, ou éprouvant encore des symptômes évidens de vérole. D'un autre côté, on avance également que la vérole et les excès de l'emploi du mercure, produisent tour à tour la maladie ; et, cependant, il faut avoir recours dans tous les cas au mercure, pour obtenir la guérison. Il nous paraît impossible de ne pas conclure qu'il y a quelque erreur dans l'appréciation de la maladie, et que la syphilis en est la principale cause.

Elle est facile à reconnaître à des douleurs profondes, térébrantes, nocturnes ; l'injection des vaisseaux capillaires de la sclérotique, en forme de couronne autour de la cornée ; la fixité et la déformation de la pupille ; la décoloration de l'iris ; la déposition de l'albumine sous forme de flocons libres dans les deux chambres, ou sous celle de fausses membranes adhérentes à l'iris, à la face postérieure de la cornée, ou à la face antérieure du cristallin.

Le traitement le plus efficace, à moins qu'il ne succède très-promptement au premier développement de la maladie, peut bien en arrêter le cours, mais il ne peut empêcher la perte d'une partie des facultés de l'organe. Quand l'affiliation des symptômes, l'ordre et le rapport mutuel des événemens, donnent évidemment une place à la syphilis parmi les causes probables de cet accident, on ne saurait trop se hâter de recourir à l'emploi du mercure, comme l'observation le démontre surabondamment ; mais, tout en admettant d'abord ce moyen, dont l'indispensable nécessité est démontrée, nous pensons qu'il faut se garder de négliger les autres, propres à combattre un état fluxionnaire : ainsi, les évacuations sanguines, générales ou locales, les purgatifs, les exutoires, dans l'ordre méthodique que l'observation a fixé, peuvent être fort utiles, si, d'ailleurs, le mercure est employé d'abord, et convenablement soutenu. On combat de la sorte, tout à la fois et par des méthodes éner-

giques, et l'inflammation spécifique qui domine ordinairement, et l'inflammation commune qui forme une complication
fréquente.

Quant aux excroissances verruqueuses, nous les avons vues se
détacher souvent, et tomber flétries et desséchées pendant l'administration d'un traitement mercuriel; mais nous les avons vues
aussi se reproduire avec obstination, après avoir été détruites,
ou par l'influence du traitement général, ou par l'action des
caustiques ou des instrumens, lorsque d'ailleurs il n'existait
aucune raison légitime de douter d'une guérison solide. Il est
vraisemblable que l'action de la diathèse qui a déterminé la formation de ce symptôme, est profondément empreinte dans le
point où il se manifeste; car, en général, il ne se reproduit pas
aussi communément, lorsque, en pratiquant l'excision, on a le
soin de sacrifier une assez grande épaisseur de parties à la base
de chaque excroissance.

Tout ce groupe de symptômes, quand les choses sont livrées
à la nature, forme dans la maladie une période qui se confond
quelquefois avec les symptômes précédens, et avec ceux qui doivent se manifester dans la suite et dont nous parlerons bientôt,
mais qui le plus souvent est bien distincte. Il est assez commun,
en effet, qu'après l'extinction de la gonorrhée, la cicatrisation des
chancres, la résolution totale des bubons, il s'écoule un certain temps, pendant lequel le malade, exempt de tout symptôme, paraît entièrement guéri. Cet intervalle, qui se montre
communément dans la marche naturelle de la maladie, et que
l'on pourrait considérer comme *une seconde incubation*, est
d'autant plus prolongé, que l'on a combattu d'une manière
plus ou moins incomplète les symptômes primitifs ou d'*inoculation*. Les efforts que l'on a faits, ont été impuissans pour
détruire le principe contagieux; mais ils ont suffi pour rendre
son action plus lente: il s'écoule plusieurs mois, un an, dans

un état apparent de santé, après quoi surviennent les symptômes secondaires et les marques certaines du véritable état de
la maladie. Telle est la cause très-commune de l'infection d'une
jeune épouse, dans un nouveau ménage. Des praticiens imprudens ne craignent pas de permettre de contracter l'union
conjugale, à des jeunes gens qui sortent à peine du traitement des symptômes primitifs de la syphilis, sans réfléchir que
la disparition des symptômes ne prouve rien, s'il ne s'est
écoulé plusieurs mois. La même raison nous fait considérer
les symptômes primitifs comme mal choisis, pour éprouver l'u-
tilité de méthodes nouvelles ou insolites. L'expérience nous a
démontré qu'on est toujours exposé à quelque erreur, et qu'il
faut choisir une autre période pour obtenir des résultats certains. La population des hôpitaux de vénériens est presque
toujours composée, par moitié, de malades qui y ont déjà
fait un premier séjour de quarante à soixante jours, pour des
symptômes primitifs, qui en sont sortis avec les apparences
d'une guérison complète, et que des symptômes secondaires y
ramènent. Il arrive même communément alors, que l'on tombe
dans une erreur facile et pourtant dangereuse : on regarde,
en général, dans ces cas, le traitement précédent comme une
partie de celui qui peut être encore nécessaire. On s'arrête,
du moment que les symptômes s'effacent ; et cependant ,
quelque temps après, la reproduction des mêmes phénomènes,
ou la manifestation de ceux d'un ordre différent, viennent
attester que le second traitement a été insuffisant, tout comme
le premier. Mais ceci touche à une question d'une grande
importance , que nous traiterons dans la suite.

Traitement de la syphilis dans la seconde période, ou pendant les symptômes secondaires ou consécutifs.

Nous avons dû chercher quel mode de traitement convenait le mieux à cette *période secondaire* de la syphilis, et nous avons acquis la certitude que les frictions sont le meilleur mode d'administration du mercure, dans les cas de ce genre. On ne s'écarterait peut-être pas trop de la vérité, en admettant que, dans ces conditions, le principe syphilitique est encore attaché au système lymphatique qui l'a introduit, au tissu cellulaire dans lequel les vaisseaux et les ganglions de ce système sont répandus, et que de là vient le succès toujours plus marqué de ce mode de traitement, que de tout autre. Il est certain que l'administration intérieure des sels mercuriels, ne fait disparaître que bien plus lentement ces symptômes, et que, lorsqu'on les a vu se dissiper enfin, ils ne tardent pas à se reproduire, ou bien à être remplacés par d'autres. Il semble que les sels mercuriels ne puissent agir sur le point affecté, qu'après avoir opéré une saturation complète de la constitution, toujours très-difficile à obtenir, comme nous le démontrerons bientôt, et que cette condition soit inutile, lorsque, fortuitement ou à dessein, on introduit le mercure par la surface cutanée ; que, dans ce dernier cas, le mercure parcourant incessamment le tissu cellulaire extérieur et la portion du système lymphatique qui lui correspond, il soit plus à portée d'y détruire le virus syphilitique, et de le poursuivre de là, de proche en proche, dans les voies subséquentes où il peut résider encore. On peut concevoir ainsi des choses, qui, sans cette supposition, seraient inexplicables. Pourquoi, dans des

sujets comparables par l'âge, le sexe, les conditions appré-
ciables de la constitution, dans des frères fort ressemblans,
et livrés aux mêmes occupations, des symptômes analogues
pris à la même source, ont cédé, chez l'un, rapidement et
sans retour sous l'emploi de trois à quatre onces d'onguent
mercuriel en frictions; tandis que, chez l'autre, ils se sont montrés presque ineffaçables. Ils n'ont cédé, que pour être remplacés
bientôt par d'autres. L'ensemble des phénomènes a présenté
la marche ordinaire d'une affection syphilitique qui s'aggrave
de jour en jour, dont les progrès n'ont pu être troublés, qui
est devenue constitutionnelle, profonde, presque incurable,
malgré des traitemens réitérés et fort prolongés, mais dans
lesquels le mercure a toujours été administré à l'intérieur.
Sans doute, les différences de constitution doivent être infi-
nies, et le plus souvent inappréciables; sans doute, aussi, les
antipathies de l'organisation (qu'on me passe cette expression
figurée) pour telle substance médicamenteuse, sont impossibles à prévoir, et doivent être tenues en compte; enfin, les
complications morbifiques sont fréquentes et ne se manifestent
pas toujours de manière à être connues *à priori*. Nous avons
de bonnes raisons, et certainement d'aussi nombreuses que
tout autre, pour convenir que ces dernières circonstances,
ont aussi leur part d'influence, et qu'elles doivent être pour
beaucoup dans la diversité des résultats. Mais ceux qui prati-
quent dans les hôpitaux, et qui cherchent à se rendre compte
de ce qui se passe sous leurs yeux, seront frappés, sans doute,
de la généralité des observations de ce genre, et de la vraisemblance de l'explication que nous en avons adoptée. Nous n'a-
vions pas, et nous n'avions pas voulu avoir des idées préconçues
à cet égard : nous nous sommes livré à l'étude de la nature
sans prévention, nous avons été conduit à ce résultat par
l'induction naturelle des faits, et nous devons à la vérité de

déclarer que nous avons vu, le plus souvent, une guérison rapide et sûre, résulter, dans les cas dont il s'agit, de l'administration méthodique du mercure en frictions, même sans pousser les choses fort loin; que la proportion des faits dans lesquels cette méthode a été suivie de succès, est infiniment supérieure à celle des faits moins heureux, toutes choses demeurant les mêmes.

A cela près d'un peu plus ou moins de facilité pour l'absorption dans certains points de la surface extérieure, le choix de la partie, pour pratiquer les frictions, ne nous a pas paru devoir être influencé par de plus puissantes raisons, que celles qui résultent de la voie par laquelle l'inoculation a eu lieu, et de celles que l'infection subséquente a dû suivre. Nous pouvons certifier que ce principe nous a guidé d'une manière très-heureuse, et nous croyons lui devoir une grande partie de nos succès. Nous avons adopté le précepte de pratiquer les premières frictions, d'abord sur la partie même qui a été contaminée, et d'appliquer le reste sur celles qui ont les plus grands rapports avec elle : ainsi, dans les cas où l'*inoculation* a eu lieu par les parties sexuelles, après avoir fait les premières frictions sur ces parties elles-mêmes, c'est sur les membres inférieurs que le reste du traitement se consomme ; dans ceux où le virus a pénétré par les parties supérieures, les premières frictions sont appliquées autour du point affecté, et le reste sur les membres pectoraux. Ce précepte, que nous croyons très-important dans l'état actuel de la science, acquiert une nouvelle valeur par les dernières découvertes touchant les voies absorbantes. S'il est vrai, comme on l'assure, qu'une partie des vaisseaux lymphatiques des premiers ganglions s'ouvrent immédiatement dans les veines voisines, il est de la plus grande importance de faire passer incessamment, par les voies mêmes que le virus syphilitique a dû parcourir, et particulièrement par les vaisseaux lymphatiques qui ont dû le recevoir immédiatement, le mercure que l'on destine à sa destruction (1). On sent que cette portion du médicament parcourra la voie absorbante la moins étendue; mais on sentira aussi l'utilité des frictions sur les membres pectoraux ou abdominaux, par la nécessité de faire pénétrer le mercure dans la grande circulation lymphatique que le principe contagieux peut avoir atteinte également. Ce précepte, en bornant, pour la plupart des cas, l'étendue de la surface consacrée à la principale partie du traitement, à celle des membres supérieurs ou inférieurs, réunit aux avantages relatifs à la marche de la maladie, celui de causer moins d'embarras, et celui bien plus précieux, de ménager une grande étendue de la surface cutanée pour les exhalations confiées à la peau. Le procédé qui consiste à recouvrir de frictions, successivement, toute la surface extérieure, a particulièrement le désavantage de rendre la transpiration cutanée difficile, inégale, nulle pendant un certain temps, et d'exposer à beaucoup d'accidens, qui proviennent de cette cause. On peut prévenir ces derniers, en intercalant les bains; mais alors, l'efficacité des frictions est très-réduite, et le traitement trop prolongé. Ce procédé a d'ailleurs l'inconvénient

---

(1) Quelque lecteurs pourront se scandaliser des idées matérielles que nous émettons touchant la cause de la vérole et le principal moyen de sa destruction. Nous savons bien quelles subtilités on peut faire intervenir dans cette question, quel langage figuré et presque mystique on peut employer : les expressions dont nous nous servons, ont, pour nous, la valeur d'une formule abrégée, qui représente les conditions inconnues de l'état syphilitique et de l'action mercurielle. Cette explication a pour but unique de prévenir les équivoques, et nullement de repousser les plaisanteries grossières dont nous pourrions être l'objet. Nous n'avons pas de réponse pour des argumens de cette sorte.

de faire passer une partie du mercure employé au traitement,
par des voies que le virus syphilitique n'a point parcourues
d'abord, et qu'il peut n'avoir pas atteintes encore; ce qui expose à la nécessité de pousser les choses beaucoup plus loin
qu'il ne faudrait ou qu'il ne conviendrait, ou au danger de manquer le but qu'on se propose.

Il est des cas, où, conformément à notre principe, il faut
étendre la surface, ou multiplier les points consacrés à l'absorption de la préparation mercurielle employée en frictions.
Nous avons parlé de l'ophthalmie produite par l'inoculation
fortuite de la gonorrhée : dans ces cas, la membrane muqueuse urétrale et la conjonctive, formant deux foyers distincts
d'infection, il est important de prévenir les conséquences de
l'un et de l'autre, et de prendre des mesures pour que l'absorption
du mercure ait lieu dans les deux points. De même, sans rien
préjuger sur la question importante et difficile de la trans-
missibilité du virus syphilitique par la voie de la génération,
il est évident qu'un grand nombre d'enfans ont contracté en
naissant, et par le contact du vagin, la syphilis, qui se manifeste
alors, principalement, par des pustules. Le mercure doit être
présenté à toute la surface cutanée, pour exercer son action
sur tous les points infectés. Dans les cas de l'une et de l'autre
espèce, nous avons eu soin, en nous soumettant aux lois de la
nécessité, de ménager les fonctions de la peau. Ainsi, dans les
premiers, nous faisons pratiquer les frictions, d'abord sur le
front, les tempes, les régions jugulaires, sur les parties sexuelles
et leur contour, ensuite sur la face interne des bras et sur
celle des cuisses ; dans les seconds, nous avons obtenu des
succès durables, en faisant des onctions, ou de simples applications successives, sur les divers points de la surface du corps,
n'employant jamais à la fois que deux surfaces parallèles à cet
usage, et laissant le reste libre pour l'exhalation,

Ordinairement, il suffit de l'emploi de trois, quatre, cinq onces d'onguent mercuriel en frictions : d'abord de demi-gros, mais réitérées deux fois par jour, autour du point affecté ; ensuite d'un gros, pratiquées tous les deux jours sur la face interne des cuisses ou des bras. Par ce procédé, on exerce au plus tôt, sur les organes qui ont dû éprouver la première impression du principe contagieux, la plus forte action mercurielle possible, et l'on maintient cet état préservatif ou curatif, pendant le temps nécessaire à l'extinction totale de la cause, par les forces vitales, sans exciter dans la bouche d'autre irritation que celle qui est indispensable pour attester l'absorption du mercure, et sans tomber dans les inconvéniens du ptyalisme. Il est des cas que nous signalerons dans la suite, où il faut pousser les choses beaucoup plus loin ; c'est à des conditions que nous aurons soin d'indiquer.

Nous avons vu des cas dans lesquels ou n'avait obtenu qu'un succès passager, en administrant jusqu'à dix, douze, quinze onces d'onguent mercuriel en frictions, malgré que le traitement eût d'ailleurs été dirigé avec prudence et par des praticiens instruits et exercés. Les symptômes qui se sont reproduits, ont attesté la persistance de la syphilis, et n'ont cédé qu'à des traitemens ultérieurs, dont de nouvelles préparations mercurielles faisaient la base. Ce n'est pas ici le moment de discuter jusqu'à quel point le mercure, en opérant la guérison définitive, a exercé son action spécifique ; mais nous devons faire remarquer, avant de nous livrer à d'autres considérations, que, dans les cas de cette espèce, ou n'avait point employé de frictions mercurielles locales ; que nous, qui nous faisons une loi fondamentale de ne les jamais omettre, nous avons eu rarement l'occasion de porter aussi loin l'emploi de l'onguent mercuriel ; et que, lorsqu'il nous est arrivé, en suivant des indications particulières, de sortir à cet égard de la règle commune , ce n'a pas été sans obtenir des effets **durables.**

Nous avons varié à dessein les préparations mercurielles , et nous avons essayé, notamment, la pommade de *Cirillo ;* mais nous n'avons jamais pu constater l'absorption du mercure, que lorsque nous avons employé l'onguent mercuriel ordinaire. Nous croyons avoir de bonnes raisons de douter particulièrement de l'absorption du sublimé : les fortes proportions dans lesquelles il entre dans la composition de la pommade citée, et que nous avons forcées encore , ne laissent pas la liberté d'une explication raisonnable du défaut de salivation , de l'absence de toute irritation de la bouche , que l'on obtient si facilement par les frictions avec l'onguent mercuriel , ou par la simple apposition de tout autre préparation mercurielle , du sublimé lui-même , sur une surface suppurante. D'ailleurs, nous avons souvent employé les frictions de sublimé, soit à cause de leur commodité , soit par discrétion et pour déguiser la nature du remède employé , et nous avons rarement observé les heureux effets que l'on obtient si communément avec les frictions d'onguent mercuriel , surtout lorsqu'on les place de manière que le remède introduit puisse exercer immédiatement son action sur un symptôme voisin : les recherches de cette espèce que nous avons faites, ne nous portent pas à considérer les effets de la pommade de *Cirillo* comme nuls , mais comme fort médiocres.

Troisième période de la syphilis, ou symptômes de la vérole constitutionnelle.

Une dernière période de la syphilis , plus grave, plus dangereuse et très-importante à bien connaître, succède à celle dont nous venons de faire le tableau , et se manifeste par des symptômes différens. La plupart de ceux qui la caractérisent, intéressent le système osseux et ses dépendances, sans cesser de présenter néanmoins des caractères distinctifs, le plus souvent propres à les faire reconnaître. La périostose , l'exostose, la nécrose , sont les principaux phénomènes morbifiques de ce genre que l'on observe ; les douleurs ostéocopes ne sont qu'une conséquence plus ou moins immédiate, et souvent un véritable présage de l'une des altérations organiques que nous venons d'indiquer. On a parlé de carie , et l'on a cité cette affection comme pouvant être produite par la vérole ; mais d'abord , les idées, à l'égard de cette maladie , sont dans un tel vague , qu'il est impossible de s'entendre, à moins d'une description particulière : en suivant les détails des faits de cette espèce dont on a conservé le souvenir , sans mutilation , on reconnaît aisément que les observateurs ont confondu la nécrose syphilitique et quelquefois scrophuleuse , ou même scorbutique, avec ce qu'ils ont appelé carie. On voit , d'ailleurs, appliquer tous les jours cette dernière dénomination aux destructions osseuses opérées par les tubercules scrophuleux, même lorsque la matière tuberculeuse y est encore reconnaissable. Quelle confiance peuvent inspirer des assertions vagues , dans cet état de la science ? Nous ne pouvons reconnaître rien de positif dans ce qui a été écrit à cet égard , et nous n'avons rien vu de propre à nous persuader que la vérole fût capable de produire d'autres lésions organiques des os , que celles que nous avons déjà indiquées. Les prétendus exemples de carie des os du nez , de la voûte palatine , ne sont autre chose que des dénudations, des mortifications plus ou moins étendues des os maxillaires, des cornets, de la cloison , etc. Ces os se détachent quelquefois tout entiers , toujours en conservant la consistance et la texture qui leur est propre : il est sans exemple que la vérole ait changé le tissu naturel de l'os, si ce n'est pour augmenter sa densité et sa masse, ce qui constitue une sursaturation, une véritable organisation osseuse, et rentre dans l'exostose. Nous possédons de beaux échantillons de cette espèce d'affection, sur le crâne, le tibia, le fémur, où elle est le plus commune : les os sont plus volumineux, infiniment plus lourds et plus denses ; ils ont acquis par la macération et l'exposition à l'air, un beau blanc, une propreté, un degré de dessication parfaits ; conditions bien éloignées de ce que l'on trouve dans les os où l'on peut admettre l'existence de la carie, comme nous le prouverons dans un travail particulier que nous espérons publier sur ce sujet important.

Les ulcérations ne sont point étrangères à cette période éloignée de la syphilis ; mais elles y sont moins communes. Elles doivent être distinguées en quatre espèces bien différentes. Dans la première, une portion de tissu cellulaire sous-cutané s'engorge, se mortifie, et donne lieu à l'ulcération du point correspondant des tégumens ; dans la seconde, les plis de la paume de la main, ceux de la plante du pied, deviennent le siége d'ulcérations qui gardent la forme et la direction des rides naturelles ; cette même espèce se fait remarquer aussi quelquefois dans l'intervalle des orteils, vers leur racine ; dans la troisième, l'organe sécréteur des ongles, du pied ou de la main, s'enflamme, s'ulcère, plonge ainsi l'ongle dans l'ulcération, avec ou sans destruction notable des parties ; dans la quatrième, une lésion organique osseuse entraîne l'ulcération consécutive du périoste et des parties superposées, soit pour donner lieu à l'évacuation d'un abcès, soit pour préparer l'élimination d'un séquestre. Nous allons d'abord jeter un coup-d'œil rapide sur ces diverses ulcérations.

Ulcérations, symptômes de la vérole constitutionnelle.

La première espèce donne d'abord lieu à un phénomène connu sous le nom de *gomme*, et que l'on peut confondre quelquefois, avec la périostose. Une tumeur se manifeste sous la peau, le plus souvent aux jambes, plus rarement aux bras et sur le tronc, quelquefois à la tête, et notamment au cuir chevelu. Elle est d'abord molle, indolente ou à peu près, mais ne gardant pas l'impression du doigt. Bientôt elle devient sensible, douloureuse; la peau qui la recouvre se confond avec elle, rougit, devient violacée, brune, s'ulcère; l'ulcération s'étend et quelquefois entraîne la gangrène d'une portion amincie des tégumens : un ou l'autre phénomène font voir à nu, une masse de tissu cellulaire blanche, mortifiée, s'isolant de plus en plus, et découvrant par sa chute un ulcère profond, inégal, entouré d'une peau mince, frangée, flottante. Ces tégumens dégradés se ruinent par l'ulcération; ils sont remplacés par des bords mieux conditionnés, et sur lesquels les symptômes ordinaires de la cicatrisation s'annoncent. Des bourgeons celluleux consistans succèdent à des chairs fongueuses et blafardes, qui occupaient le fond de l'ulcération ; et au bout de six semaines ou deux mois, la cicatrice est complète, mais elle est molle, brune, déprimée, se rouvrant aisément, et gardant des traces ineffaçables de la perte de substance qui l'a précédée. On voit de pareilles ulcérations se succéder, quelquefois sans interruption, pendant des années entières, stigmatiser successivement toute la surface du corps. Quelquefois ces ulcérations se placent si près les unes des autres, qu'elles se confondent; et comme les nouvelles entretiennent les précédentes par le renouvellement de l'inflammation, le travail de la cicatrisation ne se fait, ni dans les unes, ni dans les autres, et la totalité peut former une ulcération très-étendue, dont la surface est inégale, dont le contour est fort irrégulier, et qui peut subsister long-temps. Nous en avons vu qui avaient jusqu'à vingt-deux pouces de circonférence; elles étaient placées sur les épaules, les lombes et les fesses, et subsistaient depuis plusieurs années.

Том. I.   45

Quand cette espèce d'ulcération entreprend le voisinage d'un os très-rapproché de la surface extérieure, les parties molles qui le recouvrent, le périoste lui-même, sont le siége de la tumeur gommeuse qui la précède et de la mortification dont elle est le présage. Alors, à la chute de l'escarre celluleuse, l'os sous-jacent est dénudé; mais lorsqu'il n'y a pas, en même temps, une affection propre de ce dernier, il éprouve à peine quelque érosion de sa surface par l'action des vaisseaux absorbans, et rarement une exfoliation sensible. C'est le cas dans lequel cette affection pourrait être prise, dans le principe, pour une périostose; mais, en examinant les choses de près, on saisit bientôt de grandes différences, que nous pourrons mieux faire sentir plus tard, et que nous ne pouvons qu'indiquer en ce moment. Dans les prodromes de l'ulcération dont il s'agit, il y a d'abord tuméfaction indolente; dans la périostose, la tumeur est précédée et accompagnée de douleurs nocturnes, quelquefois très-vives : dans la première affection, la mortification du tissu cellulaire entraîne l'inflammation chronique et l'ulcération de la peau; dans la seconde, les tégumens ne s'enflamment guère, ne s'ulcèrent jamais, du moins immédiatement ; il y a, au contraire, une exubérance de vie et de nutrition dans les parties tuméfiées, et le périoste organise une lame, ou une masse osseuse nouvelle.

Ces ulcérations ne peuvent pas être confondues avec celles que déterminent les diathèses scorbutique et scrophuleuse. Les premières s'accomplissent plus rapidement et sont accompagnées de plus de douleurs ; elles entraînent la mortification, mais dans la peau, et jamais dans une masse de tissu cellulaire circonscrite ; elles sont précédées de *vibices*, d'ecchymoses, de roideur et de douleurs dans les articulations, et accompagnées d'hémorragies passives et fréquentes, tous symptômes caractéristiques et exclusifs. Quant aux ulcérations scrophuleuses, on peut les distinguer également avec un peu d'attention : elles sont aussi précédées d'une tumeur indolente, mais dure, et non pas molle et pâteuse; la peau s'enflamme et s'ulcère, mais bien plus lentement. A l'ouverture de la tumeur, on ne voit pas une masse de tissu cellulaire mortifiée; mais bien une masse tuberculeuse, jaune, blanc de lait ou de perle, convertie, en partie, en flocons de la même couleur, nageant dans un pus séreux. Cette masse passe successivement à ce même état de colliquation floconneuse, se ruine tout entière par le même procédé, et permet alors l'établissement d'un travail de cicatrisation, toujours lent et difficile, et qui n'a, le plus souvent, que des résultats difformes.

Les méthodes de traitement qui conviennent à la vérole parvenue à ce point, ne réussissent que difficilement et avec beaucoup de lenteur, à faire disparaître le symptôme dont il s'agit ici. Il se reproduit fréquemment, se maintient avec une grande constance, avant que l'on n'ait pu opérer, dans la constitution, des changemens profonds et durables; et souvent, dans le cours d'un traitement méthodique qui a produit enfin une guérison solide, on a la douleur de voir s'accomplir des mutilations irréparables. Nous avons vu détruire ainsi les lèvres supérieure, inférieure, presque dans leur entier. Cette difformité peut être réparée par l'opération ordinaire du bec-de-lièvre; mais la restauration n'est pas aussi facile, quand c'est le nez qui a été détruit : il faut avoir recours à la *Rhinoplastique*, opération longue, douloureuse et difficile. Il est bien plus difficile encore de réparer la perte d'une paupière; quoique la chose ne soit pas impossible, comme nous le prouverons ailleurs, par un exemple remarquable (1). Enfin, il est des destructions absolument irréparables, comme celle du

____

(1) Voyez le mémoire sur la Rhinoplastique; Chirurgie clinique, tom. II.

voile du palais , au moins dans la plupart des cas , et celles de l'épiglotte et d'une partie de la glotte ; ces dernières sont même accompagnées de dangers relatifs aux difficultés de la déglutition. Les sollicitudes et les regrets qu'un semblable état de choses nous avait souvent causés , nous ont fait chercher avec soin dans les topiques , quelque moyen propre à retarder la marche d'un symptôme qui peut devenir aussi grave. Il est remarquable d'ailleurs , que la formation de chaque ulcération entraîne un travail morbifique qui coûte de grands efforts à la nature , et qui cause de grandes déperditions de forces ; et ce résultat est d'autant plus fâcheux, que le plus souvent , en pareil cas , la maladie est fort ancienne : on a fait , à son occasion , des efforts nombreux et insuffisans pour opérer la guérison , lesquels n'ont que débilité profondément la constitution.

L'inflammation est rarement telle , qu'on soit tenté de faire des applications relâchantes ; et en effet , nos tentatives, à cet égard , n'ont pas été heureuses. Cependant , nous connaissons , et nous rapporterons ailleurs, des faits dans lesquels les moyens antiphlogistiques ont obtenu un succès passager (1).

Il arrive rarement que la sensibilité soit exaltée dans ces surfaces ulcéreuses , au point d'indiquer l'opium comme topique ; cependant nous avons trouvé l'occasion de l'employer, et ce n'a pas été sans un soulagement marqué, mais relatif aux douleurs seulement. Il faut observer, cependant, que le succès dont ce moyen est susceptible , ne peut être obtenu que dans le dernier temps de ces ulcérations , après la chute de l'escarre celluleuse , quand les douleurs durent encore à cette époque : son effet est absolument nul dans les douleurs, quel-

---

(1) Voy. Chirurgie clin., t. II; Mém. sur l'opération de la Rhinoplastique.

quefois très-vives , qui accompagnent le travail par lequel cette même escarre s'isole.

Les apparences atoniques de ces ulcérations , même quand elles sont douloureuses , et à plus forte raison , lorsqu'elles sont indolentes , nous ont conduit à essayer des topiques excitans et toniques à des degrés différens , la compression , etc. Ces moyens ont d'abord produit des apparences favorables : le dernier a souvent fait disparaître un engorgement symptomatique ; mais la marche naturelle du symptôme morbifique n'en a nullement été troublée. Nous n'avons pas dû nous en laisser imposer par la cicatrisation de ces ulcérations , dans les cas où elles se succédaient , d'ailleurs , sans interruption , en se plaçant à d'assez grandes distances les unes des autres ; telle était la marche naturelle de l'affection , et il n'y avait rien de changé ; mais nous avons fait la même épreuve sur des groupes de ces mêmes ulcérations , où elles se maintiennent par leur influence réciproque , et là , l'effet a été évidemment nul.

Cherchant à nous rendre raison de la persévérance singulière de ce symptôme , de l'état défectueux des cicatrices , quand il s'en forme , et de leur destruction fréquente , nous avons cru pouvoir admettre une sorte de saturation syphilitique dans les parties où il se manifeste. Nous conclûmes qu'il pourrait être utile de faire passer du sublimé , directement , dans leurs vaisseaux lymphatiques. Cette idée nous parut d'autant plus heureuse , qu'elle se trouvait partagée par un des plus savans praticiens que la France regrette en ce moment (1), et qui avait fait employer , dans cette vue , la pommade de *Cirillo* , à une

---

(1) Le respectable et savant professeur HALLÉ , dont nous nous honorons d'avoir été le disciple.

malade que nous avions eu à diriger après lui. Mais, soit que
ce médicament ne pénètre que difficilement par la surface cutanée, soit que son action ne se trouvât pas encore assez immédiate, nous n'avons obtenu aucun effet salutaire, malgré une
persévérance proportionnée au respect que nous inspirait celui
qui avait le premier donné ce conseil. Nous n'avons également
retiré que très-peu d'effet de l'application de diverses préparations mercurielles, à l'exception d'une seule ; mais cette
dernière a parfaitement rempli nos vues : des applications légères et fréquentes de nitrate de mercure, au moyen d'un
pinceau à miniature, ont toujours produit d'heureux effets,
à moins qu'elles n'aient été faites à contre-temps. En effet, dans
le moment où l'ulcération se forme, il peut exister assez d'inflammation pour réclamer des soins particuliers. Cependant, il ne
faut pas s'en laisser imposer par de fausses apparences; il nous
est arrivé souvent que, même en cet état, après avoir employé sans succès, pendant quelques jours, des topiques émolliens et sédatifs, nous avons fait cesser les douleurs, la tension,
la fièvre, l'insomnie, par une ou deux applications de nitrate
de mercure : il a été évident que la mortification du tissu
cellulaire et l'ulcération de la peau, faisaient de nouveaux progrès, qui ont été arrêtés par l'action de ce médicament. La
même remarque s'applique aux cas où les douleurs subsistent
après la chute de l'escarre, et signalent les progrès ultérieurs
de l'ulcération : il nous est souvent arrivé d'arrêter l'un et l'autre
par une seule cautérisation, quoique nous ne manquions guère
d'essayer alors la puissance de l'opium. Nous avons souvent
remarqué que les cicatrices obtenues par ce moyen, dans
les cas d'ulcérations successives et isolées, présentaient de la
fermeté, blanchissaient et se ridaient bientôt, ne se rouvraient
plus enfin, comme le faisaient à tout moment celles qui s'é-
taient formées spontanément. Ce topique, ou si l'on veut, ce

caustique, a des effets incontestables et rapides , lorsque les ulcérations de cette espèce sont rendues stationnaires ou s'accroissent très-lentement par l'effet de leur réunion en grand nombre
sur un même point : on ne tarde pas alors à voir disparaître
l'auréole brune du contour, pulluler des bourgeons celluleux
bien conditionnés, et une cicatrice solide couvrir rapidement
la 'surface. Il arrive même souvent , quand l'ulcération a peu
d'étendue , que la légère escarre que l'on forme , se dessèche,
et qu'à sa chute la cicatrice est terminée.

Les changemens heureux que l'on peut obtenir par ce moyen ,
ne sont durables qu'autant que l'on s'efforce en même temps
d'effacer la diathèse dont les ulcérations dépendent ; et nous
verrons dans la suite, que cette dernière condition ne peut
être remplie qu'avec beaucoup de temps et de peine.

Rhagades de la paume de la main et de la plante du pied.

Les replis de la peau dans la paume de la main , à la plante
du pied , dans les intervalles des doigts et des orteils , sont
sujets à des ulcérations en forme de fissures ou de rhagades ,
qui , tantôt pénètrent toute l'épaisseur des tégumens , et tantôt
sont bien plus superficielles. Dans ce dernier cas, la matière
fournie par les ulcérations, est un suintement médiocre, se dessé-
chant par le contact de l'air , et formant des croûtes sous
forme de lames furfuracées ou plus étendues. Alors, l'épiderme flétri et desséché par la compression de ces mêmes
croûtes , forme des espèces de durillons sur les bords. Lorsque les ulcérations sont plus profondes , elles fournissent un
écoulement plus abondant , qui humecte la surface et les environs, et qui est ordinairement très-fétide.

Ce symptôme peut présenter quelque ressemblance avec les

affections dartreuses ; mais les circonstances antécédentes suffisent pour les faire distinguer. Quand il dépend de la diathèse syphilitique, il annonce toujours une saturation profonde et ancienne de la constitution, et ne cède que difficilement.

Ulcérations du contour des ongles.

Un symptôme fort insolite et tout à la fois très-incommode, est une ulcération spontanée de l'organe sécréteur de l'ongle, soit de la main, soit du pied. Une douleur se déclare, spontanément ou à l'occasion de quelque légère violence, autour de la racine d'un ongle et sous son extrémité ; les parties douloureuses sont soulevées par un léger engorgement, et teintes d'une couleur rouge-brun. L'ulcération se déclare d'abord à l'extérieur, en contournant la racine de l'ongle : elle présente ordinairement une surface fongueuse, humide, brunâtre, saignant aisément par le contact, et fournissant une suppuration ichoreuse et fétide. Le sommet de l'ongle se détache, et cet isolement s'étend insensiblement vers la base, suivi bientôt de l'ulcération de la nouvelle surface. Si cette dernière ne fournit qu'un suintement médiocre, ce qui a lieu quelquefois, l'ongle conserve de la consistance, ou n'est que peu ramolli ; il est d'un blanc-pâle, légèrement boursoufflé et renversé en dehors : si, au contraire, la suppuration qui provient des parties que l'ongle a abandonnées, est abondante, l'ulcération de ces dernières est plus profonde ; leur isolement, par rapport à l'ongle, est plus étendu vers sa racine ; l'ongle lui-même est plus ramolli, se décompose insensiblement, et se réduit à quelques brins d'organisation cornée, qui occupent la région de ce que l'on appelle la *lunule,* qui se déjettent en dehors, qui n'offrent aucune consistance, et qui se trouvent ainsi plongés au milieu d'une grande ulcération. En cet état des choses, qui est le plus haut degré de développement du symptôme dont il s'agit, à moins qu'il n'entraîne la nécrose de la phalangette, l'extrémité du doigt ou de l'orteil est fort engorgée, de couleur violette, et le malade éprouve le plus souvent des douleurs vives, qui vont quelquefois jusqu'à troubler les grandes fonctions de l'économie.

Nous avons souvent observé ce phénomène remarquable : et, après des recherches attentives, nous avons reconnu qu'il est toujours symptomatique, et qu'il provient, tantôt de la diathèse syphilitique, tantôt de la diathèse scrofuleuse. Nous avons été témoin d'un grand nombre d'erreurs, par rapport au diagnostic de cet état morbifique : les plus communes sont de le confondre avec l'ulcération produite par la pression de l'un des bords de l'ongle ; état que l'on appelle *ongle entré dans la chair ;* ou bien de le considérer comme une maladie particulière de l'ongle lui-même. Ces erreurs, dont il est pourtant facile de se préserver, conduisent à des traitemens impuissans et à des opérations inutiles, comme nous l'avons souvent démontré à nos disciples par des exemples nombreux. Les deux suivans choisis sur un grand nombre d'autres, suffiront pour donner une idée exacte de ce dont il s'agit ici.

Un soldat du régiment suisse de *Bleuler*, âgé de 5o ans, d'une constitution assez forte, d'un caractère très-doux, contracta, au commencement de 1820, des chancres syphilitiques sur le gland et le prépuce, suivis d'un bubon. Les chancres se cicatrisèrent lentement, et le bubon suppura. Le malade fit usage à l'intérieur d'une solution de sublimé, que l'on continua jusqu'à concurrence de dix grains. Des pustules et des ulcérations au voile du palais se manifestèrent ensuite, et donnèrent lieu à l'administration de frictions mercurielles, que l'on porta jusqu'à trente, d'un gros chacune. Ce dernier traitement parut d'abord plus heureux que le précédent ; mais , quelque temps après , le malade se plaignit de douleurs profondes qui se faisaient sentir la nuit, et il survint une ulcération autour de l'ongle du doigt annulaire de la main gauche. L'ongle fut isolé partout , excepté à sa racine , où il était dégénéré, mou et filamenteux ; l'ulcération était très-douloureuse , le doigt fort engorgé, et la suppuration abondante. En cet état , considérant la maladie comme dépendante d'un état morbifique de la phalangette , on proposa l'amputation de cette portion du doigt. Le malade s'y étant refusé, quitta l'hôpital S.ᵗ-Éloi, au mois de novembre 1821 ; mais il s'y présenta de nouveau en janvier 1822, époque où nous avions repris le service. L'historique de la maladie nous fit considérer la vérole comme subsistant encore, et l'état du doigt comme dépendant de cette cause. En conséquence, le malade fut mis à l'usage de pilules faites avec l'onguent mercuriel double et le savon blanc, connues sous le nom de pilules *bleues* d'*Édimbourg* ou de Sédillot. Il en prit d'abord deux , matin et soir, avec la tisane de douce-amère ; on augmenta peu à peu leur nombre, en ayant soin d'éviter la salivation , et plaçant un purgatif dans cette intention , toutes les fois que la bouche paraissait échauffée. La plus forte dose des pilules fut fixée à dix, matin et soir. Ce traitement fut continué pendant trois mois, pendant lesquels le malade consomma neuf cent soixante pilules (1). Les applications furent émollientes, pendant le premier temps ; on usa dans la suite, d'un bain local avec une dissolution de dix grains

____

(1) Elles sont du poids de six grains, et l'on peut compter qu'il y entre quatre grains d'onguent mercuriel. On peut donc évaluer à sept onces de ce même onguent, la quantité qui en a été introduite par les voies digestives.

de sublimé sur une pinte d'eau commune , de la pommade de *Cirillo* étendue sur la charpie, et de cautérisations légères avec le nitrate d'argent. Peu de temps après le commencement de ce traitement, la suppuration diminua , l'ulcère se dégorgea , ses bords s'amincirent et s'inclinèrent vers le centre, la cicatrice commença. La sécrétion de l'ongle devint plus régulière ; son tissu mieux organisé, prit plus de consistance ; il ne se laissa plus macérer par la suppuration, malgré qu'il n'y fût pas moins plongé. Enfin , le malade quitta l'hôpital , en avril 1822, parfaitement guéri, et l'ongle n'étant presque pas difforme.

Un villageois des environs de Montpellier , âgé de 24 ans, d'une grande taille , mais d'une constitution grêle , ayant éprouvé plusieurs symptômes scrofuleux, dans son enfance, notamment des abcès froids dans les régions jugulaires et sous-maxillaires, se plaignit, vers la fin de 1820, d'une douleur accompagnée d'engorgement au gros orteil du pied gauche, laquelle rendait la marche pénible. Il survint bientôt une ulcération, qui contourna d'abord la racine de l'ongle , et qui se répandit ensuite sous la face profonde de ce dernier ; en sorte qu'il en fut isolé et entièrement détaché, excepté à sa racine ou son bord postérieur. L'isolement de ce corps, sa macération par la matière purulente, et les vices que sa sécrétion ou son organisation avait éprouvés par l'état morbifique des parties environnantes , l'avaient renversé vers la face dorsale du pied , rendu mou, filamenteux, frangé et incapable de supporter le moindre effort. Il semblait faire l'office de corps étranger au milieu de l'ulcération des parties molles, et entretenir leur irritation : aussi , avait-on souvent entrepris sa destruction par l'arrachement ou des cautérisations fréquentes ; ce qui ne l'empéchait pas de se reproduire tout aussitôt avec les mêmes défectuosités. Ce même état durait encore en janvier 1822. Le malade avait été admis à l'hôpital S.t-Éloi , et nous pûmes faire la comparaison de sa maladie, avec celle du soldat suisse : les apparences étaient les mêmes , mais la cause, et par conséquent les conditions essentielles, étaient bien différentes. On ne pouvait se méprendre, dans le dernier, sur l'existence de la syphilis et son influence sur l'affection locale ; dans le premier , au contraire, il existait des traces d'ulcérations scrofuleuses qui avaient existé auparavant : le malade n'avait jamais encouru le danger d'une infection vénérienne ; aussi procédâmes-nous autrement et avec le même succès. Le malade fut mis à l'usage de la viande et du vin ; nous prescrivîmes l'emploi alternatif des amers , des toniques, et des substances alcalines : la gentiane , le kina, le fer à l'état d'oxyde, et le carbonate de soude , furent tour à tour mis en usage. Localement , nous prescrivîmes d'abord des cataplasmes et des bains émolliens ; plus tard , des bains avec la dissolution de carbonate de potasse et même de potasse pure , l'application du baume vert de Metz, quelquefois celle de muriate de mercure ou de nitrate d'argent, à titre de stimulans passagers. Ce traitement dura près de quatre mois ; mais son résultat fut aussi heureux que celui que nous obtinmes dans le cas précédent : la cicatrice s'accomplit, et la sécrétion ou l'organisation de l'ongle s'est restaurée dans les mêmes proportions. Ce corps a recouvré sa consistance, sa couleur, et presque entièrement sa forme naturelle.

Ces deux faits confirment l'observation générale que nous avons consignée dans un autre ouvrage (1) , que les ulcérations proprement dites, développées spontanément, dépendent le plus souvent d'une diathèse , et en décèlent presque toujours l'existence. Ils confirment également un principe important pour la

---

(1) Précis élémentaire des Maladies réputées chirurgicales.

pratique , c'est que quelques variées que soient quelquefois les
apparences extérieures des ulcérations, elles ne peuvent que bien
rarement suffire pour servir de base au diagnostic ; il faut le plus
souvent recourir aux antécédens , pour reconnaître le caractère
propre de l'affection dont il s'agit. Enfin, ces deux exemples
prouvent que l'on peut obtenir la guérison par des méthodes
de traitement exemptes de douleur et de difformité ; ce qui n'est
indifférent , ni pour la main , ni pour le pied.

Nous ne pouvons quitter ce sujet , sans ajouter encore quelques remarques , quoiqu'elles soient étrangères au point de
vue sous lequel nous le considérons ici. Quelle que soit l'ori-
rigine de l'ulcération dont nous traitons, si le malade est dans
l'impossibilité de garder le long repos qu'il est toujours indispensable de lui faire observer ; si, ce que nous n'avons vu que
rarement, le traitement méthodique que le diagnostic indique ,
ne change pas entièrement les conditions morbifiques locales ;
si , ce qui est plus commun , après la guérison , l'ongle rendu à
sa consistance naturelle, devenait beaucoup plus épais, changeait
de direction et s'élevait perpendiculairement sur la phalangette,
au point de rendre difficile l'usage d'une chaussure, il ne serait
pas nécessaire de pratiquer l'amputation dans l'articulation voisine, pour obtenir une guérison avec les conditions convenables :
on peut se contenter d'enlever avec le bistouri la racine de
l'ongle avec l'organe qui le produit ; ce qu'on obtient aisément,
en rasant , pour ainsi dire , la face dorsale de la phalangette.
Nous avons pratiqué souvent cette opération, que nous décrirons
avec plus de détail dans un autre volume de ce même ouvrage,
notamment à des militaires que la difformité de l'ongle aurait
rendus impropres au service ; et nous pouvons attester que , à
la faveur de la surabondance des tégumens à la face palmaire
des doigts et des orteils, on obtient facilement une cicatrice peu
étendue et solide , malgré la perte de substance que l'on a

produite et qui est inévitable en pareil cas. Ce parti est le seul praticable, et nous ne saurions trop recommander de s'abstenir de toute tentative d'arrachement et de cautérisation, et même de l'amputation : le premier est presque impossible à exécuter, à cause de la consistance molle de l'ongle ; cet organe se reproduit d'ailleurs tout aussitôt, parce que la source subsiste. Nous avons pratiqué les cautérisations, dans l'intention de détruire l'organe destiné à la reproduction de l'ongle ; mais elles ne remplissent jamais ce but, et causent toujours une vive irritation, qui peut dégénérer de la manière la plus grave, s'il se trouve dans la constitution des prédispositions convenables. Quant à l'amputation, elle a les inconvéniens d'une mutilation inutile, et dont les conséquences peuvent être très-fâcheuses, surtout quand il s'agit du pouce ou du gros orteil : les fonctions du pied ou de la main peuvent en être rendues très-défectueuses.

Douleurs syphilitiques.

Il est important et souvent difficile de distinguer les douleurs syphilitiques, de toutes celles qui ont un autre caractère ou une autre origine. Les douleurs vénériennes ont pour siége presque exclusif, les os les plus compactes ; ou, dans un même os, les points où cette propriété est le plus prononcée. Ainsi, on les observe le plus souvent, au crâne, aux omoplates, dans le corps du tibia, dans celui du radius, du cubitus, plus rarement dans les mêmes points de l'humérus et du fémur. On les observe cependant aussi, mais bien plus rarement, sur le sternum, aux tubérosités de l'humérus, à l'apophyse olécrane du cubitus, etc.; mais ces derniers points sont si fréquemment affectés à l'occasion de la diathèse scrofuleuse, qu'il est fort douteux pour nous, si, quand les douleurs affectent ce siége, ce n'est

pas au moins, autant par l'influence des scrofules , que par
celle de la vérole. Il est d'ailleurs très-remarquable que , même
aussi près d'une articulation, les douleurs syphilitiques n'intéressent point l'articulation elle-même ; ce qui les distingue éminemment des douleurs rhumatismales et de celles qui précèdent,
et annoncent les lésions organiques auxquelles les articulations
sont exposées. On cite souvent des *tumeurs blanches* vénériennes ou rhumatismales : non pas que l'on prouve l'exactitude de ces dénominations par le succès d'un traitement choisi
en conséquence ; mais si , dans la recherche des antécédens , on
rencontre l'histoire d'une syphilis , même équivoque , on ne
manque pas de conclure : et de là , tant d'histoires de maladies vénériennes guéries par des moyens singuliers, impuissans , ou dont les propriétés sont trouvées nulles ou douteuses
dans des cas plus positifs. Cette confusion entre des maladies essentiellement différentes , tient surtout au défaut de
lumières d'anatomie pathologique. Nous pouvons assurer que,
lorsque le goût de cette science sera plus répandu , on
reconnaîtra que les lésions organiques des articulations recon-
naissent des causes toutes différentes de la syphilis et du
rhumatisme ; on reconnaîtra aussi, par le même moyen ,
autant que par l'observation directe des phénomènes morbifiques , que les rhumatismes et les douleurs vénériennes
n'ont rien de commun , du moins quant à leurs causes et à
leur nature. Dans les cas de lésions organiques articulaires , on
trouve dans les os des altérations que la vérole ne produit
jamais ailleurs , ni sur les mêmes organes , mais que l'on a
observées sur toutes les parties du squelette , aussi bien que
dans tous les autres organes , quelle que soit leur consistance ,
dans des cas évidemment scrofuleux. Dans ceux de véritable
affection rhumatique , on remarque une versatilité singulière
dans le siège des douleurs , lesquelles , sans quitter surtout

les membranes synoviales , parcourent presque tous les organes de cette espèce, en y produisant une inflammation aiguë ou chronique, une surabondance de synovie ou une sécrétion puriforme , mais sans ulcération , ni tout autre lésion organique. La fixité d'une part , l'erraticité de l'autre, la différence du siége, sont des oppositions assez remarquables entre les douleurs syphilitiqnes et les rhumatismales , pour fonder le diagnostic ; cependant , il faut convenir que les difficultés sont quelquefois assez grandes , pour ne pouvoir juger que *à lœdentibus et juvantibus*. En effet , les douleurs de l'une et de l'autre espèce peuvent coexister : cet ensemble constitue même une complication des plus communes et des plus fâcheuses ; elles s'exaspèrent également la nuit. Les excès du mercure , ou seulement une erreur dans le choix de la préparation mercurielle sur laquelle on a le plus insisté , favorisent le développement d'un rhumatisme , qui , jusque-là , ne s'était pas manifesté ; mais nous verrons bientôt que l'insuccès des premières entreprises dirigées contre la vérole, peut conduire à des conséquences assez sûres.

Il est bien difficile de confondre les douleurs syphilitiques avec celles qui proviennent du scorbut , bien qu'elles puissent avoir lieu dans les mêmes points ; les dernières sont accompagnées d'ecchymoses et de rétraction des membres , auxquelles il est impossible de se méprendre. D'ailleurs , le scorbut qui produit un tel symptôme, est déjà fort avancé , et peut être signalé par bien d'autres phénomènes.

Les douleurs syphilitiques sont toujours le présage de quelque altération particulière qu'éprouvera bientôt l'os douloureux, si la cause est livrée à elle-même. Les plus communes sont la *périostose* , l'*exostose* et la *nécrose*.

Périostose syphilitique.

L'engorgement douloureux du périoste constitue la *périostose.*
L'intumescence de la membrane est circonscrite, et quelquefois
sa consistance est telle, que bien des gens inattentifs ou peu versés
dans les recherches anatomiques, se persuadent qu'il existe une
organisation osseuse, une véritable exostose. De là, les histoires
nombreuses de prétendues guérisons d'exostoses par la résolution.
Les occasions que nous avons eu de vérifier ce qui se passe
dans ces cas, nous ont appris que, pendant l'état inflammatoire
du périoste, une fausse membrane s'interpose entre lui et l'os ;
qu'elle est d'abord molle et comme fluctuante, si elle est fort
épaisse ; que si, se laissant aller à ces apparences, on ouvre la
tumeur, on détermine, par là, la mortification de la fausse membrane et celle du périoste et de l'os sous-jacent, en sorte
qu'une exfoliation deviendra inévitable ; que si, au contraire,
se défendant de l'erreur, on s'abstient de toucher à des tumeurs semblables, elles deviennent, au bout d'un certain temps,
moins douloureuses et moins volumineuses ; elles décroissent
ensuite et s'effacent, en laissant quelques inégalités et une dépression légère à l'os intéressé. On trouve alors le périoste ratta-
ché immédiatement à l'os, la fausse membrane absorbée, et l'os
lui-même légèrement et inégalement résorbé, à sa surface, dans le
point correspondant. Ces phénomènes se succèdent quelquefois
avec une régularité admirable, même pendant l'administration
d'un traitement énergique et bien institué ; en sorte que, soit
que la syphilis se trouve livrée à elle-même, soit qu'une complication arrête et annule tous les efforts de l'art, on observe
quelquefois une série nombreuse de périostoses, qui font toujours appréhender le développement de quelque exostose, ou
la formation de quelque séquestre, tandis que les tumeurs se ter-
minent par la résolution, sans réaliser aucune de ces craintes,

Том. I.   47

Exostose syphilitique.

Nous ne comprendrons pas dans ce que nous avons à dire sur l'exostose, les tumeurs de cette espèce que l'on a appelées *exostoses fongueuses, exortoses creuses, charnues, etc.*, qui ne sont évidemment que des corps cancéreux, développés dans la substance d'un os (1). Ce que nous exposerons ici, ne s'applique qu'aux organisations osseuses et à l'état cartilagineux qui les précède, et auxquels la vérole peut donner lieu. Nous ferons remarquer d'abord, qu'il n'est vraisemblablement pas nécessaire de l'influence spécifique de la syphilis, pour produire de semblables organisations, puisqu'on les observe dans des états bien différens. Nous possédons un grand nombre d'exemples de lésions organiques, dont on retrouve les analogues dans tous les cabinets, et où l'on voit, à côté des plus grandes destructions, des traces d'un travail réparateur bien prononcé. Autour d'une surface articulaire, détruite plus ou moins complétement par des tubercules scrofuleux, on voit des productions nouvelles, où l'organisation osseuse est plus ou moins avancée. Sur un os maxillaire presque entièrement détruit par un cancer énorme, on voit des ossifications récentes, fort étendues, dont quelques-unes presque dans le foyer de la maladie. Sans l'influence d'une diathèse, combien d'exemples ne voit-on pas d'organisations osseuses autour d'un os luxé par une cause mécanique, et qui n'a point été rétabli dans sa situation naturelle ! Dans tous ces exemples, on retrouve l'organisation cartilagineuse, quand les choses ne sont pas trop avancées. Il paraît donc

---

(1) Ce sujet sera traité dans un autre volume de ce même ouvrage, et nous publierons, alors, des fait intéressans que nous avons recueillis sur cette matière.

que la détermination et le maintien d'un état inflammatoire
suffisent pour amener ce résultat, et que l'influence de la
syphilis, sous ce rapport, doit être réduite à celle d'un simple
agent d'irritation.

Lorsque l'on considère combien cet agent est propre à provoquer l'inflammation, combien il la détermine fréquemment
sur le périoste, quel rôle important cet état fait jouer à cette
même membrane dans la réunion des fractures, dans la restauration des os nécrosés, etc., on a lieu d'être étonné que
l'exostose ne succède pas plus souvent à la périostose : sans
doute, l'inflammation du périoste n'est pas ordinairement
assez élevée ou assez durable, pour donner lieu à l'organisation
cartilagineuse et osseuse ; l'inflammation est alors simplement
adhésive, et se termine par une adhérence plus intime de l'os
et de la membrane, et par la résorption de la couche albumineuse interposée et celle de la surface de l'os lui-même. Si l'inflammation du périoste a plus de durée, si elle est partagée par
l'os, ou si des phénomènes semblables se passent vers la membrane médullaire, l'organisation du cartilage a lieu et passe
successivement à l'état osseux, soit à la surface extérieure de
l'os, soit dans son intimité, soit vers la cavité médullaire. Dans
le premier cas, il y a saillie vers la surface extérieure ; dans
le second, la totalité de l'os est gonflée ; dans d'autres, une
coque osseuse, ordinairement mince, fait une saillie plus ou
moins considérable, et contient une masse cartilagineuse, granulée et pénétrée d'organisations osseuses plus ou moins avancées; dans quelques-uns, que l'on observe surtout aux os du
crâne, on voit l'épaisseur et la densité des os fort augmen-
tées, et leurs deux surfaces, surtout l'extérieure, comme
boursoufflées, stalactiformes, burinées et fort irrégulières.
Ce dernier état, qui est une véritable sursaturation des os, et
que nous rangeons dans l'exostose, a été appelé carie véné-

rienne , parce qu'il dépend bien plus souvent de la vérole que de tout autre cause, et parce qu'il arrive souvent alors que plusieurs ulcérations découvrent à la fois plusieurs points des os du crâne. Cependant, on voit aisément que les os y sont dans des conditions bien éloignées de ce qui mérite le nom de carie : aussi, lorsqu'ils sont dénudés, en cet état, par quelque ulcération , ce qui annonce toujours quelque mortification , la séparation d'un séquestre se fait attendre très-long-temps , quelquefois plusieurs années , quoiqu'il ne comprenne , le plus souvent, qu'une partie de l'épaisseur des os du crâne. C'est dans des cas de cette espèce, que l'on a pratiqué des opérations pour suppléer à la séparation de nécroses qui se faisaient attendre depuis fort long-temps , et que l'on a trouvé le tissu osseux d'une dureté extrême.

On sent aisément que l'inflammation du périoste ou du tissu osseux étant suffisante pour donner lieu à des phénomènes morbifiques de cette espèce , il doit être souvent difficile d'en assigner la véritable origine. La syphilis n'est pas la seule cause capable d'agir convenablement sur le système osseux : parmi les autres diathèses , la scrofuleuse jouit particulièrement de cette propriété. Cependant, on peut reconnaître en général, que l'exostose qui augmente tout à la fois la densité et le volume d'un os entier , comme on l'observe au crâne et quelquefois au tibia , au fémur, est plus particulièrement déterminée par la vérole. Nous ne croyons pas que les causes mécaniques soient capables d'agir assez profondément, ni assez longuement sur le système osseux, pour en changer la nature à ce point. Si une contusion, que l'on a si souvent accusée d'avoir donné lieu à une exostose, pouvait produire un semblable effet , les fractures comminutives , les grandes nécroses, qui entretiennent si long-temps l'état inflammatoire dans les os , devraient avoir, sous ce rapport, une bien plus grande puissance;

et cependant ce n'est pas là ce qui résulte de l'observation:
rien n'est plus rare que cette espèce d'exostose en pareil cas. Le
concours d'une diathèse nous paraît toujours nécessaire pour
produire un effet semblable ; et c'est la détermination de celle
qui a eu lieu , ou de celles qui peuvent coexister, qui doit jeter
le plus grand jour sur le diagnostic. C'est ainsi seulement
que l'on peut déterminer l'importance d'un traitement anti-
syphilitique , et les bornes dans lesquelles il convient de le
circonscrire.

Traitement de la vérole confirmée.

Nous voici parvenu au point de jeter un coup-d'œil général sur l'ensemble des méthodes de traitement de la diathèse syphilitique, et d'exposer succinctement le résultat de
nos observations, touchant l'efficacité de celles que nous avons
eu l'occasion d'employer. Nos remarques auront d'abord pour
objet, la syphilis dans son état de simplicité ; nous considérerons ensuite les principales complications avec lesquelles on
l'observe le plus communément, leur influence sur la maladie principale , et les modifications qu'elles nécessitent dans le
traitement.

Nous avons déjà fait connaître le résultat de nos observations , par rapport aux deux premières périodes de la syphilis, et nous avons établi que, dans la première , ou la période
d'*inoculation* , et dans la seconde , ou la période d'*infection* ,
l'administration du mercure par la surface extérieure du
corps , est en général préférable, et qu'une condition qui
peut ajouter beaucoup aux chances du succès , dans ces deux
périodes, consiste à s'assurer, par le choix de la région que

l'on frictionne, de l'introduction prochaine du médicament dans les lieux où il est le plus probable que le principe contagieux existe, avant d'avoir pénétré toute la constitution. Si l'on examine de près ce qui s'est passé dans la plupart des cas, lorsque, avec peu de chose, on a fait disparaître sans retour des symptômes syphilitiques évidens, on trouvera que, à dessein ou fortuitement, on s'est conformé à ce principe, et qu'une conduite opposée a presque toujours des résultats contraires. Dans la troisième période de la syphilis, celle qui constitue la *vérole constitutionnelle*, où tous les systèmes d'organes et les humeurs paraissent complétement pénétrés de l'élément morbifique, l'observation conduit à des principes différens.

Il n'est pas impossible de diminuer plus ou moins l'importance des symptômes, et même de les effacer complétement, par l'usage des frictions mercurielles : cette espèce de succès paraît même pouvoir être favorisé par quelque circonstance capable d'émouvoir fortement la constitution pendant le traitement. Ainsi, la salivation qui ne survient qu'après l'introduction d'une quantité notable de mercure, et qui se soutient un certain temps, des sueurs abondantes, des évacuations alvines prolongées, réunissent cette même condition ; une abstinence sévère et produisant un grand amaigrissement, un embonpoint considérable et spontané, survenu pendant le cours du traitement, favorisent le succès, réel ou apparent, de celui-ci ; mais, le plus souvent, au bout d'un temps plus ou moins long, on voit paraître de nouveaux symptômes, et l'on acquiert la preuve que le succès n'était que passager. Placé, comme nous le sommes, à l'extrémité méridionale de la France, dans un climat dont la douceur est reconnue pour favoriser les efforts de l'art dans le traitement de la maladie dont il s'agit, nous avons eu souvent l'occasion d'observer des malades qui, après avoir traversé les deux premières périodes de la syphilis, avaient subi dans diverses parties de l'Allemagne, en Danemarck, en Suède, un ou plusieurs traitemens par les frictions mercurielles, de manière à provoquer la salivation, à produire des sueurs abondantes, ou qui avaient été accompagnées d'une diète très-austère, etc., moyens employés familièrement dans ces pays, et particulièrement en Prusse : il en est résulté souvent la disparition plus ou moins complète des symptômes ; mais, au bout de quelques mois, d'un an, ou plus, la maladie s'est reproduite, et par des phénomènes qui ne laissaient aucun doute sur son ancienneté. Nous avons vu guérir ces maladies d'une manière solide, par des méthodes différentes.

En général, la vérole constitutionnelle doit être traitée par des moyens intérieurs : les préparations mercurielles administrées par cette voie, sont toujours plus efficaces. Ce précepte est fondé à tel point, que la même préparation mercurielle administrée par la voie extérieure ou cutanée, ou par les voies intérieures ou nutritives, a des résultats tout-à-fait différens. Ainsi, nous avons vu des malades traités auparavant et sans succès, par des frictions mercurielles, guéris par les pilules bleues, qui ne sont autre chose que l'onguent mercuriel, auquel on donne la consistance pilulaire par l'addition d'un peu de savon.

Un jeune ouvrier, d'une assez grande taille et d'une constitution lymphatique, avait éprouvé successivement des chancres, un bubon, des pustules, des ulcérations à la gorge, et avait subi divers traitemens infructueux, dont le calomel et les pilules de Belloste paraissaient avoir fait la base. Il fut admis dans un hôpital de Montpellier, pour être traité de plusieurs ulcérations réunies et assez profondes, reconnues pour vénériennes, et occupant tout le moignon de l'épaule gauche. Il y subit un nouveau traitement ; d'abord par le sublimé administré à l'intérieur, mais en petite quantité ; ensuite par des frictions mercurielles fort nombreuses. Les ulcères ne se cicatrisaient pas, quelques-uns même devenaient assez profonds pour paraître fistuleux, et firent soupçonner une maladie des os ou de l'articulation du voisinage ; ce qui donna lieu à quelques incisions, qui ne firent rien découvrir. Alors, la maladie fut considérée comme scrofuleuse, et tout traitement anti-syphilitique fut abandonné. Cependant, les ulcérations s'accroissaient, le malade appréhendait d'être privé pour toujours de l'usage de son bras ; il sortit de l'hôpital où il était, et vint à celui de S.ᵗ-Éloi, où nous en fûmes chargé (1). Le caractère syphilitique des ulcérations était évident : nous acquîmes la certitude qu'il n'existait aucune lésion organique dans les os du voisinage ; mais les symptômes étaient du nombre de ceux qui caractérisent la troisième période de la syphilis, et nous connaissions bien les difficultés qui accompagnent les cas de cette espèce. Cependant, le malade fut mis à l'usage des pilules bleues et de la décoction de houblon, dès les premiers jours de janvier 1822. La dose fut augmentée lentement, de manière à épargner la bouche, jusqu'à dix pilules, matin et soir. Dans les deux derniers mois, le malade prit encore un verre d'infusion de kina, matin et soir. Un cataplasme émollient recouvrit la totalité du moignon de l'épaule. Dès les vingt premiers jours de ce traitement, les excavations de la surface ulcéreuse qui avaient été prises pour des trajets fistuleux, se comblèrent, et le contour des ulcérations se resserra. Nous touchâmes avec le nitrate de mercure tous les points de l'ulcération où il restait des excavations, ou dont le contour conservait une teinte brunâtre ; plusieurs points cicatrisés précédemment et

---

(1) Ce jeune homme ne vint à nous qu'avec de grandes craintes, que d'officieux confrères lui avaient inspirées : on lui avait annoncé des opérations graves et hasardeuses.

où cette teinte s'était conservée, s'étant rouverts, ils furent touchés avec le même caustique, et bientôt cicatrisés de nouveau, mais en recouvrant bientôt après la couleur et la consistance naturelles. Enfin, le malade sortit de l'hôpital S.'-Éloi, le 24 avril, parfaitement guéri. La cicatrice était complète, blanche, sans engorgement dans presque toute son étendue, et légèrement rosée dans les points qui avaient été cicatrisés les derniers.

Un cordonnier, âgé de 24 ans, d'une taille grêle, d'une constitution délicate, avait éprouvé, plusieurs années auparavant, des symptômes d'inoculation syphilitique, mais si légers, qu'à peine s'en souvenait-il. Cependant, les symptômes de la seconde période survinrent, furent combattus assez légèrement, et furent bientôt remplacés par des ulcérations profondes à la région pubienne, s'étendant derrière la verge, sur les côtés de la base de cette même partie, dans le trajet des cordons testiculaires, dans le scrotum et vers le périnée. Il fut reçu en cet état dans le même hôpital que le précédent, et soumis à un traitement, composé d'abord de liqueur de Van-Swieten, et ensuite de frictions mercurielles, qui furent poussées jusqu'à trente. Les symptômes ne s'amendaient pas; et après quelques incisions, qui n'apprirent rien et qui ne changèrent pas l'état des choses, le malade fut déclaré incurable. Il quitta l'hôpital et vint à celui de S.'-Éloi, où nous en fûmes chargé. Les ulcérations étaient profondes : elles isolaient la racine de la verge, le cordon testiculaire de l'un et de l'autre côté, une partie du scrotum, et les tégumens de la région pubienne; elles avaient détruit la peau du membre viril attenant le scrotum dans toute la circonférence, et dans une étendue de plus d'un pouce dans le sens de la longueur ; il existait un sinus qui s'élevait devant la ligne blanche jusqu'à l'ombilic. Il était évident que ce symptôme appartenait à la troisième période de la syphilis , et qu'un traitement intérieur pouvait seul réussir. Malgré celui dont le malade sortait à peine , malgré sa maigreur et son irritabilité , nous passâmes sans délai au traitement nécessaire ; seulement , nous choisîmes les pilules bleues de préférence, comme beaucoup moins irritantes que tant d'autres préparations. On commença par une pilule , matin et soir , et l'on augmenta progressivement jusqu'à huit par dose, qu'il supporta sans inconvénient et sans interruption jusqu'à la fin. Les ulcérations furent tenues recouvertes d'un cataplasme émollient , et touchées de temps en temps avec le nitrate de mercure : les engorgemens se dissipèrent , et avec eux la couleur brune du contour des ulcérations ; celles-ci se resserraient et se cicatrisaient. Un seul point ne faisait pas les mêmes progrès : c'était le sinus correspondant à la ligne blanche; son fond même présentait, à l'extérieur, un peu de rougeur, et la peau y paraissait disposée à une ulcération prochaine. Une ponction y fut pratiquée avec la pointe d'une lancette : cette légère ouverture suffit pour donner la liberté de porter le nitrate de mercure dans toute l'étendue du sinus. Bientôt ce dernier se resserra et se cicatrisa à son tour. Au bout de quatre mois de ce traitement , et après avoir consommé plus de mille pilules , le malade a quitté l'hôpital parfaitement guéri. Comme il est de la ville , nous l'avons tous les jours sous les yeux : il est marié, et vit avec sa femme sans accident.

Il est très-vraisemblable , d'après ces deux exemples , que nous pourrions aisément multiplier , que la différence des effets d'un même moyen administré par des voies différentes, tient à ce que les voies digestives le répandent plus aisément dans l'ensemble de la constitution. Il nous semble très-raisonnable de penser que , plus la vérole est ancienne , plus elle pénètre profondément la constitution : une saturation complète de la part d'un moyen qui paraît avoir des propriétés spécifiques , est donc une condition de rigueur , quand la maladie est fort ancienne. Or, si l'on réussit mieux , ou plutôt , si l'on ne réussit , même , qu'en usant des voies intérieures , il faut bien conclure qu'elles sont plus favorables à la saturation qu'il s'agit d'opérer.

C'est, sans doute , à la faveur de cet avantage , qu'une préparation de fort peu d'importance en elle-même, obtient cependant de grands succès. Dans la préparation connue sous le nom de mercure gommeux de *Plenck*, le mercure est dans un état de simple division ; et cependant , administré à l'intérieur, il jouit d'une grande activité. Nous l'avons réservé pour les sujets les plus faibles et les plus délicats ; et , au moyen de quelques laxatifs , dans la vue de prévenir la salivation que ce remède provoque aisément , nous l'avons employé avec un grand succès , dans les cas de grande dévastation de la gorge, et en général , dans tous ceux où de grandes lésions organiques donnaient lieu à une réaction fébrile permanente. C'est en vain que l'on espérerait , dans des cas de cette espèce , calmer l'excitation fébrile par des moyens ordinaires , cet état est sous la dépendance des ulcérations syphilitiques ; il résulte de l'étendue de la surface sur laquelle s'exerce le travail morbifique de destruction , et tant que celui-ci subsistera , rien n'agira sur la fièvre et ses conséquences. Nous avons observé , dans ces cas , la conduite des praticiens timides ; et voici le résultat. On s'arrête, du moment que cet état d'irritation survient; et le malade, privé d'alimens , est inondé de boissons relâchantes. Cependant les ulcérations qui ont amené l'orage, se multiplient, s'étendent, et tout ce qui a été enflammé , périt. Quand cette destruction est consommée , les accidens tombent ; mais c'en est fait du nez, de la voûte palatine , du voile du palais, quelquefois de l'épiglotte ou de

parties aussi importantes , et le malade affaibli supporte moins
bien le traitement nécessaire. Néanmoins , un nouveau point
est entrepris, et l'orage se renouvelle ; car , les ulcérations de
la troisième époque marchent ainsi , par des périodes distinctes et successives , et le malade débilité de plus en plus,
succombe enfin à son funeste sort.

Certainement une méthode active et turbulente n'est pas
de mise dans un moment de tumulte et d'irritation ; mais
aussi , une expectation oisive est tout-à-fait vaine et peut devenir funeste(1). Il est un parti plus raisonnable , que nous avons
souvent pris avec un grand succès. Il consiste à choisir une
préparation mercurielle dont la douceur soit telle , qu'on n'en
doive pas redouter les effets , même dans des momens d'irritation, et sous ce rapport , nous avons éprouvé que le mercure
gommeux de *Plench* l'emporte sur tout autre ; à ménager
les doses de ce médicament , de manière à faire durer long-
temps son action , sans intermittence : or , ceci dépend de la
sensibilité du malade , et ne peut résulter que de l'expérience;
à fortifier la constitution, par l'usage constant d'un régime animal et de quelques médicamens toniques, comme les amers,
le kina , etc. ; à détruire l'excès de sensibilité qui accompagne toujours un semblable état , par un usage méthodique

---

(1) Les cas de cette espèce sont tout-à-fait différens , et doivent être
distingués avec soin, de ceux où il s'agit de symptômes d'inoculation
vénérienne , accompagnés d'inflammation : dans ces derniers que nous
avons signalés ci-dessus, il faut bien se garder de l'emploi des caustiques et de celui du mercure , avant d'avoir détruit la complication , soit
par les anti-phlogistiques proprement dits, soit par les anti-spasmodiques ,
et notamment l'opium, que nous donnons alors à doses fréquemment
répétées; par exemple, un grain, de trois en trois heures, etc.

des sédatifs , et notamment de l'opium ; à se hâter, du moment
que de nouvelles ulcérations s'annoncent , d'en arrêter les progrès , en touchant légèrement , mais fréquemment, le point
affecté , avec le nitrate de mercure. A l'aspect de l'inflammation , qui précède et annonce les ulcérations nouvelles , on est
naturellement porté à craindre les effets d'un caustique , dont
l'action est inséparable d'une forte irritation. Mais à cette
même irritation est attaché un effet spécifique , capable d'arrêter la destruction des parties ; et nous pouvons assurer que
ce dernier effet est presque constant , lorsque l'on a pris soin
d'en préparer le succès par les moyens nécessaires que nous
venons d'indiquer. Il est possible de se rendre maître des événemens, en agissant de la sorte ; et nous croyons avoir ravi
à la mort , par des moyens semblables , des malades déjà réduits à un état très-alarmant , lorsque nous en avons été
chargé. Insensiblement, on voit le retour des ulcérations devenir plus rare , moins grave , accompagné de symptômes plus
doux ; la fièvre est moins vive , la chaleur moins âcre ; l'insomnie et le dégoût moins complets et moins opiniâtres ; les
ulcérations elles-mêmes ne s'étendent pas autant , sont accompagnées d'escarres moins profondes et de suppuration moins
prolongée ; les forces se réparent , la nutrition se fait mieux,
et le malade reprend un peu de chairs et d'embonpoint ; les
cicatrices qui se forment alors , sont fermes , blanches , solides , et si l'on a la patience d'aller jusqu'au bout , on peut
obtenir une guérison solide.

Le muriate de mercure doux est aussi une préparation
administrée dans les cas qui réclament des ménagemens ; mais
elle est bien loin de jouir de l'activité de la précédente. Nous
l'avons employée avec succès , unie à l'opium , à l'extrait de
ciguë , à celui d'aconit , pour commencer le traitement , lorsqu'il s'agissait de combattre une vérole constitutionnelle , dont

les symptômes étaient accompagnés de la fièvre , ou d'une
grande irritabilité. Mais , nous n'avons jamais assez compté sur
les propriétés anti-syphilitiques de ce sel , pour en faire la base
d'un traitement complet. Si l'insolubilité de ce médicament
dans un menstrue peu étendu, ou aqueux, ne nous avait pas
donné d'avance une défiance bien fondée , nous aurions appris ,
par l'insuccès des autres , à ne pas confier à ce seul médicament le traitement d'une maladie ancienne, qui nécessite une
saturation complète des humeurs. Nous avons vu , en effet , un
grand nombre de maladies syphilitiques qu'on avait entrepris,
à diverses reprises, de traiter par le mercure doux , à cause de
la légèreté apparente des symptômes, et auxquelles on a laissé
le temps de vieillir et de devenir graves, par l'inefficacité du
moyen qu'on leur avait opposé. En général, c'est une faute
plus grave et plus commune qu'on ne pense , dans le commencement des maladies syphilitiques , de dédaigner les symptômes à cause de leur légèreté sensible, et de ne leur opposer,
alors , que des moyens de peu d'efficacité. On croit établir ainsi
une sorte de proportion entre la médiocrité du traitement
et celle de la maladie ; comme si des chancres , pour n'avoir
duré que peu de temps , un bubon pour n'avoir pas suppuré ,
devaient moins infecter l'ensemble de la constitution. On ne
s'aperçoit pas qu'il est beaucoup moins important de proportionner les moyens thérapeutiques à l'intensité réelle de la 'maladie , qu'il est d'ailleurs impossible de mesurer , que de mettre
en rapport les moyens de neutralisation avec le point par
lequel l'inoculation a été opérée , et avec ceux desquels l'infection subséquente procède. Une semblable erreur, que nous avons
eu souvent à déplorer , est d'autant plus difficile à détruire ,
que , d'après sa marche naturelle , la maladie présente toujours des intervalles entre les périodes dont elle se compose.
Le premier de ces intervalles qui se manifeste , quels que

soient les moyens employés , est pris pour une guérison solide : le médecin perd son malade de vue , de grandes distances les séparent quelquefois , et les événemens ultérieurs
sont ignorés. Les succès du mercure doux sont particulièrement
relatifs aux affections chroniques non syphilitiques , ou du
moins , dont la nature était douteuse.

Une préparation bien plus active , bien plus précieuse ,
dans les cas dont il s'agit ici , et à laquelle on a prodigué des
reproches peu mérités, est le muriate sur-oxydé de mercure
(deuto-chlorure de mercure). Ce médicament a une action
rapide et forte ; et peut-être doit-il à sa solubilité, la faculté
de saturer les humeurs plus complétement qu'un autre. Lorsqu'en usant des ménagemens convenables , on en élève les
doses au point que la sensibilité individuelle peut supporter ,
il est rare que l'on ne voie pas les symptômes de la troisième
période syphilitique s'arrêter : c'est une puissante ressource ,
quand il s'agit de préserver des organes importans , dont la destruction est prochaine , ou d'arrêter les progrès de la cachexie
vénérienne. Ce médicament est un de ceux qui doivent servir
de base aux méthodes de traitement applicables aux maladies
syphilitiques anciennes et devenues constitutionnelles.

Si, pendant la durée des symptômes des affections de cette
dernière espèce , on administre de fortes doses de sublimé,
sans cependant provoquer la salivation , on ne tarde pas à
observer un amendement remarquable ; mais cet amendement
est passager, et se dissipe bientôt, si l'on ne soutient pas au même
point la dose du médicament. Si , au contraire, cette même substance est administrée à doses modérées, mais avec persévérance ,
on est quelque temps à attendre les effets ; mais , quand ils se
manifestent, ils se soutiennent , et les symptômes se dissipent
d'une manière solide. Cette observation nous semble démontrer
deux modes d'action bien distincts de la part de ce médicament.

L'un de ces modes paraît s'exercer sur les solides; il est rapide, mais passager : l'autre semble agir sur les humeurs et en altérer la nature ; il est plus lent, mais il produit des effets profonds et durables. Ces deux modes d'action sont également anti-syphilitiques ; mais le dernier a seul de la solidité, et peut être considéré comme dépendant d'une sorte de saturation. Ils peuvent être invoqués tour à tour , selon le besoin.

S'agit-il d'arrêter au plus tôt des ulcérations qui menacent de détruire des organes importans ; on peut employer des doses assez fortes de sublimé, après quelques tâtonnemens propres à faire connaître le degré de sensibilité de la constitution pour l'action de ce médicament. On peut s'attendre à des effets très-prochains , pourvu , toutefois, qu'il n'existe pas de réaction fébrile. Cette condition est de rigueur, et très-importante à noter dans la pratique. Cette action anti-syphilitique , immédiate, du sublimé, paraît tenir à une excitation spéciale de la constitution , dont les bornes ne sont pas dépassées sans danger. Si déjà les organes ont éprouvé un ébranlement considérable , celui que le sublimé est capable de produire est plus prompt, plus étendu , et conduit à une sorte de cachexie , que l'on peut appeler mercurielle ; maladie grave , dangereuse à produire, difficile à guérir , mais beaucoup moins facile à provoquer qu'on ne pense, et dont la crainte a fait laisser incomplets beaucoup de traitemens anti-syphilitiques , qui auraient pu avoir plus de succès.

S'agit-il, au contraire , d'effacer pour jamais le principe d'une affection syphilitique ancienne , contre laquelle des traitemens antérieurs ont été employés inutilement ; le sublimé obtiendra plus de succès que tout autre préparation : mais il doit être employé long-temps , et à des doses modérées , de manière à ne pas provoquer rapidement une excitation importune , et qui nécessite des suspensions fréquentes dans le traitement. L'excitation mercurielle, ou l'action spécifique du mercure sur les solides, est bien nécessaire dans ces cas, pour détruire les conditions morbifiques qui les concernent ; mais la saturation humorale est bien plus importante pour la durée des effets, et l'on ne peut l'obtenir qu'avec beaucoup de persévérance. Une condition difficile à remplir, par rapport à cette même saturation, est la détermination de la dose journalière à laquelle le remède peut et doit être porté : il paraît qu'il existe, à cet égard, des convenances individuelles très-variables, et qu'on ne peut connaître *à priori*. On ne peut concevoir que de cette manière, les faits où l'on a observé une vérole ancienne, inutilement traitée depuis long-temps par des gens éclairés, au moyen du sublimé, guérie solidement par des empiriques, et au moyen du même médicament, mais porté à des doses que l'on n'avait pas osé atteindre. Il faut entendre de la même manière des observations, où l'on voit des doses considérables de cette même substance employées sans succès pendant long-temps, modérées à l'occasion de quelque crainte de ptyalisme, et devenant bien plus utiles alors. Enfin, la durée du traitement, ou la quantité totale de sublimé qu'il convient d'employer pour obtenir un succès durable, est une autre source de difficultés. On trouve chez la plupart des praticiens, même très-instruits, une réserve à l'égard de ce médicament, qui va jusqu'à la timidité ; d'un autre côté, il existe des exemples très-instructifs d'une persévérance heureuse, que la prudence n'aurait pu conseiller, et qui n'a été due qu'à des malentendus. Si le succès a été attaché également à des conduites aussi opposées, il faut croire que, sous ce rapport, les différences individuelles entraînent de grandes variétés dans les conditions de la curabilité de la maladie. La nécessité nous a fait faire des recherches suivies à cet égard ; et voici leur résultat.

Il est des individus très-sensibles à l'action du mercure, surtout du sublimé, et chez lesquels on peut extirper la vérole,

même ancienne, avec de très-petites quantités. Cette sensibilité
peut être telle, que l'on soit obligé de recourir à des préparations
beaucoup plus douces, comme le mercure gommeux, les pilules bleues, le calomel, etc.; que l'on soit tenu de n'employer
que de légères doses, et en somme, de petites quantités. Il
est possible que l'on soit obligé d'associer l'opium, ou tout
autre sédatif, à la préparation mercurielle dont on a fait choix,
pour diminuer la sensibilité. Il est même des cas où le mercure, sous toutes les formes et avec tous les ménagemens possibles, ne peut être supporté, et où la maladie serait véritablement
incurable, si de pareilles dispositions ne pouvaient être changées.
Ordinairement elles existent chez des sujets maigres, faibles,
fort irrités par des traitemens antérieurs mal dirigés, où de
grandes quantités de mercure ont été employées sans discernement : quelquefois et même le plus souvent, on réussit à faire
supporter, dans la suite, un traitement convenable, en commençant par réparer les forces et diminuer la sensibilité par un régime
succulent, par un traitement sédatif et tonique. Il est d'autres
individus, peu sensibles à l'action même du sublimé, et que
l'on ne peut émouvoir et délivrer de la syphilis, qu'au moyen
d'un traitement actif et long-temps soutenu. Aucune circonstance de conformation ou de constitution ne peut apprendre
à distinguer *à priori* les sujets ainsi disposés, et l'on ne peut
prendre conseil que de l'expérience. Lorsque l'on a acquis la
certitude qu'il n'existe pas de complication qui puisse donner
la raison de la résistance que l'on éprouve; lorsque d'ailleurs
un commencement d'effet ne permet pas de douter si le choix
que l'on a fait est convenable, on doit persévérer, en obser-
vant l'état du pouls et celui des symptômes. Si l'excitation ne
dépasse pas les limites raisonnables, si toutes les fonctions se
font avec régularité, il est évident, au moins, que le traitement
n'est pas nuisible; si, d'un autre côté, il y a une amélioration

progressive dans les symptômes , il est également démontré
que le traitement est utile. En cet état, nous avons regardé
comme claire et sûre , l'indication de persister jusqu'à l'extinction des symptômes , et jusqu'à ce que toutes les traces en
fussent effacées. Nous avons poursuivi, en effet , et avec un
grand succès , jusqu'à ce que , par exemple , les ulcérations
fussent, non-seulement complétement cicatrisées, mais encore
que les cicatrices fussent devenues souples et blanches. Nous
pourrions citer un grand nombre de faits à l'appui de ces
résultats généraux ; nous nous contenterons des suivans , pour
ne pas abuser de la patience des lecteurs : d'ailleurs, des faits
analogues sont dans les mains de tous les praticiens, et chacun
peut leur appliquer les mêmes réflexions.

Un homme de lettres , d'une constitution forte , mais irritable ,
rhumatique depuis l'adolescence , et âgé de trente-huit ans ,
contracta , par accident , une maladie syphilitique , et par une
voie insolite. Il eut le malheur de tomber dans les mains de
gens irréfléchis , qui ne virent aucune conséquence particulière
à déduire pour la suite , d'une inoculation opérée à la faveur
d'une blessure récente. Les symptômes d'infection eurent lieu
sans interruption ; et bientôt, des douleurs ostéocopes , des périostoses , une inflammation de l'iris, attestèrent la profondeur
de l'infection syphilitique. Les frictions mercurielles n'avaient
pas été pratiquées à propos, et le sublimé fut mis en usage.
Un amendement dans les symptômes, surtout dans l'ophthalmie,
encouragea à poursuivre ce traitement; mais la bouche s'affecta ,
l'estomac se dérangea, et l'on supprima les remèdes. On essaya
de poursuivre avec le mercure gommeux   il affecta la bouche ;
avec les pilules bleues , elles purgeaient abondamment. On en
revint au sublimé; mais , sans qu'il eût aucun inconvénient, on
s'arrêta plusieurs fois, par la crainte de dangers à venir. Cependant , les symptômes persistaient, et toutes les tentatives que l'on

fit , ramenèrent au sublimé : ce médicament était le seul qui
eût des succès. Encouragé par le bon état de sa santé d'ailleurs ,
et par ses propres remarques touchant la maladie , le malade,
qui était éclairé et qui avait de l'intelligence , prit le parti de ne
plus cesser l'usage du sublimé, que tous les symptômes n'eussent totalement disparu. Sa persévérance fut telle, que, pendant
près de cinq ans , il prit environ deux tiers de grain de sublimé ,
tous les jours. Le malade a été complétement guéri , et n'a
éprouvé aucun accident de la quantité de sublimé dont il a
fait usage. Il s'est marié depuis ; il est père de deux enfans
jouissant d'une bonne santé et d'une forte constitution.

Un vieillard , âgé de 66 ans , vint des Pyrénées à Montpellier, pour y réclamer des soins. Il avait éprouvé , quinze ans
auparavant , des chancres et des bubons , dont le traitement
avait été fort léger , en considération de son âge. Cependant ,
il survint des pustules , puis des ulcères au gosier ; plus tard ,
une ophthalmie profonde , et des douleurs dans les coudes ,
aux jambes , au crâne , sévissant la nuit, et accompagnées d'engorgement au périoste. Plusieurs médecins consultés , même
au loin , ne jugèrent pas la maladie de nature vénérienne.
Cependant, elle ne céda pas à une foule de moyens qui furent
conseillés et administrés dans des vues diverses. On essaya quelques frictions mercurielles et quelques grains de sublimé , qui
produisirent d'heureux effets ; mais on s'arrêta bientôt par
timidité. Lorsque le malade arriva à Montpellier , il avait
éprouvé, deux mois avant de partir, des maux de tête atroces ,
et, à la veille de son départ , une attaque d'apoplexie, qui avait
laissé un embarras léger dans la prononciation , une déviation des traits de la face , et des vertiges continuels. L'ophthalmie, les douleurs de tête , subsistaient dans toute leur
force ; il y avait , en outre, des pustules fort étendues sur
les avant-bras et le front , et des ulcérations au voile du palais.

Nous considérâmes la syphilis comme la source de tout, et l'apoplexie comme symptomatique d'une douleur continuelle et intolérable , dont la tête était le siége depuis si long-temps. Nous prescrivîmes des sangsues à l'anus, qui furent réitérées de dix en dix jours ; l'établissement d'un séton à la nuque, l'usage fréquent des eaux minérales de *Sedlitz* , et le sublimé à l'intérieur , à la dose d'un dixième de grain , matin et soir , et accompagné de la décoction de douce-amère. La dose du sublimé fut portée successivement jusqu'à deux sixièmes de grain, matin et soir. Les douleurs de la tête et des membres se dissipèrent, et les ulcérations se cicatrisèrent. Cependant, le malade, qui avait recouvré la faculté de marcher avec assurance et de s'exprimer sans bredouillement , était importuné du traitement , et voulut faire une suspension, à laquelle nous fûmes obligé de consentir malgré nous. Au bout d'un mois de cette épreuve , la reproduction de tous les symptômes fit bientôt sentir combien le traitement adopté était important : il fut repris ; mais ce ne fut pas avant d'avoir éprouvé un nouvel accident apoplectique , qui fit courir quelques dangers au malade. Le traitement , loin d'aggraver l'état de la tête , le dissipa complétement ; mais le malade , qui avait consommé environ quarante-huit grains de sublimé, exigea la permission de retourner chez lui pour quelque temps , promettant bien de continuer et d'accomplir un traitement que tout justifiait, et que nous déclarâmes devoir être porté très-loin. Mais une foule de prétextes servirent à colorer l'abandon successif de tous les moyens conseillés , et qui avaient été employés avec tant d'avantages. Bientôt, des douleurs , qui furent appelées rhumatismales, et les douleurs de tête, se renouvelèrent, de nouveaux symptômes apoplectiques s'annoncèrent, et le malade succomba à un accident de ce genre. Nous étions dans la persuasion, et nous l'avions déclaré par écrit , qu'il fallait porter la quantité totale du sublimé , pour opérer une guérison solide , jusqu'à deux ou trois cents grains, eu égard à l'extrême ancienneté de la maladie ; et nous sommes convaincu qu'un traitement capable d'effacer complétement la syphilis et ses symptômes , notamment les douleurs de tête , qui cédaient visiblement à l'emploi du mercure, aurait pu prévenir le funeste sort du malade.

La persévérance n'a pas toujours d'aussi heureux résultats ; il faut même se bien garder de porter les choses aussi loin , quand il n'en résulte pas des effets évidemment utiles. On voit des traitemens fort prolongés ne rien changer à l'état de la maladie , et quelquefois produire une maladie nouvelle : il est très-important de rechercher la raison de ces phénomènes, pour apprendre à remplir les véritables indications. Le résultat de nos recherches à cet égard , nous porte à reconnaître deux raisons principales de l'insuccès des traitemens le mieux institués. La première et la plus commune est la coexistence d'une autre maladie , qui constitue une complication avec la syphilis; la seconde est un état d'excitabilité extraordinaire , qui conduit au développement de l'affection nerveuse , connue sous le nom de *maladie mercurielle :* nous nous occuperons d'abord de cette dernière , et nous jetterons ensuite un coup-d'œil rapide sur les complications.

Affection mercurielle.

Une description détaillée de l'affection mercurielle serait déplacée ici ; nous avons seulement le dessein d'y consigner les remarques que nous avons eu l'occasion de faire.

S'il était vrai que l'effet anti-syphilitique du mercure fût essentiellement attaché à son action excitante, il devrait s'ensuivre que, dans les cas où l'excitabilité est telle qu'il en résulte des inconvéniens, avant que ceux-ci ne soient portés au point de constituer un état morbifique, les symptômes syphilitiques devraient éprouver un amendement très-notable. Le contraire est ce que l'on observe, quand on examine les faits sans prévention. Il nous paraît utile de nous élever contre cette doctrine, renouvelée récemment à propos d'un remède nouveau, parce qu'elle conduit à des conséquences dangereuses dans la pratique. On a parlé de l'état du pouls, de sa fréquence insolite, d'une sorte d'état fébrile qui devait conduire à des évacuations *critiques*, comme d'une condition qu'il fallait remplir pour obtenir la guérison de la maladie. De là, l'indication de provoquer cet état et de le maintenir suffisamment ; de là, les histoires de maladies vénériennes guéries sans mercure, par des moyens capables de provoquer ce même état, aussi bien que lui. Malheureusement, la science n'est pas assez avancée, pour avoir donné à l'art des résultats pratiques aussi simples et aussi positifs. Nous avons noté l'effet excitant, l'excitation spécifique du mercure, nous avons même signalé l'utilité particulière qu'on en peut retirer ; mais nous avons aussi bien constaté que, si cet état se prolonge, non-seulement il n'est point favorable à la guérison, mais encore il tend à la détérioration des forces et à la multiplication des symptômes syphilitiques. Il est bien démontré pour nous, au contraire, qu'une condition de la plus grande importance pour la guérison solide de la vérole ancienne, est d'éviter l'excitation surabondante que le mercure est capable de produire : nous venons même de démontrer que cet effet, produit par d'autres substances métalliques, a les mêmes inconvéniens. Si quelquefois, pour arrêter un symptôme ruineux, l'on peut, à dessein, provoquer cette excitation mercurielle, ou s'y exposer d'abord, on doit au plus tôt, et dès que l'on a atteint le but que l'on se proposait, renoncer à un procédé qui serait plein d'inconvéniens, abaisser les doses du mercure, en suspendre même totalement l'usage, laisser rétablir le calme, et ménager la suite du traitement, de manière à ne pas provoquer de nouveau cette sur-excitation. Mais de cette condition résulte une difficulté ; car, il faut néanmoins saturer les humeurs : et l'observation démontre que cette saturation, dont le point est variable entre les divers individus, et dont rien ne peut faire connaître les conditions *à priori*, ne doit pas s'entendre seulement de la totalité du mercure administré dans un même traitement ; mais aussi, de celle que l'on parvient à introduire à la fois, ou dans un temps donné, en vingt-quatre heures, par exemple. L'état dans lequel la constitution est placée par l'action de cette plus haute dose possible, est une tendance prochaine à l'extinction de la maladie ; et cet état doit pouvoir être prolongé sans inconvénient, c'est-à-dire, sans sur-excitation, pendant un temps indéterminé, et que l'observation peut seule régler, pour opérer cette extinction complétement et sans retour. Le premier de tous les soins, en administrant le mercure comme anti-syphilitique, doit donc être d'éviter l'excitation surabondante, et par conséquent, de bien ménager les doses ; car, la sensibilité propre au malade ne saurait être connue d'avance. On élève les quantités avec circonspection, et en laissant à l'habitude le temps d'émousser l'impression ; on observe, cependant, les effets produits sur les symptômes syphilitiques : si l'on n'en obtient que lorsque l'excitation devient surabondante, on est menacé d'un résultat nul ou fâcheux. Avant de passer outre, il faut chercher et trouver le moyen de diminuer la sensibilité, et faire supporter les doses nécessaires du spécifique. Tantôt l'excès de la sensibilité est un vice natif et isolé ; tantôt il

est lié à une débilité plus ou moins grande : de là , l'utilité
des sédatifs, des analeptiques, des toniques, de l'exercice, etc.
Si, au contraire, les symptômes cèdent, tandis que les fonctions ne sont point troublées, il est vraisemblable que l'on a
rencontré le point qui opérera la saturation des humeurs.

Mais il arrive quelquefois, qu'après certains progrès vers le
mieux, l'amélioration progressive de la maladie s'arrête, sans
que rien d'ailleurs soit sensiblement changé. Un semblable phénomène peut dépendre de causes bien diverses entre elles,
comme , par exemple , les différentes complications dont la vérole est susceptible; mais les plus simples sont, l'habitude que la
constitution contracte envers la même préparation mercurielle ,
ou le besoin d'une de ces préparations mieux adaptée aux conditions individuelles du malade. La première chose à faire donc,
en pareil cas , est d'élever de nouveau les doses, et d'observer les
effets: si , sans produire de sur-excitation ou sans altérer autrement la santé, de plus fortes quantités agissent de nouveau sur
les symptômes et les dissipent , il faut y insister , quelques
élevées qu'elles paraissent, jusqu'à la guérison complète et
solide. Nous ne pourrions assez dire combien de cures sont
manquées , combien de maladies vénériennes sont réputées
incurables et le deviennent réellement, faute d'oser insister
suffisamment sur une méthode dont le succès passager a démontré l'opportunité, mais dont on a craint les dangers, plutôt
par prévention ou timidité, que par l'effet d'une véritable prudence. On cite tous les jours des succès extraordinaires, obtenus
par des empiriques, avec les mêmes moyens que des gens instruits avaient inutilement employés avant eux, mais sur lesquels
on n'avait pas osé insister suffisamment : nous rapporterons, dans
la suite, des faits qui sont propres à la même démonstration.
En général, quelque louange que méritent les travaux de ceux
qui ont fait connaître les dangers de l'affection mercurielle, on

peut dire que ces mêmes travaux ont répandu parmi les praticiens une timidité, qui tient peut-être à un défaut de principes généraux bien arrêtés, mais qui nuit singulièrement au succès des traitemens les plus méthodiques. On ne peut élever des doutes sur les dangers que nous croyons attachés à l'abus du mercure : nous nous sommes assez élevé contre la sur-excitation qu'il est capable de produire, et que des écrivains récens ont l'air de recommander comme un moyen de guérison ; mais l'observation attentive d'un grand nombre de cas où la maladie syphilitique passait pour incurable et a cependant été guérie, nous a convaincu que la crainte de l'abus du mercure et de la maladie mercurielle a fait plus de mal que l'abus lui-même.

Si, en élevant les doses d'une préparation mercurielle, qui avait d'abord eu des succès, ou qui n'en avait obtenu aucun, sans cependant avoir été suivie d'inconvéniens, on n'obtient pas d'amendement dans les symptômes, on peut conclure que la préparation dont on fait usage, n'est pas en harmonie avec l'état de la constitution du malade. Les conditions particulières à chaque individu, peuvent seules rendre raison de faits fort singuliers et souvent inexplicables. Nous avons vu les *pilules bleues* réussir, dans des cas où le *mercure gommeux*, le *mercure soluble d'Hanneman*, avaient échoué ; dans d'autres cas, l'une des deux dernières préparations réussir au defaut des autres : le sublimé n'a réussi quelquefois, qu'en l'associant au mercure gommeux de *Plenck*, ou au mercure doux. Dans un cas que nous raconterons en détail, le sublimé, dont il a fallu porter les doses à un point excessif, n'a réussi qu'en l'associant au muriate d'or ; dans d'autres, les frictions mercurielles ont réussi contre des maladies vénériennes parvenues à leur dernière période, et d'une grande ancienneté, mais en soutenant leur usage pendant plusieurs années. Des indications de cette espèce ne sauraient être prévues ; elles ne peuvent résulter que de l'observation ; et malheureusement, on ne saurait se défendre de tâtonnemens , quelquefois fort longs , avant d'avoir rencontré ce qui convient le mieux aux conditions inconnues de la constitution.

En général , ceci n'est pas applicable au genre de traitement qu'il convient d'adopter par rapport aux périodes de la vérole : ainsi que nous l'avons déjà exposé , les frictions conviennent mieux dans la première et la seconde , et des traitemens intérieurs ont plus de succès dans la dernière , celle qui constitue la *vérole constitutionnelle ;* et le plus souvent, quand des traitemens inutiles ont déjà été administrés , on peut trouver la raison de leur inefficacité , dans ce que cet ordre n'a point été observé. Cependant , en outre de la latitude qui reste pour le choix de la méthode, dans les derniers cas, lesquels sont toujours fort difficiles , ce même ordre peut être interverti , quand la nécessité en impose la loi , et non pas pour de puériles convenances. Il est des peaux qui ne sauraient supporter ni frictions, ni onctions mercurielles , de quelque manière que l'on modifie la composition que l'on y emploie ; il est des estomacs qui ne peuvent s'accommoder des préparations mercurielles, quelle que soit leur forme : heureusement , les cas de la dernière espèce sont très-rares ; mais les uns et les autres se sont montrés , et nous avons eu l'occasion de les observer. Dans les premiers, il a fallu user des traitemens intérieurs , non plus dans l'intention d'arrêter la contagion , la chose était impossible ; mais bien dans celle de saturer complétement les humeurs , pour atteindre enfin les points ou les systèmes d'organes auxquels la contagion était parvenue. Or , la saturation complète est toujours une chose longue et difficile ; et le temps que l'on ne peut éviter de lui consacrer , laisse au virus syphilitique le loisir d'étendre son action. Aussi, dans des cas de cette espèce , il faut poursuivre avec

persévérance le but qu'on se propose, malgré les intervalles
que les périodes naturelles de la maladie peuvent laisser entre
elles , et malgré l'apparition des symptômes secondaires. D'un
côté , on pourrait croire la maladie guérie, parce que des chancres , un bubon , auraient disparu : ce serait une erreur. D'un
autre côté , on pourrait croire le traitement inutile, parce que
l'on verrait paraître des pustules, des rhagades , des ulcérations au palais , etc. : ce serait une autre erreur. Seulement
alors , la saturation n'a pénétré encore , ni le point par lequel
l'inoculation a eu lieu , ni celui où se manifestent les nouveaux
symptômes ; et le traitement doit être continué, quelle que soit
son importance jusque-là , à moins qu'il ne soit évidemment nuisible. S'il n'en est pas ainsi , on verra les derniers symptômes
s'amender , et l'on aura dès-lors une mesure propre à faire
juger des progrès de la guérison. Des considérations en sens
inverse , et des préceptes semblables , sont applicables aux cas
où l'on est forcé de recourir aux frictions mercurielles pour le
traitement des maladies vénériennes très-anciennes, où l'on
emploie toujours avec plus de succès les traitemens intérieurs.
Dans ces circonstances , dans lesquelles le remède n'est plus
employé dans la vue d'éteindre le principe contagieux avant
que son action ne soit consommée, il faut beaucoup de temps
pour opérer une saturation ; il paraît même que cette dernière
n'est opérée que difficilement par ce moyen, et qu'il faut introduire de bien plus grandes quantités de mercure sous cette
forme , pour obtenir une guérison solide, dans les cas dont il
s'agit. De petites quantités, placées avec discernement, sont suffisantes dans les infections syphilitiques récentes : on sent assez
pourquoi ; et , sous la forme d'onguent employé en frictions , le
mercure a pour lors l'avantage de pénétrer le plus promptement
possible dans les voies absorbantes. Sous cette même forme, la
propriété neutralisante ne paraît pas jouir d'une activité com-

parable à celle de tout autre préparation; néanmoins la quantité
qu'on en peut faire pénétrer, peut balancer l'inconvénient, du
moins tant que l'infection générale n'est pas consommée. Mais,
dans ces derniers cas, et lorsque cette fâcheuse condition est
déjà réalisée depuis long-temps, il faut que toute la constitution
soit profondément pénétrée par le spécifique, et que cet état
subsiste long-temps, pour effacer solidement l'impression syphilitique. Aussi, dans des cas de cette espèce, où l'on a recours aux
frictions, après des traitemens d'une autre espèce totalement
infructueux, observe-t-on qu'il a fallu prolonger extrêmement
l'emploi de cette méthode, pour réussir : nous avons connaissance
d'un fait, qui n'est pas le seul de son espèce, où, par un mal-
entendu fort heureux, des frictions d'un gros d'onguent mercuriel
ont été continuées, tous les deux jours, pendant plus de deux ans.
Le malade guérit enfin et solidement, d'un ulcère profond et bien
évidemment syphilitique, dont il n'aurait certainement pas été
délivré, s'il était resté à portée des conseils de son médecin.

Dans les cas de cette espèce, comme dans tous ceux où l'on
est occupé de la guérison d'une vérole ancienne qui a déjà
résisté à plusieurs tentatives, il est impossible de dire *à priori*,
dans quelles limites on renfermera le traitement. L'observation
nous a souvent démontré que, lorsque l'on a acquis la certitude qu'il n'y a point de complication, ou bien quand celle-
ci a été combattue, s'il ne résulte pas d'inconvénient sensible d'un traitement, dont on observe d'ailleurs manifestement les heureux effets sur les symptômes de la maladie
syphilitique, on doit avancer avec la circonspection nécessaire, mais jusqu'à l'extinction entière de ces derniers. Il faut
même, lorsqu'il s'agit d'une tumeur, qu'elle soit entièrement
effacée, à moins qu'elle ne soit osseuse; et s'il s'agit d'un ulcère, que la cicatrice soit complète, blanche, molle, et
tout-à-fait exempte d'engorgement.

Dégénération de la vérole par le temps.

Jusqu'à quel point l'ancienneté d'une maladie vénérienne peut-elle en altérer le caractère fondamental ? Cette question se présente souvent dans la pratique, et paraît résoute par l'observation à beauconp de praticiens. Nous avons souvent entendu dire que la vérole ancienne , combattue souvent et sans succès , était dénaturée et tout-à-fait différente. De là, l'idée de travestissemens nombreux sous lesquels elle se montrerait , les cas de tumeurs blanches , de gales , de phthisies pulmonaires, de cancers , de scrofules , etc. , d'origine vénérienne; de là , des traitemens variés , partie mercuriels , partie de tout autre nature , que l'on applique , tantôt à des maladies que l'on confond avec la vérole, et qui n'ont aucun rapport avec elle , tantôt à des véroles anciennes , que l'on n'ose couler à fond , et qui, pour cette raison, deviennent incurables. Dans la profession ouverte que nous faisons de ne rien admettre qui ne nous paraisse démontré , nous ne pouvons éviter de déclarer que nous sommes loin de partager une semblable opinion. Nous ne chercherons pas à tirer avantage de quelques considérations philosophiques qui ne nous paraissent pas désavouées par la nature, laquelle ne fait pas de monstres; mais nous pouvons assurer qu'en étudiant attentivement les cas de cette espèce , que nous avons eu à notre disposition , nous n'avons pas trouvé que le cachet syphilitique fût effacé, ni même altéré, par le temps ou par les traitemens infructueux déjà administrés ; nous avons trouvé, au contraire , que le principe syphilitique était d'autant plus profondément empreint

dans la constitution , que la maladie avait subsisté plus long-
temps ; que la guérison ne pouvait être opérée , alors , qu'en pro-
longeant extrêmement le mode de traitement spécifique convenable , une fois trouvé ; que la difficulté consistait à rendre possible ce prolongement , à cause des maladies nouvelles auxquelles
l'ancienneté de la maladie principale avait donné lieu ; que ,
pour réussir , il fallait faire marcher de concert , avec le traitement de la syphilis , celui de ces affections concomitantes ,
d'ailleurs étrangères à celle-ci ; que rien n'est plus erroné , que
l'idée d'un principe syphilitique caché sous des formes étrangères et nullement ambiguës , d'ailleurs ; qu'il y a contradiction
à supposer , tout à la fois , la conservation du cachet et du principe syphilitique dans ces mêmes travestissemens , toujours
rapportés à des véroles très-anciennes , bien souvent douteuses , et l'altération , la dégénération totale de ce même principe
par la seule vétusté de la maladie , au point qu'il ne puisse
être traité que par des moyens insolites ; qu'il n'existe aucun
fait propre à démontrer , aux yeux d'un homme sensé et versé
dans l'observation , que la vérole existe comme cause dans
les scrofules , certaines phthisies pulmonaires , quelques tumeurs blanches , etc. ; que rien ne prouve , comme on l'a
avancé , que la vérole soit un Prothée ; qu'elle conserve , au
contraire , dans tous les cas , des caractères propres , auxquels
on peut toujours la reconnaître

Complications de la vérole.

Nous avons déjà exposé par anticipation , quelques idées
générales sur les complications dont la syphilis est susceptible ;

mais, ce sujet mérite une attention particulière. Nous nous
bornerons cependant aux objets les plus importans de ce genre.

Les complications les plus familières, et tout à la fois, les plus
fâcheuses de la vérole, sont celles qu'elle peut former avec les
scrofules, le scorbut, le rhumatisme et la carie des os, que
nous avons trouvée bien distincte de la vérole. Nous ne pouvons
pas traiter ici de chacune de ces maladies en détail ; nous nous
bornerons aux remarques particulières dont elles nous ont
fourni la matière, comme complication de la vérole. En nous engageant dans ces considérations, nous aurons l'occasion de parler des préparations d'or et particulièrement du muriate, de
leur administration et de leur propriété anti-syphilitique. Nous
le ferons avec toute la candeur dont nous sommes susceptible ;
et nous nous sentons heureux de pouvoir donner une garantie
à nos lecteurs : les faits sur lesquels notre opinion se fonde,
sont presque tous connus de l'auteur de la Méthode ïatralep-
tique ; un grand nombre ont été observés de concert avec lui.
Les autres ont été observés publiquement ; et nous avons mis à
la disposition du docteur Chrestien, qui a été libre d'en faire
usage, une notice contenant l'analyse et l'exposition sommaire
du plus grand nombre de ces mêmes faits.

Dans les recherches auxquelles nous nous sommes livré,
touchant l'efficacité de ces nouveaux médicamens, nous avions
d'abord résolu de ne pas les employer dans la première, ni
dans la seconde période de la syphilis, afin que nos résultats
ne présentassent rien d'équivoque : on sait avec quelle facilité
la gonorrhée, les chancres, les bubons même, se dissipent
spontanément, et sans le concours d'aucun traitement ; qu'il
s'écoule souvent un temps considérable, avant que les symptômes de la seconde période ou *d'infection*, ne succèdent
à ceux de la première ou *d'inoculation* ; qu'il n'est pas rare
que ces derniers s'étant dissipés spontanément, la vie tout

entière s'écoule , sans voir paraître les subséquens , et sans que
rien puisse faire douter de la solidité de la santé ; que les
faits de cette espèce, et ceux où l'on voit disparaître solidement les symptômes de la première et de la seconde période , par des traitemens très-simples et de fort peu de durée ,
sont propres à faire croire qu'il y a des sujets privilégiés , chez
lesquels l'action vitale est capable d'annuler plus ou moins
complétement le principe syphilitique , après sa première impression sur l'organisme animal. Le traitement de la vérole
serait singulièrement simplifié , si l'on pouvait distinguer *à
priori ,* les individus ainsi constitués. Dans l'impossibilité d'une
pareille distinction , on peut avoir des résultats bien variables ;
et c'est ce qui arrive dans l'emploi du mercure , même fort
méthodiquement administré. De pareilles variations doivent
être évitées , quand il s'agit de constater les propriétés d'une
série de médicamens nouveaux , et d'approfondir une question
aussi importante que celle de l'existence de nouvelles ressources dans le traitement de la vérole. On sait encore que , entre
la seconde et la troisième période , il s'écoule ordinairement
un temps assez considérable , surtout lorsque la maladie a
été attaquée plus ou moins méthodiquement , mais par des
moyens insuffisans ; en sorte que le malade est considéré comme
guéri , jusqu'à ce que les derniers symptômes se manifestent.
Cet intervalle , qui n'est qu'une véritable trève , peut être aussi
une grande source d'erreurs. En partant de ces principes ,
qui, pour le dire en passant, nous paraissent un peu né-
gligés dans les travaux qui ont déjà été faits sur cette même
matière , nous avons cru devoir choisir de préférence pour
nos recherches, des cas où les symptômes de la troisième
période , ceux qui caractérisent *la vérole constitutionnelle ,*
donnent la certitude du caractère de la maladie, de l'aptitude de la constitution à la contracter pleinement, et de l'in-

efficacité de la puissance vitale pour opérer sa destruction spontanément et sans les secours de l'art. D'un autre côté , la maladie parvenue à ce point , présente une certaine uniformité dans sa marche , qui rend plus facile et plus sûre l'appréciation des phénomènes qui se présentent. Enfin , si les principes que nous avons établis et que nous avons déduits de l'observation de la nature, sont solides ; si , d'un autre côté, il faut admettre des propriétés anti-syphilitiques dans les préparations d'or , les modes d'administration les plus usités seraient vicieux , quant aux symptômes de la première et de la seconde période , et auraient les mêmes inconvéniens que nous avons reconnus dans l'administration intérieure des sels mercuriels dans ces mêmes périodes de la maladie. Pour cette seule raison , il était possible que les préparations d'or fussent employées sans succès dans de pareilles circonstances , et que l'on fût conduit à mal juger de leurs effets. Il s'agissait d'abord , de constater leurs propriétés d'une manière irrévocable : l'on ne pouvait s'occuper que secondairement de régler les modes les plus convenables d'administration , relativement aux cas et aux temps de la maladie.

Ces considérations furent bientôt confirmées et nos résolutions fortifiées par des faits démonstratifs , dont nous recueillîmes avec soin toutes les circonstances. Nous vîmes un grand nombre d'exemples de gonorrhée , dans le cours desquelles on avait administré le muriate d'or , et qui n'en furent pas moins suivies de symptômes d'infection , que les préparations mercurielles dissipèrent. Nous eûmes occasion d'observer des pustules, des rhagades, etc., précédées de chancres et de bubons , auxquels on avait opposé le muriate d'or , et qui ne furent guéris que par des frictions mercurielles. Dans tous ces cas, le premier remède avait été administré en frictions sur la langue. Le fait suivant fut celui qui fixa le plus notre attention , parce

que le traitement avait été dirigé par l'auteur même de la découverte des remèdes que nous étions en devoir d'étudier.

Le sieur N..... , fabricant d'eau-de-vie à Lunel , âgé d'environ
5o ans, doué d'une constitution assez forte , et chargé d'embonpoint, mort depuis, des suites d'une apoplexie, éprouva en
1814 , des chancres sur le prépuce et le gland , qu'il attribuait
à une communication suspecte , laquelle avait eu lieu depuis
peu de jours. Le muriate d'or fut administré en frictions sur
la langue ; d'abord à la dose d'un quinzième de grain , à des
doses plus élevées ensuite , et jusqu'à concurrence de cinq
grains. Dans le cours du traitement, il survint un bubon à l'aine
gauche ; il fut couvert d'un cataplasme émollient, suppura , fut
ouvert et se cicatrisa sans difficulté. Les chancres étaient dissipés;
le malade paraissait guéri , et demeura en cet état pendant près
de six mois. Il survint alors une légère inflammation à la gorge ,
sur laquelle des ulcérations superficielles se montrèrent et se dissipèrent à diverses reprises: le front, la face, et successivement
toute la surface du corps se couvrit de boutons coniques , nombreux et fort petits d'abord, ayant une auréole cuivrée à la base,
et portant une petite croûte ou lame blanche sur leur sommet.
Au printemps de 1815, le malade vint nous consulter. Il avait
alors une partie du voile du palais détruite par un ulcère dont
le fond était blafard, la circonférence irrégulière , taillée à pic,
et entourée d'une inflammation chronique avec peu d'engorgement , et dont les limites étaient nettement tracées. La poitrine
et les bras étaient chargés de pustules fort étendues et couvertes de croûtes épaisses. Les pustules de la face étaient beaucoup moins volumineuses , plates et comme furfuracées ; celles
du front étaient plus marquées, saillantes et chargées de pus
à leur sommet. Nous conseillâmes aussitôt des frictions mercurielles sur les cuisses : le malade s'y soumit et en prit jusqu'à
trente , d'un gros chacune, d'onguent mercuriel double. Dès la

sixième, il y avait un changement considérable dans son état ;
il fit des progrès rapides, et il était complet dès la vingtième
friction. Nous aurions voulu porter plus loin ce mode de traitement ; mais le malade s'en dégoûta : il se croyait, d'ailleurs,
totalement guéri. Nous fûmes obligé de finir par quelques
bouteilles de sirop de salsepareille, avec addition de dix grains
par pinte de sublimé. Cette guérison ne s'est plus démentie
jusqu'à la mort du malade, qui n'a eu lieu que cinq ans après.

Nous n'avons rien inféré de ces faits, si ce n'est le vice des
modes d'administration du muriate d'or ; lequel, pour exercer
avec utilité une propriété anti-syphilitique en pareil cas, et par
les méthodes usitées, doit opérer d'abord une saturation complète de la constitution : chose toujours difficile, et que l'on
pourrait rendre inutile par d'autres procédés, une fois son
efficacité d'ailleurs bien constatée. Mais ces mêmes faits nous
ont fait renoncer à l'emploi des médicamens de cette espèce,
dans les deux premières périodes de la vérole.

Nous n'avons pas tardé à reconnaître que les préparations
d'or ne sont point admissibles chez les sujets doués d'une
grande irritabilité, même en choisissant les moins actives
d'entre elles ; ou il faut en réduire les doses à tel point, que le
remède en devient véritablement nul, ou bien on s'expose à des
accidens nerveux de toute espèce, lesquels peuvent ajouter beaucoup à la gravité de la maladie et la rendre même incurable.

L'auteur de la découverte des préparations d'or, fut consulté
à Ussat, pour une jeune personne de Toulouse, dont six
frères ou sœurs avaient ou ont succombé depuis à la phthisie
pulmonaire, ou à des lésions organiques des articulations, produites par la diathèse scrofuleuse, et qui éprouvait un commencement de déviation latérale de la colonne vertébrale. Le
muriate d'or fut conseillé, à prendre dans un sirop, et à
son défaut, l'oxyde sous forme de pilules. L'une et l'autre

préparation produisirent une excitation singulière : le pouls devint fréquent, la température du corps s'éleva fortement, le sommeil et l'appétit cessèrent, et l'humeur de l'enfant devint d'une telle pétulance, que l'on craignit une aliénation mentale. On fut obligé d'abandonner ce mode de traitement, pour recourir à des moyens plus doux, lesquels n'ont point encore suffi (en juin 1822), pour rétablir la santé de cette jeune personne, et calmer les sollicitudes de sa famille.

Ce fait nous était inconnu, comme plusieurs autres que nous avons recueillis depuis, lorsque nous prescrivîmes le muriate d'or, à la dose d'un quinzième de grain en frictions sur la langue, une fois tous les deux jours seulement, à un officier, âgé de 3o ans, d'une stature ordinaire, maigre, blond, d'un caractère doux, et d'un esprit orné et réfléchi. Il était entré à l'hôpital S.ᵗ-Éloi, pour des chancres placés sur la base du gland et la face interne du prépuce. Ce repli cutané était naturellement fort long, et son ouverture un peu étroite l'était devenue un peu plus, quoique l'engorgement fût presque nul. Dès les premières doses, nous nous aperçûmes que le pouls devenait très-fréquent et que la température du corps s'élevait considérablement. Nous fîmes cesser le muriate, qui fut remplacé par des bains et l'usage du lait. Lorsque cet orage fut calmé, nous crûmes pouvoir revenir au traitement ; mais le muriate d'or fut donné à l'intérieur, mode d'administration dans lequel il jouit de beaucoup moins d'activité. Les accidens se reproduisirent, et ne cédèrent qu'à l'usage intérieur de l'opium. Le calme étant rétabli, nous eûmes recours à l'oxyde d'or, pris intérieurement et à fort petites doses : cette préparation fut mieux supportée. Mais, au bout d'un mois, les premiers accidens reparurent ; et cette fois, il s'établit une fièvre hectique, qui subsista pendant trois mois. Jusque-là, les ulcères étaient demeurés stationnaires. Le seul incident qui fût survenu depuis le commencement, était un bubon à l'aine droite, qui avait suppuré. Mais alors, les ulcères de la verge s'étendirent rapidement, ceux du prépuce percèrent cette partie de l'intérieur à l'extérieur, dans deux points, et mirent de la sorte le gland entièrement à nu. Cette dernière partie avait été profondément attaquée par les ulcérations qui l'intéressaient. Pendant la durée de cette dernière recrudescence des symptômes d'irritation, le prépuce fut entièrement détruit, et le gland réduit au sixième environ de son volume naturel. Les soins les plus attentifs suffirent à peine pour sauver ce malheureux jeune homme, et il fallut consacrer ensuite près d'un an, au traitement de la maladie vénérienne, qui céda enfin à l'usage prolongé du mercure gommeux de Plenck.

Nous avons employé le muriate d'or dans plusieurs cas de vérole constitutionnelle et fort ancienne, tantôt à la suite de traitemens mercuriels infructueux, tantôt sans que le mercure eût été mis en usage. La durée de la maladie ne tenait point, dans les cas de cette espèce, à quelque complication, mais à la négligence ou au mauvais choix des méthodes selon lesquelles le mercure avait été administré. Nous avons réussi quelquefois à dissiper, d'une manière solide, les symptômes syphilitiques ; mais la chose est arrivée plus fréquemment dans les cas où le mercure avait été administré auparavant, que dans ceux où l'on s'était abstenu de tout autre traitement. Nous avons aussi complétement échoué dans des cas de l'une et de l'autre espèce. Nous citerons ici deux cas de ce dernier résultat.

Claude Guilhemond, soldat au 8.ᵉ régiment d'infanterie de ligne, âgé de 21 ans, natif d'Aix en Provence, doué d'une constitution peu forte et d'un tempérament lymphatique, contracta, en mai 1818, une gonorrhée qu'il abandonna à elle-même. Un mois après , il survint un bubon dans chaque aine. Ces tumeurs furent aussi peu soignées que la gonorrhée, et néanmoins, elles se terminèrent par la résolution. Deux mois plus tard , il se développa autour de la base du gland des poireaux , qui se multiplièrent beaucoup.

Au mois de juin 1821 , le malade fut admis à l'hôpital d'Aix, où il séjourna sept mois ; ce temps fut employé à des excisions et des cautérisations fréquentes des excroissances , et l'on entreprit un traitement par les frictions mercurielles. Dès la septième , le malade fut pris d'une fièvre violente qui dura vingt jours, et qui fit suspendre tout traitement. La fièvre ayant cessé , le malade voulut quitter l'hôpital , et se livra à la débauche , malgré les excroissances qu'il portait et qui s'accroissaient tous les jours.

Il contracta une nouvelle gonorrhée , en avril 1822 ; et appelé alors pour le service militaire , il fut envoyé à Montpellier, et reçu à l'hôpital S.'-Éloi, où il entra dans les premiers jours de juillet.

Il présentait alors une gonorrhée urétrale et des excroissances nombreuses fixées sur le contour du gland et qui le couvraient presque ,en entier : la plupart de ces dernières étaient fort volumineuses , et quelques-unes égalaient la grosseur d'une aveline. Il fut soumis, dès le 8 juillet, à un traitement par le muriate d'or en frictions journalières sur la langue , et les premières doses furent d'un douzième de grain. Les grains suivans furent divisés successivement en onze, dix, neuf et huit parties. Ce traitement fut poursuivi pendant les mois de juillet et d'août , sans accident.

Au premier septembre , époque où nous reprîmes le service de l'hôpital , le malade avait déjà consommé près de cinq grains de muriate d'or , et cependant les excroissances s'étaient conservées ; elles s'accroissaient même tous les jours. Leur sur-

face était rouge, granulée, humide, fournissant un suintement séro-sanguinolent et très-fétide. Néanmoins, il n'y avait
point de douleurs; la gonorrhée était dissipée, le pouls était
naturel, la température du corps n'annonçait point d'élévation insolite; l'appétit et le sommeil étaient en bon état. Nous
augurâmes mal des effets du traitement; mais, attendu qu'il
avait déjà été poussé assez loin sans inconvénient, nous le
continuâmes encore, jusqu'à ce que le malade eût consommé
neuf grains de muriate d'or, faisant des fractions de moins en
moins nombreuses. A ce point, non-seulement on n'avait rien
gagné sur les excroissances, lesquelles avaient encore augmenté,
devenaient douloureuses et s'ulcéraient sur quelques points ;
mais encore le pouls devenait fréquent, le malade perdait
l'appétit et le sommeil : il était évident que l'on était menacé d'un orage semblable à celui que le mercure avait
produit à Aix. Il fallut suspendre les frictions, et recourir
au lait et aux bains, pour arrêter l'irritation qui s'annonçait.

Le calme fut rétabli ; mais les excroissances demeuraient
les mêmes, et il était manifeste que la diathèse syphilitique
n'était point effacée. Dans les derniers jours de septembre,
le malade commença l'usage intérieur de pilules contenant
un douzième de grain de sublimé incorporé dans l'amidon :
la dose fut d'une, matin et soir, d'abord, et augmentée dans
la suite jusqu'à cinq, matin et soir. Ce remède fut accompagné
de la décoction de douce-amère.

Dès le dixième jour de ce nouveau traitement, il y eut des
changemens sensibles dans l'état du malade. Les douleurs des
excroissances se dissipèrent, le suintement diminua, et avec
lui l'odeur infecte qu'il exhalait. Bientôt, les excroissances
diminuèrent de volume ; leur surface devint blanche, sèche:
les unes se nécrosèrent et tombèrent ; les autres se flétri-
rent et disparurent par une sorte de résolution. Au commen-

cement de novembre, il survint quelques douleurs d'estomac, que nous fîmes cesser, en réduisant, pour six jours seulement, la dose des pilules à quatre, matin et soir. Au 26 du même mois, le malade avait consommé quatre cent quatre-vingt-deux pilules, et sortit de l'hôpital parfaitement guéri.

Desangles, caporal au 6.º régiment de ligne, âgé de 2/4 ans, doué d'une assez bonne constitution, a long-temps soutenu qu'il n'avait jamais éprouvé aucun symptôme syphilitique, avant le mois de mars 1822, époque à laquelle il s'aperçut d'une excroissance qui se manifestait sur le côté droit de la base du gland. Cependant, questionné avec plus de soin, il se ressouvint enfin, que, plusieurs mois auparavant, il avait eu, après des communications dangereuses, des ulcérations légères dans le même lieu où les poireaux étaient survenus plus tard ; qu'en même temps, un engorgement accompagné de douleurs médiocres, se fit remarquer dans l'aine correspondante.

Plusieurs excroissances se joignirent à la première, et forcèrent le malade, après quatre mois de négligence, à se présenter à l'hôpital de Perpignan. Un traitement préparatoire, relatif à l'état d'irritation dans lequel Desangles s'était jeté par ses excès, fut suivi de l'administration de douze frictions mercurielles *sur les cuisses :* dans ce même temps, les excroissances furent excisées et cautérisées à diverses reprises. Elles se reproduisirent aussi souvent ; et les hôpitaux de la place étant surchargés, le malade fut du nombre de ceux que l'on évacua sur l'hôpital de Montpellier.

Il y fut admis au mois de juillet suivant : les excroissances étaient tellement nombreuses et développées, qu'elles recouvraient la totalité du gland : elles étaient d'ailleurs rouges, douloureuses, très-humides ; la verge et le fourreau étaient engorgés, ce qui paraissait provenir des fatigues du voyage

Toм. I. 52

et des fautes nombreuses de régime que le malade avait
commises.

Après quelques jours de repos, on prescrivit un traitement par les frictions de muriate d'or sur la langue. Le premier grain de ce médicament fut divisé en douze parties, et
les autres successivement, en dix et en huit. Au 1.ᵉʳ septembre, le malade avait consommé cinq grains de muriate d'or.
Cependant, les excroissances avaient augmenté ; elles étaient
fort humides, exhalaient une odeur très-fétide, et causaient
quelques douleurs : néanmoins, le malade jouissait d'une assez
bonne santé d'ailleurs, et le pouls était naturel. Quoiqu'il
nous parût peu probable que ce traitement dût réussir, nous
n'y voulûmes rien changer, parce qu'il n'avait pas d'inconvéniens jusque-là, et parce qu'il avait déjà été poussé assez loin,
pour espérer que l'action de ce remède ne serait pas nuisible.
Il fut donc continué pendant tout le mois de septembre ; mais
alors, le malade ayant employé plus de huit grains de muriate d'or, les excroissances ne cessant d'augmenter de volume
et devenant douloureuses, nous suspendîmes les frictions, et
nous prescrivîmes un régime adoucissant et des bains tièdes.
En dix jours, l'irritation fut tombée ; mais les excroissances
étaient les mêmes.

Le malade commença dès-lors, l'usage des pilules d'un
dixième de grain de sublimé, dont il porta peu à peu la
dose jusqu'à cinq, matin et soir. Au bout des huit premiers
jours, il y eut un changement sensible dans l'état de la
verge : le suintement ichoreux et fétide diminua, plus tard
il disparut ; les excroissances se couvrirent d'une pellicule
blanche : quelques-unes diminuèrent et disparurent ; les autres devinrent brunes, noires, sèches, nécrosées, et se détachèrent.

Le 1.ᵉʳ décembre, il ne restait plus que quelques points

dans la rainure du gland , où l'on distinguait des élévations de la grosseur de la tête d'une épingle. On les toucha , à deux reprises et fort légèrement , avec le *muriate d'antimoine.*

Le 11 décembre, il ne restait plus aucun vestige de la maladie ; le malade sortit parfaitement guéri. Il avait consommé cinq cent vingt-quatre pilules.

Bigan , soldat au 32.ᵉ régiment d'infanterie de ligne , âgé de 26 ans , doué d'une constitution robuste, et né de parens sains , contracta , en décembre 1820, des chancres vénériens, qui donnèrent lieu à un engorgement considérable au prépuce. En janvier 1821 , il fut admis à l'hôpital de Metz, où , après avoir combattu l'inflammation , on fit l'excision complète du prépuce. Le malade fut mis à l'usage des frictions mercurielles appliquées *sur les cuisses*, des bains, d'une mixture chargée d'ammoniaque liquide et du sirop de Cuisinier. Les frictions furent portées jusqu'au nombre de vingt-huit. Au mois d'avril, les symptômes avaient disparu, et le malade sortit de l'hôpital.

Au mois de juin suivant, sans avoir encouru de nouveaux dangers et sans avoir éprouvé de nouveaux symptômes primitifs , il survint des pustules humides sur toute la surface du corps , mais surtout au scrotum. Le malade fut admis à l'hôpital de Lyon , le 1.ᵉʳ juillet , et y subit un nouveau traitement , dont les principaux moyens furent quarante-huit frictions mercurielles sur *les cuisses* , et des bains *de siège* dans une dissolution de sublimé. Les symptômes ayant disparu au bout de deux mois , il fut renvoyé.

Au commencement d'avril 1822 , les pustules reparurent comme précédemment , et le malade fut reçu à l'hôpital S.ᵗ-Éloi de Montpellier , le 8 mai suivant. Il y fut soumis à un nouveau traitement par le muriate d'or en frictions sur la langue, lequel fut continué jusqu'au 1.ᵉʳ septembre, sans aucun résultat. Le malade avait consommé plus de neuf grains de

ce médicament , et les pustules étaient tout aussi nombreuses,
douloureuses , humectées d'un ichor abondant et fétide. Nous
fîmes substituer les pilules bleues au traitement précédent : le
malade en prit d'abord deux, matin et soir , et successivement
un plus grand nombre , jusqu'à dix , matin et soir. Il consomma de la sorte quatre cent quatre-vingt pilules , en faisant
quelques interruptions. Il n'y eut de changement remarquable
dans l'état des choses, qu'après les dix premiers jours de ce
nouveau traitement; mais, dès-lors, les douleurs se calmèrent ,
le suintement devint moins copieux, et les pustules se couvrirent
de croûtes. A la chute de ces dernières, les ulcérations se trouvèrent cicatrisées , et la teinte violacée qu'elles avaient laissée,
s'effaça complétement. Le 10 novembre , le malade sortit de
l'hôpital, entièrement guéri.

M.ʳ S. D. N......, âgé de 24 ans, natif de Fribourg , sous-lieute-
nant au troisième régiment Suisse au service de France ,
doué d'une constitution faible et d'un tempérament lymphatique , issu de parens sains , avait joui d'une assez bonne
santé, jusqu'au mois de février 1821 , époque à laquelle il
contracta une gonorrhée , dont il se contenta de pallier les
premiers symptômes par des boissons mucilagineuses. Fatigué
de la contrainte que son régime lui imposait , il l'abandonna
aussitôt que les douleurs furent calmées ; il se livra même , à
quelques excès, qui prolongèrent la gonorrhée jusqu'au mois
de juillet 1822. Quelque temps avant cette époque, le malade
étant devenu plus réservé , l'écoulement cessa totalement. Quelques jours après, il survint des pustules à la face , qui se
répandirent bientôt sur tout le reste du corps ; des rhagades
profondes dans l'intervalle des orteils , et des ulcérations aux
surfaces par lesquelles ils se correspondent et dans les points
de leur contact mutuel. Le malade n'avait point fait de marche
pénible, il n'avait nullement souffert de sa chaussure, et les

ulcérations présentaient les caractères ordinaires de celles qui dépendent du virus syphilitique. Il fut admis à l'hôpital S.'-Éloi de Montpellier , au commencement du mois d'août, et soumis à un traitement par le muriate d'or en frictions sur la langue. La dose fut d'abord d'un douzième de grain , puis d'un dixième , etc. Ce traitement fut continué sans inconvénient , mais aussi sans aucun avantage , jusqu'au 1.ᵉʳ octobre. A cette époque, le malade ayant consommé plus de huit grains de muriate d'or, et les symptômes étant absolument dans le même état que le premier jour , nous y renonçâmes pour passer à l'usage des pilules d'un dixième de grain de sublimé. La dose en fut portée successivement à quatre pilules, matin et soir. Dès les dix premiers jours , il se fit des changemens remarquables. L'état du malade s'améliora successivement ; et le 26 novembre, époque à laquelle il voulut quitter l'hôpital, et où il avait déjà consommé environ quinze grains de sublimé, les ulcérations et les rhagades des pieds étaient solidement cicatrisées , et il restait à peine quelques traces des pustules à la face.

M.ʳ M....., de Bordeaux , vint à Montpellier réclamer des secours pour les suites d'une affection syphilitique des plus graves, qui subsistait depuis plusieurs années , et qui avait opéré des désordres affreux. La maladie avait été combattue sans cesse , et dès le premier moment, mais toujours avec le *sublimé* sous forme de pilules. Ce médicament avait été employé , de manière à rendre la constitution familière à son action, sans qu'il pût agir fortement et suffisamment sur la maladie. Dans le principe , la malade et son époux se gênaient pour dissimuler leur état à une parente sous les yeux de laquelle ils vivaient ; en sorte que le sublimé , d'ailleurs fort peu approprié à la première période de la maladie, fut souvent interrompu, pris en trop petite quantité, et d'ailleurs avec du lait , qui servait à le décomposer. Quand les symptômes de la seconde période survinrent, on recourut de nouveau au sublimé, avec aussi peu de raison que la première fois, autant parce que ce remède était plus favorable au mystère, que par une préférence décidée et générale de la part du praticien auquel la malade était confiée; mais, en outre, on tint compte des quantités prises antérieurement, et la somme totale fut insuffisante. Les mêmes erreurs se répétèrent dans les diverses et nombreuses tentatives qui furent faites après le développement des phénomènes ordinaires d'une vérole constitutionnelle: on s'obstina dans l'usage du même remède, sans même l'accompagner de quelque médication accessoire propre à favoriser son action; et tout en encourant les inconvéniens de la longue habitude que la constitution devait en avoir acquise, on ne tint aucun compte, ni de cette circonstance, ni de l'ancienneté de la maladie, pour régler la durée de son traitement. En effet, dans chacune des trop fréquentes tentatives qui furent faites, on administra à peu près le même nombre de pilules. Chaque fois, on obtenait d'abord un amendement, et bientôt les symptômes disparaissaient en entier; mais le médecin annonçait alors la fin du traitement, et la malade sa prochaine rechute, laquelle ne tardait pas à se réaliser. Durant cette série d'événemens toujours semblables, la maladie paraissait acquérir de nouvelles forces: à chaque recrudescence des symptômes, les accidens devenaient plus graves.

Lorsque la malade vint à Montpellier, toute la saillie extérieure du nez avait été dévorée par des ulcérations qui subsistaient encore, et qui présentaient les caractères les plus évidens de la syphilis; les fosses nasales avaient été dévastées; les cornets étaient tombés nécrosés et abandonnés par la membrane intérieure, entièrement détruite par des ulcérations qui n'étaient pas cicatrisées. La cloison avait aussi disparu en entier. Le voile du palais, plusieurs fois attaqué, avait été réduit à moins de la moitié; mais heureusement les ulcérations s'étant toujours manifestées sur son bord inférieur, les cicatrices avaient ramené les côtés vers le point central, en sorte que la déglutition en était peu gênée ; mais la voûte palatine avait été percée dans son centre par une grande nécrose, et l'ouverture était restée béante. Toute la partie antérieure du rebord alvéolaire supérieur avait eu le même sort, et avec lui étaient tombées les dents incisives, les canines et trois molaires. Dans ce point, la nécrose avait pénétré jusque dans les fosses nasales ; en sorte qu'il restait une autre communication sous la lèvre supérieure, qui en était affaissée. Cet état altérait singulièrement le son de la voix, et rendait l'articulation de la parole impossible. La constitution de la malade ayant été très-forte, l'ensemble de la santé était dans un assez bon état ; mais ce qu'elle racontait, prouvait que toutes les fois que les symptômes faisaient de nouveaux progrès, elle était dans un état de fièvre.

Nous fûmes chargé, avec le docteur Chrestien, de la direction de cette malade ; et le traitement fut entrepris par les préparations d'or. Elles furent graduées selon les indications qui provenaient de l'état des forces, et le muriate fut administré en frictions sur la langue et à l'intérieur. Sa quantité totale fut portée à douze grains. La santé de la malade semblait s'améliorer ; elle recouvrait la gaieté et reprenait des chairs. Mais les ulcérations se maintenaient, sans faire de nouveaux progrès, du moins bien sensibles : celles qui répondaient à l'extérieur, étaient toujours entourées de l'auréole livide qui caractérise l'espèce, et qui menace toujours d'une nouvelle extension. Elles furent touchées légèrement avec le nitrate de mercure : la lividité des environs diminua. Cette application fut réitérée fréquemment et plus fortement : il en résulta la cicatrisation de plusieurs ulcérations, et l'extension de quelques autres. Cependant, avec le temps, presque toutes les ulcérations cédèrent à ce topique. Elles se cicatrisèrent, et les cicatrices extérieures devinrent souples et blanches : phénomène qui nous aurait fait bien augurer de l'avenir, s'il n'était resté à l'intérieur de la caverne qui tenait lieu des fosses nasales, des ulcérations qui n'avaient pas cédé. Nous eussions voulu continuer le traitement jusqu'à l'entière guérison, que nous regardions comme fort éloignée encore, et sans nous inquiéter des quantités du remède que l'on aurait consommées ; mais la malade était lassée, et notre confrère craignait de pousser les choses trop loin. Nous ne nous occupâmes plus que de réparer les dégradations que la maladie avait opérées ; et nous fûmes assez heureux pour y parvenir, au point qu'un nez artificiel, un obturateur remplaçant les dents antérieures et le rebord alvéolaire correspondant, rendaient la voix sonore et l'articulation de la parole très-distincte (1).

La malade partit en cet état. Mais bientôt les ulcérations intérieures firent de nouveaux progrès ; les cicatrices extérieures se rouvrirent ; le découragement contribua, autant que cette rechute, à la destruction des forces ; et une fluxion de poitrine s'étant déclarée dans cette position, la malade y succomba. Quelle que soit la part réelle du muriate d'or dans les changemens opérés sur une constitution aussi dégradée, quelle que soit celle que l'on peut faire à l'action du mercure dont la malade avait usé si abondamment, il n'est pas douteux pour nous, que cette cure importante aurait pu se maintenir, si l'action du muriate d'or avait été soutenue plus longtemps. Quand nous aurons fait connaître d'autres faits de ce genre, on sentira que celui-ci est du nombre de ceux qui prouvent que la saturation des humeurs est une condition

---

(1) Nous ferons connaître ailleurs, le mécanisme que nous employâmes et qui remplissait parfaitement des conditions aussi difficiles.

exclusive de succès , quand il s'agit de guérir la vérole constitutionnelle , quels que soient les moyens qu'on y emploie ;
et que les quantités capables d'opérer cette saturation , dans
chaque individu , devant être fort variables et ne pouvant être
déterminées *à priori* , il faut poursuivre jusqu'à l'extinction
complète des symptômes ; lorsque , d'une part , le succès
prouve que le traitement est en harmonie avec la constitution , et que, d'autre part , la persévérance n'a pas d'inconvénient sensible. On voit , d'après cet exemple , ce qu'il faut
penser de la détermination des quantités moyennes que l'on
croit suffisantes pour réussir. De nouvelles observations feront
sentir aussi , ce qu'il faut penser de cette manière de raisonner ,
que là où les préparations d'or n'ont pas de succès , on peut
conclure qu'il n'y a point de vérole.

En 1816 , nous fûmes consulté par un voilier , habitant de
Sette , âgé de 50 ans , doué d'une forte constitution et d'un
caractère extrêmement pétulant. Dix ans auparavant , il avait
contracté une gonorrhée et des chancres sur le gland ; symptômes qui furent combattus par des boissons mucilagineuses et
quelques grains de *sublimé* en dissolution. Des pustules qui
survinrent et se renouvelèrent fréquemment , prouvèrent que
la maladie n'était point guérie , et donnèrent lieu de recourir
aussi souvent , à l'usage de quelques pilules mercurielles , qui
dissipèrent chaque fois les symptômes , mais dont on ne pro-
longea jamais suffisamment l'emploi. Il se déclara des douleurs
de tête accompagnées d'engorgement du péricrâne , qui suppura
dans plusieurs points ; des ulcérations se formèrent dans la
membrane muqueuse des fosses nasales ; les cornets , la cloison
tombèrent nécrosés ; et la saillie extérieure du nez , déformée
par la chute des os carrés , fut détruite presque en entier par
des ulcères. A son tour, la bouche fut attaquée ; le voile du palais
fut détruit ; la voûte palatine fut perforée par des nécroses ,

Toм. I   55

dans plusieurs points ; le rebord alvéolaire du côté droit , avec toutes les dents correspondantes , s'ébranla et ouvrit de ce côté le sinus maxillaire ; la même cavité était ouverte par une fistule répondant à la fosse canine , et à travers laquelle on sentait une autre nécrose ; une affection semblable avait frappé l'apophyse nasale de l'os maxillaire gauche , et s'étendait supérieurement à l'os unguis , à l'ethmoïde et à une grande portion de la région moyenne du coronal. En portant un stylet dans la caverne qui tenait lieu des fosses nasales réunies, et le dirigeant vers la partie supérieure , on sentait partout des os dénudés. Il découlait de toutes ces parties, une abondance de matières ichoreuses et d'une puanteur horrible. En cet état, le malade avait consulté tous les médecins qui s'étaient trouvés à sa portée , et la plupart l'avaient accablé de frictions mercurielles, souvent administrées avec assez peu de ménagement pour produire la salivation. Malgré ces revers , se souvenant de l'origine de sa maladie , pensant avec raison qu'elle n'avait pas cessé d'être vénérienne , il s'adressa au docteur Chrestien, espérant obtenir de lui l'administration de son remède. Mais celui-ci en jugea autrement , considéra la maladie comme scorbutique , et prescrivit un traitement analogue à son opinion. L'état du malade n'en fut point amélioré ; et ce fut alors que nous fûmes consulté. Il nous parut évident qu'il s'agissait d'une syphilis des plus graves , qui n'avait pu être domptée , ni par le *sublimé administré dans le principe*, ni par les *frictions dans la suite*, et qui faisait des progrès continuels. Nous ne pouvions que mal augurer d'une infection aussi profonde, et des suites éloignées de nécroses fort étendues , lesquelles étaient situées à la base du crâne , et dans des rapports immédiats avec la face inférieure du cerveau. Cependant, la constitution était en assez bon état, quoiqu'il y eût un peu de fièvre et de l'insomnie, et le malade pouvait se prêter , sous ce rapport , à des médications fort actives ; d'un autre côté , il avait été tellement saturé de mercure , que nous crûmes devoir adopter les préparations d'or. Le traitement fut entrepris sous les yeux du docteur *Labat*, de Sette , qui voulut bien se charger de le diriger.

Nous commençâmes par prescrire le sirop de salseparcille , dans lequel était suspendu l'oxyde d'or, dans les proportions d'un quart de grain par once : le malade en prenait une once , matin et soir , dans un verre de décoction de douce-amère. Au bout d'un mois , l'appétit était amélioré , l'insomnie était moindre ; mais le pouls était aussi fréquent , et le malade se plaignait d'une grande faiblesse. Nous ajoutâmes deux verres de décoction de demi-once de kina , à prendre un , matin et soir , mêlé à autant de lait de vache. Un mois plus tard, les forces se relevaient , et le malade recouvrait l'espérance.

L'oxyde fut alors prescrit en frictions sur la langue , à la dose d'un sixième de grain , tous les matins. L'usage de la décoction de douce-amère et de celle de kina fut maintenu , et cette dernière fut faite avec six gros d'écorce. Pendant les deux mois suivans, l'état du malade s'améliorait , aucun nouveau symptôme ne s'était manifesté ; mais la suppuration était toujours extrêmement abondante et tout aussi fétide.

Ce fut dans le cinquième mois du traitement, que le muriate d'or fut administré en frictions sur la langue , à la dose d'un quinzième de grain , le matin , sans rien changer au reste du traitement. Le second grain fut divisé en treize parties , le troisième en onze, le quatrième en dix, et le cinquième en huit. Dans les deux mois qui furent employés de la sorte , la fièvre cessa entièrement, le sommeil devint meilleur , et les forces avaient beaucoup acquis. Plusieurs pièces osseuses se détachèrent du palais et des fosses nasales. Cependant , une douleur assez vive se déclara successivement dans l'une et l'autre oreille , et fut bientôt suivie d'un écoulement purulent qui devint fort copieux : en même temps, la surdité que le malade avait déjà depuis long-temps , mais qui, jusque-là , avait été médiocre, devint complète du côté droit et très-forte du côté gauche. Cet incident n'était pas propre à nous décourager. Nous avions acquis la certitude qu'il existait des nécroses fort étendues à la base du crâne ; la séparation des séquestres osseux ne pouvait se faire qu'à la faveur d'un travail inflammatoire. Il était bien difficile, en supposant que la nécrose eût épargné le rocher de l'un et de l'autre côté , que l'inflammation éliminatoire ne s'étendît pas jusqu'à l'oreille interne , et du moins jusqu'au timpan. Il pouvait en résulter , accidentellement , la mortification des osselets , peut-être d'autres désordres , et la perte du sens de l'ouïe ; mais rien ne prouvait , jusque-là , que le traitement fût inefficace , et que la maladie fît de nouveaux progrès. D'ailleurs, nous étions loin de regarder le traitement comme complet ; et si d'ailleurs , son opportunité pouvait être démontrée, nous nous attendions bien à la nécessité de le pousser très-loin , en considération de l'ancienneté de la maladie et de la gravité de ses effets.

Nous prescrivîmes donc de nouvelles frictions avec le muriate d'or, dont chaque grain fut divisé désormais en six parties. Six grains furent employés ainsi , à faire une friction tous les jours , après quoi elles furent répétées le matin et le soir ; et le traitement fut poussé de la sorte, jusqu'à la consommation de près de trente grains , mais dans l'espace de près de deux ans , et en laissant au malade de fréquens intervalles de repos. Dans cette longue période , nous eûmes souvent recours à la résine de kina qui en avait remplacé la décoction, à l'extrait de gentiane, à divers autres amers , et nous eûmes soin d'entretenir les forces par un bon régime. Nous eûmes la satisfaction de voir tomber tous les séquestres osseux de la bouche, du nez et du front, à l'exception de deux, lesquels étaient malheu-

reusement les plus importans ; mais les ulcérations de la voûte
et du voile du palais, celles du bord alvéolaire, du grand angle
de l'œil gauche et du front, se cicatrisèrent solidement. On
ne pouvait pas juger bien exactement de l'état de l'intérieur
du nez ; mais toutes les ulcérations y paraissaient guéries, à
l'exception de celles qui répondaient à la paroi supérieure :
des chairs fongueuses et mollasses recouvraient imparfaitement, dans toute cette région, des séquestres fort étendus, qui
paraissaient comprendre et qui comprenaient en effet tout l'os
ethmoïde, le corps du sphénoïde, et l'angle basilaire ou inférieur
de l'os occipital. Tout le rebord alvéolaire de l'os maxillaire
supérieur droit, était tombé avec les dents correspondantes : il
en était résulté une grande cuverture dans la partie inférieure
du sinus maxillaire. Mais, soit par l'affaissement des parties
osseuses environnantes, soit par la coarctation des parties molles
couvertes de cicatrices, le contour de cette énorme ouverture
se resserra ; en sorte qu'elle fut réduite à une fistule de deux
à trois lignes de diamètre. Cependant, la région malaire du
même côté présentait une autre fistule bien plus ample, à travers laquelle on voyait un grand séquestre appartenant à l'os
malaire et à la région canine de l'os maxillaire : cette pièce
nécrosée n'était pas encore tout-à-fait libre, et entretenait une
abondante suppuration, qui s'écoulait dans la bouche, dans le
nez, et au dehors sur la joue.

Le malade avait vu s'opérer de si grands changemens dans
son état, qu'il avait conçu, non-seulement l'espérance, mais
encore la certitude d'une guérison complète. Il avait soumis
la pétulance de son esprit à la patience qu'un semblable traitement exigeait, et chaque jour ajoutait quelque nouveau motif
à sa force et à sa confiance. L'emploi du muriate d'or était
terminé depuis huit mois, et la santé du malade s'était singulièrement raffermie, lorsqu'il survint des douleurs de tête

et des vertiges ; en même temps , la suppuration qui provenait
de la base du crâne , et qui distillait dans l'arrière-bouche et
dans la caverne nasale, augmenta beaucoup. Notre attention fut
fixée sur les séquestres de la base du crâne , dont quelques-uns
étaient vacillans, et nous crûmes pouvoir attribuer les nouveaux
phénomènes que nous observions , au travail de la séparation
prochaine de ces nécroses , à l'engorgement inflammatoire de la
dure-mère et la compression des points correspondans du cerveau. En y réfléchissant , nous sentions bien que l'inflammation
pourrait se communiquer à l'arachnoïde, à la pie-mère, et donner
lieu à quelque suppuration ou à des épanchemens de diverse
nature ; il se pouvait même qu'un semblable état décidât la
formation d'une apoplexie. Pour prévenir, autant qu'il était en
nous, de semblables conséquences, nous prescrivîmes un régime
plus ténu, des laxatifs fréquens, et l'établissement de deux cau-
tères aux membres inférieurs. Les forces en furent abattues,
mais les symptômes nouveaux ne furent point calmés; il s'ag-
gravèrent même, et la vue s'obscurcit et se perdit entièrement.
Alors la surdité , depuis plus d'un an , était devenue beaucoup
moindre , et l'ouïe était le seul moyen par lequel on pût communiquer avec le malade. Bientôt les bras s'engourdirent et
furent successivement paralysés ; des phénomènes semblables
se manifestèrent aux membres inférieurs ; il survint par intervalles des convulsions légères dans les bras et quelques mouvemens tétaniques. Ces derniers accidens ne durèrent qu'une
vingtaine de jours , après quoi le malade fut réduit à un état
automatique , sans mouvement, sans intelligence , privé de tous
les sens, mais jouissant pleinement des fonctions respiratoire ,
circulatoire et nutritive. En cet état cependant, la mastication
ne s'opérait point, mais la déglutition. Nous prescrivîmes le
lait et les bouillons gras pour toute nourriture , et nous écar-
tâmes toute espèce de médication. Le malade vécut ainsi pen-

dant cinq mois , durant lesquels on s'aperçut de la chute de
plusieurs pièces osseuses, à l'embarras de la respiration qu'elles
occasionaient en tombant dans le pharynx et aux environs de
la glotte. Nous reconnûmes dans ces pièces osseuses , des fragmens de l'os ethmoïde et du corps du sphénoïde. Enfin , une
pièce énorme se détacha et fit craindre la suffocation : nous y
reconnûmes l'angle tout entier de l'os occipital.

Dès ce moment, les mouvemens des membres, les fonctions
des sens , l'intelligence, se rétablirent peu à peu : au bout de
trois mois, il ne restait d'un état aussi déplorable, qu'un léger
engourdissement dans les muscles de l'avant-bras et du bras
droit , et un assez grand embarras dans la prononciation de certains mots. Le séquestre de la région malaire n'était pas encore
tombé; mais il était entièrement libre , et son volume seul le retenait. Il était évident que le voisinage des séquestres de la base
du crâne , avait donné lieu à une affection du cerveau purement
symptomatique , et peut-être seulement mécanique. Il se pouvait
que quelque organisation osseuse nouvelle, formée sous la dure-
mère, laquelle pouvait en être soulevée, comprimât encore, jusqu'à un certain point , le cerveau ; cette compression pouvait
provenir seulement d'un léger engorgement de la membrane :
et , dans les deux hypothèses , l'état des bras et de la langue
s'expliquait. Quant à la syphilis , toutes sortes de raisons se réunissaient pour la faire considérer comme guérie.

D'après ces idées , que le temps confirmait, nous n'étions
nullement disposé à seconder le désir que le malade manifestait , d'aller faire usage des eaux de Balaruc : nous résis-
tâmes long-temps à ses instances , et l'état stationnaire de ses
infirmités démontra l'exactitude de notre première conjecture. Enfin , au bout d'un an , nous lui permîmes, pour échapper à ses importunités, d'aller prendre quelques demi-bains
seulement : il fut ponctuel d'abord. Mais, dans la suite, ayant

éprouvé quelque soulagement dans l'état des bras, il devint plus entreprenant ; et ayant surpris quelques conseils à des gens de l'art, il prit des douches fréquentes et prolongées sur la nuque, l'occiput, le long de l'épine et sur les bras ; il prit des bains chauds, et but en abondance. Il survint de nouveaux vertiges et une attaque d'apoplexie, qui produisit une hémiplégie. Une seconde attaque ne tarda pas à se manifester, et celle-ci fut mortelle. A l'ouverture du cadavre, on trouva les traces ordinaires de deux apoplexies récentes ; de plus, une tuméfaction considérable de la dure-mère, vis-à-vis le point où avaient existé le corps de l'os sphénoïde et l'angle correspondant de l'occipital ; en sorte que la face inférieure du cerveau en était comprimée.

Un soldat, âgé de 26 ans, doué d'une stature moyenne, grêle, et d'une constitution faible, contracta une gonorrhée, qui donna lieu à un bubon. *Quelques grains de sublimé* furent administrés, et le malade se crut guéri, lorsque l'écoulement fut tari et le bubon cicatrisé. Cependant, il survint des pustules, des rhagades et des ulcérations au gosier. Quelques bains, un gargarisme, tantôt émollient, tantôt astringent, furent les seuls soins qu'il reçut, et ces symptômes se dissipèrent. Ils reparurent dans la suite, à diverses reprises ; mais, dans le même temps, un calcul urinaire se fit sentir dans la vessie, et le malade fut taillé à l'hôpital d'Avignon. Quoique l'opération ne fût suivie que de peu d'accidens, la plaie se maintint et resta fistuleuse. De nouvelles ulcérations au gosier, et des pustules sur diverses parties du corps, notamment sur le dos, les mains et les avant-bras, amenèrent le malade à Montpellier, où on lui fit subir un traitement par le muriate d'or. Nous continuâmes ce traitement, que nous trouvâmes établi quand nous fûmes chargé du malade ; mais la quantité du muriate ayant été portée jusqu'à douze grains sans le moindre changement dans l'état du malade, si ce n'est un peu de fréquence dans le pouls et un peu d'amaigrissement, nous abandonnâmes cette méthode pour avoir recours aux pilules bleues, qui eurent un succès complet. Le malade en poussa l'usage jusqu'à quatre cents. Pendant ce traitement, la fistule urinaire se resserra beaucoup; elle était presque entièrement guérie à la fin. On voit que ce malade, qui n'avait point usé de mercure d'abord, a été insensible à l'action du muriate d'or; tandis qu'il a recouvré la santé par l'usage d'une préparation mercurielle. Des phénomènes opposés se font remarquer aussi, sans que l'on puisse donner d'autres raisons, ni des uns, ni des autres, que les conditions particulières et inconnues de l'idiosyncrasie. Un fait des plus curieux, qui rentre dans cette même catégorie, mérite de trouver place ici, à cause de l'instruction qu'il renferme.

Mr V. D. K., natif de Rotterdam, et n'ayant pas cessé d'habiter la Hollande, d'une taille moyenne, d'une constitution débile, d'un caractère doux et faible, contracta, à l'âge de 24 ans, des chancres sur le gland, qui furent bientôt suivis d'un bubon. Les ulcérations se cicatrisèrent assez promptement; le bubon suppura et ne laissa point d'engorgement: ces deux symptômes furent combattus par des pansemens simples, et le malade fut mis à l'usage du mercure soluble d'*Hanneman*. Des pustules qui se montrèrent sur la face et sur le tronc, quelque temps après la terminaison de ce traitement, attestèrent qu'il avait été insuffisant: on eut recours alors au *sublimé* en dissolution, aidé des décoctions des bois sudorifiques; ce qui ne put empêcher la manifestation d'un ulcère assez étendu, sur le point central du voile du palais. Lorsque ce dernier symptôme s'amenda, les pustules étaient en même temps presque entièrement effacées: on crut devoir borner là le traitement général, quoiqu'il n'eût pas duré

plus de deux mois. Il survint presque aussitôt des ulcérations
dans les fosses nasales, qui entraînèrent des nécroses des cornets et la formation d'une tumeur lacrymale, par la coarctation
du canal nasal du côté gauche. On employa des frictions mercurielles sur les membres inférieurs, qui produisirent bientôt
une salivation violente, et quelque amélioration dans l'état
du nez. Plusieurs autres rechutes donnèrent lieu à la reprise
fréquente du *sublimé*, des *frictions*, et de plusieurs autres préparations mercurielles ; mais toujours on se borna à des traitemens incomplets, suspendus dès que les symptômes avaient
cédé, sans suivre une méthode déterminée, ni poursuivre
un but fixe. Dans les trois ans qui furent consacrés à tant
d'efforts inutiles, il survint deux attaques de rhumatisme aigu.
Le malade avait éprouvé auparavant, quelques douleurs vagues
dans les principales articulations. Il se rendit à Montpellier,
dans le mois d'août 1817, et il fut confié à nos soins : il
fuyait l'influence du climat froid et humide de la Hollande,
à laquelle on attribuait, non sans quelque raison, une partie de
l'inefficacité des soins antérieurs. L'état du malade n'était pas
très-alarmant alors : le voyage avait un peu réparé les forces
et rétabli la nutrition. Il existait dans les fosses nasales et dans
le gosier, des ulcérations qui étaient stationnaires, mais d'une
forme caractéristique, et entourées de l'auréole brune, présage certain des progrès futurs que ces symptômes devaient
faire. Du reste, la cloison du nez avait entièrement disparu,
à l'exception du bord inférieur du cartilage qui la complète
en devant, lequel formait une sorte de pilier isolé, qui soutenait le bout du nez ; en sorte que l'on pouvait explorer
commodément l'intérieur des fosses nasales, formant une seule
et même cavité, dont on voyait les parois tapissées de nécroses osseuses et d'ulcérations. Le voile du palais avait été
presque entièrement détruit ; il était recouvert d'ulcérations

et de cicatrices brunes et gonflées. Il en était de même de
la paroi postérieure du pharynx , sillonnée de rides produites
par les ulcérations ou leurs cicatrices. Des céphalées nocturnes
avaient lieu , aussi bien que des douleurs profondes dans les
deux tibia ; mais le voyage paraissait les avoir soulagées.

Il était évident pour nous, que la maladie subsistait encore ;
et nous avions à déplorer que l'on eût tout à la fois négligé
les frictions mercurielles dans le principe , trop insisté dans
la suite et hors de propos sur ce même moyen , et abusé , dès
le commencement , du sublimé , qui aurait été une ressource
précieuse dans l'état des choses , et qui ne pouvait être d'aucune utilité dans les premiers temps de la maladie. Le rhumatisme formait , sans doute , une complication qui avait dû
nuire au succès des divers traitemens de la syphilis , et les
effets du climat que le malade habitait , avaient dû être de la
même nature. Cependant , les chaleurs excessives du midi de
la France , dans la saison où nous étions , formaient un trop
grand contraste : ce dernier motif nous détermina à engager
le malade à nous suivre dans les Pyrénées , où nous étions
appelé alors.

Nous travaillâmes d'abord à la restauration des forces , en
quoi nous fûmes aidé par le délicieux séjour de la vallée de
Bagnères , par l'usage du lait , des consommés , des fruits
rouges , d'un peu de résine de kina , et par l'équitation. Quelques bains d'eaux minérales semblèrent aussi calmer des douleurs articulaires , dont le malade se plaignait par intervalles ,
et qui troublaient le repos des nuits. Nous aurions voulu nous
en tenir à des soins semblables , jusqu'après les fortes chaleurs de l'été ; mais , malgré le rétablissement progressif et
même assez rapide des forces , et une amélioration très-sensible dans l'état général du malade , les ulcérations du gosier,
celles du voile du palais , et celles de la paroi postérieure du

pharynx , s'accrurent et réclamèrent des soins empressés , à
cause des dégradations importantes qui pouvaient en être la
conséquence. Les cautérisations avec le nitrate de mercure ,
qui nous ont été si souvent utiles en pareil cas , ne produisirent que des effets passagers , et propres seulement à confirmer
le caractère des ulcérations. Dans la nécessité de prendre un
parti , nous portâmes nos vues sur les préparations d'or , dont ,
par prévoyance , nous nous trouvions muni. Le muriate en
frictions provoqua l'insomnie et une agitation convulsive des
muscles ; l'oxyde pris à l'intérieur produisit un dévoiement,
qui reparut aussi souvent qu'on en reprit l'usage ; le mercure
gommeux de Plenck provoqua un commencement de ptyalisme ; enfin , nous nous procurâmes des pilules bleues , que
les voies nutritives supportèrent , et qui parurent agir convenablement sur les symptômes vénériens. Nous ramenâmes le
malade à Montpellier , au mois d'octobre , continuant le mode
de traitement que la nécessité nous avait forcé de choisir. Les
ulcérations étaient plates , granulées , sans douleur, entourées
d'un cercle blanchâtre , et se cicatrisant , quoique lentement.
Mais le froid se fit sentir de bonne heure , et le travail de la nature
en fut troublé. Nous essayâmes de nouveau le muriate d'or , qui
n'eut pas plus de succès que la première fois. Cependant les
pilules bleues ne réussissaient plus , et il fallait trouver une
ressource. A notre grand regret , nous nous trouvions réduit aux
frictions mercurielles , dont nous savions bien qu'il faudrait
pousser l'usage à un point extrême pour en tirer parti ; néanmoins , pendant trois mois entiers , et sans doute , à la faveur de
la réserve que nous y mettions , le malade supporta une friction
d'un gros tous les trois jours , pendant lesquelles son état s'améliora tellement , que nous eûmes l'espoir de voir enfin le terme
d'une maladie aussi grave. Nos espérances furent renversées
par une attaque de rhumatisme , qui dura six semaines.

Au bout de cette épisode, la maladie principale était aggravée : le pilier qui restait de la cloison du nez, fut détruit; les ailes du nez furent entreprises, et menacées d'une destruction totale, dont elles furent manifestement préservées par des cautérisations fréquentes et légères avec le nitrate de mercure. Nous nous reprochions alors de n'avoir pas pris dans une assez grande considération l'état rhumatismal : en conséquence, les bains hydro-sulfurés artificiels, l'usage intérieur de l'extrait de ciguë, de celui d'aconit, de la résine de gaïac, furent adoptés avec quelques apparences de succès, qui furent bientôt évanouies. Les ulcérations du voile du palais, celles surtout du pharynx, s'accrurent en ce moment d'une manière effrayante; et dans la nécessité de trouver au plus tôt, un moyen d'en arrêter les progrès, nous essayâmes le sublimé sous forme de pilules : il produisit de si heureux effets, que nous eûmes lieu d'en être étonné. Nous résolûmes alors d'en pousser l'usage aussi loin que la saturation complète des humeurs pourrait l'exiger; mais, soit étonnement de notre part, des doses auxquelles nous fûmes conduit en suivant notre plan, soit timidité de la part du malade, soit plutôt les effets d'une intrigue méprisable dont il était l'objet, il fallut renoncer au sublimé pour lui substituer le muriate d'or en frictions sur la langue. Nous fûmes mal compris du malade, qui crut que notre intention était d'employer l'un et l'autre à la fois : nous fûmes alors témoin d'un si grand changement, que nous ne doutâmes plus du succès; et encouragé par les phénomènes qui se passaient, nous poussâmes peu à peu la dose jusqu'à un demi-grain par jour. Ce ne fut qu'après que le malade eut consommé de la sorte une vingtaine de grains de muriate d'or, que nous découvrîmes l'équivoque : le malade prenait en même temps, mais à des heures différentes, un demi-grain de sublimé par jour, et plus de soixante grains avaient déjà été employés sans interruption. Cependant, les ulcérations étaient presque toutes cicatrisées ; les cicatrices accomplies étaient minces, blanches, sans engorgement, et plus solides qu'elles n'avaient jamais été jusque-là. Quel était celui des deux traitemens qui avait opéré un si grand changement? Pour décider cette question, nous supprimâmes tour à tour, tantôt l'un, tantôt l'autre, et chaque fois, les progrès de la guérison furent entravés. Soit que le muriate d'or agît seul, soit que ce fût le sublimé, chaque fois les progrès des cicatrices s'arrêtaient, et les ulcérations devenaient pâles, blafardes, violacées dans leur contour, comme elles avaient été auparavant : les choses changeaient favorablement, du moment que l'action des deux remèdes était réunie et simultanée. Il fallut se résoudre à poursuivre l'application des deux méthodes jusqu'à la guérison complète, sans tenir compte des quantités. Mais, d'où tirer une règle pour s'arrêter ? Le malade recouvrait l'embonpoint sous l'influence du traitement. Nous poursuivîmes jusqu'à ce que les nuits furent moins paisibles et le pouls plus fréquent que dans l'état naturel. Nous fûmes conduit ainsi, à l'emploi de près de cinquante grains de muriate d'or, et de plus de deux cents grains de sublimé, qui complétèrent la cure. Nous avons revu le malade depuis (1), et nous avons pu nous assurer qu'il jouit d'une santé parfaite et d'un grand embonpoint. Les cicatrices des ulcérations de l'intérieur du nez et de celles des ailes, ont rendu cette partie difforme ; mais le voile du palais l'est moins, malgré les dévastations dont il a été l'objet, et la coarctation des cicatrices a rendu les restes de cet organe propres aux usages qui lui sont dévolus dans son état d'intégrité.

Que s'est-il passé dans ce fait vraiment curieux? Si l'on vou-

---

(1) En mars 1822.

lait contester le caractère vénérien des symptômes de la maladie, nous déclarons qu'il faudrait révoquer en doute la valeur de tous les signes de la vérole, soit ancienne, soit récente : nous n'avons jamais rien vu, et l'on n'a jamais rien décrit de mieux caractérisé. Mais, quelle part le sublimé et le muriate d'or ont-ils eue, individuellement, dans la guérison? L'un a-t-il servi d'adjuvant à l'autre; et quel est celui qui a joué le rôle capital? Ou bien, cette combinaison constitue-t-elle un anti-syphilitique puissant, éminemment approprié aux conditions inconnues de l'individu? Nous adopterions d'autant plus volontiers cette dernière opinion, que naguères encore nous avons vu, dans un cas difficile, la combinaison du sublimé et du mercure gommeux de *Plench*, produire d'heureux effets, que nous avions vainement sollicité par l'un et l'autre moyen.

La co-existence de la syphilis et d'un autre principe morbifique, agissant comme elle sur l'ensemble de la constitution, donne-t-elle lieu à une combinaison des deux élémens, en sorte qu'en cet état, leur action devienne simultanée, insolite, et leurs résultats différens de ce qu'ils sont dans l'isolement des deux principes? Résulte-t-il de cet état une condition particulière de l'organisme, telle que ce dernier ne puisse éprouver d'action médicatrice que de la part de méthodes extraordinaires? Est-ce de la sorte qu'il faut entendre le mot de complication; ou bien, n'est-ce qu'une association de principes morbifiques demeurés distincts, conservant leurs propriétés malgré leur co-existence, mais débilitant la constitution beaucoup plus que ne pourrait le faire l'un ou l'autre élément, agissant seul? Nous ne donnerons point d'avance notre opinion sur une question de cette importance; les faits peuvent seuls aider à la résoudre: nous laisserons les lecteurs se décider d'après leur propre conviction, après avoir pris connaissance de quelques-unes des observations qui ont servi de base à notre croyance. Nous aurions

pu en ajouter un bien plus grand nombre; mais il en serait
résulté seulement des longueurs inutiles.

Complication de la vérole avec la diathèse scrofuleuse.

La complication de la vérole et des scrofules est commune,
soit parce que cette dernière affection est elle-même très-
répandue, soit parce que l'action du mercure que l'on oppose le
plus souvent à la syphilis, favorise le développement de la seconde
diathèse, par une débilitation générale et rapide, et des irri-
tations locales plus ou moins vives. Il est très-commun d'observer, chez des sujets dont la conformation pouvait faire présager
les accidens scrofuleux, comme sur ceux ou de pareilles conditions n'existaient pas, des intumescences glandulaires, des
tubercules, des abcès froids, etc., se manifester pendant ou à
la suite du traitement mercuriel, que l'on a opposé à des symptômes syphilitiques: alors ces derniers se reproduisent, à moins
qu'il ne se soit déjà écoulé beaucoup de temps depuis l'accomplissement du traitement; et du moment de cette recrudescence, les méthodes anti-syphilitiques seules sont entièrement
inutiles. D'un autre côté, quelle que soit l'étendue que l'on a
donnée à ces dernières, s'il s'est écoulé un temps notable depuis,
l'apparition des symptômes scrofuleux impose la nécessité de
reprendre le traitement de la vérole, en même temps que l'on
s'occupe de la complication. Néanmoins, la constitution a été
profondément débilitée et accoutumée à l'action de celles des
préparations mercurielles que l'on a mises en usage: de là, la
nécessité de fortifier d'abord, et de choisir ensuite une méthode de traitement nouvelle pour la constitution. Le temps
qu'il faut toujours accorder, en pareil cas, au soin de la restauration des forces, pourrait être redouté sous le rapport de l'ac-

croissement de l'infection syphilitique : cependant , nous avons observé que cet inconvénient, toujours fort grand en tout autre circonstance , l'est beaucoup moins dans celle-ci ; les forces une fois réparées , se prêtent bien plus utilement à l'action des méthodes de traitement indiquées par les deux principes morbifiques.

Il serait bien avantageux , dans des cas de cette espèce, que la double propriété d'anti-syphilitique et d'anti-scrofuleux , que l'on attribue au muriate d'or , fût aussi fondée que l'on s'est efforcé de le persuader : on pourrait se contenter, s'il en était ainsi , d'administrer avec la prudence et la suite nécessaires, un traitement dont ce remède ferait la base , pour combattre et détruire ensemble les deux principes morbifiques. Mais, hélas ! que la vérité est différente des brillantes promesses dont chaque découverte est l'occasion ! Les affections scrofuleuses sont si communes , on est consulté si souvent à Montpellier pour des malades de cette sorte, qu'en désespoir de cause on y amène de toutes parts , que l'occasion de vérifier ce qu'il en est , ne nous a pas manqué. Or , voici ce que nous avons observé , et que nous pouvons assurer, sans craindre d'être démenti par des gens de bonne foi. Soit que nous ayions étudié l'action et les effets de ce remède ou des autres préparations d'or dans les scrofules pures , ou dans la complication de cette affection avec la vérole , nous n'y avons jamais trouvé que des moyens stimulans, plus ou moins énergiques, bien éloignés des précieuses conditions d'un double spécifique, et même bien inférieurs à l'action tonique du kina , des préparations martiales , ou seulement , du régime animal. Ce n'est pas que l'on ne puisse tirer un grand parti , dans l'occasion, de l'action stimulante des préparations d'or : nous aurons soin d'indiquer les services dont nous croyons lui être redevable dans cette complication de la vérole , et dans d'autres. Mais , dans une

question aussi intéressante , où il importe tant que la vérité
soit exactement connue , nous ne pouvons nous dispenser de
déclarer que, non-seulement on ne peut compter entièrement
sur ces médicamens , comme sur des moyens propres à opérer
la guérison complète , mais encore on ne peut les continuer
long-temps alors , sans les plus graves inconvéniens. Nous en
avons vu soutenir l'action pendant assez long-temps, sous la direction des praticiens les plus exercés à leur emploi ; mais c'était à
des doses si médiocres , que leur action et leur efficacité étaient
d'une égale nullité. Alors , au lieu de chercher d'autres méthodes et de couler à fond la difficulté, on concluait qu'il
n'existait plus rien de syphilitique ni de scrofuleux , et l'on
congédiait les malades sous divers prétextes. De pareils faits
étaient trop importans pour ne pas nous frapper, et pour
n'être pas examinés de plus près : les résultats d'une étude
plus approfondie ont été conformes au résumé général que
nous avons d'abord énoncé. On pourra en juger par quelques-
uns de ces faits , que nous raconterons.

Madame de V.***, de Nismes , d'une assez haute stature,
douée de formes fort agréables , mais de peu d'embonpoint,
portant une chevelure blonde et une peau très-fine, avait
éprouvé en bas âge, des ophthalmies fréquentes et opiniâtres ,
qui avaient laissé de petites taies sur la cornée , et des engorgemens glandulaires à la région sous-maxillaire , qui formèrent quelques abcès froids. Mariée à l'âge de vingt ans ,
elle devint mère presque tout aussitôt, et entreprit l'allaite-
ment de son enfant. Un nourrisson du voisinage manqua de
lait par la mort inopinée de sa mère ; Madame de V.*** eut
la générosité d'offrir le sien , et malheureusement cette offre fut
acceptée. Peu de jours après, il survint des ulcérations au ma-
melon , suivies d'engorgement douloureux des ganglions lymphatiques axillaires ; des ulcérations semblables se déclarèrent

dans la bouche de l'enfant de Madame de V.***, aussi bien qu'un engorgement douloureux des ganglions jugulaires et sous-maxillaires. Alors on eut des soupçons ; et l'enfant étranger ayant été examiné, il fut constaté qu'il était né avec la vérole, et que la mère était morte avec la même affection. On s'occupa sans retard du traitement de la jeune demoiselle de V.***; et les *frictions mercurielles* étant la forme la plus commode et presque la seule applicable sur des enfans de cet âge, on y eut recours, et l'enfant guérit rapidement et avec une solidité qui ne s'est pas démentie depuis. Mais, par une fatalité bien déplorable, on fut beaucoup moins alarmé pour le compte de la mère: on se persuada que l'infection étant récente, peu de chose suffirait pour en arrêter les progrès ; et le choix tomba, malheureusement, sur des pilules de *mercure doux,* dont la malade prenait une ou deux par jour. L'enfant fut élevée à la bouteille, ce qui donna la facilité de cicatriser les ulcères des mamelons. Les tumeurs de l'aisselle suppurèrent ; et ces symptômes étant dissipés, on crut la malade guérie: on lui permit même de vivre avec son époux.

Des pustules qui parurent sur la face, des esquinancies tonsillaires que rien ne dissipait, firent changer de médecin et furent reconnues pour syphilitiques : cette fois, on fit un traitement par le sublimé, accompagné de tisanes sudorifiques et de bains. Les symptômes disparurent : pendant près d'un an, la malade se crut guérie. Mais des ulcérations au gosier et dans le nez renouvelèrent bientôt toutes les sollicitudes. On en revint au sublimé avec aussi peu de succès ; et pendant sept ans que cette situation dura, on s'obstina dans la même méthode de traitement, à laquelle on ne changeait que quelques accessoires de peu d'importance.

Madame de V.*** désespérait de sa guérison, lorsque nous trouvant à Nismes pour un autre malade, nous fûmes appelé auprès d'elle. Sa situation était des plus tristes : en outre des ulcérations du voile du palais et du pharynx qui n'avaient presque pas désemparé , mais qui heureusement n'avaient pas dévasté ces parties et les avaient seulement sillonnées de cicatrices , le corps entier était couvert d'ulcérations nombreuses , vastes et profondes. Les plus étendues étaient sur le dos , les lombes , les fesses , les cuisses , les jambes, les genoux et les coudes ; quelques-unes avaient jusqu'à trente pouces de circonférence. De moins grandes se montraient sur la région du sternum , sur le ventre et les avant-bras. Sur le front et les tempes étaient de grosses pustules remplies de pus liquide ou desséché , et entourées d'un cercle brun. Il y avait eu des douleurs ostéocopes au crâne, au sternum , dans le tibia, accompagnées de périostoses ; mais ces symptômes avaient disparu spontanément , depuis que les ulcérations étaient devenues aussi vastes. Un semblable état ne pouvait qu'être accompagné de beaucoup d'irritation et de faiblesse ; aussi la malade ne pouvait-elle faire le moindre exercice , ni même se soutenir; elle éprouvait une fébricule continue, avec un rehaussement marqué le soir. L'appétit était médiocre et bizarre, et les digestions fort imparfaites ; le dévoiement était ordinaire. Le sommeil était nul, encore plus par l'impossibilité de trouver une attitude , que par les douleurs spontanées des ulcères, qui cependant en causaient d'assez vives. Si la malade goûtait quelque repos le matin, elle était aussitôt inondée d'une sueur abondante et fétide.

Une situation aussi grave ne nous parut pas sans ressources : la malade était jeune et courageuse. L'insuccès pouvait être expliqué par le mauvais choix des méthodes de traitement ; on n'avait pas d'ailleurs pris en considération la constitution de Madame de V.*** , ni la diathèse scrofuleuse dont elle avait montré des symptômes évidens dès son enfance ; et l'oubli seul de cette complication , aurait suffi pour conduire les choses au point où elles étaient. Nous cherchâmes à faire partager à la malade l'espoir que nous concevions : il devait en résulter un grand changement dans la situation de son âme. Le sentiment que nous lui inspirions, lui était devenu étranger ; elle avait épuisé les conseils de praticiens d'un grand mérite ; elle vivait loin de son époux, au sein de sa famille désolée ; elle ne demandait que du soulagement.

Nous cherchâmes d'abord à calmer les douleurs, l'irritation générale qui en provenait, et à relever les forces. Nous y réussîmes par l'usage de l'opium à l'intérieur et en topique, celui d'un régime analeptique, dans lequel nous faisions entrer des consommés et du lait en abondance. Deux mois de soins de cette espèce, avaient opéré un grand changement dans l'état des forces et dans celui de l'estomac. Nous pûmes alors employer quelques amers, dont nous eûmes à nous louer. La fièvre avait disparu ; les sueurs du matin ne paraissaient plus ; la malade dormait quatre à cinq heures toutes les nuits ; l'appétit était rétabli et soutenu, et les évacuations du ventre régulières et naturelles.

Alors, nous instituâmes le plan du traitement principal : il consistait dans l'emploi simultané des toniques et des anti-syphilitiques ; mais, à cause de la faiblesse extrême dans laquelle la malade avait été plongée pendant long-temps, autant que parce qu'il était impossible de prévoir quels agens réussiraient le mieux sur la constitution, nous résolûmes d'établir une rotation de moyens de la même nature, avec l'intention de nous arrêter à ceux qui auraient le plus d'utilité sensible, et tout à la fois, celle d'éviter les inconvéniens de l'habitude. On débuta par l'usage du mercure *gommeux de Plenck*, et l'extrait de gentiane. On passa ensuite au pilules *bleues* et à l'emploi d'un vin amer avec la gentiane, le kina, la cannelle et la scille. Le sublimé vint en-

saire , sous forme de pilules bien desséchées au four , dans
lesquelles il était associé à l'amidon seulement ; et nous y joi-
gnimes la résine de kina , unie à l'oxyde brun de fer. Plus tard,
on reprenait une des préparations mercurielles précédentes, avec
le carbonate de fer ou le carbonate de soude. Ces remèdes
étaient toujours placés à des heures différentes et pris séparément. Ce traitement était interrompu de temps en temps , pour
placer quelques fractions de grain de muriate d'or. Nous y avions
recours , toutes les fois que l'usage des préparations mercurielles semblait user les forces , et que le pouls devenait lent
et mou : nous consacrions alors une interruption de quelques
semaines au muriate d'or , lequel, grâces à l'excitabilité particulière à la malade , ne tardait pas à rendre le pouls plus
fréquent et plus vif, à produire manifestement une excitation ,
à la suite de laquelle les toniques devenaient bien plus utiles.
Ce traitement ne tarda pas à produire d'heureux effets. Dès le
commencement , les ulcères changèrent d'aspect , se disposè-
rent à la cicatrisation , et ils se trouvaient déjà réduits notablement , au bout des deux premiers mois (1). Cependant , nous
remarquions , par l'inégalité des progrès , et même par l'état
stationnaire des symptômes , le moment où l'action des mêmes
moyens dégénérait par l'habitude , et où il devenait nécessaire
de les changer. Bientôt après cette mutation , on observait
des changemens favorables et de nouveaux progrès vers la guérison. Enfin nous obtinmes la cicatrisation de la totalité des
ulcères , au bout de dix mois de traitement ; mais nous le

----

(1) Nous ferons remarquer que nous n'avions encore employé que le mercure gommeux de Plenck , et que nous fûmes tenté de nous en tenir à cette
préparation. Le muriate d'or n'intervint que plus tard.

continuâmes pendant autant de temps, et jusqu'à ce que les cicatrices fussent devenues blanches, molles, libres, ridées, et exemptes de tout engorgement. Sur la fin, l'excitabilité s'était fort accrue ; il survenait, par intervalles, une toux sèche et fatigante ; le malade, qui avait recouvré l'embonpoint dont sa constitution était susceptible, maigrissait de nouveau et perdait le sommeil. Nous mîmes fin au traitement; nous prescrivîmes du lait d'ânesse, qui fut continué pendant trois mois, et qui dissipa les nouveaux symptômes, lesquels provenaient évidemment de la fatigue produite par l'action prolongée des médications précédentes : il avait été consommé de grandes quantités de préparations mercurielles. Celle du muriate d'or ne dépassa pas six grains, lesquels, comme on l'a vu, ont été employés à diverses reprises. Nous avons revu Madame de V.*** depuis, et sa guérison ne s'est pas démentie. Nous fûmes appelé auprès d'elle en mai 1820, pour lui donner des soins à l'occasion d'une métrite accidentelle. Il y avait alors trois ans que son traitement était terminé. La maladie nouvelle avait produit, comme il arrive si souvent, un suintement d'abord sanguinolent, puis muqueux et puriforme. Cette circonstance rappela le souvenir de la maladie ancienne, et nous fûmes appelé pour juger du fondement des alarmes que l'on avait conçues. Nous assurâmes qu'il s'agissait de tout autre chose, et notre pronostic a été pleinement justifié par l'événement. Madame de V.*** jouit encore aujourd'hui d'une santé parfaite; et nous recevons tous les jours des marques d'attachement et de reconnaissance de la part de sa respectable famille.

Complication de la vérole avec le scorbut.

La complication de la vérole avec le scorbut présente, **entre**
autres, une circonstance très-remarquable, parce qu'elle influe
beaucoup sur le sort de la maladie, et qu'elle doit être prise
en grande considération dans le traitement qu'elle réclame.
L'ensemble de la constitution est plongé dans une faiblesse
profonde, et l'excitabilité est obscure et difficile à mettre en
jeu. Il suffit de ces deux conditions, pour rendre nuls les
traitemens le mieux combinés, le plus méthodiques d'ailleurs.
Nous avons éprouvé que les préparations mercurielles, même
le sublimé, ne jouissent pas de propriétés excitantes suffisantes pour que leur action spécifique puisse être mise à profit.
Nous avons vu les mêmes préparations mercurielles qui avaient
été employées seules sans fruit, être reprises avec succès,
leur usage étant accompagné de quelque stimulant. Nous
avons quelquefois employé à ce titre, l'ammoniaque liquide.
Nous ne pourrions dire quel rôle a joué le muriate d'or dans
des cas de cette nature; mais nous avons remarqué qu'il ne
produisait pas l'excitation qui lui est familière, qu'il n'accé-
lérait pas le pouls, etc., et que, pour réussir alors, il fallait en
employer des quantités extrêmes. Nous placerons ici un des
plus remarquables, parmi les faits de cette espèce que nous
possédons, comme propre à donner une idée de l'état des
choses en pareil cas.

Un homme bien né, d'un esprit actif et agréable, d'une
stature moyenne, d'une constitution molle et lymphatique,
ayant long-temps vécu dans l'intimité d'un prince aussi célèbre
par ses malheurs que par sa profonde sagesse, fut souvent chargé de missions pleines de fatigues et de périls, **pour**

les intérêts de son auguste Maître ; dans une carrière aussi agitée , et dans laquelle il était si peu permis de s'arrêter pour des considérations de santé, il contracta des chancres vénériens sur la verge, et deux bubons. Il se rendait alors en Lithuanie , par les rigueurs de l'hiver. Ces symptômes furent abandonnés à eux-mêmes , et se dissipèrent sans autres soins que quelques bains tièdes. Dans un séjour de plusieurs années à Pétersbourg, il survint des pustules , des rhagades et des périostoses. On commença un traitement ; mais les devoirs d'un emploi militaire l'interrompirent souvent, et le firent abandonner. Dans une mission qui conduisit le malade à Londres, il survint un engorgement du testicule droit, pour lequel on consulta un praticien des plus célèbres : l'amputation du testicule fut proposée; mais le malade ne voulut pas s'y soumettre. Il se déclara plusieurs abcès dans l'organe affecté, dont les ouvertures spontanées dégénérèrent en autant d'ulcères profonds. Un médecin français entreprit un traitement mercuriel , qui eut du succès ; mais, avant la fin, le malade fut obligé de se rendre en France , où il ne pouvait pénétrer qu'à travers les plus grands dangers. Il y fut arrêté , et retenu captif pendant deux ans. Pendant cette détention , le testicule qui avait été épargné fut pris à son tour , et comme le premier, engorgé et couvert d'ulcères de mauvaise nature. Délivré en cet état, il se rend à Berlin , où le caractère syphilitique de la maladie est constaté , et où l'on entreprend un nouveau traitement par les *frictions mercurielles*. Les testicules recouvrent leur état naturel pendant ce traitement , qui cependant n'est pas complété ; et le malade va se fixer en Angleterre. Pendant plusieurs années de séjour dans ce pays, il survient , sans cause, des ulcères aux jambes.

Les événemens politiques ramènent le malade en France : il y avait alors plus de quinze ans de l'infection syphilitique.

Les ulcères des jambes s'accroissent ; on reconnaît pour leur cause une vérole fort ancienne , et l'on entreprend un traitement, encore par les *frictions mercurielles.* Elles sont poussées fort loin , à diverses reprises ; il y a de grandes variations dans l'état de la maladie , mais elle n'est pas guérie. Le malade quitte Paris , pour venir habiter le midi de la France. Il vient à Montpellier , et nous demande des soins. Nous crûmes reconnaître le cas de l'application des préparations d'or, au moins à titre de ressource insolite, pour l'état de la constitution, et nous obtinmes du malade de nous adjoindre le docteur Chrestien.

Notre confrère reconnut , comme nous, le caractère syphilitique de la maladie. Elle consistait dans une série non interrompue d'ulcères qui se succédaient dans divers points des jambes et des cuisses. Chaque ulcération était annoncée , quinze à vingt jours à l'avance , par une tumeur gommeuse , d'abord indolente , qui devenait ensuite sensible et rouge , et qui s'ulcérait à son sommet. L'ulcération, en s'étendant, mettait à nu une masse blanche , molle , insensible , qui s'isolait, se détachait, et découvrait par sa chute , une cavité anfractueuse , blafarde, entourée de bords minces, frangés , flottans , livides et douloureux. Au bout d'un certain temps , le fond s'élevait ; les bords se ruinaient par les progrès de l'ulcération , le travail de la cicatrisation commençait , et se complétait plus ou moins rapidement ; mais la cicatrice demeurait rouge , brune , épaisse , profonde , adhérente , douloureuse , et facile à s'enflammer et à se rouvrir. Le tout comprenait ordinairement soixante à quatre-vingts jours ; mais lorsque les premières ulcérations étaient en voie de guérison, il s'en préparait plusieurs autres, que de nouvelles tumeurs gommeuses annonçaient. Telle avait toujours été la marche de la maladie ; et, d'après le rapport du malade, il ne paraissait pas que les divers traitemens mercuriels l'eussent altérée le moins du monde. En outre , le malade avait la fièvre, mais son pouls était petit et vide ; le découragement était au comble, l'appétit était inégal et médiocre, les digestions défectueuses, et les douleurs des ulcères causaient une insomnie opiniâtre. Les gencives étaient molles, saignantes ; les forces anéanties, l'œil éteint, les membres empâtés, la respiration courte, et l'on remarquait quelques vibices sur la peau.

Nous crûmes reconnaître une complication scorbutique, et devoir chercher à relever les forces avant de rien entreprendre de plus. En conséquence, des sucs de plantes fraîches, prises parmi les chicoracées et les crucifères, des consommés de viande, un vin généreux, l'opium à dose sédative, le lait, et successivement le kina, furent mis en usage avec quelque succès, par rapport à notre première vue. Bientôt, nous commençâmes l'usage du muriate d'or, en frictions sur la langue : il fut employé à des doses plus fortes qu'à l'ordinaire. Cependant, nous étions déjà au cinquième grain, et nous n'obtenions aucun effet. Le malade, à qui l'on avait donné des préventions contre ce remède, l'employait sans confiance ; et notre confrère désespérant du succès, à cause de l'ancienneté de la maladie, jugea à propos de se retirer.

Nous étions au mois d'août : les chaleurs étaient excessives. Le malade consentit à nous suivre aux Pyrénées, où nous étions obligé de nous rendre ; et un séjour de deux mois qu'il y fit avec nous, contribua à relever ses forces et à faire disparaître les symptômes scorbutiques qui existaient lors de son arrivée. Avant de nous mettre en route, nous avions commencé d'employer le muriate d'or à l'intérieur, à la dose d'un quart de grain associé au kina. Pendant notre séjour à Bagnères, nous portâmes la dose à un demi-grain, et quelquefois plus loin. Les digestions se faisaient mieux, l'insomnie avait cessé, les forces se réparaient ; mais les ulcérations se succédaient dans le même ordre : rien n'était changé dans la marche de la maladie. Nous essayâmes de toucher les ulcères avec le nitrate de mercure, aussitôt que la solution de continuité se formait ; deux ou trois applications suffirent pour faire cesser dans chacun, les vives douleurs dont ils étaient le siége : l'escarre était moins volumineuse, sa chute était moins tardive , et le travail de la cicatrisation fut plus tôt commencé et plus rapidement terminé. Nous vîmes se rouvrir ainsi toutes les anciennes cicatrices ; mais, à mesure que les nouvelles ulcérations avaient été cautérisées, elles se cicatrisaient solidement, et pour ne plus se rouvrir. En attendant, le traitement avançait ; le malade supportait sans inconvénient les grandes doses de muriate d'or qu'il prenait ; il n'en résultait qu'un peu de fréquence dans le pouls, et un peu de sueur pendant le sommeil. Ces phénomènes nous engagèrent à joindre au remède principal, quelques grains de carbonate de fer , que le malade prenait à des heures différentes. Nous le quittâmes, au commencement de novembre, en lui recommandant la persévérance et de poursuivre sans relâche un traitement évidemment utile. Il vint nous rejoindre à Montpellier, au mois de mars suivant : il avait passé tout l'intervalle à Toulouse , où il avait suivi la marche convenue , sous les yeux de l'un des plus remarquables parmi les chirurgiens de la France, notre honorable ami le docteur Viguerie. A son arrivée , le malade était presque entièrement délivré de ses ulcères ; les jambes avaient été débarrassées de tout engorgement par la compression exercée avec une bande de flanelle ; il se soutenait et faisait quelques pas avec le secours de deux béquilles ; sa santé était parfaitement rétablie. Nous fîmes cesser l'usage du muriate d'or, dont la consommation s'élevait, alors, à plus de quatre-vingts grains. Le malade partit pour Paris , en avril 1818 , dans un état très-satisfaisant ; mais un peu plus tôt que nous ne l'aurions voulu. Les fatigues du voyage déchirèrent quelques cicatrices : mais le repos suffit pour rétablir les choses dans l'état naturel. La guérison, qui se soutient en ce moment (1), est si complète, que le malade, qui était absolument cul-de-jatte, est en état de remplir un poste diplomatique auprès d'une cour étrangère.

Que s'est-il passé dans ce fait? Nous commençons par déclarer que nous n'avons rien vu de plus évident que le caractère syphilitique des ulcérations, et qu'il faudrait renoncer à la science entière, s'il était permis de contester l'exactitude du diagnostic, dans ce cas. Nous sommes convaincu que la complication scorbutique est la cause qui s'est opposée au succès des traitemens qui avaient été entrepris en dernier lieu : quoiqu'ils fussent mal choisis par rapport à l'ancienneté de la maladie, et qu'en cet état les frictions mercurielles ne fussent pas la méthode la plus rationnelle ; néanmoins, cette même méthode avait été poussée assez loin à diverses reprises, pour espérer une saturation complète et suffisante. Cependant, la maladie n'en a été nullement changée, et le malade en a été fort débilité. Peut-on admettre que la propriété anti-syphilitique du muriate d'or a été employée à effacer le principe vénérien; ou bien, pourrait-on considérer sa propriété stimulante, comme ayant favorisé l'action des toniques qu'on lui a associés, et celle du mercure qui l'avait précédé, et dont toute la constitution devait être abondamment et récemment pénétrée ? Nous avouerons qu'il nous paraît impossible de décider cette question ; et nous livrons ce fait intéressant aux méditations des praticiens. Il est probable que l'on pourra tirer un grand parti des préparations d'or dans divers cas, soit vénériens, soit de tout autre nature ; mais ce sera surtout, lorsque l'on

______

(1) Février 1825.

étudiera leurs effets de bonne foi ; lorsque l'on portera sans réserve , à la connaissance du public , les résultats heureux ou malheureux qu'elles auront obtenus; et en renonçant, surtout, à la prétention que ces préparations sont autant d'anti-syphilitiques par excellence, qu'aucune maladie vénérienne ne leur résiste , et que partout où elles ne réussissent pas, leur insuccès est une preuve d'erreur dans le diagnostic.

Complication de la vérole avec le rhumatisme.

La complication de la vérole avec le rhumatisme, est une des plus fâcheuses. D'un côté, l'action du mercure, aussi bien que celle des préparations d'or, sur la maladie principale, semble totalement enrayée, par l'influence du rhumatisme ; en sorte que les symptômes syphilitiques ne cessent de s'aggraver, pendant les efforts eux-mêmes que l'on fait pour en arrêter le cours : d'un autre côté , les anti-syphilitiques de toute sorte paraissent augmenter l'aptitude de la constitution pour le rhumatisme ; en sorte que , sans deux médications particulières et distinctes, capables d'agir sur l'un et sur l'autre principe, on risque de voir s'accroître à chaque instant les effets de l'un et de l'autre, en raison des soins que l'on se donne pour arrêter les progrès de la vérole seulement. Cette dernière semble alors livrée à elle-même, et parcourt ses périodes comme si elle n'eût été nullement attaquée ; mais le rhumatisme s'aggrave, réellement, en raison de l'action des anti-syphilitiques.

Un homme âgé de 40 ans , d'une taille élevée , doué de muscles puissans et volumineux , d'un caractère doux , adonné aux travaux de la campagne , vint à l'hôpital S.'-Éloi , pour être traité de chancres vénériens et de deux bubons , qu'il avait contractés depuis peu. Il avait essuyé autrefois plusieurs attaques de rhumatisme aigu ; mais il n'en parla point dans le premier moment. Il fut mis à l'usage de frictions mercurielles d'un demi-gros seulement, autour de la verge et sur le plat des cuisses. Il n'y avait point d'engorgement inflammatoire autour des chancres ; les bubons paraissaient en voie de résolution, et se terminèrent en effet de la sorte. Mais les chancres s'étendaient, sans devenir douloureux. Plusieurs cautérisations furent faites avec le nitrate de mercure ; elles ne changèrent point l'état des ulcères : ceux-ci détruisirent insensiblement le prépuce et attaquèrent le gland. Il survint des douleurs dans les articulations : alors on apprit que le malade était rhumatique. Le traitement anti-syphilitique fut suspendu, et les articulations soignées, en raison de leur état. Pendant cette suspension, comme auparavant, le chancres s'étendaient sur la totalité du gland, qui en fut entièrement détruit. Il survint un nouvel ulcère à l'intérieur du canal de l'urètre : les parois de ce conduit en furent bientôt perforées de dedans en dehors, et l'ouverture répondait près de la partie antérieure des bourses. Le sublimé, le mercure doux associé à l'opium, le mercure gommeux de Plenck, les pilules bleues, furent tour à tour essayés ; les frictions mercurielles furent reprises plusieurs fois ; on varia les pansemens selon les indications locales, sans le moindre succès. Une nouvelle ulcération perça la paroi supérieure du canal et les corps caverneux, au dos de la verge : elle donna lieu à une hémorragie grave, qui força d'employer une légère compression sur une sonde de gomme élastique, d'où résulta une escarre gangréneuse de l'extrémité de la verge. Il survint des pustules, des ulcérations au gosier, et bientôt des périostoses accompagnées de vives douleurs. L'engorgement douloureux des articulations se maintenait et passait alternativement des unes aux autres. Les douleurs produisaient une insomnie opiniâtre, et une fébricule continuelle, que l'opium ne pouvait calmer. Le malade avait beaucoup maigri et entièrement perdu ses forces. Enfin, la verge avait totalement disparu par les progrès des ulcérations, et l'on ne voyait à sa place, qu'un ulcère situé profondément devant le scrotum et caché par les rides de cette dernière partie.

C'est en cet état, qu'après une interruption de plusieurs mois, nous fûmes chargé de nouveau du malade. Nous prescrivîmes d'abord, des bains hydro-sulfurés, qui produisirent quelque bien; mais l'état du malade fut totalement changé par l'usage assidu de l'extrait d'aconit, à la dose de deux grains, matin et soir, que l'on porta successivement jusqu'à soixante grains, matin et soir, et auquel on joignit la décoction de douce-amère. Ce traitement calma les douleurs rhumatismales, détruisit la fièvre, l'insomnie, rétablit l'appétit et la faculté de digérer, et le malade recouvra des chairs, des forces et de l'espérance. L'ulcère situé devant les bourses, à la place de la verge, se cicatrisa; et tous les autres symptômes syphilitiques disparurent, à l'exception des périostoses, que l'on observait notamment à la tête, sur la clavicule droite, au sternum, au troisième os métacarpien de la main droite, et sur les deux tibia. Nous essayâmes alors, avec circonspection, le mercure gommeux; plus tard, les pilules bleues, et successivement le sublimé. Ces moyens, qui avaient été nuls ou nuisibles dans d'autres temps, furent supportés sans inconvénient dans cette circonstance, où le rhumatisme avait cessé d'agir; et ils furent évidemment de la plus grande utilité. Le malade a recouvré une santé parfaite; mais il lui reste de sa maladie une difformité très-fâcheuse : il est obligé de porter sur lui un entonnoir de métal, au moyen duquel les urines puissent être poussées loin du scrotum.

Nous pourrions citer un grand nombre de faits de la même nature, où l'on verrait, comme dans celui-ci, les symptômes syphilitiques persister , s'aggraver même , malgré l'emploi des méthodes les plus rationnelles , tant que dure l'influence rhumatique ; et la vérole guérir ensuite, soit par l'effet des traitemens antérieurs , soit par de nouveaux traitemens administrés plus tard , et lorsque l'action du rhumatisme a cessé. Nous avons souvent employé , dans la vue de remplir cette dernière indication , et avec un grand succès , les extraits des plantes vireuses, de la jusquiame , de la belladone , de la ciguë , et notamment de l'aconit. Nous avons vu l'opium , donné à grandes doses , avoir le même succès dans des cas de cette espèce , et surtout dans un d'entre eux où le muriate d'or avait échoué , comme il arrive alors au mercure. Nous avons tiré le même parti des eaux minérales hydro-sulfurées , et nous n'avons pas craint de les employer à l'intérieur et à l'extérieur. Nous n'avons été arrêté , ni par la crainte de voir reparaître les symptômes syphilitiques , en conséquence de la propriété chimérique qu'auraient ces eaux de mettre en évidence le principe vénérien, ni par la crainte de combinaisons chimiques qui pourraient détruire le mercure dont la constitution se trouverait saturée. Nous avons recherché dans ces eaux , l'emploi d'un anti-rhumatique éprouvé ; et il nous est souvent arrivé que, ayant envoyé à Barrèges , des militaires pénétrés de rhumatisme et couverts de symptômes syphilitiques que des traitemens mercuriels fort étendus n'avaient pu effacer , ils en sont revenus entièrement délivrés et rendus à la santé; d'autres , guéris par ce moyen du rhumatisme seulement , ont mieux supporté ensuite les moyens propres à les guérir totalement de la vérole.

Co-existence de la vérole et de la carie proprement dite.

Depuis long-temps nous avons proposé nos doutes aux observateurs sur la solidité de ce que l'on sait touchant la carie,
sur la maladie à laquelle cette dénomination convient, sur le
véritable état des os dans cette affection, etc. (1). En attendant que nous puissions publier le résultat de nos recherches
à cet égard, nous placerons ici quelques mots touchant l'opinion généralement répandue, que la vérole est au nombre des
causes capables de produire la carie ; et nous terminerons par
une observation qui nous paraît mériter quelque attention.

Sur quoi repose l'opinion que la vérole peut produire la carie,
et par conséquent, qu'il existe une carie vénérienne ? En résumant les faits d'affections osseuses observées sous l'influence
directe de la syphilis, voici ce que l'on trouve.

Lorsque une périostose s'enflamme au-delà de ce que la structure du périoste peut supporter, la membrane se mortifie,
un abcès livre passage à l'escarre, et l'os resté nu et privé de
la circulation capillaire qui lui venait de l'organe voisin, forme
une nécrose. Pareille chose arrive, quand un os est dépouillé
par les progrès d'une ulcération qui détruit les parties molles
qui l'enveloppaient. On ne peut pas se méprendre sur cette

---

(1) Voy. le *Nouveau Précis des Maladies réputées Chirurgicales*, et
plusieurs thèses soutenues à la Faculté de médecine de Montpellier.

affection , que la syphilis ancienne produit souvent : la chute
du séquestre , qui présente tous les signes connus de la constitution naturelle des os , suffit pour préserver d'une erreur. Ce
ne peut donc pas être là la carie vénérienne : c'est pourtant
à cela que se réduisent les observations de carie vénérienne des
os du nez, du palais, où l'on sait que la vérole produit si
souvent la nécrose et des difformités incurables; parce que
la mortification de ces os les comprenant tout entiers , ou dans
toute leur épaisseur, et le périostose ayant subi en même temps
une destruction plus ou moins étendue par l'ulcération ou
par la mortification, il ne reste rien de l'ancien os qui puisse
le suppléer , et il ne peut se faire d'organisation nouvelle.

On sait que l'otite syphilitique est assez commune dans la
vérole ancienne. Quand l'inflammation est profonde , elle
entraîne la mortification et la chute des osselets , dont la conservation parfaite atteste qu'ils n'ont subi aucune altération
propre , et que leur expulsion est , sans doute , la conséquence
de la mortification des parties molles qui les assujettissaient.
Cependant , un suintement purulent subsiste ; et après un
temps toujours très-long , des portions nécrosées du labyrinthe
sont expulsées à leur tour, ce qui ne démontre, jusque-là , que
la mortification. Mais , à la suite d'otites violentes , vénériennes
ou non , suivies de symptômes d'affection cérébrale , on a
trouvé , après la mort, des perforations du rocher et des lésions plus ou moins graves de la dure-mère , des autres méninin-
ges , ou même du cerveau ; ou bien, quand l'issue de la maladie
a été moins funeste , une ouverture pratiquée spontanément à la
région mastoïdienne a donné lieu à l'expulsion d'un pus plus ou
moins abondant, et soulevé périodiquement par les mouvemens
du cerveau. Mais , des faits de cette espèce ne constatent que la
perforation de l'os temporal, sans rien déterminer, le plus souvent , sur l'état du tissu osseux dans le point perforé et dans

ses environs. Dans quelques cas recueillis avec plus de soin ,
on a noté expressément , la conservation des propriétés naturelles de l'os , dans le contour de l'ouverture ; et nous en avons
observé de cette dernière espèce. La perforation spontanée d'un
os suffit-elle pour caractériser la carie ? Cette idée serait absurde ;
car, on observe ces perforations , à l'occasion de la nécrose profonde des os cylindriques : et il est facile de constater alors , que
ces perforations proviennent, tantôt des efforts de la nature pour
l'élimination du corps étranger , tantôt de la nécessité d'éva-
cuer une collection purulente. Il faudrait donc donner aussi
le nom de carie à cet épiphénomène ; chose à laquelle on n'a
jamais pensé , et qui serait vraiment ridicule. On sent aisément qu'il suffirait qu'une lésion organique eût existé aux
méninges ou au cerveau , dans le voisinage du crâne, pour que
le point correspondant de cette enceinte osseuse se laissât éro-
der par l'effet de la compression , soit qu'elle fût exercée par
une tumeur solide , soit qu'elle provînt d'une collection liquide. Il est hors de doute que des tumeurs de la dure-mère,
que l'on reconnaît aisément pour des cancers , ont perforé de
la sorte les parois du crâne ; et l'on peut reconnaître aussi des
perforations tout-à-fait semblables, produites par une collection purulente , en ce que , dans les cas de l'une et de l'autre
espèce, l'érosion des os s'est trouvée plus étendue à la face
profonde , et comparable sous tous les autres rapports. Il est
d'ailleurs facile de constater par l'autopsie , que le tubercule
scrofuleux , tel qu'il se développe dans le poumon et ailleurs,
se manifeste également et avec les mêmes caractères dans
l'épaisseur des os. Lorsque la chose a lieu , l'os est creusé
d'une cavité proportionnée au volume du nouvel organe ; et
l'accroissement de celui-ci , aussi bien que les conséquences
de sa déliquescence, étendent l'excavation jusqu'à la surface
extérieure voisine ; ce qui ménage une issue pour les débris et

pour l'abcès qu'ils occasionent. Dans cette affection , comme dans les cas de perforation de l'os temporal dans les limites de son excavation , l'os présente tous les caractères naturels ; il n'a vraiment souffert que la perte de substance. Or , il est remarquable que les perforations du rocher ou de tout autre point du crâne , ont lieu également à l'occasion de la vérole et sans son concours. Serait-il bien déraisonnable de supposer , d'après la conformité de l'état des parties , que ces perforations dépendent souvent de la formation et de la déliquescence des tubercules ? Cette supposition n'est déjà plus gratuite pour nous : nous avons eu l'occasion de vérifier la présence de la matière tuberculeuse dans les excavations osseuses , et de voir s'écouler à l'extérieur avec le pus , les débris floconneux de cette même matière. Ce serait donc une complication scrofuleuse qui donnerait lieu aux perforations dont il s'agit , lorsqu'elles ont lieu dans le cours de la vérole , et qu'elles ne sont pas déterminées par des lésions organiques propres aux méninges ou au cerveau.

Les ulcérations dont les tégumens du crâne sont le siége , dans certains cas de syphilis ancienne , sont quelquefois assez profondes pour découvrir l'os sous-jacent. Ce phénomène a lieu souvent dans plusieurs points de la tête, et l'os y est dénudé partout et pour un temps très-long , lors surtout que les ulcérations ont été précédées de douleurs profondes et prolongées. En cet état , quoique dénudé , l'os n'est pas toujours nécrosé ; quelquefois seulement, après être resté isolé des parties molles pendant un an et plus , une portion plus ou moins étendue, et qui comprend ordinairement toute l'épaisseur du crâne , s'ébranle et se sépare ; mais le plus souvent, l'os, après avoir été exposé au contact de l'air , pendant plusieurs mois , plusieurs années , se recouvre enfin de bourgeons celluleux et d'une cicatrice adhérente , qui reste rouge ou

brune et boursoufflée, si la vérole subsiste, et qui peut être,
au contraire, blanche et très-solide, si la cause a disparu. Tant
que l'os reste à nu, on peut s'assurer qu'il a une densité ex-
trème, infiniment supérieure à celle des os en l'état naturel.
Après la mort, on trouve que le crâne tout entier a acquis
une épaisseur moitié plus grande ou du double, et quelquefois
plus, comparativement à l'état naturel ; en même temps, ses
surfaces, surtout l'extérieure, sont devenues inégales, comme
burinées, ou plutôt comme recouvertes de productions stalactiformes, et le tout a acquis une pesanteur remarquable et une
dureté capable d'émousser les meilleurs instrumens. Nous possédons plusieurs échantillons de cette espèce, et il n'y a pas de
cabinet qui n'en contienne. En examinant attentivement ces
pièces anatomiques, aussi bien que des altérations tout-à-fait
semblables que l'on observe fréquemment dans les os cylindriques, au tibia, au fémur, et que l'on a rangées parmi les
exostoses, uniquement parce qu'il y a tuméfaction manifeste et
limitée de l'os, on ne peut guère se défendre de l'idée suivante :
le tissu de l'os paraît avoir été long-temps enflammé et gonflé ;
en cet état, il est probable qu'un accroissement de nutrition,
qui, peut-être, en dépend, a sursaturé le point malade de la
matière solidifiante propre aux os. Il y a des faits, que nous ne
pourrions relater ici, sans sortir des limites de notre sujet,
qui prouvent que cette sursaturation peut être poussée à tel
point, qu'il en résulte la mort de l'organe : tels sont les cas
où la maladie se termine par nécrose. Cet état ressemble-t-il
en rien aux idées que l'on se fait de la carie, et au tableau
qu'en ont fait les écrivains ? Quelques vagues que soient leurs
descriptions, elles diffèrent totalement de celle que nous ve-
nous de faire d'après nature, et dont chacun peut aisément
vérifier la ressemblance. Eh bien ! après avoir donné des idées
tout-à-fait différentes de la carie en général, on n'applique

pas moins à l'état que nous venons de dépeindre , le nom de carie vénérienne ; tant il est aisé de confondre les objets les plus disparates , sous une dénomination vague et dont le sens n'est nullement déterminé.

Il y a plus encore. En partant de quelques idées fausses relatives à la vérole , notamment de celle que c'est un Prothée qui peut revêtir toute espèce de formes, on s'est persuadé qu'elle pouvait être le principe caché d'une foule de lésions organiques, notamment de celles des articulations : ainsi , on a cru que ce que l'on appelle tumeur blanche , en dépendait souvent, et que, dans ces cas, il y avait carie vénérienne, puisque la vérole en était le principe. Mais, on n'a pas pris garde que les lésions organiques des articulations sont fort nombreuses et très-distinctes entre elles ; que celle qui paraît mériter véritablement le nom de carie , est celle qui s'y montre le plus rarement; et sans prendre le soin de les distinguer entre elles , afin d'indiquer avec précision celle à laquelle on prétend appliquer cette dénomination , sans appuyer la supposition de l'origine qu'on attribue à cet être indéfini , de la moindre analogie , du plus simple rapprochement des faits qui présenteraient quelque ressemblance , on confond ainsi les lésions organiques les plus différentes et les symptômes des maladies les plus opposées.

Nous ne savons s'il existe une carie vénérienne. Nous l'avons recherchée de bonne foi , pour l'étudier avec tout le soin dont nous sommes capable ; et les résultats de notre travail nous portent à considérer la question comme très-douteuse. Nous avons observé un état morbifique des os, qui nous semble mériter la dénomination de carie , auquel cette qualification convient, surtout d'après les tableaux tracés par les écrivains anciens , toujours nos maîtres en matière de description. Nous avons observé cet état avec ou sans la vérole; mais nous avons bien constaté qu'il est étranger à cette dernière : peut-être l'est-il également à l'égard de tout autre affection générale, et ne se trouve-t-il uni à elles, que fortuitement et dans les conditions d'une complication. Nous exposerons ici une de ces observations, comme plus propre que tout autre moyen à donner une idée exacte de l'objet dont il s'agit.

Mr J....., Silésien, d'une stature moyenne, mince et délicat, ayant une peau très-blanche, des cheveux rares et très-blonds, un caractère doux et une constitution débile, servant dans la Landwer et se livrant avec beaucoup d'ardeur aux fatigues de la guerre dans un âge trop tendre, contracta des chancres et deux bubons, en 1814. Ces symptômes furent de peu d'importance et traités sans beaucoup de soin. Cependant, des ulcères à la gorge attirèrent plus tard une attention suivie ; et le malade fut soumis à plusieurs traitemens successifs, qui ne réussirent pas.

En 1816, l'état du malade était fort aggravé : des douleurs profondes, des périostoses, annonçaient les progrès que la syphilis avait faits, et les désavantages de la constitution par rapport au traitement nécessaire. Pendant un long séjour qu'il fit à Berlin, il fut soumis, à deux reprises, aux frictions mercurielles prolongées et accompagnées d'une diète sévère : les forces en furent considérablement diminuées, sans que l'état du malade en fût amélioré. Dans un effort très-léger, il survint une fracture à la partie inférieure du bras droit : cette partie était le siége de douleurs vives et constantes depuis long-temps. On appliqua un appareil convenable, mais la fracture ne se réunit pas ; il survint, au contraire, de l'engorgement, des abcès en dedans et en dehors vis-à-vis la fracture, et les ouvertures restèrent fistuleuses.

Après une foule de tentatives infructueuses, le malade fut envoyé en France. Il arriva à Montpellier, au printemps de 1818, en l'état suivant. Il était pâle, maigre, fort affaibli; l'appétit était médiocre, bizarre, et les digestions fort imparfaites ; le sommeil presque nul, mauvais, accompagné de sueurs abondantes et ruineuses. Le pouls petit, vif et fréquent, annonçait un état de fièvre habituelle, avec une légère exacerbation le soir. Le malade toussait un peu, et crachait quelques mucosités ; mais la respiration était libre, et la poitrine raisonnait bien dans tous ses points. La fracture du bras droit n'était pas consolidée, elle était contenue fort imparfaitement par un appareil de cuir; la moitié inférieure du bras était engorgée ; l'articulation du coude était roide; les fistules admettaient un stylet qui touchait à nu l'extrémité des os. La partie supérieure du bras, l'avant-bras et la main étaient émaciés et sans mouvement. L'articulation du coude gauche était engorgée, et ses mouvemens très-gênés; cependant, la flexion se faisait jusqu'à l'angle droit, et le malade ayant appris à écrire de la main gauche, se livrait à cet exercice sans difficulté : néanmoins, plusieurs points du contour de cette articulation étaient douloureux. Le malade se plaignait d'une douleur qui répondait au tiers inférieur de la cuisse gauche; on y découvrait aisément une tuméfaction attachée au contour du fémur, et dont le siége paraissait être l'os lui-même ou le périoste : il en résultait une difficulté d'étendre complétement la jambe et de marcher. Une autre douleur pareille aux précédentes, accompagnée d'un engorgement profond, avait lieu au pied gauche: leur siége paraissait être dans le calcaneum et l'astragale. Une douleur tout-à-fait semblable répondait à la partie supérieure et antérieure du tibia droit, et une autre à la base de l'omoplate gauche. Des tumeurs gommeuses en grand nombre occupaient le crâne, et répondaient, soit à la région du cuir chevelu, soit au front : ces tumeurs étaient molles, presque fluctuantes, rouges à leur sommet, et quelques-unes douloureuses ; en pressant les moins renitentes, on constatait aisément que l'os avait éprouvé une légère excavation à leur base. Il existait au voile du palais, des ulcérations qui se cicatrisaient et se rouvraient par intervalles.

Nous fûmes chargé de ce malade avec le docteur Chrestien. Après un mûr examen, nous crûmes reconnaître que la maladie avait deux élémens distincts : la syphilis et les scrofules. La première nous paraissait impossible à méconnaître dans les ulcères du voile du palais, les tumeurs gommeuses, et les exostoses, ou du moins les périostoses, que l'on voyait au fémur et aux os du tarse. Quant à la diathèse scrofuleuse, elle semblait bien exprimée par l'état de l'articulation du coude gauche: d'ailleurs, le malade avait éprouvé dans sa jeunesse bien des accidens, qui provenaient de la faiblesse de sa constitution ; il avait eu fréquemment des engorgemens glanduleux dans les régions cervicales et sous-maxillaires; et sa mère, toujours valétudinaire, avait éprouvé plusieurs affections que l'on pouvait attribuer à une cause semblable. La fracture du bras droit avait eu lieu pour une cause légère, et ne s'était point réunie : n'était-il pas vraisemblable que des tubercules scrofuleux avaient affaibli ce point de l'humérus avant l'accident ? Les douleurs prolongées, l'engorgement, qui avaient précédé la fracture, les abcès qui l'avaient suivie, l'état fistuleux des ouvertures de ces derniers, la dénudation, et par conséquent la nécrose actuelle des bouts de l'os, rendaient cette opinion très-plausible. Il était aussi très-vraisemblable que l'insuccès constant des traitemens multipliés qu'on avait opposés à cette maladie, venait de ce que l'on avait négligé d'avoir égard à la complication. Il fut décidé que l'on chercherait d'abord, à restaurer les forces et à rétablir les fonctions principales. En conséquence, un régime analeptique fut prescrit ; le malade usa d'opium pour rendre le sommeil plus durable et plus efficace: il fut possible de lui prescrire bientôt une infusion de kina. La fracture fut contenue exac-

tement par un appareil solide, qui fixait en même temps l'avant-
bras dans la flexion à angle droit (1) : non pas que nous pussions
espérer une réunion que l'interposition de deux séquestres rendait impossible ; mais la chute des nécroses pouvant se faire
encore attendre, c'était remplir une indication raisonnable, que
d'assujettir les extrémités des os, de les empêcher de renouveler l'irritation des parties molles environnantes, tandis que
l'on cherchait à rétablir des forces ruinées.

Deux mois de soins pareils eurent assez changé l'état du
malade, pour permettre de s'occuper d'autre chose que des
forces. Notre confrère proposa alors d'administrer les préparations d'or, comme également propres à combattre l'état syphilitique et l'état scrofuleux. Plein de déférence pour ses
lumières et son expérience, surtout en pareille matière, n'étant
pas encore en possession des faits qui nous ont démontré combien cette opinion est erronée, nous consentîmes ; et des pilules contenant l'oxyde d'or furent prescrites. Leur action fut
presque nulle, ce qui obligea de leur substituer des frictions
avec le muriate d'or : il en résulta une excitation toujours
croissante, que l'opium ni les boissons mucilagineuses ne purent calmer, et qui rétablit les sueurs nocturnes et la faiblesse
qu'elles entraînaient. Il fallut suspendre plusieurs fois l'emploi
de ce médicament ; mais, chaque fois qu'il était repris, il était
suivi des mêmes inconvéniens : en même temps, les ulcérations
de l'arrière-bouche faisaient des progrès ; les gommes de la
tête se multipliaient, s'enflammaient et menaçaient de s'abcéder ;
les affections du tarse, du tibia, du fémur et de l'omoplate,
s'aggravaient ; et tous ces symptômes donnaient lieu à des dou-

____

(1) Nous ferons connaître cet appareil, avec plusieurs autres, dans un
des volumes suivans.

leurs , qui rendaient le sommeil impossible. Enfin , la toux , qui avait entièrement cessé , reparut; et le malade cracha quelques filets de sang mêlés à des mucosités.

Il était évident que l'excitabilité du malade était beaucoup trop grande pour l'emploi d'un semblable moyen , et qu'il fallait y renoncer. Le régime précédent fut repris avec avantage : la fièvre , la toux, l'insomnie , cédèrent ; mais les symptômes syphilitiques s'aggravaient. Notre confrère consentit à l'usage du mercure gommeux , qui fut employé à petites doses, de concert avec le sirop anti-scorbutique , et avec un succès très-marqué. Les douleurs avaient presque entièrement cessé ; plusieurs tumeurs de la tête avaient disparu par la résolution; le malade reposait sans suer, il reprenait des forces. Le bras semblait se consolider ; les mouvemens devenaient plus obscurs dans la fracture ; les fistules s'étaient resserrées ; elles admettaient à peine un stylet, lequel ne pouvait plus toucher les os à nu : il ne nous parut pas sans vraisemblance qu'il se fût fait une exfoliation insensible , et que les nouvelles surfaces fussent en voie d'union mutuelle , sinon par un cal , du moins par un tissu fibreux, court et dense.

Au milieu de ces apparences favorables, il survint un accident inattendu , dont les conséquences furent très-graves. Le bon état du bras droit , et le désir que manifestait le malade d'exercer la main correspondante , nous firent céder à ces instances : dans un mouvement un peu brusque, mais nullement violent , il survint une nouvelle fracture à l'humérus droit , deux pouces au-dessous de la première, attenant l'articulation. Le malade nous dit alors une chose que nous n'avions pu comprendre auparavant, à cause de la difficulté avec laquelle il s'exprimait : il y avait eu , dès le principe, deux fractures à ce même bras ; l'une d'elles était au même point que celle qui venait de se faire ; il croyait qu'elle s'était réunie. La suite rendit ce rapport plus intelligible. Ce dernier événement découragea totalement le malade, et rétablit tous les symptômes graves qui avaient eu lieu précédemment : les fistules s'aggrandirent ; de nouveaux abcès se formèrent et découvrirent l'humérus sur plusieurs points : nous le crûmes nécrosé dans une grande étendue. On voulut faire un dernier essai du muriate d'or : il fut prescrit à l'intérieur, suspendu dans un sirop des bois sudorifiques. D'abord, il ne produisit pas de grands effets; mais, dans la suite, la fièvre se ralluma, les sueurs reparurent, la suppuration du bras devint énorme, la toux se rétablit, accompagnée d'une expectoration puriforme et souvent ensanglantée. Notre confrère était malade alors, et le fut longtemps depuis; ce qui l'empêcha de suivre l'état de M. J....., pendant long-temps. Nous supprimâmes, avec son consentement, les préparations d'or, et nous mîmes le malade à l'usage successif du lait d'ânesse, des consommés, des viandes succulentes, d'un vin amer, de l'infusion de kina, de l'extrait résineux du même médicament, de la teinture aqueuse de rhubarbe, de l'eau ferrée et du carbonate de fer. Cette série ne fut parcourue que dans un espace de plus de huit mois, durant lesquels il fallut associer de nouveaux moyens à ceux que nous venons d'énumérer, comme nous le dirons bientôt.

Les forces se ranimèrent, la toux et le crachement de sang diminuèrent, l'appétit et le sommeil étaient meilleurs : nous prîmes ce moment pour tenter de sauver le bras. Nous découvrîmes les bouts des fractures : la supérieure se trouva réunie, mais le cal était encore mobile. Il n'y avait aucune apparence de réunion dans l'inférieure : les bouts de l'os y étaient à nu, ou se laissaient facilement dépouiller des parties molles environnantes. A travers une ouverture assez étendue, pratiquée sur le côté externe du bras, nous portâmes sur les deux fragmens de la fracture inférieure, le fer de plusieurs gouges,

qui nous suffirent pour retrancher, à diverses reprises, une
étendue d'environ trois pouces de l'humérus, entre la fracture supérieure et l'articulation du coude, dont nous appro-
châmes le plus qu'il nous fut possible. Nous procédâmes
ainsi, parce que nous avions remarqué que l'os était mou et
qu'il serait facile de le diviser par le moindre effort. Dans les
pièces que nous enlevâmes, nous trouvâmes l'os ramolli, se
laissant plier jusqu'à un certain point, se rompant ensuite et
présentant une cassure filamenteuse ; le cylindre médullaire
était plus grand que dans l'état naturel, et ses parois beaucoup plus minces. Malgré les préparations qu'ils ont subies,
ces fragmens n'ont pu être épuisés de la matière grasse dont
ils étaient pénétrés, et qui s'est convertie en une *substance
semblable au blanc de baleine*.

Cette opération faite à diverses reprises, ne causa pas d'ébranlement à la constitution ; aussi n'eut-elle presque pas de suites
fâcheuses. Elle en eut, au contraire, de fort avantageuses ;
car, elle fit cesser totalement les symptômes généraux : **la
fièvre** s'éteignit pour ne plus reparaître ; **les sueurs et la toux**
disparurent en entier ; **le sommeil** se rétablit ; et **la suppuration**
ayant beaucoup diminué, **les forces** se réparèrent.

Cependant, les symptômes que nous avions considérés comme
syphilitiques, se maintenaient : nous crûmes pouvoir profiter du
bon état du malade, pour en combattre le principe. On a vu précédemment que le succès passager que nous avions obtenu par
le mercure gommeux, pouvait servir à confirmer ce que nous
pensions sur l'existence d'un élément syphilitique ; nous résolûmes donc d'essayer, avec toute la circonspection convenable,
quelques grains de sublimé, comme le moyen le plus approprié
aux conditions actuelles de la maladie. Nous l'employâmes à
dessein, dissous dans un sirop ; et les premières doses furent d'un
dixième de grain seulement. Ce remède fut bien supporté, et

nous ne fûmes pas long-temps à nous louer de son action. Nous pûmes en élever la dose dans la suite , et le donner sous forme de pilules , contenant chacune un dixième de grain , dont le malade finit par prendre trois , matin et soir. Nous avions grand soin de surveiller l'état de la poitrine et celui de la bouche , et de nous arrêter aussitôt que les gencives ou la respiration présentait quelque chose de remarquable. Sous l'action de ce médicament , associé aux toniques énoncés ci-dessus , nous vîmes disparaître les gommes de la tête , les ulcérations du gosier, la tumeur et la douleur de l'omoplate et celles du tibia. Mais , les deux tumeurs du fémur , celle du tarse, l'intumescence du coude gauche , persistaient , aussi bien que les douleurs dont cette dernière articulation était le siége. Autorisé , comme nous pensions l'être , à considérer cette affection articulaire comme scrofuleuse , nous plaçâmes plusieurs moxa sur le contour de l'articulation , dans le dessein d'établir à l'extérieur un travail morbifique artificiel , capable de détourner les lésions dont l'intérieur était menacé.

A cette époque , il survint une douleur assez vive à la clavicule gauche; et dans un mouvement léger pour passer un gilet , cet os fut fracturé dans sa partie moyenne. Cet événement nous rappela l'état dans lequel nous avions trouvé l'humérus droit , et les deux fractures que cet os avait éprouvées pour des causes aussi légères. En examinant le coude gauche avec plus d'attention , nous crûmes être certain que la tuméfaction existait plutôt dans l'humérus que dans l'articulation, où elle semblait ne s'étendre qu'à cause du voisinage. Alors , l'engorgement du fémur , qui subsistait et qui n'avait pas cessé d'être douloureux , obtint plus d'attention , et cet os nous parut , aussi bien que l'humérus gauche , dans un état semblable à celui de la clavicule qui venait de se fracturer , et pareil à celui de l'humérus droit. A la partie supérieure et

externe du fémur gauche existait un autre point altéré de la
même manière , et dans le même état que la partie inférieure.
Cet état nous paraissait former un troisième élément dans la
maladie , qu'il avait été impossible de distinguer jusque-là des
deux autres : nous crûmes y reconnaître la véritable carie ,
contre laquelle les moyens anti-scrofuleux et le traitement anti-
syphilitique n'avaient rien pu , quoique ces moyens eussent
évidemment exercé leur action sur les principes syphilitique
et scrofuleux, et en eussent fait disparaître les symptômes. La
carie était donc étrangère aux deux vices précédens , puisqu'elle avait résisté à l'action des agens qui en avaient effacé
les traces. Nous avions poussé le sublimé jusqu'à la somme
totale de soixante grains ; nous le suspendîmes : et nous rappe-
lant des faits , d'après lesquels on avait inféré que la carie
pouvait être une maladie *sui generis* du système osseux , nous
trouvant conduit aux mêmes inductions par l'observation ,
nous voulûmes tenter l'action de l'assa-fœtida , dont l'usage a
été recommandé en pareil cas. Tout autre médication étant
écartée , nous fîmes faire des pilules de deux grains d'assa-
fœtida , et le malade en prit d'abord deux , matin et soir , augmentant d'une tous les jours. L'accroissement progressif des
doses se fit sans aucune difficulté jusqu'à un gros, matin et soir.
Le seul effet fâcheux qui en résulta , fut quelques vomituritions,
quelque temps après avoir avalé le remède, et qui se dissipèrent,
du moment que les doses eurent dépassé le vingtième grain.

L'appétit se soutenait, l'état du malade s'améliorait, les
plaies du bras droit se resserraient et tendaient à une cicatrisation prochaine et solide. Les fragmens de l'humérus se
rapprochaient, les douleurs du haut et du bas du fémur avaient
considérablement diminué , les douleurs du coude ou plutôt
de la partie inférieure du bras gauche avaient disparu , et
l'indolence de la tumeur de ce dernier point nous encouragea à

multiplier les moxa, qui contribuaient évidemment au dégorgement du périoste ou des autres parties molles, par la suppuration des plaies. Enfin, la fracture de la clavicule était guérie, les
fragmens en étaient assujettis par un cal solide, lorsque de nouvelles douleurs accompagnées d'engorgement se manifestèrent
vers l'extrémité sternale de la même clavicule gauche ; et une
nouvelle fracture ne tarda pas à suivre les phénomènes qui
la présageaient. Cet événement fut le dernier de cette espèce.
Cependant, l'engorgement douloureux, l'état d'inflammation des
parties molles environnantes, nous firent appréhender leur ulcération ; mais nous fûmes assez heureux pour la détourner, à l'aide
de quelques sangsues, et successivement d'un moxa placé dans
le voisinage. La réunion de cette seconde fracture fut bien plus
rapide que celle de la première, peut-être parce que déjà les
doses de l'assa-fœtida étaient considérables. Dès-lors, l'état du
malade s'améliora sans interruption. Durant les sept mois
pendant lesquels il continua l'usage de ce remède, les plaies du
bras droit se cicatrisèrent : il ne se fit pas de réunion de la
fracture correspondante ; mais les fragmens de l'os furent assujettis par un tissu fibreux si dense et si près de l'articulation
du coude, que les mouvemens de cette dernière articulation
étant fort gênés par les effets de la longue irritation des ligamens, étaient suppléés par la mobilité des fragmens. La main
et l'avant-bras recouvrèrent leurs mouvemens, les muscles se
prononcèrent davantage ; et le malade put écrire de nouveau de
la main droite, et apprit à pincer de la guitare. La tuméfaction
du fémur se dissipa presque complétement, et l'extension parfaite de la jambe devint possible : la tumeur qui s'était manifestée à la partie supérieure du même os, disparut en entier.
Il en fut de même de celle qui avait lieu au pied, et qui
intéressait le calcaneum et l'astragale. Quant à l'humérus gauche, son engorgement se dissipait aussi, mais plus lentement.

Tom. I.   59

Tel était l'état des choses au mois de juin 1821, époque à laquelle le malade fut envoyé sur le rivage de la mer, et fit usage de l'eau salée en bains et en boisson, pendant trois mois. Il en revint dans un état de prospérité qu'il n'était guère possible d'espérer : tous les symptômes morbifiques avaient disparu; les deux bras étaient rendus à un état presque naturel; on ne distinguait rien au fémur; les deux cals de la clavicule présentaient à peine un peu de nodosité ; le malade avait acquis des forces, de l'embonpoint et de la fraîcheur, à un point dont il n'avait jamais joui. Il avait repris l'assa-fœtida, qu'il continua encore pendant deux mois (1).

En janvier 1822, il se plaignit de quelques douleurs de tête; et peu de jours après, il éprouva plusieurs attaques d'épilepsie, qui laissaient, dans leurs intervalles, quelques difficultés dans la formation des idées. Nous augurâmes mal de cet événement, malgré la brillante santé au milieu de laquelle il était survenu : il n'était que trop vraisemblable que quelque lésion organique allait s'accomplir dans le cerveau. Un autre praticien, mal instruit des faits précédens, eut l'imprudence de promettre une guérison sûre et rapide : nous le laissâmes en possession du malade, et libre de se livrer à d'impuissans efforts. La maladie s'aggrava de jour en jour, l'aliénation fit des progrès rapides, et le malade succomba, deux mois plus tard, dans un état bien propre à confirmer notre pronostic. On pense bien que nous fûmes privé de l'avantage inappréciable de l'examen du cadavre.

Ce fait, toute malheureuse qu'a été son issue, n'en est pas moins plein d'instruction, surtout par la lésion particulière que le système osseux a présentée, et la guérison inopinée de cette

---

(1) La population tout entière de la ville connaissait ce malade, et partageait l'étonnement que son rétablissement nous causait.

même affection par une méthode insolite. Nous avions observé auparavant , et nous avons vu depuis cette même affection ; et nous croyons être autorisé à réserver pour elle , la dénomination de carie. La structure et la composition chimique des os y éprouvent des altérations très-profondes , singulières , lesquelles atteignent , tantôt la totalité du squelette à des degrés variés , tantôt quelques pièces seulement, tantôt un point dans l'étendue d'un seul os ; mais ce que nous avons pu observer , nous porte à croire que cette altération dépend d'une affection générale , et que cette dernière est entièrement distincte des diathèses morbifiques connues. Cette affection a été attaquée avec un succès évident par l'*assa-fœtida*. Comment cette médication pourrait-elle être rattachée aux principes généraux de thérapeutique? Nous l'ignorons. Nous racontons avec candeur un fait extraordinaire , et nous le soumettons aux méditations des praticiens.

FIN DU TOME PREMIER.

EXPLICATION DES PLANCHES.

PLANCHE I.ʳᵉ

DEUX EXEMPLES DE DÉVIATION DU PIED EN DEDANS.

FIGURE I.ʳᵉ

Déviation médiocre du pied en dedans, avec rétraction du talon.

a , a , *Inclinaison inférieure de l'axe du pied.*

b , *Point du bord externe du pied qui appuie sur le sol sans effort , pour porter le poids du corps.*

c , c , c, *Courbure en haut et en dedans du bord interne du pied. Les inflexions sont marquées dans les principales articulations.*

d , d, d, *Courbure correspondante dans le bord externe du pied.*

e , e , e, *Contour de la face externe et un peu postérieure de la jambe , qui marque le peu de développement que les muscles du mollet ont acquis.*

FIGURE II.

Déviation plus avancée du pied en dedans, avec rétraction considérable du talon. Le corps est debout; mais le pied repose sur le sol, sans servir à la station.

a , a , *Déviation et cambrure de l'axe du pied.*

b , *Replis de la peau qui cachent le tendon d'Achille, et sous lesquels on le distingue fortement dévié de sa direction naturelle , et dans une tension extrême.*

c , c , c , *Points de la face dorsale du pied et des orteils qui portent le poids du corps dans la marche.*

d , *La malléole interne peu développée et comme ensevelie dans l'articulation tibio-tarsienne.*

e , *La malléole externe fort saillante et tout-à-fait en dehors de la base de sustentation , ce qui fait augmenter incessamment la difformité.*

f , f , *Les contours de la jambe et de la cuisse presque droits , et marquant la flétrissure des muscles de ces deux parties.*

g , *Le gros orteil fixé dans l'extension , par la résistance du muscle extenseur propre.*

PLANCHE II.

Déviation extrême du pied en dedans, avec rétraction du talon. Le pied repose sur le sol par sa face dorsale , tandis que le sujet est assis.

a , a , *Courbure de l'axe du pied selon son bord interne , devenu supérieur.*

b , b , *Étendue de la face dorsale du pied qui repose sur le sol , et qui porte le poids du corps dans la marche.*

c, *Le talon suspendu, à une certaine distance du sol , par l'effet de la cambrure du pied et de la brièveté du tendon d'Achille , ou des muscles du mollet.*

d, d , *Le tendon d'Achille très-tendu et dévié en dedans , soutenant le calcaneum au-dessus du sol, et caché inférieurement par les replis de la peau.*

c, *Replis et rides obliques des tégumens de la plante du pied, qui résultent de l'inflexion ou de l'incurvation de cette partie , selon son bord interne et sa face plantaire. Ces replis sont beaucoup augmentés pendant la marche.*

f , *Le gros orteil fortement retenu dans le sens de l'extension.*

g , *La malléole interne à peine sensible , et comme ensevelie dans l'articulation tibio-tarsienne.*

h , h , h , *Les contours postérieurs de la jambe presque droits , et marquant la flétrissure des muscles.*

PLANCHE III.

Exemple de déviation assez avancée du pied en dehors.

a , a , *Cambrure de l'axe du pied sur le bord externe. Le talon et le bord externe du pied sont suspendus au-dessus du sol.*

b , b , *Saillie formée par la malléole interne , l'os astragale et le scaphoïde , et s'inclinant de plus en plus vers le sol dans la marche.*

c , *Replis de la peau qui cachent le tendon d'Achille , et sous lesquels on le distingue , très-tendu , dévié en dehors et soulevant le talon.*

d , *La malléole externe , comme ensevelie dans l'articulation tibio-tarsienne.*

e , e , e , e, *Contours de la jambe presque droits , faisant ressortir le volume de l'articulation du genou, comme une difformité.*

PLANCHE IV.

EXEMPLE BIEN PRONONCÉ DE LA DÉVIATION DU PIED EN BAS ET EN ARRIÈRE , DIFFORMITÉ APPELÉE PIED-DE-BOEUF. IL Y A , EN MÊME TEMPS, UNE LÉGÈRE DÉVIATION EN DEDANS.

a , a , *Cambrure de l'axe du pied vers la face plantaire et le bord interne.*

b , b , *Surface correspondante à la région plantaire des orteils et à la tête des os métatarsiens , et qui porte seule le poids du corps.*

c , *Saillie formée par la malléole externe et l'astragale , déviés en devant et en dehors.*

d , *Saillie formée par les os cuboïde , cunéiformes, et par l'extrémité postérieure , devenue supérieure , des os métatarsiens.*

e , *Replis des tégumens sous lesquels on sent le tendon d'Achille dans une tension extrême , et dévié légèrement en dedans.*

f , f , f , f , *Contours presque droits de la jambe , qui contrastent avec les formes prononcées du genou.*

Il est facile de juger que cette difformité doit s'accroître beaucoup par la marche, et que le premier effet de l'exercice doit
être l'augmentation de la déviation en dedans.

PLANCHE V.

APPAREIL SIMPLIFIÉ, POUR LES DÉVIATIONS LATÉRALES.

a , a , a , *Pièce appelée étrier , destinée à embrasser la
plante du pied , vis-à-vis les malléoles.*

b , b , *Semelle de cuir , matelassée et parée sur ses bords ,
qui doit s'étendre depuis le talon jusqu'à l'articulation
métatarsienne des orteils , et fixée à la partie horizontale
de l'étrier en c , c.*

d , *Courroie de cuir matelassée , qui se fixe par des boutons aux deux oreilles de l'étrier en e , e , pour assujettir
l'étrier , en embrassant le coude-pied.*

f , *Ressort horizontal, recourbé en dehors , destiné à agir
sur l'extrémité antérieure du métatarse , et à ramener
cette partie dans le sens opposé à celui de la difformité.*

g , *Bride dormante , fixée sur une des oreilles de l'étrier ,
à la hauteur du bord interne ou externe du pied , destinée
à fixer , au moyen d'une vis de pression , le ressort horizontal.*

Lorsqu'il y a, en même temps, déviation inférieure du pied,
cette pièce doit être attachée à l'étrier au moyen d'un pivot,
afin que le ressort horizontal puisse se conformer à cette dernière
difformité , et agir sur le pied dans la position où il se trouve.

h , *Courroie destinée à embrasser la partie antérieure
du métatarse , et fixée par un bouton au ressort horizontal.*

Tom. I.　　　　　　　　　　　　　60

L'effort doit être tel que le ressort soit à peu près redressé.

i , i , i , Ressort vertical , beaucoup plus fort que l'horizontal , destiné à ramener l'étrier et la totalité du pied , dans le sens d'où ce dernier a été éloigné par la difformité.

k , Articulation du ressori vertical avec l'une des oreilles de l'étrier , au moyen d'une vis à tête.

Cette articulation doit être très-douce, et correspondre exactement au centre d'une malléole.

l , l , l , l , Matelas qui garnit la face profonde du ressort vertical.

m , m , Brides volantes, embrassant le ressort vertical près de ses deux extrémités , et pouvant être fixées au moyen d'une vis de pression.

n , n , Courroies tenant aux brides volantes et servant à fixer le ressort vertical.

Le ressort vertical ne doit être placé qu'après avoir assujetti l'étrier et le ressort horizontal sur le pied , dans l'attitude où il se trouve. La force du ressort vertical et le degré de constriction à donner aux courroies qui l'assujettissent, doivent être réglés d'après la résistance que l'on éprouve alors , et qu'il ne faut pas surmonter tout à coup.

PLANCHE VI.

L'APPAREIL SIMPLIFIÉ , VU EN PLACE.

a , a , a , a , a , a , Bas de peau de chevreau, ou de veau, très-fine , lacé sur le devant de la jambe et la face dorsale du pied , jusque sur les orteils.

Cette pièce doit être construite et appliquée avec un très-grand soin, pour qu'elle embrasse le membre avec exactitude, sans le gêner et sans former des plis.

b, *L'oreille externe de l'étrier, portant le ressort horizontal.*

c, *La courroie qui assujettit l'étrier sur le coude-pied.*

d, *Celle qui fixe le métatarse à l'extrémité antérieure du ressort horizontal.*

e, e, e, *Le ressort vertical.*

f, *Son articulation avec l'oreille externe de l'étrier, vis-à-vis la malléole correspondante.*

g, g, *Brides volantes et courroies qui servent à les assujettir.*

h, h, *Semelle de cuir, parée sur ses bords, matelassée dans toute son étendue, et fixée à la partie horizontale de l'étrier.*

Cette partie de l'appareil ne pouvant manquer d'être embrassée avec autant d'exactitude que le pied lui-même, par la chaussure extérieure, il s'ensuit qu'elle sert à fixer, sans compression gênante pour le pied, l'étrier et toutes les parties qui en dépendent, dans la position que ces pièces doivent garder pour être réellement et constamment utiles.

On sent que cet appareil devrait être entièrement renversé et les pièces qui le composent transposées, s'il s'agissait d'agir sur une déviation du pied en dehors, et d'entraîner en dedans les parties déplacées.

PLANCHE VII.

APPAREIL PROPRE A RAMENER LE PIED VERS UN CÔTÉ, ET TOUT A LA FOIS DANS LE SENS DE LA FLEXION.

C'est celui dont nous avons usé d'abord, pour la jeune Ruiz-Hernandez.

a , a , a , *L'étrier qui embrassait le milieu de la région plantaire, et dont les oreilles s'élevaient obliquement jusqu'au niveau des malléoles. Ces dernières parties sont matelassées avec soin.*

Les lignes ponctuées marquent l'étendue de la partie horizontale de cette pièce.

b , b , *La semelle de cuir, placée par-dessus la partie horizontale de l'étrier, et matelassée.*

c , *Bouton pour assujettir la courroie du coude-pied* d , d , *fixée de même au point parallèle de l'oreille opposée de l'étrier.*

Cette courroie n'a besoin que d'une très-légère constriction , pour l'usage auquel elle est destinée. Ce précepte était plus important que jamais, dans le cas pour lequel cet appareil fut fait, parce qu'il y avait, en même temps, une extrême déviation du pied dans le sens de l'extension ; attitude que la courroie aurait dû maintenir et exagérer encore, surtout si elle avait été placée trop bas, et si elle avait appuyé sur le tarse. Elle doit porter exactement sur le devant de l'articulation tibio-tarsienne, afin de ne gêner aucun mouvement ; elle ne sert d'ailleurs qu'à fixer l'appareil, jusqu'à ce que la chaussure extérieure soit placée. Cette dernière remplit bien mieux la même intention ; et l'on sent , d'après cela, combien on doit épargner l'action

de cette courroie, qui n'est qu'une pièce provisoire, quand le
malade se livre à l'exercice. Son usage a quelque chose de plus
important pendant le sommeil ; car on supprime alors la chaussure extérieure, et l'appareil n'est plus maintenu que par la
courroie : cependant la médiocrité des mouvemens, pendant le
séjour au lit, permet de se contenter d'une très-légère constriction.

e, *Bride dormante, avec sa vis de pression, portant et
réglant la longueur du ressort horizontal f, garni de sa
courroie.*

Cette bride, au lieu d'être fixée par des rivures, tenait à la
base de l'oreille externe de l'étrier, par un pivot que le ressort
cache, et qui lui permettait de s'incliner en bas, au même point
que le pied lui-même ; en sorte que, malgré cette dernière
difformité, portée à un point extrême, le ressort horizontal ne se
redressait pas moins sur le côté externe du pied, n'entraînait
pas moins en dehors le métatarse dévié en dedans, sans gêner
en rien les progrès de l'inclinaison artificielle du pied dans le
sens de la flexion, et sans cesser de corriger, par un effort toujours égal et jamais violent, la déviation latérale.

h, h, h, *Ressort vertical externe.*

Il était plus étroit, plus mince et plus faible que dans bea ·-
coup d'autres cas, parce que la déviation latérale était médiocre
et que les muscles résistaient peu au redressement dans ce sens.

i, i, i, *Ressort vertical interne, articulé comme l'externe avec l'oreille correspondante de l'étrier.*

Ce ressort était faible et droit. Il servait à balancer l'action de
l'externe, qu'il importait de ne pas rendre excessive, afin de ne
pas créer de nouveaux défauts. Ils servaient l'un et l'autre,
d'ailleurs, de supplément aux ligamens latéraux de l'articulation tibio-tarsienne fort alongés et fort affaiblis.

k , k , k , *Ressort vertical qui régnait le long de la face antérieure de la jambe et du dos du pied , depuis au-dessous du genou , jusque derrière l'articulation métatarsienne des orteils.*

l , l , l , l , l , l , *Deux courroies à boucles , servant à fixer les trois longs ressorts sur les faces correspondantes de la jambe, au-dessous du genou , et deux pouces au-dessus des malléoles.*

m , m , m , m , m , m , *Brides volantes , à vis de pression , attachées aux points correspondans des courroies-jarretières , propres à être arrêtées sur un point quelconque de la longueur des ressorts , et par là, à régler la force de leur action.*

n , *Extrémité inférieure du ressort vertical antérieur, portant un bouton que l'on voit rivé sur la face profonde , et qui s'engage sous la courroie* g, *une fois fixée au bouton du ressort horizontal* f.

Il importe que la courroie *d , d,* passe sur ce ressort après son application ; sans cette précaution il conserve un mouvement latéral, qui fatigue singulièrement le coude-pied , qui use le bas de peau de chevreau, et cause même des ulcérations aux tégumens.

Dans deux autres cas de déviation postérieure, les malades étant plus âgés et les muscles opposant une résistance forte et prolongée, non-seulement nous avons trouvé cette précaution très-importante , mais encore nous avons été obligé d'employer des jarretières en lames de ressort, bouclées par un bouton sur le côté interne ou externe. Les trois ressorts verticaux étant fixés de la sorte, et arrêtés par la vis de pression de leurs brides respectives, le ressort antérieur se trouvait réellement suspendu aux deux autres, qui avaient leur point d'appui dans

l'étrier; et il ne pouvait être entraîné par le pied, au moyen
d'un glissement de haut en bas, que favorisent singulièrement
les courroies de cuir. Les muscles qui entraînaient le pied en
bas, avaient donc à lutter sans cesse avec l'élasticité du ressort
vertical antérieur, et son incurvation de derrière en devant.

PLANCHE VIII.

CHAUSSURE EXTÉRIEURE EMPLOYÉE POUR LA JEUNE RUIZ HERNANDEZ,
ET QUI SUPPLÉA, DANS LA SUITE, AU RESSORT VERTICAL ANTÉRIEUR
DU PREMIER APPAREIL (*Voy. Planche* VII.).

FIGURE I.re

a, a, *Coupe verticale de la bottine.*

b, *Demi-semelle volante par son extrémité postérieure.*

c, *Extrémité antérieure de la demi-semelle, attachée par
une couture à la semelle de la chaussure.*

d, *Boudin élastique, fixé par des rivures à la semelle
de la chaussure, et soulevant l'extrémité volante de la
demi-semelle, et par conséquent, le talon et le poids du
corps.*

La force du boudin était plus grande que ne le représente
ici, l'inclinaison de la demi-semelle : elle aurait pu être augmentée ou diminuée à volonté. L'augmentation progressive du
poids du corps, et de l'assurance des membres inférieurs,
opérait un décroissement réel de la force de cette pièce d'appui.

FIGURE II.

a , *Coupe verticale de la bottine.*

b , *Demi-semelle , volante par son extrémité postérieure , et cousue en* c, *à la semelle de la chaussure.*

d, *Ressort en forme de pince élastique, fixé par sa branche inférieure à la semelle de la bottine par des rivures.*

PLANCHE IX.

APPAREIL QUI A ÉTÉ EMPLOYÉ POUR FAVORISER , D'ABORD LA RÉUNION, PUIS L'ALONGEMENT DU TENDON D'ACHILLE.

Le dessin de cette gravure n'a pu être fait d'après nature avant l'opération ; aussi , bien des détails pathologiques que la forme aurait pu exprimer, sont dépourvus de l'exactitude et de l'intérêt qu'il n'a pas dépendu de l'artiste d'y attacher , malgré les soins que nous nous sommes donnés. La saillie antérieure du tarse , et notamment de l'astragale , était beaucoup plus marquée ; le talon , bien plus haut et presque confondu avec la face postérieure de la jambe ; l'articulation métatarsienne des orteils , bien plus en arrière , ce qui faisait décrire presque un angle à la face plantaire du pied ; les orteils, surtout le premier, dans une extension extrême ; le mollet , très-haut et presque effacé ; en un mot , la difformité était beaucoup plus marquée qu'elle n'est exprimée dans la planche IV, dessinée d'après nature.

a, *Section de la peau , pratiquée entre le tendon d'Achille et les muscles profonds de la face postérieure de la jambe.*

b , *Lieu où la section du tendon d'Achille a été faite sous les tégumens et sans les intéresser.*

En appuyant sur ce point , après l'application de l'appareil , on sentait fuir les deux bouts du tendon divisé , et l'on distinguait un espace intermédiaire , qui s'effaçait spontanément lorsqu'on cessait de comprimer.

c , *Jarretière inférieure, dont les deux tiers de la longueur sont faits d'une lame de ressort matelassée, et qui est terminée par une courroie à boucle.*

d , *Jarretière supérieure, dont la construction est tout-à-fait semblable.*

e , *Arc d'acier, solide, régnant entre les deux jarretières et servant à régler le degré de flexion du genou.*

f , *Clou à vis , servant de pivot à l'arc sur la jarretière inférieure.*

g , *Bride dormante, fixée par des clous à vis sur la jarretière supérieure.*

Cette pièce est posée obliquement, pour admettre l'arc dans toutes les positions , et par conséquent, dans les divers degrés de flexion. Elle porte une vis de pression , à tête carrée, qui sert, au moyen d'une clef, à fixer l'arc et à régler le degré de flexion de la jambe.

h , h , *Deux montans inflexibles , attachés par des clous à vis à la partie solide de la jarretière inférieure , et portant à leur sommet , un tambour qui renferme un engrenage.*

i , *Chape mobile sur ses deux clous comme sur un pivot, et servant à contenir les jumelles sur le pignon d'engrenage.*

Cette pièce est supprimée dans le tambour opposé, pour plus de clarté dans le dessin.

k , *Arbre commun aux deux tambours et servant d'assemblage supérieur aux montans.*

Cette pièce porte deux pignons, qu'elle fait mouvoir dans l'intérieur des tambours, et qui engrènent les jumelles. Elle porte aussi, d'un côté seulement, une roue dentée, qui est arrêtée par un encliquetage. L'arbre se termine par une tête carrée, propre à être adaptée à une clef.

l, *Autre jarretière construite comme les deux supérieures, et terminée par une courroie à boucle.*

Cette pièce bien matelassée, saisit la partie antérieure du pied, derrière l'articulation métatarsienne des orteils.

m , m , m , m , *Deux jumelles dentées dans leur quart supérieur, et s'engrenant avec les pignons renfermés dans les deux tambours.*

n , *Articulation des jumelles avec la partie solide de la jarretière inférieure ou pédieuse, au moyen de vis à tête, qui font office de pivots.*

o , *Petite fronde de toile qui embrasse le talon, et dont les bouts se fixent au point correspondant des jumelles.*

Ce moyen doit agir de concert avec l'engrenage supérieur, pour chasser le talon en devant, ou le laisser fuir en arrière, selon le degré de flexion du pied que l'on a l'intention de produire.

PLANCHE X ,

LA JAMBE DU JEUNE A...... DESSINÉE D'APRÈS NATURE, TROIS ANS APRÈS LA SECTION DU TENDON D'ACHILLE.

a , *Le mollet, situé fort haut et peu saillant.*

La totalité du membre, et notamment cette partie, présente un état de maigreur, que l'on n'observe pas dans les enfans dont on a pu guérir la difformité par l'extension permanente et progressive des muscles raccourcis. Il est évident que tout étant resté à peu près dans le même état, à l'exception du tendon que la section a, pour ainsi dire, alongé, il ne s'est fait, dans les organes, aucun changement propre à favoriser le développement du membre.

b, b, *Ligne courbe, qui représente la cambrure de l'axe du pied vers la région plantaire.*

Il est manifeste que l'espèce de voûte que le tarse et le métatarse représentent naturellement, est ici fort exagérée. Cette remarque démontre clairement, que les rapports de l'astragale envers le tibia, sont seuls changés par les effets de la section du tendon d'Achille. Cependant, toute la difformité ne consistait pas en cela. Mais les ligamens plantaires de toutes les autres articulations n'ayant pu être soumis à une distension permanente et prolongée, leur étendue n'a pas augmenté, les surfaces articulaires des os du pied ont conservé l'inclinaison vicieuse qu'elles avaient contractée, et la cambrure extrême du métatarse s'est maintenue en grande partie.

c, *Cicatrice de la plaie, à travers laquelle le tendon d'Achille a été divisé : elle n'est point adhérente, et ne se laisse pas entraîner dans les mouvemens du pied.*

d, *Point aminci, dans lequel on sent sous la peau, d'ailleurs très-libre, la substance fibreuse que la nature a procréée, et qui a servi à réunir les deux bouts du tendon divisé. Cette substance n'est ni aussi large, ni aussi épaisse que le tendon lui-même ; mais elle ne lui cède nullement en solidité.*

e , e , Deux bourrelets situés au-dessus et au-dessous de la section du tendon , et dans la substance de ce dernier.

Il est probable que ces renflemens du tendon sont une suite du travail de la réunion de ses extrémités. La substance nouvelle occupant le point intermédiaire, forme un contraste frappant, surtout au toucher, avec les deux bourrelets supérieur et inférieur. On peut remarquer aussi, que le point où la section a été faite , se trouve situé fort au-dessous de la cicatrice des tégumens, ce qui démontre évidemment que la substance intermédiaire , après avoir prêté et s'être laissé distendre , autant que sa ductilité le permettait, a acquis ensuite assez de consistance, pour transmettre aux muscles du mollet une partie de l'effort de distension que l'appareil exerçait sur le pied; en sorte qu'il y a eu réellement, d'abord alongement considérable de la nouvelle substance fibreuse, puis alongement médiocre des muscles du mollet.

f , g , Le talon et l'extrémité antérieure du premier os du métatarse , qui paraissent plus saillans qu'à l'ordinaire ; difformité apparente , qui provient de la maigreur de la jambe , et de ce que la cambrure morbifique du pied n'a point été effacée.

h , Le gros orteil est presque situé horizontalement, et ne conserve que peu de chose de l'élévation vicieuse qu'il présente ordinairement dans les déviations inférieure et latérales du pied.

PLANCHE XI,

Représentant la première coupe de l'opération propre a dénuder et lier l'artère sous-clavière, immédiatement au-dessous de la clavicule.

a , a , *Incision dirigée obliquement du tiers externe de la clavicule vers le côté interne de l'humérus , et placée sur l'intervalle des muscles grand pectoral et deltoïde.*

b , b , *Muscle grand pectoral dévié et entraîné en dedans, comme on le voit par les rides que la peau forme de ce côté, pour montrer ; dans une plus grande étendue, les principales branches de l'artère appelée seconde thorachique, qui se présentent d'abord après l'écartement mutuel des deux lèvres de l'incision et des deux muscles que l'on vient de séparer.*

d , *Le muscle petit pectoral, découvert près de son insertion à l'apophyse coracoïde de l'omoplate.*

e , e , *Branches principales de l'artère seconde thorachique , qui contournent le bord supérieur du muscle petit pectoral , pour se répandre à la face antérieure de ce même muscle , à la face profonde du grand pectoral au deltoïde, au coraco-brachial, etc.*

Ces vaisseaux sont les seuls que l'on est exposé à blesser en pratiquant l'opération dont il s'agit; mais on les aperçoit si facilement, qu'il est impossible de se laisser surprendre , quand les parties sont dans l'état naturel et nullement altérées par une infiltration sanguine. Les variations auxquelles ces vaisseaux sont sujets , consistent en ce qu'ils contournent le bord supérieur du petit pectoral, plus ou moins près

de son extrémité , coracoïdienne : assez souvent , ils se portent
fort en dedans et se consument presque en entier à la face
profonde du grand pectoral ; dans d'autres cas , une branche
de cette artère , qui se dirige vers l'acromion , s'en sépare de
bonne heure , au point qu'elle ne se montre pas sur le muscle
petit pectoral. On peut souvent couper ce dernier muscle près
de son insertion scapulaire , sans intéresser le moindre rameau
de la seconde artère thorachique. Dans tous les cas, cette artère et ses branches présentent assez d'étendue et d'isolement,
pour que l'on puisse les lier avec une grande facilité, même
avant d'en faire la section.

f , f , *Le plexus axillaire , que l'on distingue déjà , le
plus souvent même avant d'avoir coupé le muscle petit
pectoral.*

Cette incision a été faite , à dessein , beaucoup plus grande
qu'il n'est nécessaire , pour montrer plus à découvert l'état
des choses.

PLANCHE XII ,

ÉTAT DES PARTIES APRÈS LA SECTION DU MUSCLE PETIT PECTORAL , DANS L'OPÉRATION DE LA LIGATURE DE L'ARTÈRE SOUS-CLAVIÈRE.

a , *Le muscle deltoïde.*

b , *Le grand pectoral , séparés entre eux par la première
incision , et notablement écartés pour montrer les parties
sous-jacentes.*

c , c , *Les deux côtés de la section du muscle petit pectoral , coupé près de son insertion scapulaire.*

d , *Le muscle coraco-brachial.*

e , *L'artère seconde thorachique, coupée , liée et renversée vers le muscle grand pectoral.*

f , *L'artère sous-clavière environnée de diverses branches des nerfs qui constituent le plexus brachial , et notamment de celles qui forment le nerf médian.*

Dans cette position , l'artère est fort aisée à distinguer de tout ce qui l'entoure.

PLANCHE XIII ,

Représentant l'isolement de l'artère sous-clavière , pour y placer une ligature.

Le doigt indicateur de la main gauche a contourné le plexus brachial et l'a porté presque au niveau de l'incision extérieure.

Une sonde cannelée recourbée a été glissée au-dessous de l'artère toute seule, et doit servir à porter autour du vaisseau, une ligature traînée par un stylet d'argent, flexible et recourbé, tel qu'on le voit à la planche **XIV**.

On voit au-dessous du doigt, la veine sous-clavière, qui, à cause de la violence qu'a éprouvée le plexus , semble décrire une demi-spirale autour de l'artère, au-dessous du point où cette dernière est soulevée par la sonde.

Quoique la dissection et la soustraction du tissu cellulaire rendent les vaisseaux et les nerfs bien plus distincts qu'ils ne peuvent l'être sur le cadavre et sur le sujet vivant , cependant il est aisé de s'assurer par quelques essais, que pour les yeux de quiconque est un peu versé dans la dissection , les choses ne se présentent pas sous un aspect très-différent de ce qui est représenté dans cette planche.

PLANCHE XIV,

REPRÉSENTANT LA PLAIE DES PAROIS DE L'ABDOMEN, TELLE QUE NOUS L'AVONS PRATIQUÉE POUR LIER L'ARTÈRE ILIAQUE EXTERNE.

a , a , a , a , *Division des tégumens.*

b , *Sommet de l'épine iliaque supérieure.*

L'incision extérieure, qui s'élève au-dessus de son niveau, passe à huit lignes de cette éminence.

c , c , *Section des muscles.*

d , *Feuillet aponévrotique qui recouvre le péritoine.*

e , *Repli du péritoine, soulevé et séparé de la fosse iliaque.*

f , *Feuillet aponévrotique qui recouvre le muscle iliaque et les vaisseaux.*

Il a été divisé pour atteindre l'artère.

g , *L'artère iliaque soulevée par la sonde cannelée, avec une petite bande de la même aponévrose.*

h , *La veine iliaque, située plus profondément que l'artère déplacée par la sonde.*

PLANCHE XV,

REPRÉSENTANT UNE FRACTURE DU COL ANATOMIQUE DE L'HUMÉRUS, ET TOUT A LA FOIS UNE LUXATION DU PETIT FRAGMENT EN DEHORS, C'EST-A-DIRE, DANS LA FOSSE SOUS-ÉPINEUSE.

Cette pièce pathologique nous a été donnée par M. le docteur Houzelot, de Meaux, et a été dessinée par nous-même, d'après nature.

1. L'OMOPLATE, VUE PAR SA FACE EXTERNE ET POSTÉRIEURE.

'2. L'humérus , vu par son côté externe et postérieur.

a , *L'épine de l'omoplate.*

b , *L'apophyse acromion.*

c , *Partie de la fosse sus-épineuse, cachée dans tout le reste de son étendue par l'épine.*

d , *L'angle supérieur de l'omoplate.*

e , *Face inférieure de l'épine.*

f , *Fosse sous-épineuse, avec les impressions musculaires qu'elle présente.*

g , *Grande tubérosité de l'humérus.*

h , *Surface articulaire de la tête de l'humérus, dirigée en arrière et en bas.*

i , i , i , *Restes du col de l'humérus inégalement rompu dans la rainure même qui le constitue.*

k , *Partie de la tête de l'omoplate.*

PLANCHE XVI.

Exemple de fracture du quart inférieur de l'humérus , dont les fragmens ne se sont point réunis.

Cet état morbifique a été observé sur le vivant et dessiné d'après nature.

a, a , *Le bras et l'avant-bras vus par leur côté externe.*

b , *La saillie que forment antérieurement les deux fragmens , pendant l'extension de l'avant-bras.*

c , *La saillie que forme le coude dans le même état.*

Tom. I.   62

On voit que l'extension ne se fait pas dans l'articulation naturelle, mais bien dans les rapports mutuels des fragmens de la fracture.

d , *Replis de la peau, qui attestent l'action du muscle triceps pour produire cette attitude , et sous lesquels on distingue ce muscle, tendu.*

e , *Saillie formée par les muscles radiaux et long supinateur.*

Fin de l'explication des planches.

TABLE.

Fin de la Table.

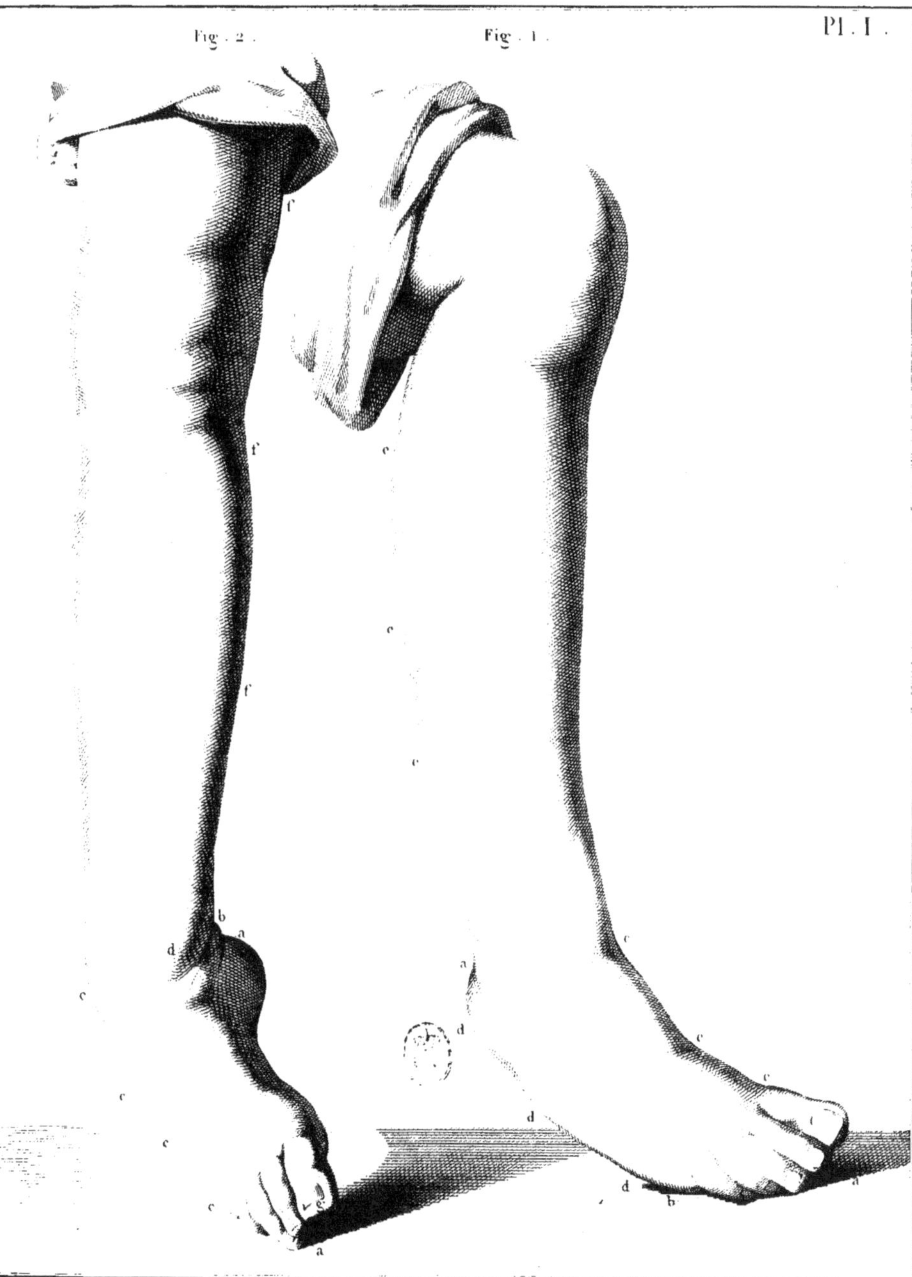

Fig . 2 .
Fig . 1 .
Pl . I .

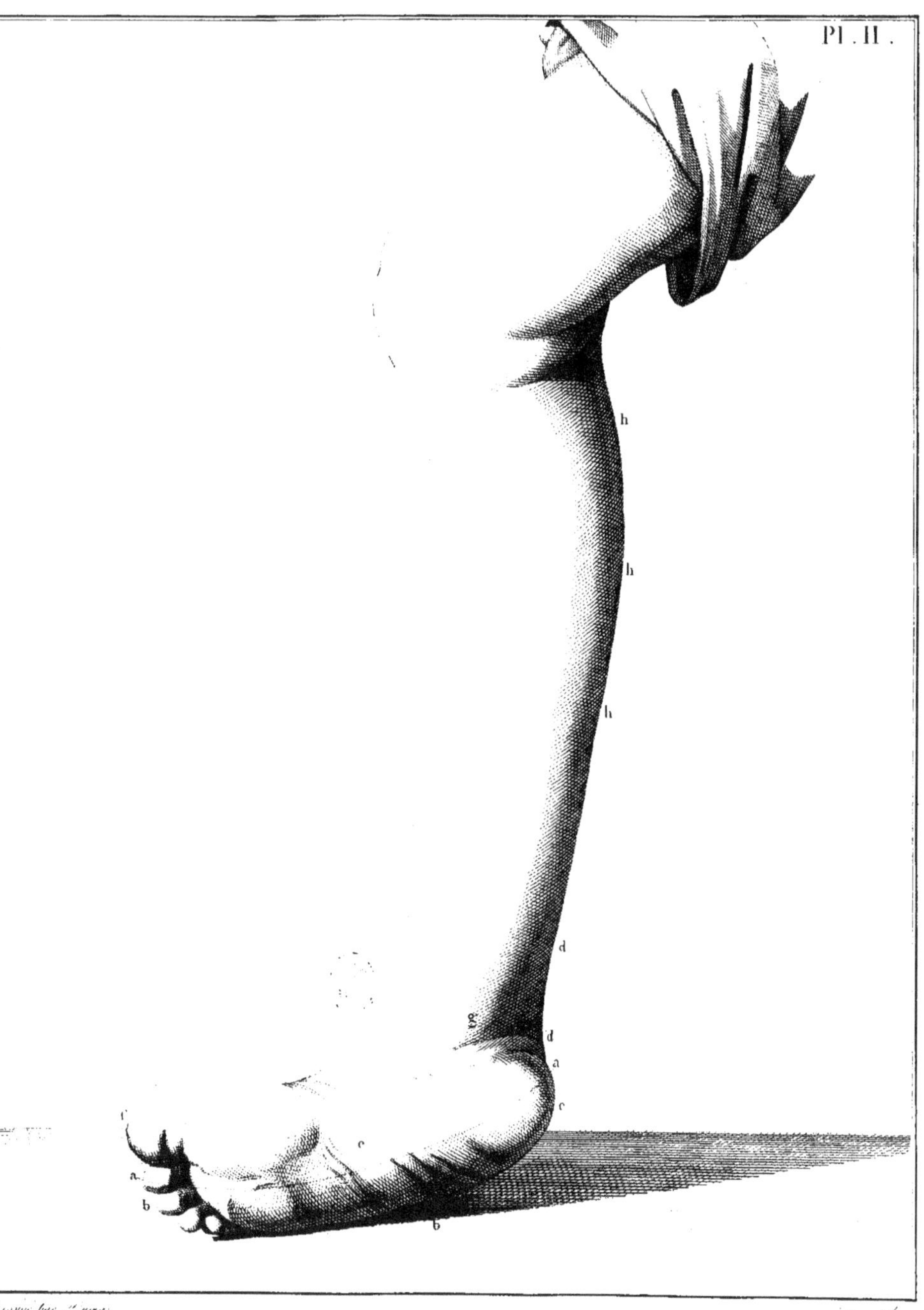
Pl. II.

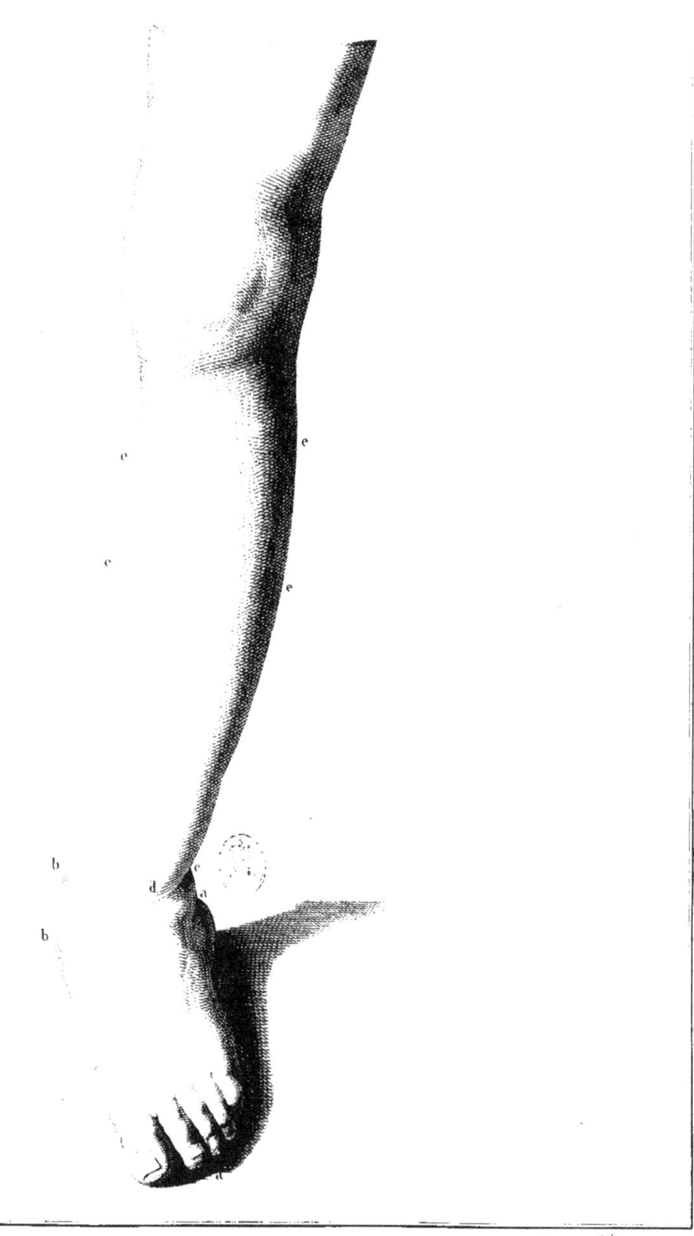

Dessiné par Damas.   gravé par Chou.

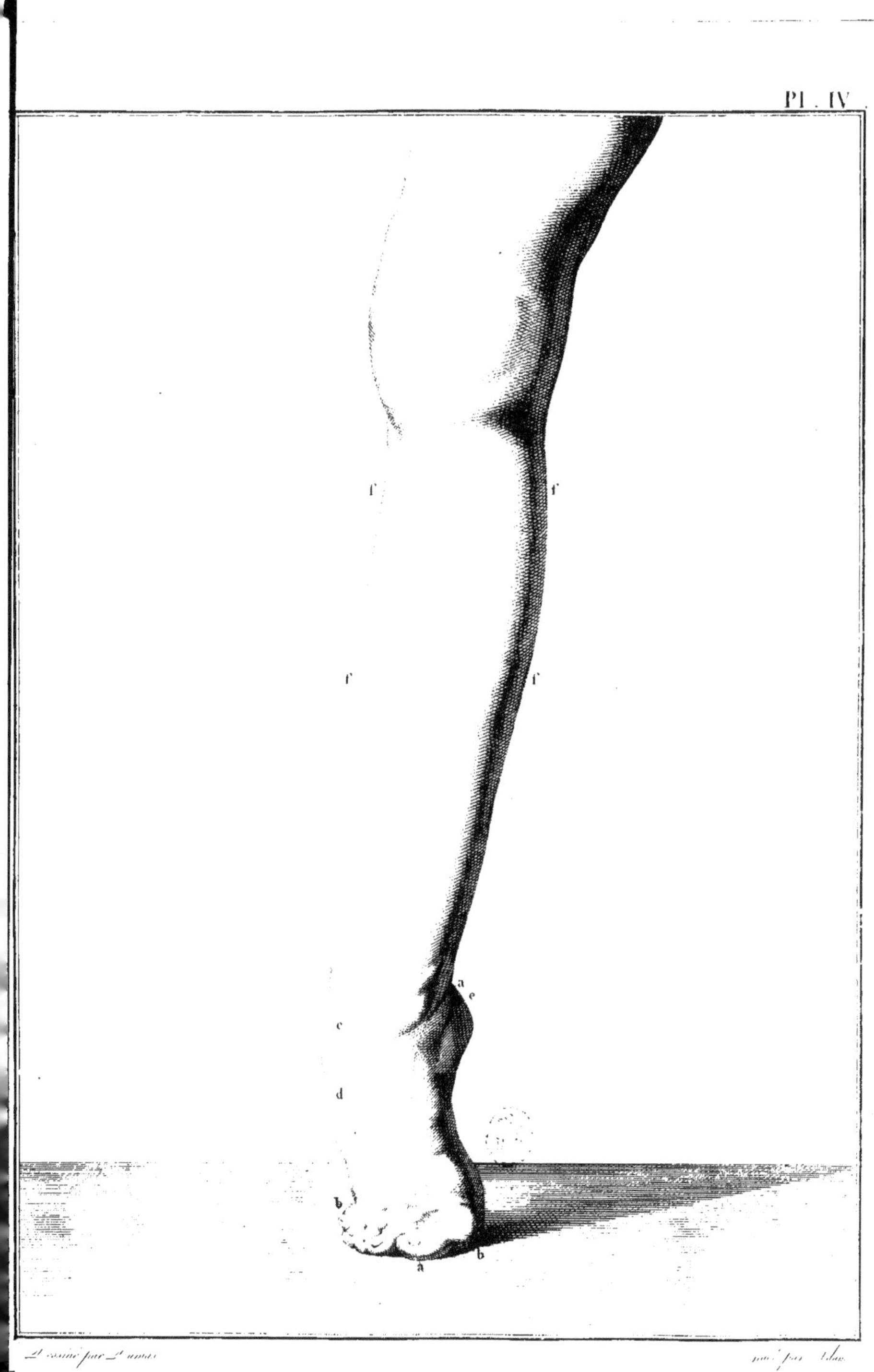
f
f
f
f
a e
c
d
b
a
b

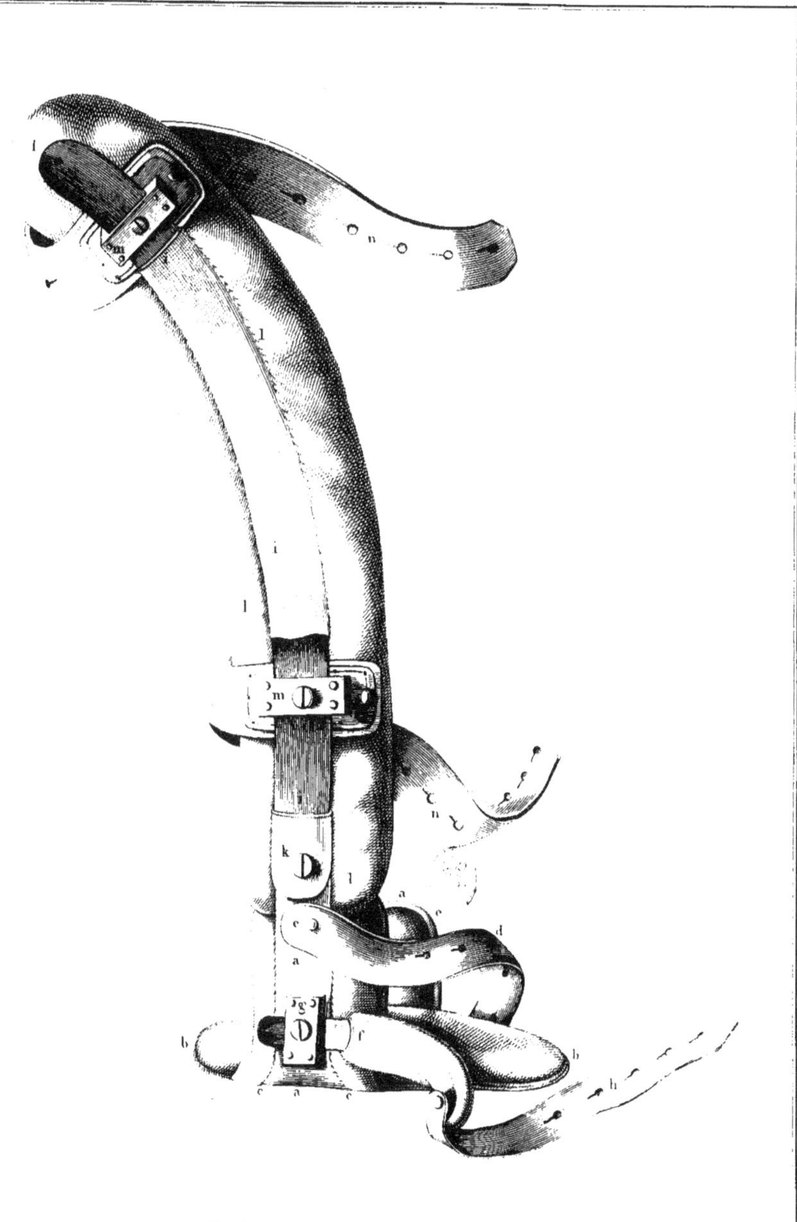

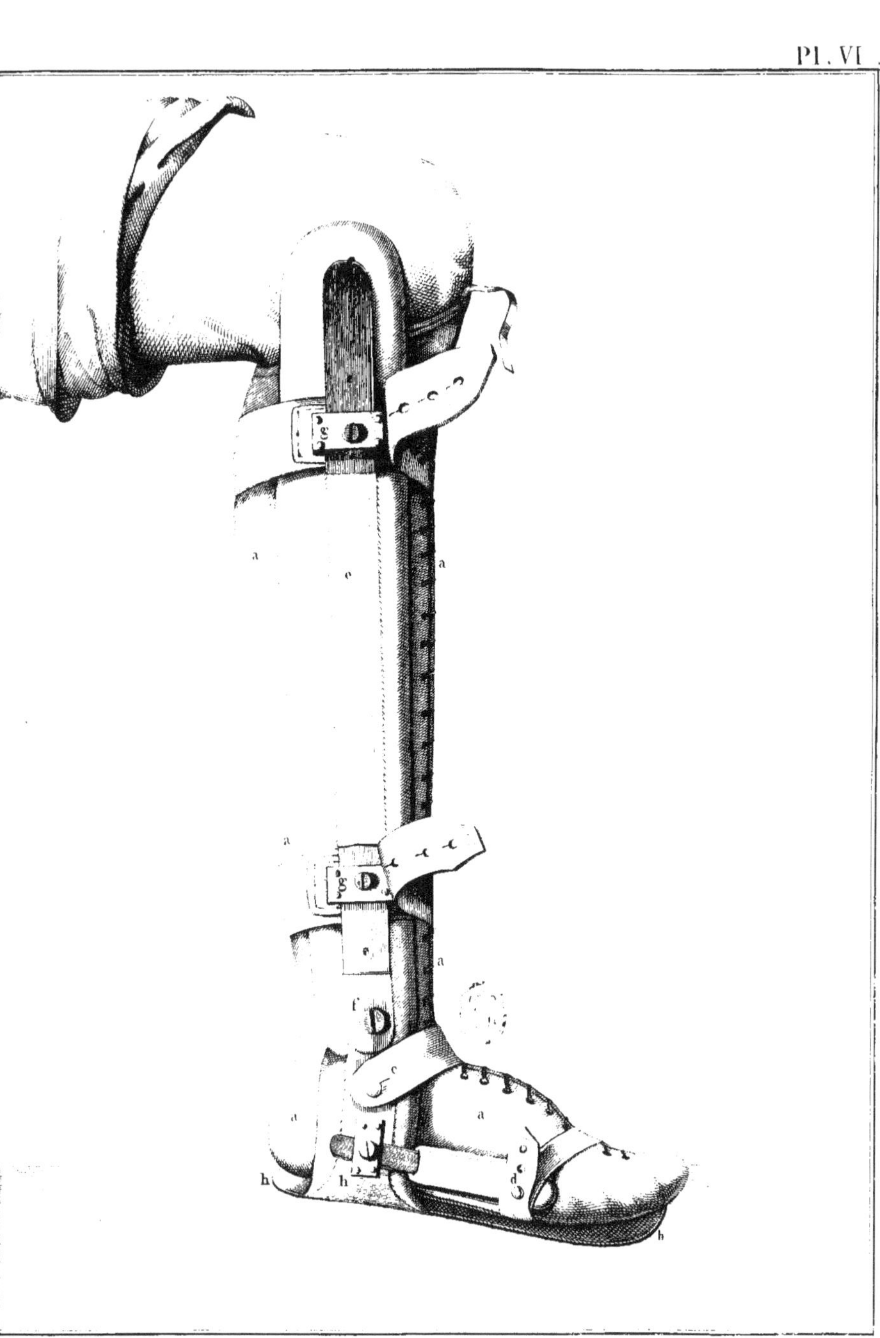

D
g
D
D

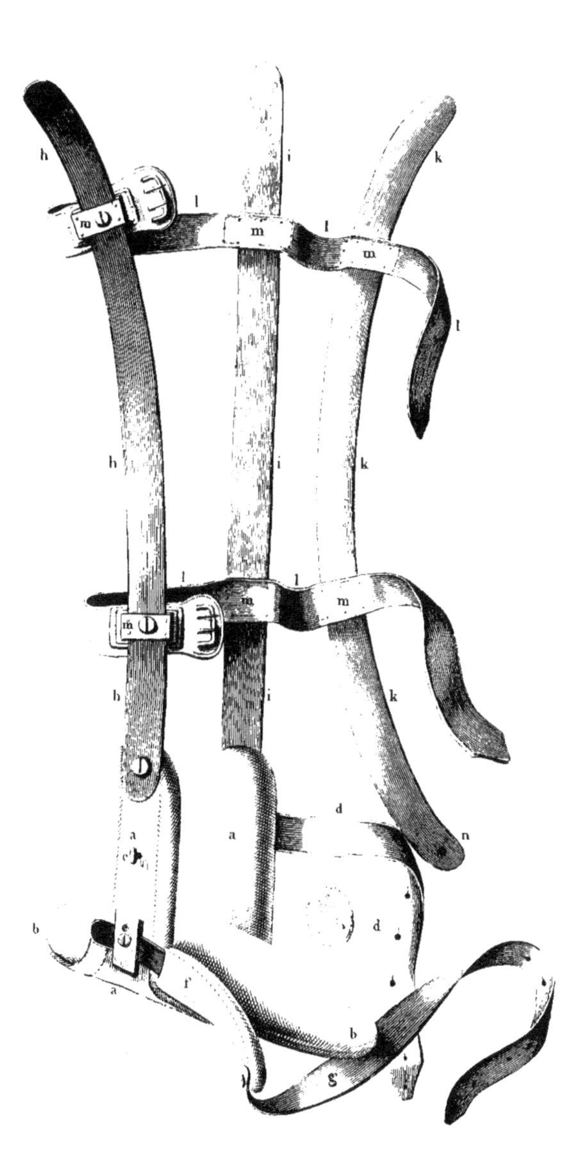

h
i
k
l
m
l
m
m
t
h
i
k
l
l
m
m
h
i
k
d
a
a
n
c
d
b
c
d
a
f
b
g

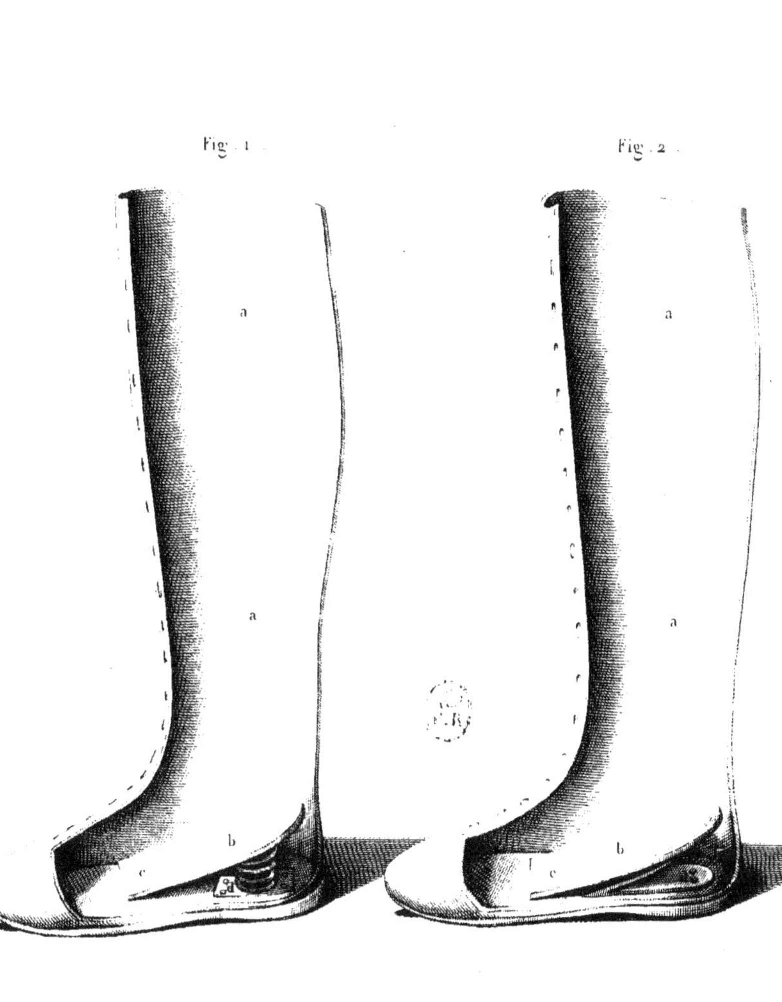

Fig. 1
Fig. 2
a
a
a
a
b
c
d
b
e

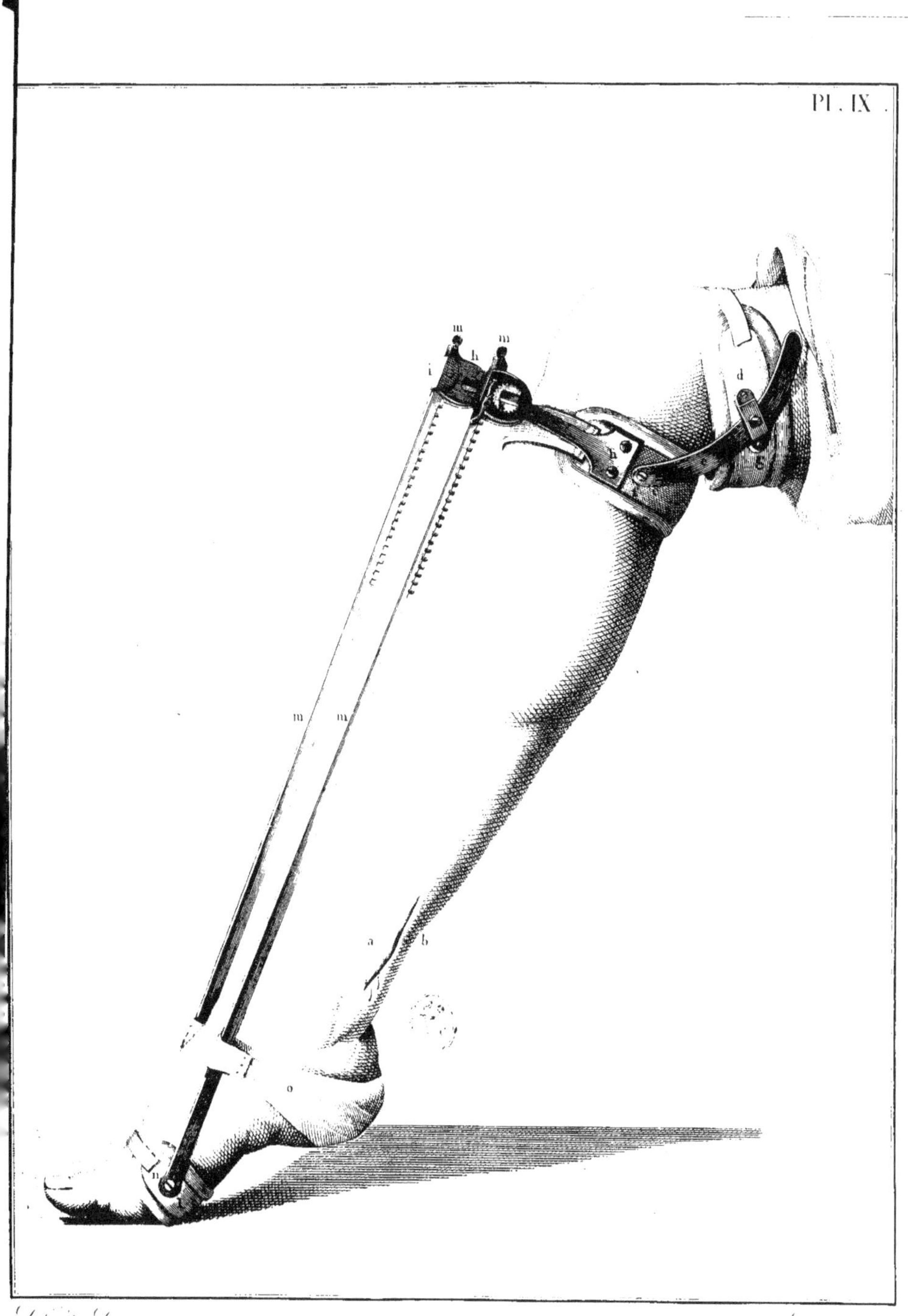

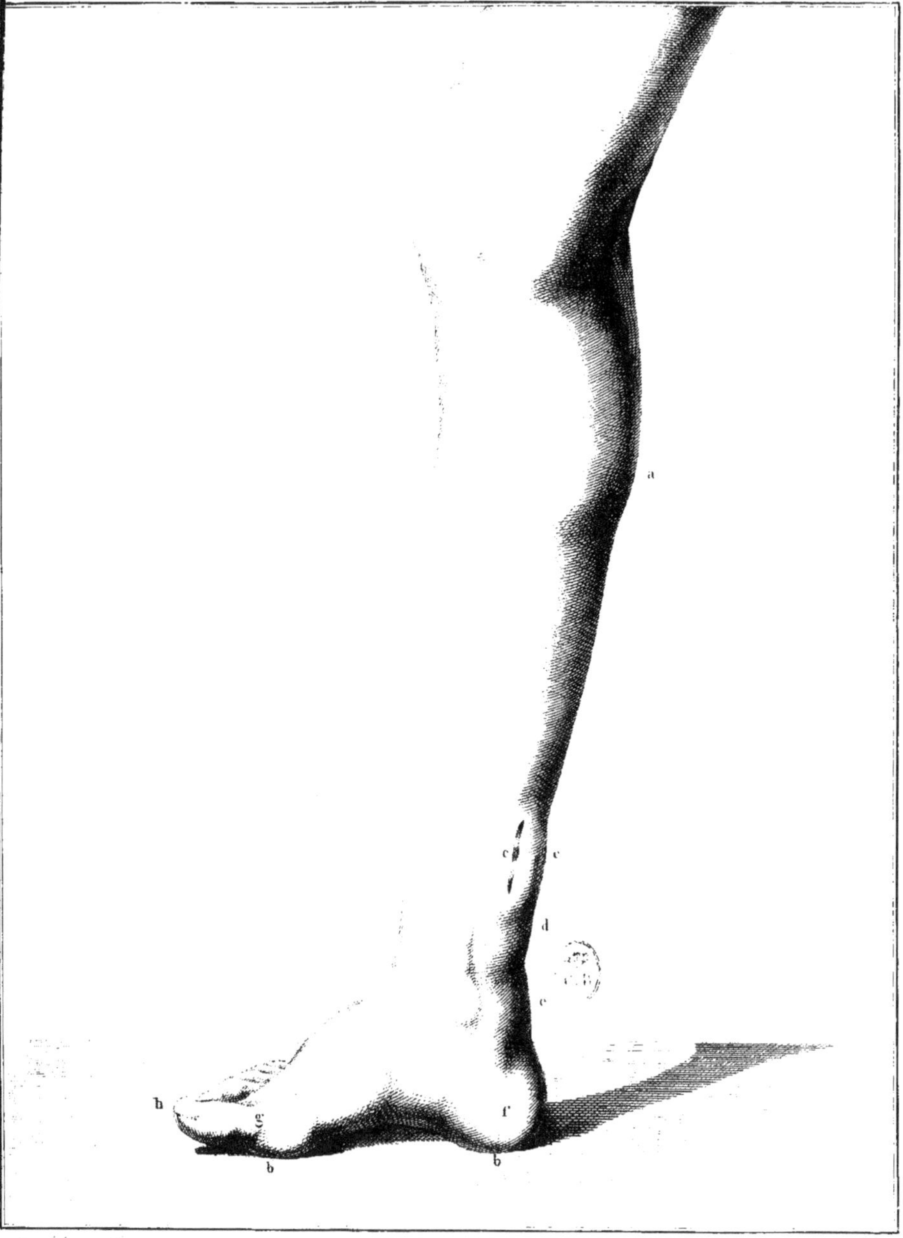

a
c
c
d
e
f
b
g
b

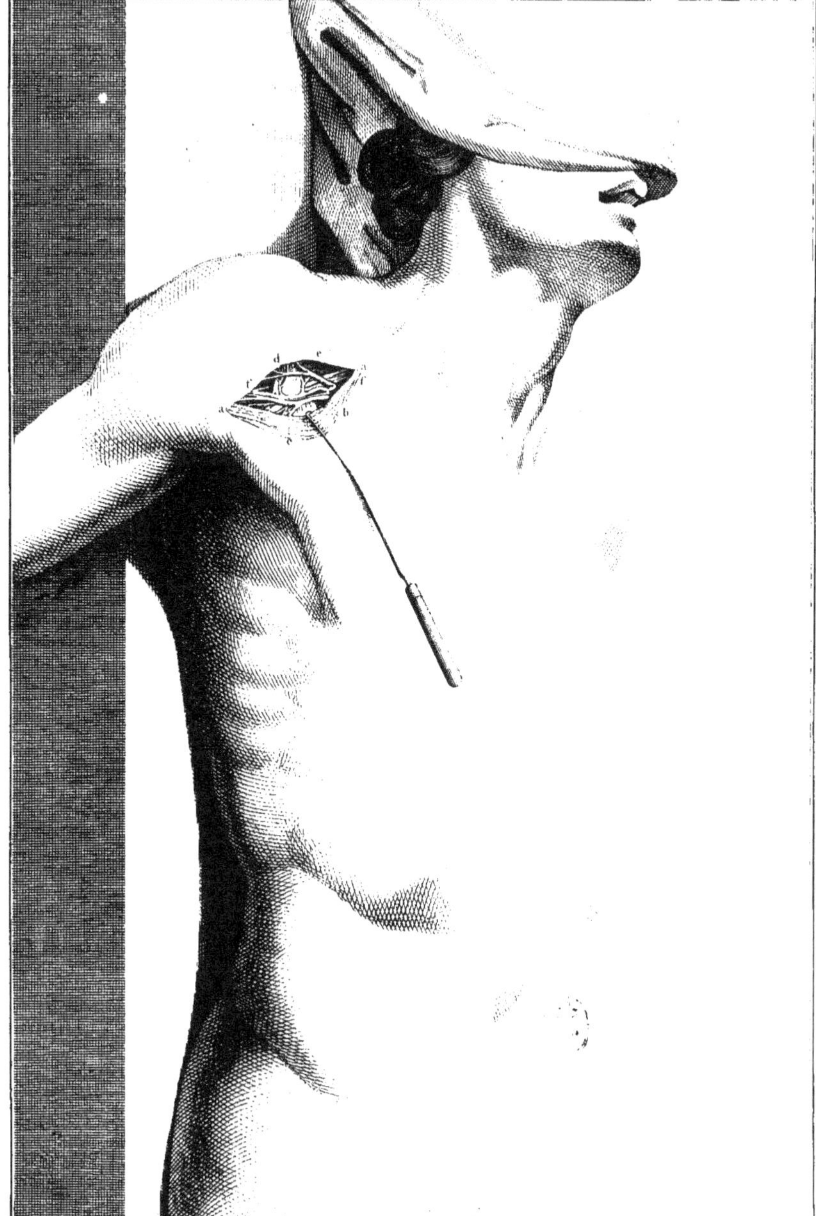

Déssiné par Dumas

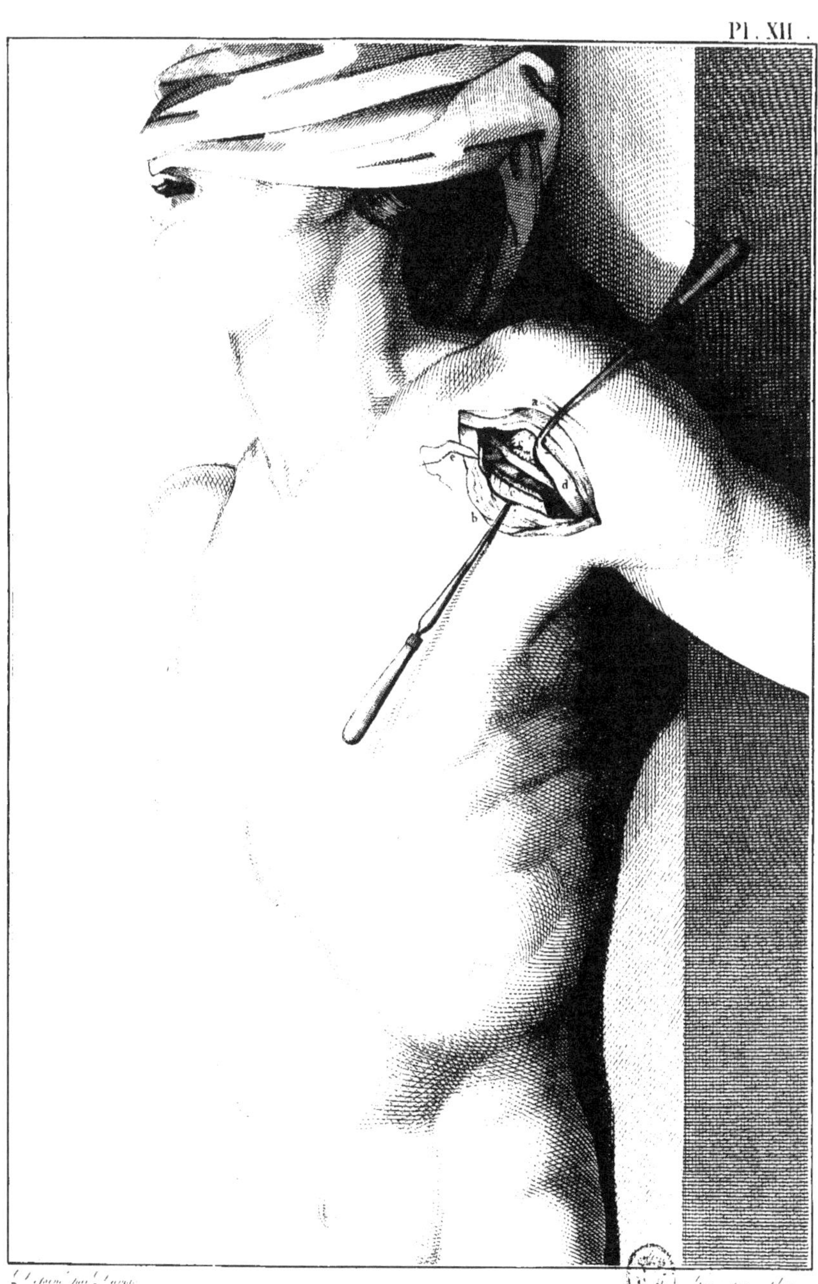

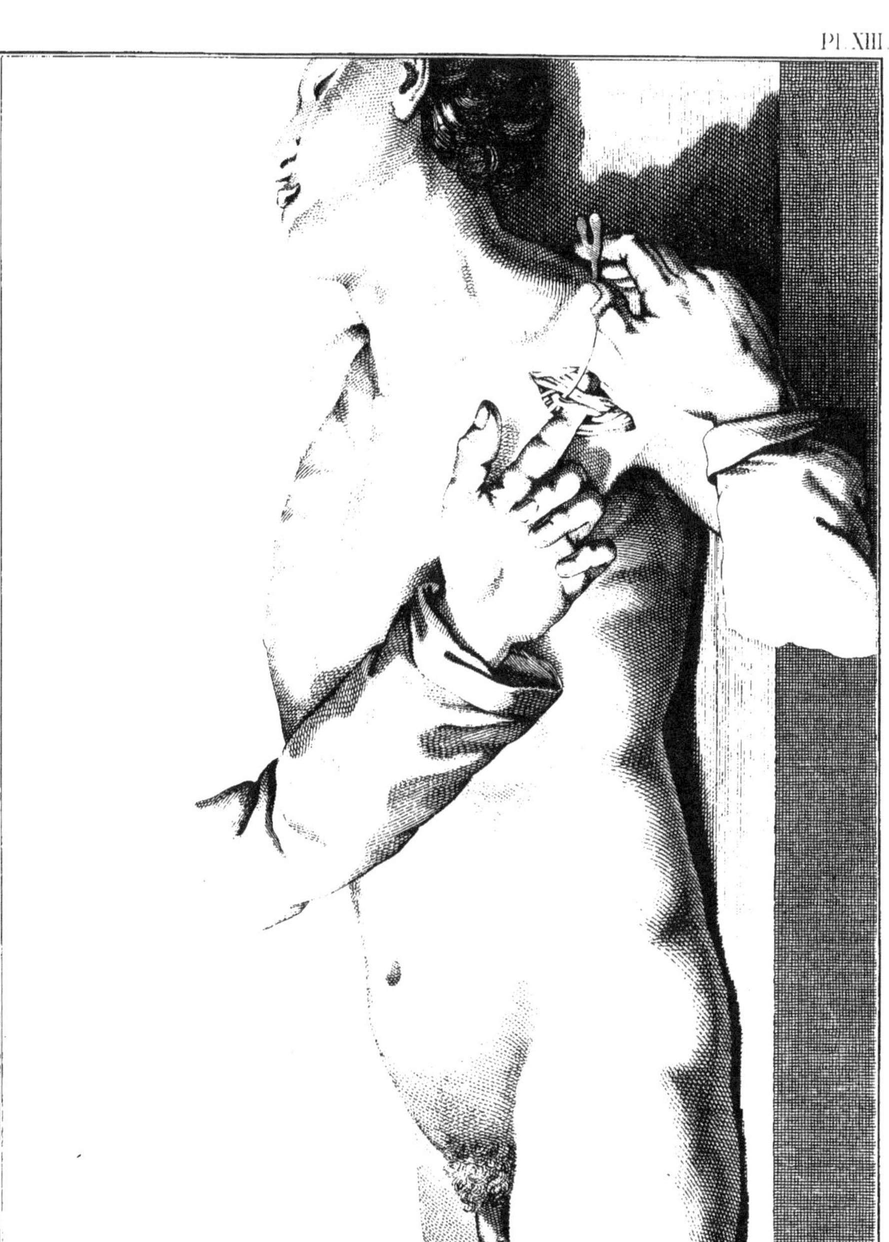

Pl. XIII.

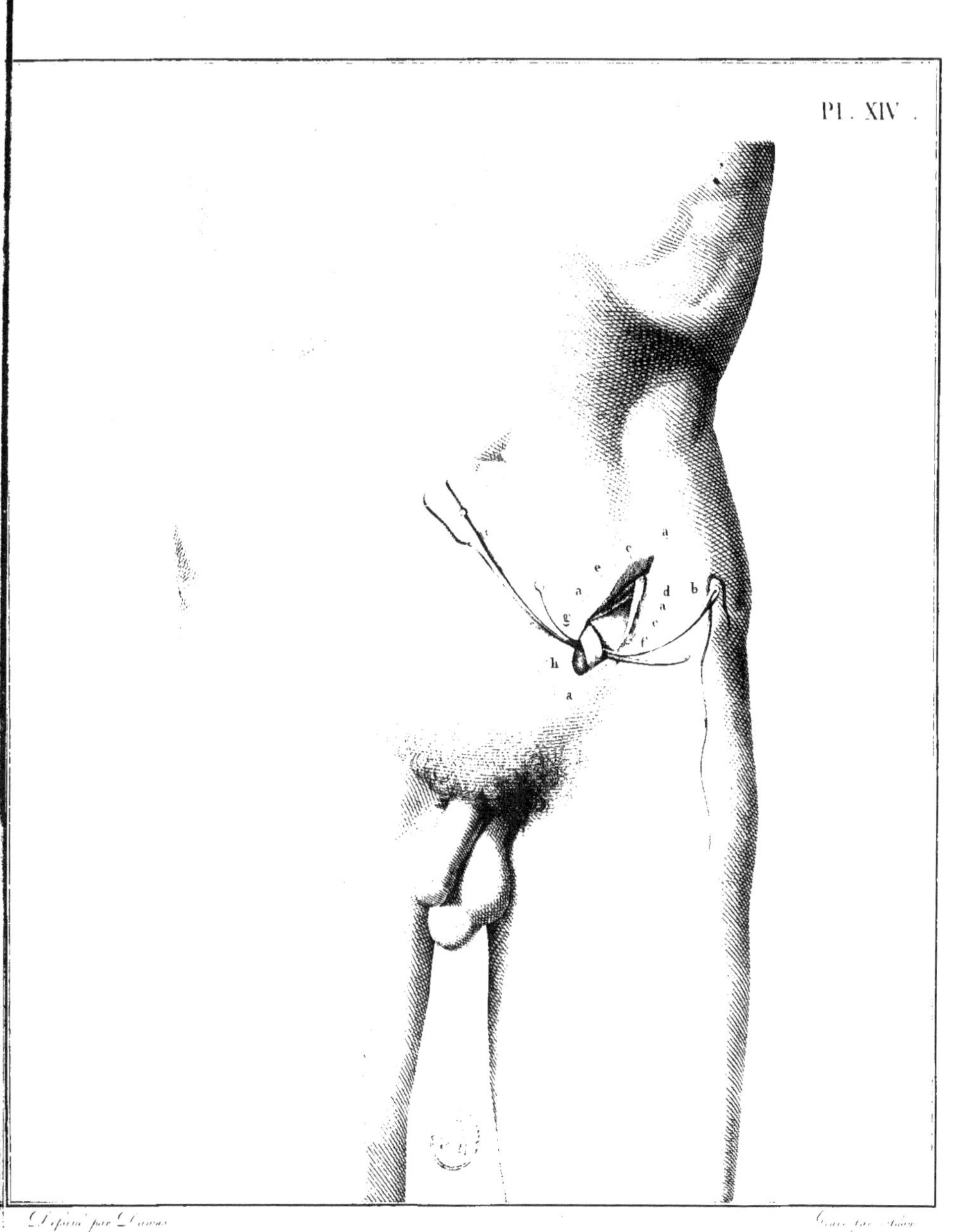

Déssiné par Dawas.

Gravé par Ambre.

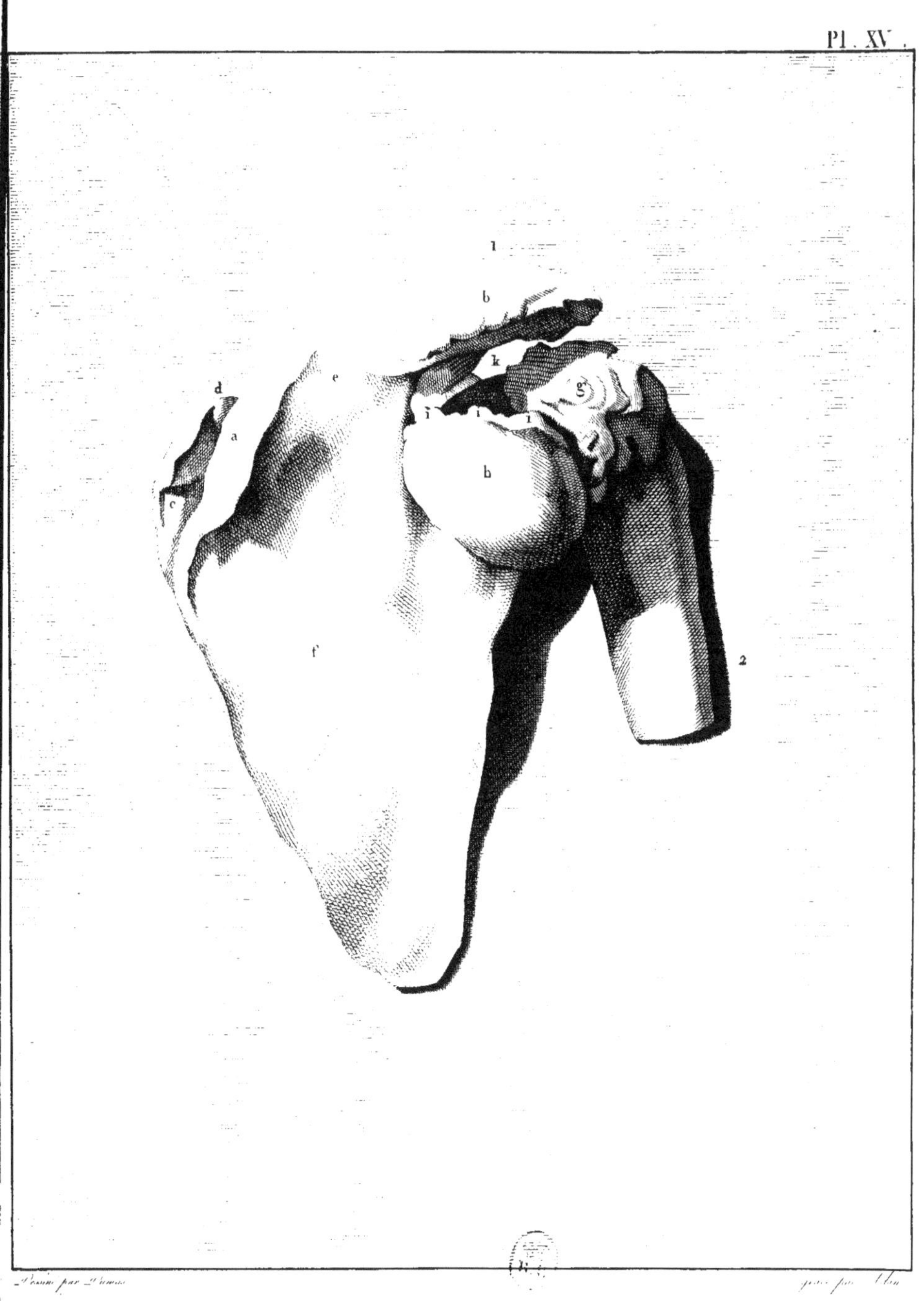

l
b
k
d
e
g
a
i
i
l
c
b
f
2

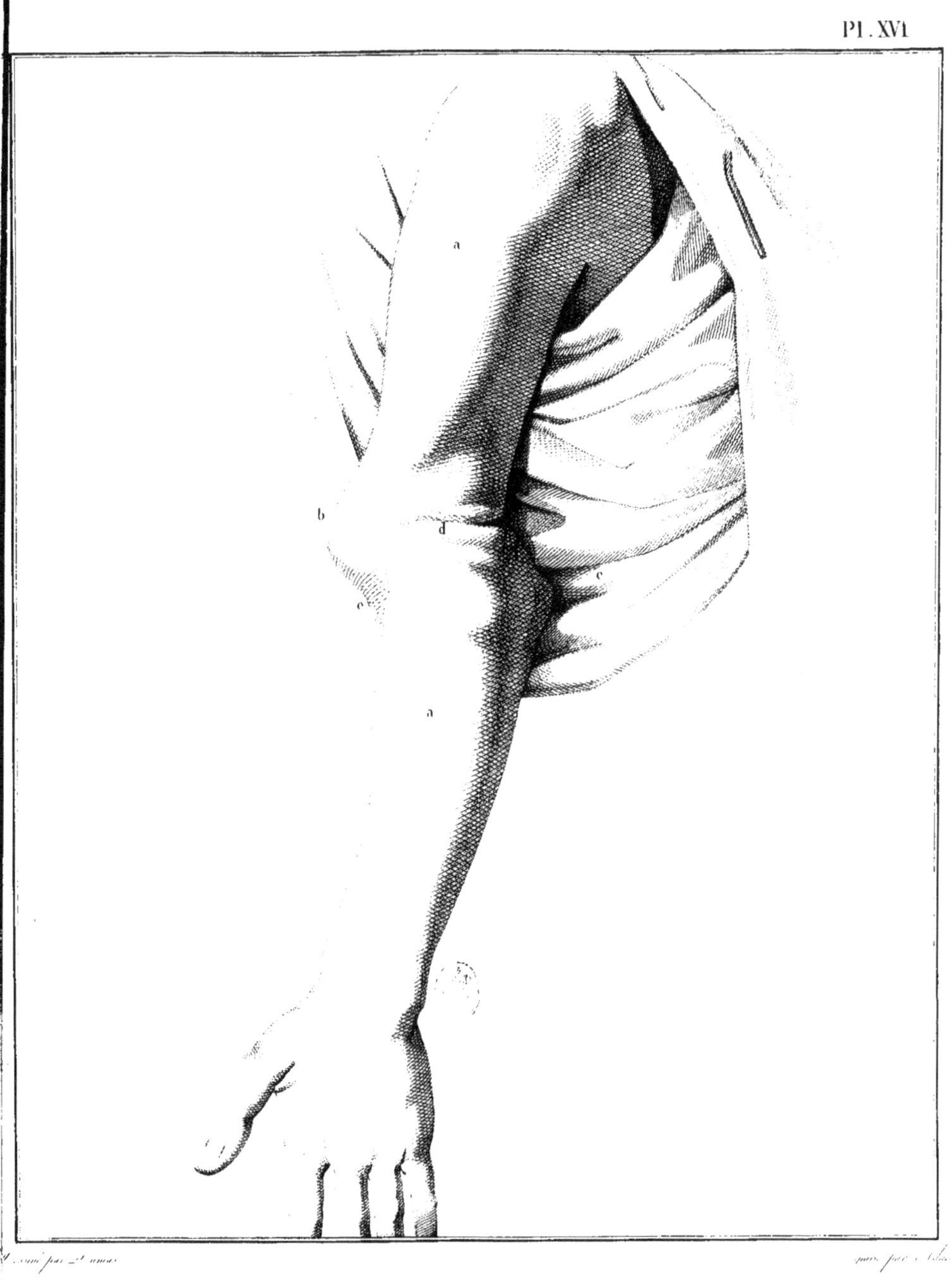

a
b
d
e
e
a

www.ingramcontent.com/pod-product-compliance
Lightning Source LLC
LaVergne TN
LVHW021933170726
843501LV00001BA/182